CB043912

Neuroanatomia

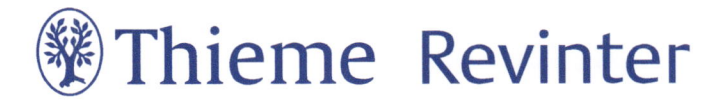

Gustavo Rassier Isolan

Professor de Pesquisa e Pós-Graduação (PPG) em Cirurgia da
Faculdade Evangélica Mackenzie do Paraná
Diretor Científico do Centro Avançado de Neurologia e Neurocirurgia (CEANNE)
Mestre em Cirurgia pela Faculdade Evangélica de Medicina do Paraná (FEMPAR)
Doutor em Cirurgia pela Universidade Federal do Paraná (UFPR)
Pós-Doutor e Especialista em Cirurgia da Base do Crânio pela Univesity of
Arkansas for Medical Sciences (UAMS)
Especialista em Anatomia Microcirúrgica pelo Laboratório de Microcirurgia do
Hospital Beneficência Portuguesa de São Paulo

Samir Ale Bark

Professor de Medicina da Faculdade Evangélica Macknezie do Paraná
Neurocirurgião Chefe do Centro Avançado de Neurologia e Neurocirurgia (CEANNE) do
Hospital Rocio
Mestre em Cirurgia pela Faculdade Evangélica Mackenzie do Paraná
Doutorando em Cirurgia pela Faculdade Evangélica Mackenzie do Paraná

Viviane Aline Buffon

Professora de Medicina da Faculdade Evangélica Macknezie do Paraná
Centro Avançado de Neurologia e Neurocirurgia (CEANNE)
Mestre em Cirurgia pela Faculdade Evangélica Mackenzie do Paraná
Doutorando em Cirurgia pela Faculdade Evangélica Mackenzie do Paraná

Eberval Gadelha Figueiredo

Neurocirurgião pelo Hospital das Clínicas da Universidade de São Paulo (HC-USP)
Especialista em Microcirurgia no Barrow Neurological Institute, EUA
Doutorado (PhD) em Neurocirurgia pela Faculdade de Medicina Universidade de
São Paulo (FMUSP)
Professor do HCFMUSP e Chefe do Grupo de Neurocirurgia Vascular da Divisão de
Clínica Neurocirúrgica do HCFMUSP

Ilustrador
Rodrigo Ricieri Tonan

Ilustrador Médico
Artista Plástico Formado pela Faculdade Paulista de Artes
Especialização em Desenhos Médicos no Instituto de Psiquiatria do Hospital das Clínicas
da Faculdade de Medicina da Universidade de São Paulo (HCFMUSP)
Ilustrador Médico nos Serviços de Ecocardiografia e de Eletrocardiograma do Instituto do
Coração do HCFMUSP
Acumula a participação em inúmeras publicações nacionais e internacionais

Neuroanatomia

Gustavo Rassier Isolan
Samir Ale Bark
Viviane Aline Buffon
Eberval Gadelha Figueiredo

Ilustrador
Rodrigo Ricieri Tonan

Thieme
Rio de Janeiro • Stuttgart • New York • Delhi

Dados Internacionais de Catalogação na Publicação (CIP)
(eDOC BRASIL, Belo Horizonte/MG)

N494

Neuroanatomia/Gustavo Rassier Isolan... [et al.]. – Rio de Janeiro, RJ: Thieme Revinter, 2025.

21 x 28 cm
Inclui bibliografia.
ISBN   978-65-5572-303-8
eISBN 978-65-5572-304-5

1. Neurocirurgia. 2. Neuroanatomia. I. Isolan, Gustavo Rassier. II. Bark, Samir Ale. III. Buffon, Viviane Aline. IV. Figueiredo, Eberval Gadelha.

CDD: 611.8

Elaborado por Maurício Amormino Júnior – CRB6/2422

Contato com o autor:
Gustavo Rassier Isolan
Gustavo.isolan@fempar.edu.br

Todas as ilustrações dessa obra são de Rodrigo Ricieri Tonan

Thieme Revinter Publicações Ltda.
Rua do Matoso, 170
Rio de Janeiro, RJ
CEP 20270-135, Brasil
http://www.Thieme.com.br

Thieme USA
http://www.thieme.com

Design de Capa: © Thieme
Créditos Imagem da Capa: Rodrigo Ricieri Tonan

Impresso no Brasil por Forma Certa Gráfica Digital Ltda.
5 4 3 2 1
ISBN 978-65-5572-303-8

Também disponível como eBook:
eISBN 978-65-5572-304-5

Oração ao Cadáver Desconhecido

"Ao curvar-te com a lâmina rija de teu bisturi sobre o cadáver desconhecido, lembra-te que este corpo nasceu do amor de duas almas; cresceu embalado pela fé e esperança daquela que em seu seio o agasalhou, sorriu e sonhou os mesmos sonhos das crianças e dos jovens; por certo amou e foi amado e sentiu saudades dos outros que partiram, acalentou um amanhã feliz e agora jaz na fria lousa, sem que por ele tivesse derrama-do uma lágrima sequer, sem que tivesse uma só prece. Seu nome só Deus o sabe; mas o destino inexorável deu-lhe o poder e a grandeza de servir a humanidade que por ele passou indiferente."

(Karl Rokitansky; 1876)

AGRADECIMENTOS

Aos nossos familiares.
Aos nossos pacientes.
À equipe da **Thieme Revinter** Publicações.

Os autores

APRESENTAÇÃO

A aquisição do conhecimento de Neuroanatomia é uma importante etapa na formação do profissional de saúde. Entender as vias normais de conexão cerebral é o primeiro passo para compreender não somente como o cérebro funciona, mas também os sintomas apresentados pelos pacientes devido a doenças que os acometem. O conhecimento da Neuroanatomia torna-se fascinante quando, ao examinar o paciente, em muitos casos, pode-se afirmar a exata localização do transtorno que o acomete (o chamado diagnóstico topográfico), mesmo sem exames de neuroimagem.

Neste livro, não medimos esforços para elaborar um material didático e ao mesmo tempo envolvente. Usando nossa experiência como neurocirurgiões, nosso treinamento em laboratório de anatomia microcirúrgica, bem como nossa experiência de docência em Neuroanatomia, tentamos dar um enfoque que explorasse a Neuroanatomia essencial e sua correlação com casos clínicos ilustrativos, reproduzindo o que vivenciamos na prática.

Contamos ainda com ilustrador médico especializado na criação de figuras originais e com nossas dissecções originais realizadas ao longo dos nossos anos de profissão.

Esperamos que aproveitem a leitura.

Os autores

PREFÁCIO

A Neuroanatomia é um campo de estudo complexo e interdisciplinar, abrangendo as intrincadas estruturas e funções do cérebro e do sistema nervoso. O cérebro humano é amplamente reconhecido como o órgão mais complexo do corpo e, portanto, uma compreensão dos seus mecanismos é essencial para avançar nos nossos conhecimentos sobre cognição, comportamento e distúrbios neurológicos.

A proficiência em Neuroanatomia foi um pré-requisito indispensável para minha prática como neurocientista e neurocirurgião, fornecendo a base para a compreensão das estruturas complexas e intrincadas do sistema nervoso. Esse nível de especialização me permitiu identificar e navegar por estruturas neurais complexas com precisão durante procedimentos cirúrgicos, reduzindo assim o risco de danos aos tecidos adjacentes e melhorando os resultados dos pacientes. Além disso, minha experiência em Neuroanatomia facilita minha capacidade de interpretar estudos de imagem, como ressonância magnética (RM) e tomografia computadorizada (TC), que são cruciais para estabelecer diagnósticos precisos e formular planos de tratamento eficazes.

Este livro tem como objetivo investigar os meandros da Neuroanatomia, elucidando a organização do cérebro e da medula espinhal, detalhando as funções associadas a várias regiões e descobrindo os processos fundamentais que facilitam a comunicação entre os neurônios. O livro examina os vários componentes do cérebro, desde o córtex cerebral até o tronco cerebral e a medula espinhal, e elucida as principais vias neurais que conectam essas regiões, facilitando assim a comunicação dentro do cérebro.

Os autores dedicaram uma quantidade significativa de tempo à pesquisa dos meandros da Neuroanatomia. Com uma base sólida em neurociências e um profundo interesse na anatomia do cérebro, eles desenvolveram um guia completo para estudantes e profissionais da área. Os autores tornaram neste livro o assunto desafiador e, muitas vezes, assustador da Neuroanatomia em algo acessível e envolvente. Eles empregam explicações claras, ilustrações abrangentes e exemplos do mundo real para facilitar a compreensão do material apresentado.

Neste texto, os leitores encontrarão uma síntese ampla que se baseia nas descobertas mais recentes no campo da Neuroanatomia. O texto apresenta ilustrações, diagramas e explicações abrangentes, que visam elucidar conceitos complexos e facilitar a compreensão do leitor.

Ao examinar detalhadamente essas complexidades, os leitores podem desenvolver uma compreensão mais sutil de como os processos cerebrais moldam nossos pensamentos, emoções e comportamentos. O livro será de grande benefício para qualquer estudante que esteja iniciando um curso de Neurociência, para qualquer profissional de saúde que queira aprofundar sua compreensão do cérebro ou para qualquer indivíduo interessado nos mistérios da mente.

Tenho a firme convicção de que esta publicação servirá como um companheiro inestimável para qualquer pessoa em busca por ampliar sua compreensão da neuroanatomia e, ao mesmo tempo, maravilhar-se com as belezas inerentes ao cérebro humano. Estou confiante de que será informativo, envolvente e inspirador, e que despertará a curiosidade sobre a Neuroanatomia que perdura durante toda a atividade acadêmica.

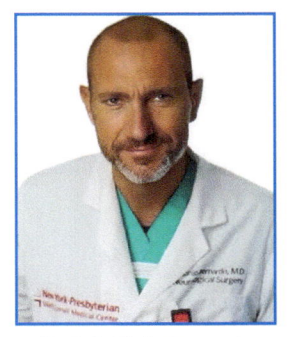

Prof. Antônio Bernardo
Neurocirurgião e Professor da Weill Cornell
University, Nova York, Estado Unidos.

COLABORADORES

ALLAN GIOVANINI
Médico
Professor da Pró-Reitoria de Pesquisa e Pós-Graduação (PPG) em Princípios da Cirurgia da Faculdade Evangélica Mackenzie do Paraná

AMAURI DALLA CORTE
Neurocirurgião e Professor de Medicina da Universidade do Vale do Rio dos Sinos (Unisinos)

ANA CRISTINA LIRA SOBRA
Médica Patologista
Professora da Faculdade Evangélica Mackenzie do Paraná e da Pontifícia Universidade Católica do Paraná (PUCPR)

ANDREI FERNANDES JOAQUIM
Professor Associado e Chefe da Disciplina de Neurocirurgia da Universidade Estadual de Campinas (Unicamp)

BEATRIZ SILVA LEMES
Estudante de Medicina da Faculdade Evangélica Mackenzie do Paraná
Membro da Liga do Centro Avançado de Neurologia e Neurocirurgia (CEANNE)

BRUNO ALE BARK
Estudante de Medicina da Universidade de Marilia, SP

BRUNO LEONARDO ALVES CORREIA
Médico Residente da Neurocirurgia da Universidade Estadual de Campinas (Unicamp)

BRUNO SACILOTO
Neurocirurgião
Chefe do Centro Avançado de Neurologia e Neurocirurgia (CEANNE) do Cancer Center de Guarapuava do Hospital São Vicente
Professor da AOSpine
Mestre pela Universidade de Caxias do Sul
Doutorando pela Fundação Escola do Ministério Público do Paraná (FEMPAR)

CAROLINA MADSEN BELTRAME
Estudante de Medicina da Faculdade Evangélica Mackenzie do Paraná
Membro da Liga do Centro Avançado de Neurologia e Neurocirurgia (CEANNE)

FELIPE BULKA TKATCHUK
Estudante de Medicina da Faculdade Evangélica Mackenzie do Paraná
Membro da Liga do Centro Avançado de Neurologia e Neurocirurgia (CEANNE)

FELIPPE BOHNEN DE JESUS
Estudante de Medicina da Faculdade Evangélica Mackenzie do Paraná
Membro da Liga do Centro Avançado de Neurologia e Neurocirurgia (CEANNE)

FELIPE SALVAGNI
Neurocirurgião do Centro Avançado de Neurologia e Neurocirurgia (CEANNE) e do Hospital Angelina Caron, PR
Mestre em Cirurgia pela Faculdade Evangélica Mackenzie do Paraná
Doutorando em Cirurgia pela Faculdade Evangélica Mackenzie do Paraná
Especialista em Anatomia Microcirúrgica pela Escola Paulista de Medicina

FERNANDA BEATRIZ BIZON FURTADO
Estudante de Medicina da Faculdade Evangélica Mackenzie do Paraná
Membro da Liga do Centro Avançado de Neurologia e Neurocirurgia (CEANNE)

GABRIEL CECCO MEDEIROS
Estudante de Medicina da Faculdade Evangélica Mackenzie do Paraná
Membro da Liga do Centro Avançado de Neurologia e Neurocirurgia (CEANNE)

GABRIELA DIAS
Estudante de Medicina da Faculdades Pequeno Príncipe, PR

GUILHERME DORABIALLO BARK
Estudante de Medicina da Faculdade Evangélica Mackenzie do Paraná
Membro da Liga do Centro Avançado de Neurologia e Neurocirurgia (CEANNE)

GUILHERME NOBRE NOGUEIRA
Pesquisador Bolsista do Centro Avançado de Neurologia e Neurocirurgia (CEANNE)
Estudante de Medicina da Universidade Federal do Ceará

HANIEL BISPO DE SOUZA MARANHÃO
Estudante de Medicina da Universidade Federal do
Rio Grande do Sul (UFRS)
Membro da Liga Acadêmica e Ex-Bolsista do Centro Avançado de
Neurologia e Neurocirurgia (CEANNE)

JANDER MOREIRA MONTEIRO
Neurocirurgião
Mestre em Cirurgia e Doutorando pela Faculdade Evangélica
Mackenzie do Paraná
Neurocirurgião do Centro Avançado de Neurologia e
Neurocirurgia (CEANNE)

JORGE MURA
Maestro da Neurocirurgia Chilena
Instituto Asenjo e Universidade do Chile

LAIS TOMIURA
Estudante de Medicina da Faculdade Evangélica
Mackenzie do Paraná
Membro da Liga Acadêmica e Ex-Bolsista do Centro Avançado de
Neurologia e Neurocirurgia (CEANNE)

LAURA REYES GONZALES
Neurocirurgia, UNICAMP

LEONARDO FRIZON
Medicina pela Universidade Federal de Santa Maria (UFSM)
Research Fellowship em Neurocirurgia Funcional –
Cleveland Clinic, EUA
Doutor em Medicina: Ciências Cirúrgicas pela Universidade
Federal do Rio Grande do Sul (UFRS)
Professor de Medicina na Faculdades Pequeno Príncipe

LETÍCIA REIS CAVILHA
Estudante de Medicina da Universidade do Vale do Sapucaí, MG
Membro da Liga do Centro Avançado de Neurologia e
Neurocirurgia (CEANNE)

LUIZA LIMA
Estudante de Medicina da Universidade do Vale do
Rio dos Sinos (Unisinos)

MARCELO ROHDE
Estudante de Medicina da Universidade do Vale do
Rio dos Sinos (Unisinos)

MARCO ANTÔNIO SCHLINDWEIN VAZ
Estudante de Medicina da Universidade Feevale,
Novo Hamburgo, Brasil
Estagiário e Membro da Liga do Centro Avançado de Neurologia e
Neurocirurgia (CEANNE)

MARCOS HENRIQUE DA SILVA MEZZARI
Universidade Federal de Santa Catarina, (UFSC), Araranguá, Brasil
Estagiário e Membro da Liga do Centro Avançado de Neurologia e
Neurocirurgia (CEANNE)

MILTON MANRIQUE RASTELLI JR.
Neurocirurgião do Centro Avançado de Neurologia e Neurocirurgia
(CEANNE) e do Hospital do Rocio
Ex-Fellow em Cirurgia Endobasal Escoscópica pela Cleveland Clinic

OSMAR MORAES
Neurocirurgião Formado pela Universidade de São Paulo (USP)
Ex-*Fellow* em Cirurgia da Base de Crânio do Hospital das Clínicas da
Faculdade de Medicina da USP
Fundador do Grupo Multidisciplinar de Coluna Vertebral do
Hospital Santa Marcelina, SP

PATRYCK GARCIA DO PRADO
Estudante de Medicina da Faculdade Evangélica
Mackenzie do Paraná, Curitiba, Brasil

PAULO GABRIEL SACRAMENTO DA SILVA
Médico pela Universidade Federal do Maranhão (UFMA), Brasil
Residente de Neurocirurgia da Universidade Estadual de
Campinas (Unicamp)

RAFAEL BADALOTTI
Professor de Medicina da Universidade Regional Integrada do Alto
Uruguai e das Missões (URI), RS
Chefe do CEANNE Hospital Santa Terezinha de Erechim, RS
Mestre em Cirurgia pela Faculdade Evangélica
Mackenzie do Paraná

RAFAELA FERNANDES GONÇALVES
Residência em Clínica Médica pelo Hospital São Vicente de
Paula de Cruz Alta
Mestre pela Faculdade Evangélica
Mackenzie do Paraná
Doutoranda pela Faculdade Evangélica
Mackenzie do Paraná
Coordenadora Científica do Centro Avançado de Neurologia e
Neurocirurgia (CEANNE)

RAFAELA LINDNER
Estudante de Medicina da Universidade do Vale do
Rio dos Sinos (Unisinos)

RAFAELA SACOMAN KSZAN
Estudante de Medicina da Faculdade Evangélica
Mackenzie do Paraná

RENAN SALOMÃO RODRIGUES
Médico pela Faculdade de Medicina de Petrópolis, RJ
Residência em Neurocirurgia pelo Hospital Universitário
Clementino Fraga Filho – Universidade Federal do Rio de
Janeiro (HUCFF-UFRJ)
Especialista em Neurocirurgia Vascular e Tumores da Base de
crânio pelo Hospital das Clínicas da Faculdade de Medicina da
Universidade de São Paulo (HCFMUSP)
Pós-Graduando (Doutorado) em Ciências Neurológicas pela FMUSP

RICARDO DA SILVA SANTOS
Neurocirurgião
Mestre e Doutor em Medicina
Professor do PPG do Instituto do Cérebro (INSCER) da Pontifícia
Universidade Católica do Rio Grande do Sul (PUCRS)
Coordeanador da Microneurocirurgia Vascular do Centro
Avançado de Neurologia e Neurocirurgia (CEANNE)

ROBERTO SERGIO MARTINS
Professor Livre-Docente de Neurocirurgia do Hospital das
Clínicas da Faculdade de Medicina da Universidade de São
Paulo (HCFMUSP)
Médico Assistente do Grupo de Cirurgia de Nervos Periféricos da
Disciplina de Neurocirurgia do HCFMUSP
Membro da American Society for Peripheral Nerve

RODRIGO RICIERI TONAN
Ilustrador Médico
Artista Plástico Formado pela Faculdade Paulista de Artes
Especialização em Desenhos Médicos no Instituto de Psiquiatria do
Hospital das Clínicas da Faculdade de Medicina da Universidade de
São Paulo (HCFMUSP)
Ilustrador Médico nos Serviços de Ecocardiografia e de
Eletrocardiograma do Instituto do Coração do HCFMUSP
Acumula a participação em inúmeras publicações nacionais e
internacionais

RODRIGO TAVARES
Neurocirurgião
Chefe do Centro Avançado de Neurologia e
Neurocirurgia (CEANNE) do Hospital Regional de Santa Maria

SAUL ALMEIDA DA SILVA
Médico pela Universidade de São Paulo (USP)
Neurocirurgião pelo Hospital das Clínicas da Faculdade de
Medicina da USP
Doutorado em Neurologia pela USP
Pós-Doutorado em Neurologia pela USP
Docente e Médico Assistente da Neurocirurgia do Hospital das
Clínicas da Faculdade de Medicina da USP

VICTOR MATHEUS OLAVES MARQUES
Estudante de Medicina da Universidade Federal do
Rio Grande do Sul (UFRGS)
Bolsista do CEANNE

WEINNY CARDOSO
Universidade do Vale do Rio dos Sinos (Unisinos)

SUMÁRIO

Neuroanatomia

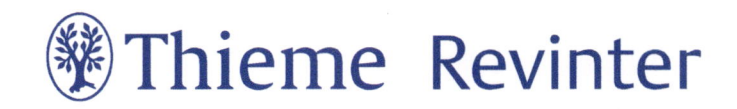

ORGANIZAÇÃO GERAL DO SISTEMA NERVOSO

Felippe Bohnen de Jesus ▪ Gabriel Cecco Medeiros ▪ Jander Moreira Monteiro
Allan Giovanini ▪ Gustavo Rassier Isolan

INTRODUÇÃO

O sistema nervoso central (SNC) dos seres humanos e suas capacidades não têm paralelo na natureza. Inúmeros foram os esforços através dos séculos, pelas diversas áreas do conhecimento, para compreender seu funcionamento, diferenças em relação aos animais e sua razão de ser. Antes de tentar elucidar o muito do que já foi descoberto, é necessário explorar como chegamos nesse sistema.

Em nosso DNA, apesar de poder ser classificado categoricamente como um DNA humano, existem resquícios evolutivos do nosso passado. E não estamos fazendo referência à influência Neandertal no nosso genoma, mas a origens muito mais arcaicas.[1] Desde as primeiras formas de vida, impera sobre elas a forte **pressão seletiva da natureza**, na qual sobrevivem os mais adaptados, prevalecem as melhores características para aquele lugar, naquele tempo.[2] Assim, antecedem a nós bilhões de anos de evolução.

Através do tempo, o advento da célula permitiu a compartimentalização de um microambiente favorável e estável para a manutenção da homeostase dos seres vivos. Esses seres evoluíram em complexidade e tamanho, fazendo com que um único indivíduo possuísse mais dessas unidades em seu corpo, cada vez mais especializadas e funcionantes organicamente.[3] Dessa forma, surgiu um sistema de células que integra as demais partes do corpo. Um sistema que recebe estímulos internos e externos, transmite e coordena uma resposta, motora, por exemplo. Essas são as três propriedades celulares relacionadas com as funções gerais do sistema nervoso: irritabilidade, condutibilidade e contratilidade, mas que adquirem mais especificidades e complexidade quando desempenhadas por um sistema de células denominadas **neurônios**, responsáveis pela condução e pelo processamento de informações.[4]

Esse sistema ganha atribuições à medida que aumenta a complexidade do ser. Em filos mais primitivos do Reino Animal, neurônios podem ser localizados espalhados difusamente na periferia dos corpos dos seres, e agem, em geral, no reconhecimento do ambiente. Animais mais complexos formam pequenos aglomerados de neurônios, conectados a sensores mais específicos e desencadeiam respostas mais localizadas. Outros animais detêm um sistema nervoso centralizado com uma vasta rede de neurônios, responsável pela coordenação de inúmeras funções, que, nos humanos, incluem a capacidade de contar histórias, compor sinfonias e projetar edifícios.[5]

Todavia, apesar do que se pensa popularmente, os seres humanos não são mais inteligentes por possuírem um encéfalo maior comparado com os animais.[6] Embora tenhamos uma calota craniana maior em relação aos primatas, ou mesmo em relação à outras espécies de hominídeos já extintas, o tamanho é proporcional ao aumento da massa corporal.[7] As baleias azuis têm os maiores encéfalos da Terra, que chegam a aproximadamente 7 kg, e nem por isso são os mais inteligentes.[8] A calota craniana de uma *Australopithecus africanus*, de 3 milhões de anos atrás, tinha cerca de 440 cm³, mas o coeficiente de encefalização, ou seja, a relação entre volume cerebral e o volume corporal é apenas um pouco menor do que dos *Homo sapiens*, cuja calota tem cerca de 1.350 cm³. Estudos com fósseis de *Homo neanderthalensis* mostram que eles tinham uma calota maior do que a nossa, com cerca de 1.450 cm³,[7] possivelmente com mais neurônios, porém eram cognitivamente inferiores.[9]

O começo da resposta da diferença entre o encéfalo humano e de outros animais está em compreender que cada árvore filogenética teve sua evolução e adaptações de maneiras diferentes. Suas estruturas neurais são totalmente diferentes, e distintamente se deu o processo de formação de encefalização humana.[10] No caso dos hominídeos, uma série de conquistas anteriores tiveram que ser fixadas antes que atingíssemos esse estágio. Por exemplo, a **bipedia**, ato de se locomover sobre dois membros, é a característica diferenciadora dos hominídeos. Surgiu provavelmente com os *Sahelanthropus tchadensis*, há 7 milhões de anos. Isso antecedeu, e muito, a **fabricação de ferramentas**, que surgiu há 2,5 milhões de anos com os *Australopithecus garhi*. Essas características permitiram ao ser humano se aventurar pelas savanas, que progrediam no cenário africano. Portando pedras cortantes, os hominídeos conseguiram fontes de alimentos abundantes em **proteínas**, que proporcionam em menos tempo muito mais calorias e aminoácidos, e deram suporte para um encéfalo cada vez mais exigente. A capacidade de extrair nutrientes da carne foi melhorada com o cozimento do alimento.[7]

Ainda nessa época, os hominídeos não possuíam poderes de abstração e de atribuir significado às coisas. Aliás, a última é um dos principais fatores que diferenciam humanos dos outros animais. Eles não enterravam parentes, nem praticavam rituais e exibiam ornamentos. Mas provavelmente, o convívio crescente com os da mesma espécie e a maior relação de dependência entre eles fez com que, na comunicação social, surgisse a **capacidade de significação**, há cerca de apenas 45 mil anos, dando origem à revolução criativa do Paleolítico Superior.[7]

Ainda não foi respondida qual a diferença entre o encéfalo dos humanos e de outros animais. Na verdade, não temos a pretensão de fazê-lo. Mas deixando de lado aspectos ontológicos, pode-se dizer que seres humanos detêm uma rede de 86 bilhões de neurônios, número superior aos dos primatas, o que implica em maior processamento de informações e comunicação neural. Além disso, tão importante quanto o número, é a localização dessas células. Nos humanos, a área do córtex cerebral é constituída por cerca de 16 bilhões de neurônios, alojados em cerca de 2.000 cm², e que se projetam sobre si, interligados em diversas camadas.[9] O significado disso será visto neste livro, assim como muitos outros elementos anatômicos e funcionais da mente humana.

TECIDO NERVOSO

O sistema nervoso consiste em uma rede de comunicações composta por circuitos neurais que desempenham funções específicas e precisas, permitindo a interação, de modo adequado, com o ambiente externo e interno (componentes e cavidades do corpo). Dessa forma, o conhecimento de quais estruturas executam funções e onde se localizam é essencial para uma completa compreensão da organização do sistema nervoso.

Os elementos que formam esse sistema trabalham de forma integrada e simultânea, comunicando-se entre si. Dentre eles, os mais importantes são os neurônios e a neuróglia.

Neurônio

O **neurônio** (Fig. 1-1), também denominado célula nervosa, é a unidade celular funcional do sistema nervoso, possuindo, geralmente, vários prolongamentos. Possui a função básica de receber, processar e enviar informações, apresentando-se em grandes quantidades no encéfalo humano adulto. Embora ocorram em formas e tamanhos diferentes, todos os neurônios possuem quatro regiões especializadas morfologicamente. São elas:

- *Dendritos:* prolongamentos celulares, geralmente múltiplos, que recebem informações oriundas de outros neurônios, transmitindo esses impulsos em direção ao corpo celular e que, por fim, irá estabelecer contato com outras células. Esse processo é denominado polarização funcional do neurônio.
- *Corpo celular ou pericário:* contém o núcleo (no qual se localiza o material genético) e as organelas celulares, imprescindíveis para a sobrevivência e para a função dos neurônios, uma vez que, nesta região, ocorrem os processos metabólicos essenciais à vida da célula.
- *Axônios:* responsáveis por conduzir impulsos nervosos, na forma de potenciais de ação, desde o corpo celular até a terminação axônica. Na membrana plasmática dos axônios existem canais iônicos, através dos quais alguns íons atravessam, sobretudo potássio e sódio.[11] Nessa porção, existe o transporte de vesículas contendo neurotransmissores, substâncias químicas que sinalizam uma informação para o neurônio seguinte, possibilitando a continuação do impulso. O transporte ocorre por meio de microtúbulos e neurofilamentos, em um processo conhecido como **transporte**

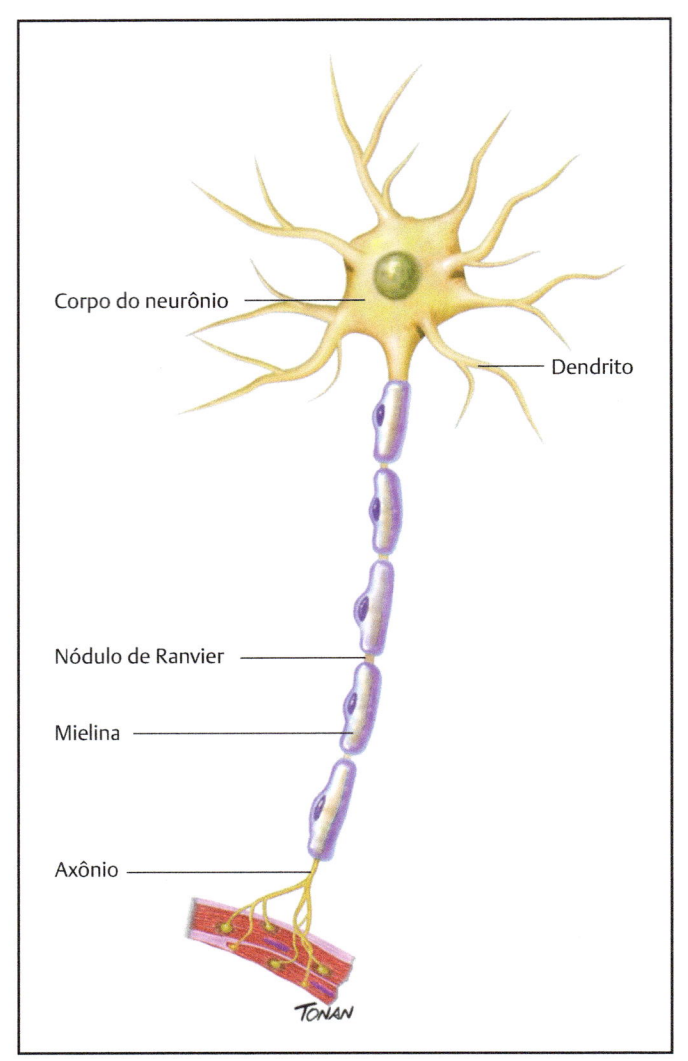

Fig. 1-1. Estrutura do neurônio. Em uma extremidade do corpo celular estão os dendritos e na outra, o axônio do neurônio. O axônio é envolto por mielina e ramifica-se em terminais axônicos. (Foto do acervo de ilustrações médicas Tonan/Centro Avançado de Neurologia e Neurocirurgia – CEANNE.)

anterógrado. Esse transporte também pode ocorrer no sentido inverso, ou seja, da terminação axônica até o corpo celular, sendo então denominado **transporte retrógrado**.

- *Terminação axônica:* parte terminal que estabelece a conexão com outro neurônio em um circuito neural. O espaço entre essas células é denominado fenda sináptica. Ela será melhor detalhada posteriormente.

De acordo com o número de prolongamentos, os neurônios podem ser classificados em unipolares, bipolares ou multipolares (Fig. 1-2):

- *Neurônios unipolares:* são os mais simples morfologicamente (não possuem dendritos) e os mais raros no SNC, sendo responsáveis por controlar a contratilidade da musculatura lisa e as secreções das glândulas exócrinas.
- *Neurônios bipolares:* possuem dois processos que se originam de polos opostos do corpo celular, dessa forma, o fluxo de informação parte de um dos processos (que atua

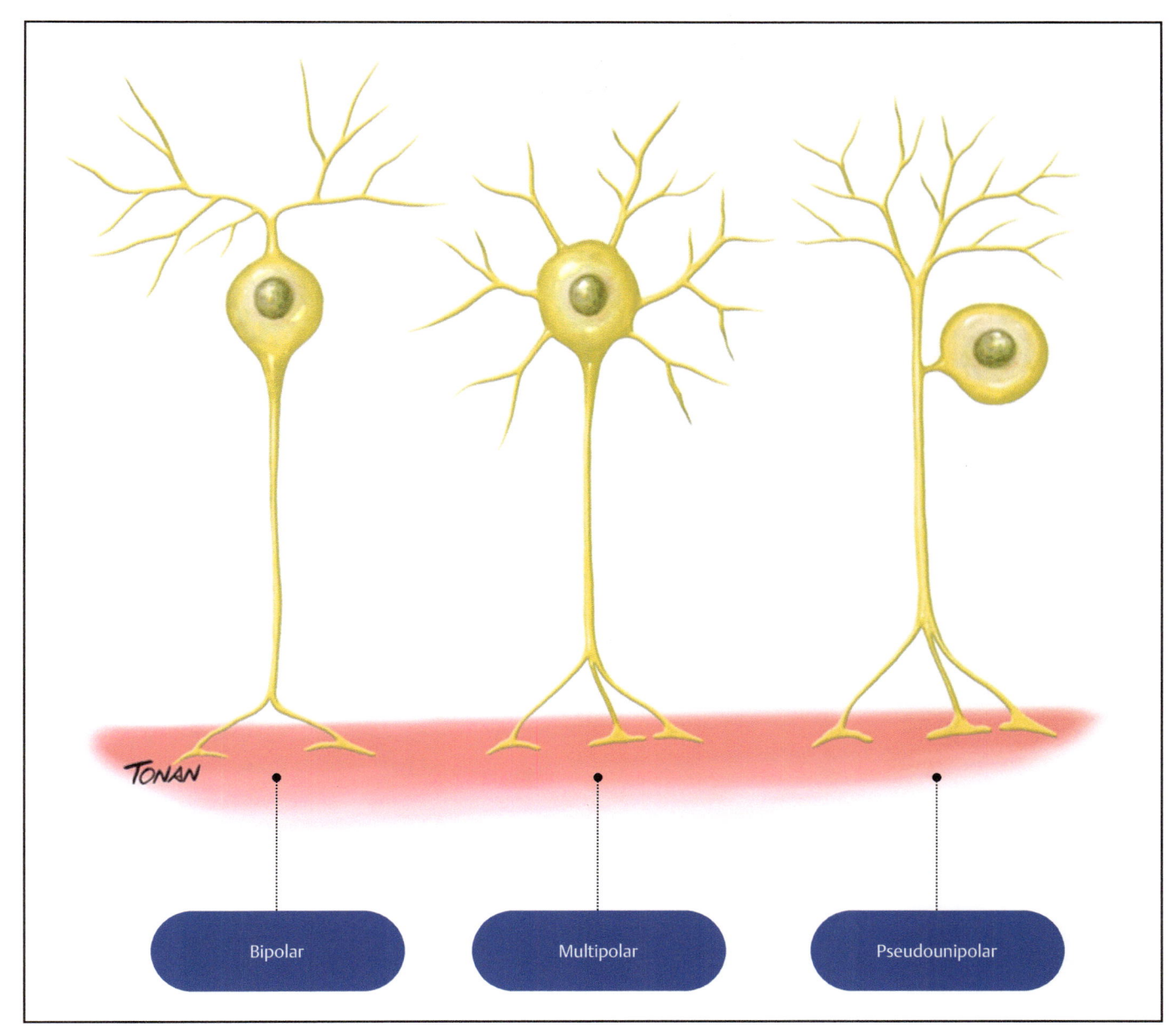

Fig. 1-2. Classificação dos neurônios de acordo com os seus prolongamentos. (Foto do acervo de ilustrações médicas Tonan/Centro Avançado de Neurologia e Neurocirurgia – CEANNE.)

como um dendrito), passando pelo corpo celular até o outro processo (que atua como axônio). Um dos subtipos de neurônios bipolares são os neurônios denominados **pseudounipolares**, que possuem um único prolongamento que se bifurca em "T", originando um ramo periférico, que recebe informações vindas de um receptor sensorial e as conduz até o gânglio e um ramo central, responsável por conduzir informações do gânglio até o SNC. Um exemplo desse tipo de neurônio são os encontrados nos gânglios sensoriais das vias sensoriais periféricas.

- *Neurônios multipolares:* representam a maioria dos neurônios no encéfalo e na medula espinhal. Apresentam um complexo arranjo de dendritos no corpo celular e um único axônio que se ramifica de forma acentuada. Os neurônios multipolares que detém axônios longos, cujas terminações

situam-se em locais distantes, são denominados **neurônios de projeção**, responsáveis por mediar a comunicação entre as regiões do SNC e células periféricas, como as células musculares estriadas. Outros neurônios multipolares, denominados **interneurônios**, possuem axônios curtos que permanecem nas proximidades do seu corpo celular, auxiliando a processar informações neuronais dentro de uma região específica do encéfalo.

Os neurônios podem ser classificados também de acordo com a sua morfologia (Fig. 1-3).

Os neurônios possuem uma diferença de potencial elétrico que existe entre as superfícies externa e interna da membrana celular, denominado **potencial de membrana**. Esse potencial é estabelecido, à semelhança de outros tipos celulares,

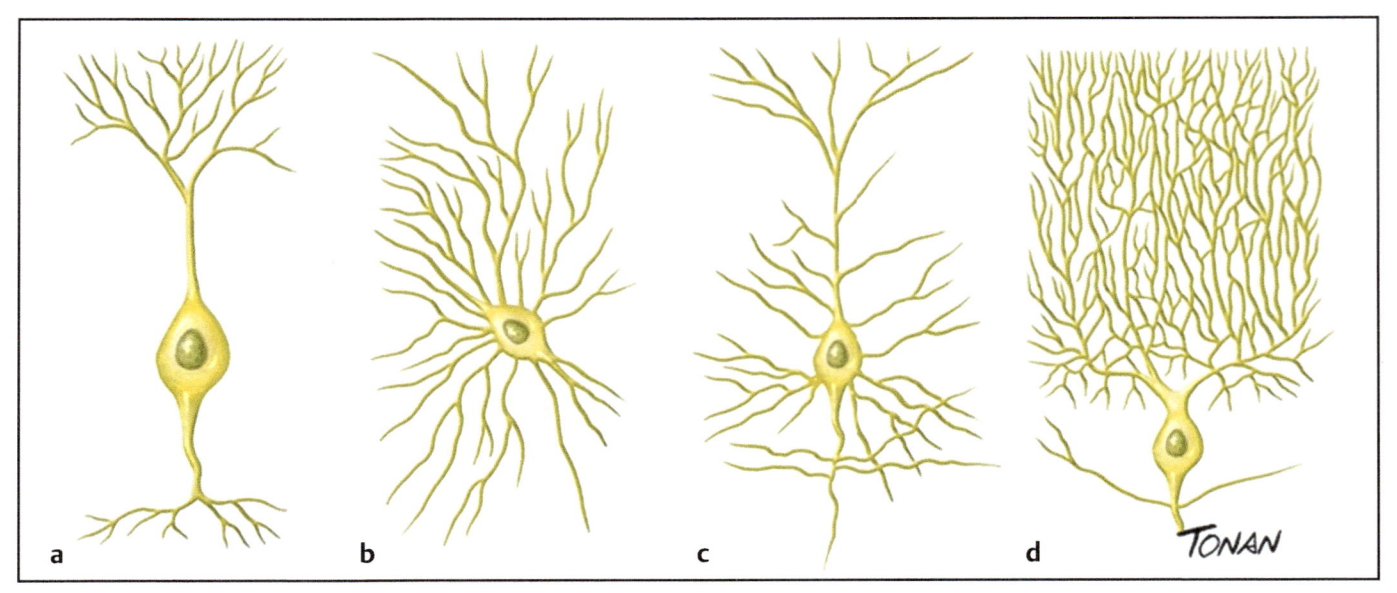

Fig. 1-3. Tipos de neurônios classificados de acordo com sua morfologia. (**a**) Neurônio bipolar, (**b**) neurônio com axônio curto, (**c**) neurônio piramidal e (**d**) célula de Purkinje. (Foto do acervo de ilustrações médicas Tonan/Centro Avançado de Neurologia e Neurocirurgia – CEANNE.)

devido às diferentes concentrações iônicas, que culminam em um potencial intracelular eletricamente negativo em relação ao meio externo. No seu estado em repouso, esse potencial é denominado **potencial de repouso**, que está situado entre 65 e 70 mV. Em outras palavras, o fluido interno da célula está -70 mV em relação ao fluido externo.

No entanto, o movimento de íons de sais para dentro ou para fora da célula, através de canais iônicos voltagem-dependentes, em resposta a estímulos específicos, permite alterações nesse potencial elétrico de repouso. No caso de estímulos excitatórios, ocorre a despolarização da membrana celular, enquanto estímulos inibitórios culminam na hiperpolarização.

O **gradiente de concentração** representa a força que controla a movimentação desses íons de sais, ou seja, a atração de uma região de alta concentração para uma de concentração menor.

Metaforicamente, imagine um estádio de futebol cuja arquibancada está repleta de torcedores e os seguranças formam uma barreira de isolamento que separa esses torcedores do gramado. Se os seguranças (a barreira, como uma membrana celular) não estivessem lá, os torcedores em alta concentração na arquibancada passariam facilmente para o gramado (área de baixa concentração). De forma análoga, o gradiente de concentração leva os íons a se equilibrarem dentro de espaços que não estão bloqueados por barreiras como a membrana celular. Por exemplo, à medida que a concentração de um íon aumenta, ela se move para a região em que a concentração desse íon é menor, estabelecendo uma homeostase entre os íons e as cargas inseridas naquele meio.

Um estímulo excitatório, forte o suficiente para superar o potencial limiar dos neurônios, provoca a propagação de uma onda de despolarização que origina, no corpo celular, **potenciais de ação.** Esses potenciais de ação representam uma rápida combinação de atividade elétrica e química dentro e fora do neurônio, cuja função é transmitir informações a outros neurônios, em um processo denominado **sinapse**

neuronal. A sinapse, por sua vez, ocorre por meio de três elementos distintos:

1. *Terminal pré-ganglionar,* que representa a terminação axônica do neurônio pré-sináptico.
2. *Fenda sináptica,* que consiste no espaço intercelular estreito entre os neurônios.
3. *Membrana receptora* do neurônio pós-sináptico, também denominada superfície receptora.

Embora a maioria das sinapses ocorra entre o axônio e o dendrito (axodendrítica) ou entre o axônio e o corpo celular (axossomática), existem também sinapses entre dendritos (dendrodendríticas) e entre axônios (axoaxônicas). É importante salientar que sinapses localizadas em diferentes locais resultam em funções diferentes.

Nesse processo, o neurônio que envia informações é denominado **neurônio pré-ganglionar**, que libera neurotransmissores embalados em vesículas na fenda sináptica. Já aquele que recebe as informações é denominado **neurônio pós-ganglionar**.[12]

Neuróglia

O cérebro humano possui uma complexidade extraordinária: são mais de 200 bilhões de células neurais empacotadas em um volume cerebral médio limitado (1.200 a 1.400 cm³). Essas células neurais conectam-se através de uma rede complexa, constituída de aproximadamente 15 a 20 trilhões de sinapses químicas e elétricas que permitem o poder de processamento desse órgão. O suporte logístico dessa trama altamente complexa é fornecido por meio de células homeostáticas e defensivas do sistema nervoso, representadas por populações celulares altamente heterogêneas de diferentes origens, estruturas e funções, a **neuróglia**.

Também denominada células da glia, a neuróglia engloba os principais elementos celulares não neuronais do sistema nervoso, representando cerca de metade do volume do cérebro humano. Essas células da glia possuem uma origem dupla (ectodérmica e mesodérmica) e suas funções se baseiam, principalmente, em processos de defesa do organismo e na **manutenção da homeostase**, que ocorre em todos os níveis de organização do sistema nervoso. Por exemplo, em nível molecular (homeostase de íons, neurotransmissores, prótons, espécies reativas de oxigênio, metabólitos), nível celular (astrócitos envolvidos na neurogênese), nível conectoma (mantido por células de *Schwann* e oligodendrócitos mielinizantes, responsáveis pela composição da bainha de mielina em torno dos axônios periféricos e centrais) etc.

Um dos dogmas estabelecidos na literatura acerca da neuróglia prevê que a quantidade de células da glia no SNC supera, por uma ordem de grandeza de 10 para 1, o número de neurônios. No entanto, estudos recentes revelaram, por um fracionador isotrópico, que a real proporção entre células da glia e neurônios para todo o cérebro humano aproxima-se de 1. No caso do cerebelo, que possui uma grande concentração neuronal, a proporção glia/neurônio corresponde a 0,23. Já no córtex cerebral, onde predomina uma população de células gliais, tem-se uma relação de 1,48 na região apenas de substância cinzenta, e uma relação de 3,76 para as regiões com substâncias branca e cinzenta associadas.

A neuróglia é classificada em glia do sistema nervoso periférico (SNP) e glia do SNC. A neuróglia do SNC pode ser classificada em dois grandes grupos que se distinguem morfologicamente e funcionalmente, de acordo com a sua origem embriológica: a **micróglia**, de origem mesodérmica, e a **macróglia**, de origem ectodérmica. A micróglia possui como principal função a defesa imune do SNC, atuando em resposta a infecções, lesões ou doenças degenerativas do sistema nervoso. Uma vez ativada, a micróglia é capaz de destruir microrganismos, remover dendritos e promover a reparação tecidual.[13] Por sua vez, a macróglia é constituída por astrócitos, oligodendrócitos e células ependimárias:

1. **Astrócitos:**
   O termo "astrócito" significa "células semelhantes a estrelas" e constituem a população glial mais extensa e heterogênea do SNC, composta de células gliais homeostáticas primárias caracterizadas por inúmeros prolongamentos, restando pequena massa citoplasmática ao redor do núcleo. São encontradas em todo o cérebro e medula espinhal, tanto na substância cinzenta quanto na branca. Eles possuem papéis fundamentais na manutenção da barreira hematoencefálica, regulação do fluxo regional, fornecimento de suporte trófico, antioxidante e metabólico aos neurônios, reciclagem de neurotransmissores e regulação da sinaptogênese e da transmissão sináptica.
   Uma crença comum quanto aos astrócitos remete à necessária expressão de filamentos intermediários, que formam o seu citoesqueleto. Os principais tipos de proteínas do filamento intermediário astroglial são a proteína glial fibrilar ácida (GFAP) e a vimentina. Mais recentemente, um novo marcador antígeno para os astrócitos foi identificado, a enzima aldeído desidrogenase 1 (Aldh1 L1), cuja especificidade demonstrou-se maior do que a GFAP.[14]
   No entanto, a maioria dos astrócitos não possuem uma morfologia com aspecto de estrela e, ainda, muitos astrócitos não expressam GFAP. Na realidade, os níveis normais de expressão da GFAP variam bastante de acordo com as diferentes regiões do cérebro.[14-17]
   Possivelmente, os maiores grupos de astrócitos são representados pelos astrócitos protoplasmáticos e fibrosos, encontrados na substância cinzenta e branca, respectivamente. Os astrócitos protoplasmáticos possuem prolongamentos mais espessos e curtos que se ramificam profusamente. Por outro lado, os astrócitos fibrosos detêm prolongamentos longos e finos que se ramificam relativamente pouco.
   Além desses, existem outras populações menores de astrócitos especializados, localizados em regiões específicas do SNC, como a glia de Bergmann, no cerebelo; glia de Muller, na retina; astrócitos interlaminares e polarizados do córtex primário; pituicitos, na neuro-hipófise; tanicitos, encontrados no hipotálamo e astrócitos perivasculares e marginais.[14]
   Toda essa variedade de células difere-se na morfologia, na expressão genética, nas propriedades fisiológicas, na sensibilidade a variados neurotransmissores e, finalmente, nas suas funções. Por exemplo, de acordo com achados de estudos recentes, astrócitos de diferentes regiões do cérebro diferenciam-se substancialmente na expressão gênica das principais proteínas responsáveis pela função glial, incluindo genes codificadores de canais iônicos e de receptores para neurotransmissores, transportadores de glutamato, GABA (ácido gama-aminobutírico) e glicina, além de proteínas responsáveis pela produção de óxido nítrico e por catalisar a desaminação oxidativa de diversas aminas biogênicas, como a dopamina e a serotonina, que são, juntamente com a noradrenalina, consideradas monoaminas.
   Alterações morfológicas, fisiológicas e moleculares nos astrócitos, conhecidas como reatividade astrocitária, são comuns a diversas patologias neurais e lesões cerebrais. Em um caso de astrócito reativo, a célula glial tem um ganho de funções anormais, perdendo a sua capacidade fisiológica de suporte do tecido neural. Esse processo pode culminar na perda sináptica e até morte neuronal - estando relacionados à patogênese de diversas doenças neurodegenerativas, como a doença de Parkinson (DP), doença de Alzheimer (DA), tumor, acidente vascular encefálico (AVE), esclerose lateral amiotrófica (ELA) e neurotoxicidade associada ao HIV. No entanto, em alguns casos, também pode oferecer efeito neuroprotetor – por exemplo na formação de cicatrizes gliais, culminando na reorganização da arquitetura tecidual para isolamento da área danificada, como a que ocorre no isolamento de placas amiloides observados na doença de Alzheimer.[14]

2. **Oligodendrócitos:**
   Os oligodendrogliócitos (Fig. 1-4) são as células mielinizantes do SNC, ou seja, que criam a bainha de mielina que dará suporte e isolamento aos axônios. Representam as células mais vulneráveis do sistema nervoso central, visto que são o produto de uma linhagem celular que tem de passar por diversas etapas complexas (proliferação, migração, diferenciação e mielinização) para, por fim, produzirem a bainha de mielina dos axônios, que tem uma proporção de lipídios para proteínas de aproximadamente 80:20.

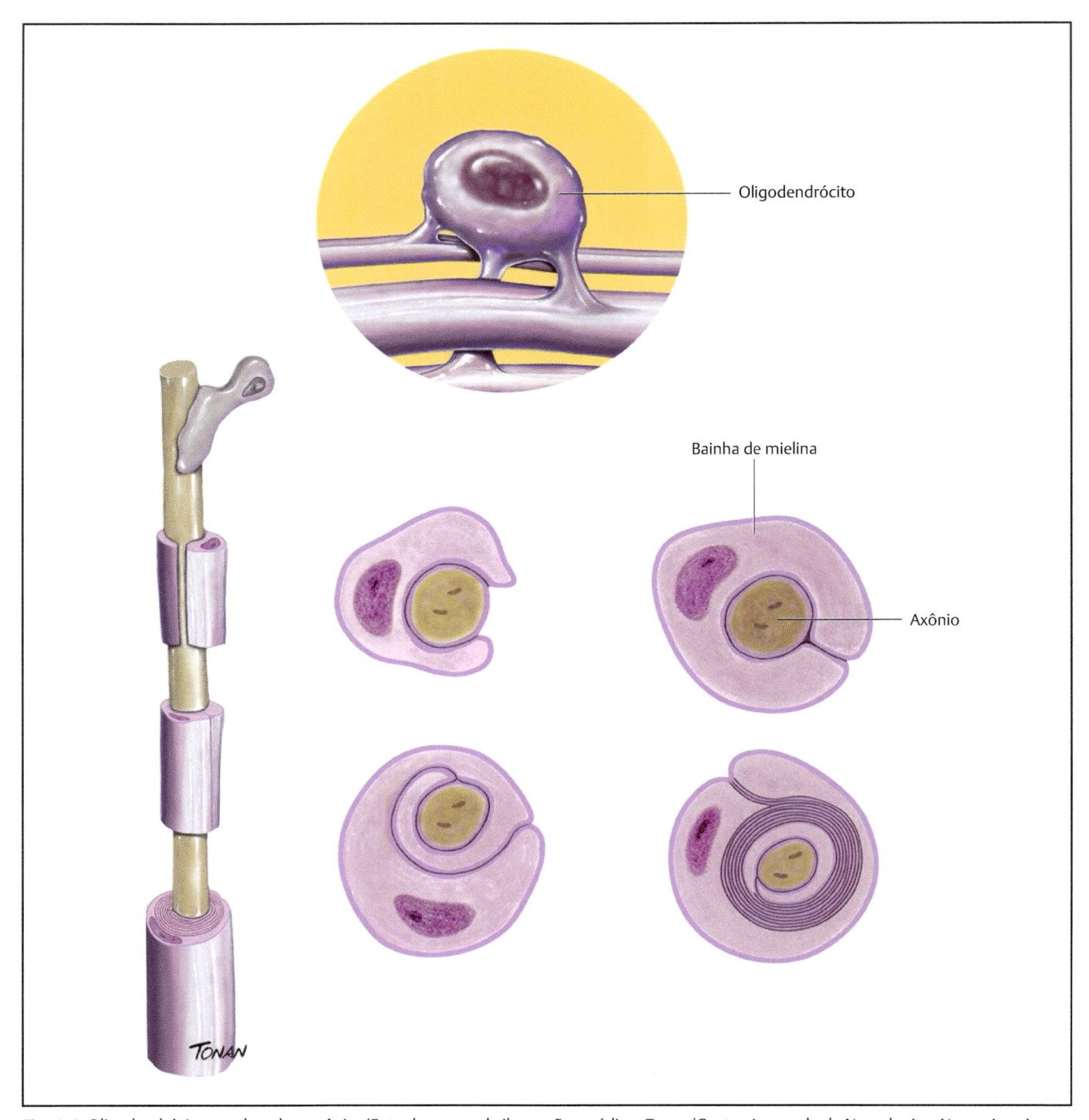

Fig. 1-4. Oligodendrócito envolvendo o axônio. (Foto do acervo de ilustrações médicas Tonan/Centro Avançado de Neurologia e Neurocirurgia – CEANNE.)

Estudos recentes, realizados em roedores, demonstraram que um sinal essencial para o início da mielinização parece ser fornecido pela atividade elétrica dos neurônios. Por exemplo, no caso de camundongos criados na ausência de luz, os nervos ópticos desenvolveram menos axônios mielinizados quando comparados ao caso de roedores criados na presença de luz. Em outro exemplo, a abertura precoce dos olhos acelera o processo de mielinização dos nervos ópticos de coelhos. Isso ocorre devido ao disparo do potencial de ação que, por conseguinte, libera ATP e adenosina, mediadores das comunicações neurônio--gliais. A adenosina atua no SNC inibindo a proliferação das células precursoras de oligodendrócitos (OPCs), estimulando sua diferenciação e promovendo a formação de mielina. Já o ATP não atua diretamente sobre os OPCs, em vez disso, desencadeia a liberação do fator inibidor da leucemia (LIF) dos astrócitos, que promove o processo de mielinização por oligodendrócitos maduros.[18]

Os oligodendrócitos, à medida que embainham os axônios do SNC para isolá-los eletricamente, também induzem o agrupamento de canais de sódio ao longo desses axônios, constituindo os denominados nós de Ranvier, imprescindíveis para a condução nervosa saltatória.[19] Inclusive a saúde neuronal e os processos normais de transporte axonal são dependentes de uma mielinização adequada, visto que os axônios com bainhas de mielina alteradas possuem mudanças numéricas ou de estabilidade de microtúbulos e taxas de transporte axonal alteradas.[18] Os oligodendrócitos também podem liberar fatores tróficos que promovem a sobrevivência neuronal, um fenômeno dependente de fosfatidilinositol 3-cinase (PI3K). Além disso, a exposição de neurônios a meios condicionados por oligodendrócitos resultou em um aumento do comprimento axonal por neurônio, detectado por meio de anticorpos para neurofilamentos fosforilados. Finalmente, essas células gliais são capazes de fornecer suporte trófico pela produção de fator neurotrófico derivado da linha de células gliais (GDNF).[20]

No entanto, devido à associação de uma alta taxa metabólica com seus subprodutos tóxicos (como a formação de peróxido de oxigênio), elevada taxa de ferro intracelular (predisponente, em condições patológicas, à formação de radicais livres e peroxidação lipídica) e baixas concentrações de glutationa antioxidante, essas células gliais são particularmente vulneráveis ao dano oxidativo.

3. **Células ependimárias:**

As células ependimárias são células colunares ciliadas simples que se desenvolvem a partir da glia radial nos primeiros dias pós-natal, formando uma barreira epitelial que reveste o sistema ventricular e o canal central da medula espinhal. Essa barreira epitelial formada pela justaposição de células ependimárias separa o parênquima e as cavidades preenchidas com líquido cefalorraquidiano (LCR), permitindo que as células ependimárias controlem a passagem bidirecional de células imunes e solutos entre o LCR e o líquido intersticial.

Existem três subtipos de células ependimárias, classificados de acordo com o número de cílios e distribuição regional. As células ependimárias do subtipo E1 possuem múltiplos cílios móveis e representam o subtipo mais abundante no cérebro, ocupando a maior porção do ventrículo lateral, terceiro ventrículo e quarto ventrículo. Já as células ependimárias do tipo E2 são **biciliadas** (podem ser tanto primários quanto móveis) e revestem o canal espinhal e uma porção do terceiro e quarto ventrículos cerebrais. Por fim, as células ependimárias E3 são do tipo uniciliadas, possuem apenas cílios primários e ocupam principalmente uma pequena porção do terceiro ventrículo, ao nível dos recessos pré-óptico e infundibular.[21]

Cada célula ependimária do SNC, a depender de cada subtipo, possui em média 10 a 100 múltiplos cílios móveis que exibem um movimento rápido e plano para frente e para trás, a fim de originar um fluxo de LCR ao longo dos ventrículos cerebrais. Inclusive, estudos realizados em roedores, relacionaram mutações no gene *Ccdc39* (gene imprescindível para o batimento coordenados dos cílios ependimários) com o desenvolvimento de hidrocefalia (dilatação dos ventrículos cerebrais devido ao acúmulo de liquor) progressiva, visto que resultam em uma taxa de fluxo LCR local reduzida e retardo da circulação do LCR sem obstrução física ao nível do forame interventricular e do aqueduto cerebral.[22]

Além disso, outro estudo recente demonstrou uma função subestimada das células ependimárias: a regulação de íons metálicos, crítica para a manutenção da homeostase do cérebro adulto e em todo o corpo. Tal função é conservada em todas as espécies, idades e subtipos de células ependimárias e, uma vez ausente ou disfuncional, pode acarretar estresse oxidativo e toxicidade, predispondo o aparecimento de inúmeras doenças como câncer, autismo, doença de Wilson e doença de Alzheimer.[21]

Por sua vez, as células gliais do SNP são originadas, assim como os neurônios periféricos, das células pluripotentes da crista neural e podem ser classificadas em:

1. **Células de Schwann:**

São as células mielinizantes do SNP, ou seja, adicionam uma adaptação estrutural aos neurônios periféricos, na formação de um revestimento axonal. Essas células estão associadas a axônios sensoriais, motores, simpáticos e parassimpáticos. São subdivididas em mielinizantes, responsáveis pela mielinização de axônios periféricos; não mielinizantes, que circundam múltiplos axônios não mielinizantes; e perissinápticas, responsáveis por envolver sinapses periféricas e mantêm a homeostase no meio perissináptico.

A **bainha de mielina**, que consiste em um envoltório de várias camadas em espiral da membrana da célula glial, é responsável por aumentar a eficiência dos impulsos neurais, visto que aumenta a velocidade de condução do potencial de ação, por meio da restrição do fluxo de corrente iônica para pequenas porções não mielinizadas do axônio, entre células gliais, denominadas nódulos de Ranvier.

Embora ambos sejam células mielinizantes, existem várias diferenças entre as células de Schwann e os oligodendrócitos, principalmente, em relação aos axônios. Uma dessas diferenças reside no fato de um único oligodendrócito mielinizar vários axônios no sistema nervoso central, ao passo que cada célula de Schwann mieliniza apenas um único axônio no sistema nervoso periférico. Outra diferença é que os axônios não mielinizados estão descobertos no SNC, enquanto, no SNP, mesmo os axônios não mielinizados são circundados por processos da célula de *Schwann* (mesmo que não formem um revestimento de várias camadas).[23]

2. **Células gliais-satélite:**

Circundam o corpo de cada neurônio e a porção proximal do seu axônio, formando uma bainha em torno de cada corpo celular, de modo a constituir uma unidade morfológica e funcionalmente distinta. As células gliais-satélite (CGS) são consideradas correlatas no SNP aos astrócitos no SNC, compartilhando propriedades como regulação da concentração iônica do espaço extracelular e reciclagem de neurotransmissores, sendo, portanto, responsáveis por controlar a homeostase local e realizar a remodelação reativa nas doenças. Morfologicamente se caracterizam por serem células de forma laminar, geralmente, mononucleares e com expansões lamelares e microvilosidades que aumentam a sua área de superfície.[24]

As CGS de gânglios sensitivos são um objeto recente de pesquisa na área da dor, representando um importante alvo terapêutico no futuro, uma vez que essas células são capazes de modular a dor crônica. Isso ocorre, pois uma lesão nervosa não induz apenas modificações nos neurônios, mas também nas CGS do gânglio sensitivo, de modo que, nessas condições, elas tornam-se ativadas. Essa ativação induz alterações morfológicas e liberação de mediadores gliais, em um mecanismo de sinalização entre os neurônios e estas células.[24]

3. **Células embainhantes olfativas (OECs):**
   Representam um tipo único de células da glia que pode promover o crescimento de axônios. As OECs são candidatas promissoras para a promoção do reparo neural, pois apoiam a regeneração contínua do nervo olfatório que ocorre ao longo da vida. Devido a esse fato, estudos apontam que o transplante dessas células representa um tratamento promissor na injúria de nervos centrais e periféricos, principalmente na lesão da medula espinhal.[25]

4. Glia entérica:
   O sistema nervoso entérico (SNE) é um componente do sistema nervoso autônomo (SNA) que consiste em feixes nervosos interconectados e gânglios que estão localizados na parede do tubo digestório, pâncreas e sistema biliar. O SNE é constituído por um extenso número de neurônios e células da glia, que estão organizados em dois plexos ganglionares: o plexo mioentérico (de Auerbach) e o plexo submucoso, que por sua vez se divide em plexo submucoso interno (de Meissner) e plexo submucoso externo (plexo de Schabadash ou de Henle).

   Por sua vez, as células gliais entéricas são pequenas, apresentando-se com formato estrelado e com vários processos e formas. Essas células não sintetizam mielina e exibem semelhanças tanto morfológicas quanto moleculares com os astrócitos do SNC. Ao longo de muitos anos, acreditou-se que as células gliais entéricas apenas proporcionavam suporte aos neurônios entéricos, no entanto estudos recentes vêm demonstrando que também possuem papel neuroprotetor e capacidade de comunicação com os neurônios.

   Dentre as variadas funções dessas células, tem-se:
   - Proporcionar estabilidade a esse sistema, respondendo ativamente ao estímulo mecânico e adaptando-se ao *stress* mecânico que a parede intestinal sofre.
   - Regulação da barreira intestinal por meio da aproximação dessas células com as células epiteliais do intestino e aos vasos sanguíneos do plexo submucoso.
   - Criar um microambiente protetor.
   - Liberação do fator neurotrófico derivado de célula glial (GDNF) e outros fatores tróficos relacionados com o desenvolvimento de neurônios entéricos.
   - Homeostase neuronal, uma vez que as células gliais entéricas se distribuem nos gânglios de forma que qualquer injúria funcional poderia afetar a organização, coordenação e função desses neurônios.
   - Neurotransmissão, pois expressam glutamina sintetase (GS), que atua na sinalização glutamatérgica, e L-arginina, que tem importante papel na sinalização nitrérgica e expressão de purinorreceptores.
   - Essas células possuem potencial neurogênico, sendo capazes de gerar neurônios entéricos em resposta a injúrias.

   Ainda, a resposta do sistema nervoso entérico a diversas lesões, como as doenças intestinais inflamatórias, acarreta a ativação das células gliais entéricas. Tal ativação, ou seja, resposta a estímulos exógenos pró-inflamatórios e a mediadores liberados por células do sistema imune (citocinas pró-inflamatórias), representa um mecanismo de sinalização precoce, responsável pela degeneração neuronal que vem em seguida. Estudos recentes sugerem que as anormalidades bioquímicas e/ou estruturais nas células gliais entéricas podem acarretar desordens intestinais, o que pode atrair células imunes para o SNE, culminando na neurodegeneração.

   Por fim, as células gliais entéricas também estão envolvidas no controle do fenótipo neuronal entérico e nas funções motoras do SNE, atuando, ainda, na proteção dos neurônios entéricos contra o *stress* oxidativo.

DIVISÃO E CONSTITUIÇÃO DO SISTEMA NERVOSO

O sistema nervoso é um todo, visto que suas diferentes porções interagem entre si. Apesar disso, a título didático, existem diferentes critérios que são adotados para dividir o sistema nervoso. Dentre os principais, tem-se os critérios embrionário, funcional, metamérico e anatômico.[5]

Critério Embrionário

No princípio da embriogênese, período de maturação do embrião, um tubo de células da ectoderme, denominado tubo neural, sofre aumento do volume na sua porção cranial e origina três áreas: prosencéfalo, mesencéfalo e rombencéfalo (Fig. 1-5). A parte caudal não sofre muitas diferenciações e origina a medula espinhal. Isso será visto mais pormenorizadamente no Capítulo 2. O prosencéfalo divide-se em telencéfalo e diencéfalo, e as suas cavidades contribuem para a formação do terceiro ventrículo. O mesencéfalo diferencia-se pouco e mantém o nome. O rombencéfalo é separado da medula espinhal pela flexura cervical. É dividido em partes caudal (mielencéfalo) e rostral (metencéfalo). O mielencéfalo origina o bulbo, e o metencéfalo, o cerebelo e a ponte.[26]

Critério Anatômico

Seguindo esse critério, o sistema nervoso é dividido em sistema nervoso central (SNC) e sistema nervoso periférico (SNP) (Fig. 1-6).

O SNC define-se por aquele que está revestido por um arcabouço ósseo. Exceção são os chamados nervos cranianos, nervos que fazem conexão com o encéfalo no interior do crânio. Portanto, a porção do SNC situada intracranialmente recebe o nome de **encéfalo**, enquanto a porção localizada no interior da coluna vertebral recebe o nome de **medula espinhal**. Ainda, o encéfalo é o conjunto de três estruturas: **cérebro, cerebelo e tronco do encéfalo.**[5]

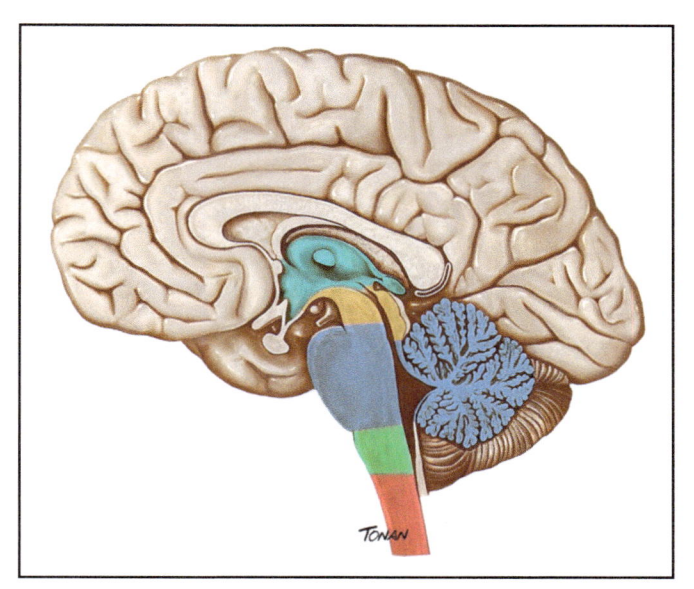

Fig. 1-5. O SNC ser dividido com base em critérios embrionários: telencéfalo (marrom), diencéfalo (verde), mesencéfalo (amarelo), metencéfalo (azul) e mielencéfalo (verde). A medula espinhal está destacada em vermelho. (Foto do acervo de ilustrações médicas Tonan/Centro Avançado de Neurologia e Neurocirurgia – CEANNE).)

Por sua vez, o SNP representa a porção do sistema nervoso que sai como uma extensão do SNC, através dos forames localizados na base do crânio ou dos forames de conjugação localizados nas vértebras. O SNP está situado fora dessa proteção óssea, mas ainda apresenta um envoltório de tecido conjuntivo, formado por várias camadas (endoneuro, perineuro e epineuro). É constituído pelos nervos, que se dividem em cranianos e espinhais, pelos gânglios nervosos e pelas terminações nervosas (porção mais distal dos axônios).[27]

No SNC, ainda ocorre uma segregação entre os corpos celulares dos neurônios e os seus prolongamentos. Dessa forma, são reconhecidas, no encéfalo e na medula espinhal, duas porções distintas: a substância branca e a substância cinzenta.

A) *Substância branca*: não possui corpos celulares de neurônios, é composta basicamente por prolongamentos de neurônios e por células da glia. Seu nome faz menção à presença de grandes quantidades de mielina, que envolve os prolongamentos dos neurônios, os denominados axônios.

B) *Substância cinzenta*: é assim chamada devido à sua coloração quando vista macroscopicamente. É composta principalmente por corpos celulares dos neurônios e células da glia, contendo também prolongamentos de neurônios.

Além disso, existem alguns componentes estruturais básicos cujo entendimento é fundamental para a completa compreensão acerca da neuroanatomia do SNC. Algumas dessas estruturas serão retratadas no Quadro 1-1.

Critério Metamérico

No sistema nervoso dos humanos, é evidente que existem partes mais filamentosas, compostas pelos nervos do sistema nervoso periférico e pelas estruturas que têm relação direta com eles, como a medula espinhal e o tronco encefálico: esse é o **sistema segmentar**. Posteriormente na evolução, surgiu

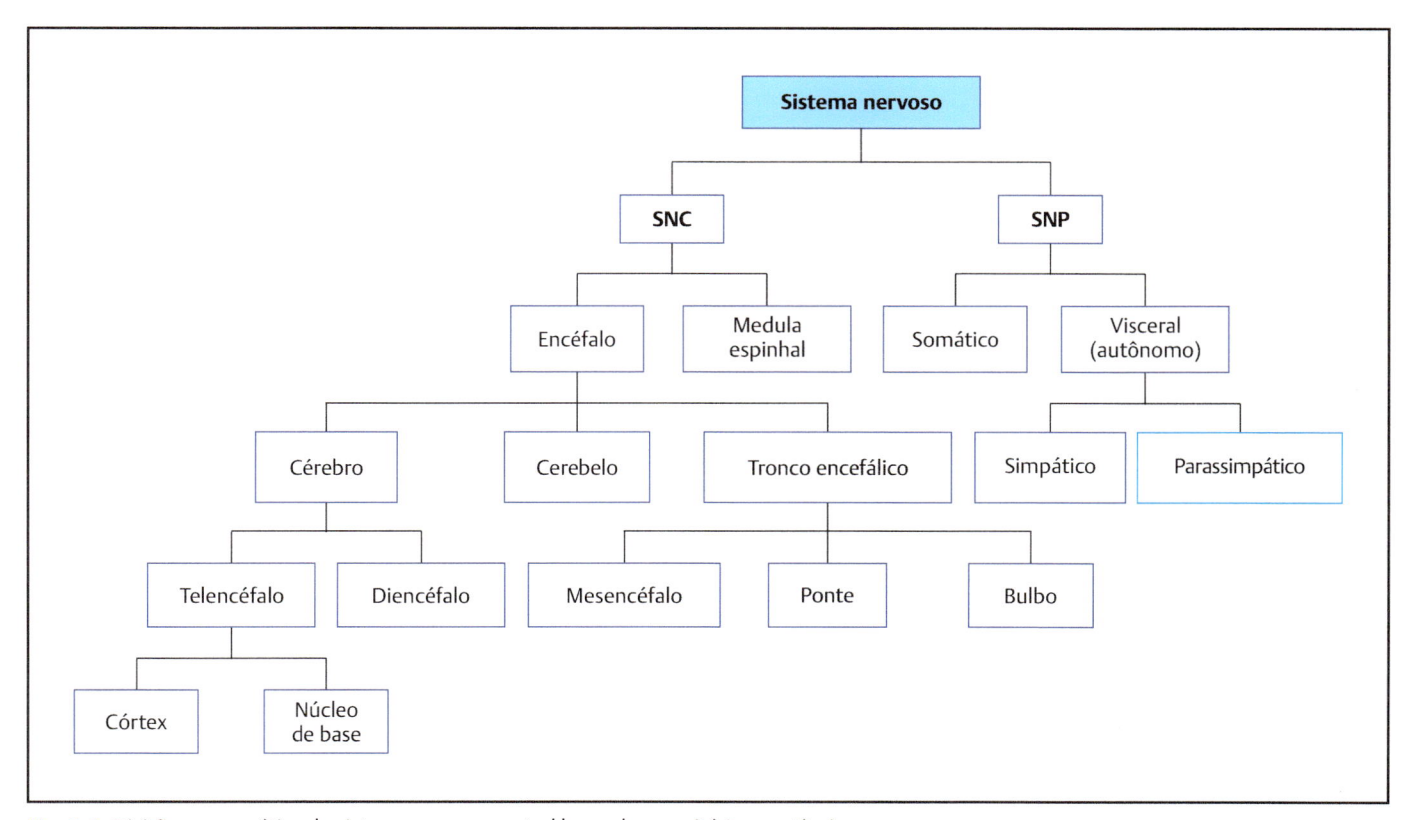

Fig. 1-6. Divisão esquemática do sistema nervoso central baseada em critérios anatômicos.

Quadro 1-1. Nomenclatura das estruturas nervosas

Comissura	Formação constituída por fibras nervosas que cruzam perpendicularmente o plano mediano sagital e que possui, por consequência, direções diametralmente opostas. Une o córtex de ambos os hemisférios cerebrais
Decussação	Formação constituída por fibras nervosas que cruzam o plano mediano de forma oblíqua Possuem aproximadamente a mesma direção. Exemplo: decussação das pirâmides
Fascículo	O termo refere-se ao trato constituído por fibras mais compactadas
Funículo	Substância branca da medula espinhal. É composto por vários tratos ou fascículos
Gânglio	Conjunto de células nervosas organizadas fora do SNC, com aproximadamente a mesma estrutura e conexões funcionais
Lemnisco	Conjunto de fibras aferentes em forma de fita, responsável por transportar impulsos ao tálamo
Núcleo	Conjunto de células nervosas organizadas dentro do SNC. Trata-se de um grupo de corpos celulares de neurônios do SNC com aproximadamente a mesma estrutura e conexões funcionais
Trato	Feixe de fibras nervosas com aproximadamente as mesmas origem e função e o mesmo trajeto. As fibras podem ser mielínicas ou amielínicas
Fibras de projeção	Fibras que têm origem na substância cinzenta (córtex) e projetam-se para outras regiões fora do telencéfalo
Fibras de associação	Fibras que associam regiões diferentes do telencéfalo dentro de um mesmo hemisfério cerebral

uma parte volumosa, constituída pelo cérebro e cerebelo, com substância cinzenta na área cortical, o **sistema suprassegmentar**. Também fazem parte os nervos olfatório e óptico, pois têm relação direta com o cérebro.[5]

Critério Funcional

Os estímulos ambientais e internos são captados pelos diversos tipos de receptores do nosso corpo. O critério funcional divide o SNCs vias relacionadas com estímulos externos e SNC **somático,** e nas vias relacionadas com estímulos externos e sistema nervoso **visceral**. Ambos contêm vias aferentes, que transmitem os impulsos gerados nos receptores até o encéfalo, e vias eferentes, que coordenam uma ação por parte do organismo.

O sistema nervoso somático é consciente e voluntário, como na contração de musculatura estriada esquelética; o visceral faz involuntariamente o controle da manutenção dos órgãos internos, como a contração de esfíncteres do aparelho digestivo, controle da secreção de glândulas, comando do diâmetro de artérias e brônquios etc. A via eferente do sistema nervoso visceral pode ser denominada sistema nervoso autónomo. Essas fibras são divididas em simpáticas e parassimpáticas, de acordo com diferenças anatômicas, estruturais e funcionais (Fig. 1-7).[5]

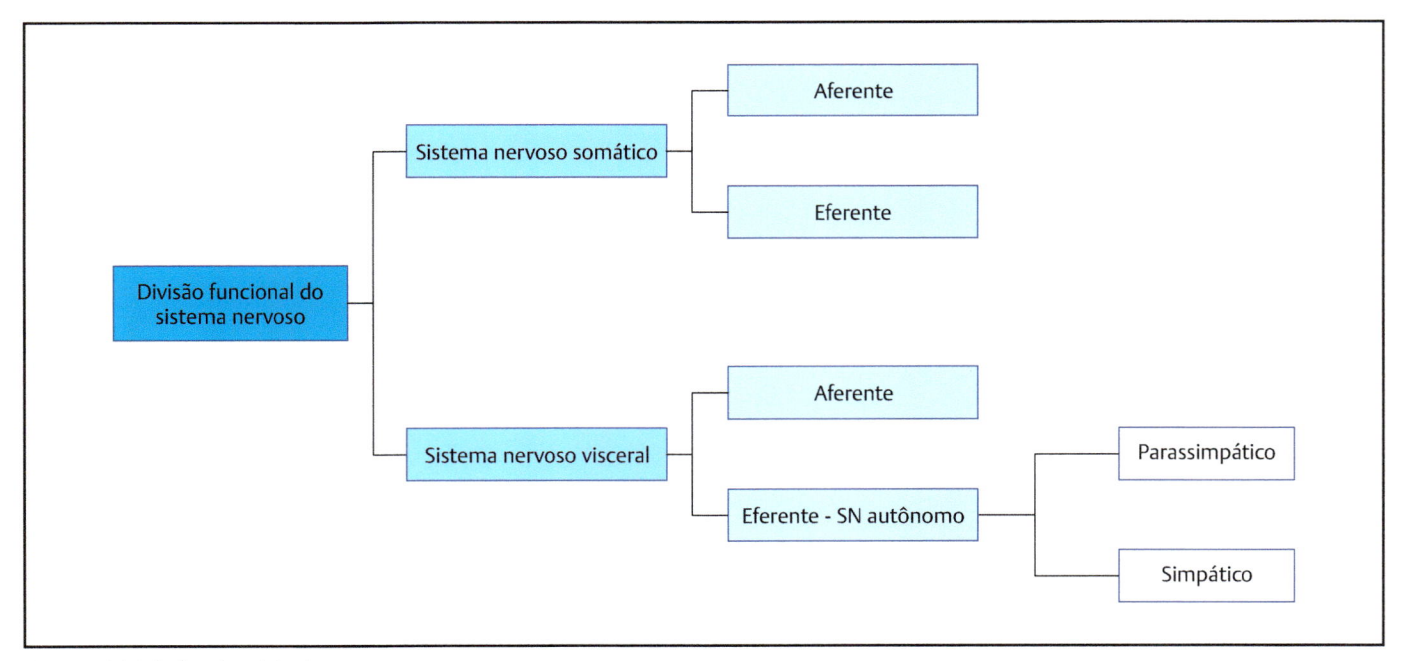

Fig. 1-7. Divisão funcional do sistema nervoso.

ORGANIZAÇÃO DO SISTEMA NERVOSO

Apesar de estudarmos as diversas áreas do SNC separadamente para fins didáticos, é imprescindível lembrar da sinergia com que ele age, devido à sua alta intercomunicação.[28] Um mesmo estímulo pode desencadear uma série de respostas fisiológicas, emocionais e, por fim, até alterar a conformação das conexões cerebrais (ver Capítulo 24).[29]

Para demonstrar, pode-se utilizar uma experiência que possivelmente alguns vivenciaram, ou, se não, que seja de fácil visualização. Imagine-se na praia, com a família ou amigos. Você decide se refrescar no mar depois de uma acirrada partida de frescobol. Após passar pelas ondas, você relaxa, reclina seu corpo, desfruta o calmo som do mar, sente a temperatura das diferentes correntes de água e reflete sobre a vida. Com os olhos entreabertos por causa do intenso sol, percebe que os guarda-sóis ficaram pequenos, mas nada pode tirar sua tranquilidade nessas férias. Eis que, então, você sente um objeto áspero e pesado raspar em sua perna...

Bem, se foi possível sentir algo em sua pele, mecanorreceptores foram estimulados e geraram um impulso que ascendeu por fibras aferentes somáticas gerais, entrou na medula espinhal, e subiu até o núcleo ventral posterolateral do tálamo, pelo trato espinotalâmico anterior (ver Capítulo 5). Nesse órgão, é possível ter a sensibilidade da área, porém ainda de maneira grosseira. Esse núcleo projeta fibras para o córtex do giro pós-central do cérebro, onde se localiza a área somestésica primária, área da sensibilidade somática geral, que causa a sensação que foi estimulada (ver Capítulo 8). A partir daqui pode haver uma via direta e uma indireta.

Na via direta, a informação é levada ao hipotálamo e à amígdala, no lobo temporal, e um sinal de alarme rápido e inconsciente é disparado via sistema nervoso simpático. Esse sistema produz uma descarga em vários órgãos e ativa a medula da suprarrenal, que secreta o hormônio adrenalina, preparando o corpo para a fuga ou confronto. Ocorre o aumento da frequência cardíaca; diminuição da vascularização periférica e aumento da vascularização central, por isso o indivíduo fica pálido; aumento da disponibilidade de glicose no sangue; dilatação das pupilas; enfim, uma série de eventos sinalizados pelo sistema nervoso simpático e realizados por diversas fibras nos outros órgãos.[30]

A via indireta é mais lenta e permite que o estímulo seja colocado no devido contexto. A informação que chegou ao córtex transita por uma vasta rede de neurônios, divididos em várias camadas e com grande capacidade de comunicação. Na área de associação somestésica secundária, o cérebro compara a sensação com algo que já foi registrado na memória para que ocorra a familiarização, o que não ocorre nesse caso. Inicia a interpretação da sensação que juntamente com áreas terciárias do córtex irão processá-la e executar funções superiores, como pensamento, tomada de decisões, planejamento etc.[30] Basicamente, essa é a hora em que todos os filmes de tubarão passam em sua mente. Por outro lado, pode-se presumir ser apenas um peixe, ou mesmo algum amigo seu com boa apneia lhe pregando uma peça.

Porém, se após o ocorrido for avistada uma barbatana na superfície, é melhor fugir. Portanto, fibras originárias das áreas motoras do córtex cerebral descendem pelo mesencéfalo e, no bulbo, decussam e entram principalmente no trato corticoespinhal lateral, no funículo lateral da medula espinal. A informação passa para a raiz motora, integra a fibra nervosa do nervo espinhal, e dirige-se até os músculos estriados esqueléticos, onde realiza a sinapse para a contração muscular.[30] O cerebelo e alguns núcleos recebem aferências e executam o ajuste fino e preciso dos movimentos (ver Capítulo 15).

Por fim, essa história provavelmente ficaria em sua memória. Por ter grande envolvimento emocional, a área do hipocampo recebe aferências do córtex cerebral e das amígdalas, e envia eferências às fibras ao hipotálamo, tálamo, córtex cingulado posterior e neocórtex, com a formação de novas sinapses e até novos neurônios no hipocampo. A memória ficaria armazenada nas áreas de associação do neocórtex, responsáveis pelas memórias de longa duração, para serem resgatadas posteriormente.[30] Enfim, são muitos os mecanismos que envolvem o funcionamento da mente humana, muitos dos quais ainda encobertos. Entretanto, à medida que se obtêm respostas, vê-se que a intercomunicação é ainda maior do que se pensava.

FUNÇÕES GERAIS DO SISTEMA NERVOSO

Dessa forma, como elencado anteriormente, o sistema nervoso executa uma enorme quantidade de funções, coordenando nossa percepção, ações, aprendizado e memória, por exemplo. Ele é responsável, principalmente, pela **detecção** e recolhimento de informações sobre o meio ambiente. Isso ocorre por meio do sistema nervoso periférico, que transmite esses dados para o SNC, onde serão **processados**. A partir da conscientização acerca das informações recebidas, ocorre a organização de uma **reação**, que caracteriza o comportamento do indivíduo. Posteriormente, ocorre o **armazenamento** dessas informações (principalmente durante o sono).

Ao depararmos novamente com uma situação semelhante, **recuperamos** essas informações a fim de **coordenar** uma resposta que, por vezes, é mais eficiente ou adequada. Vale lembrar que a repetição é um potencializador desse processo, a exemplo de atletas que treinam sua coordenação motora para participar de grandes competições.

REFERÊNCIAS BIBLIOGRÁFICAS

1. Nield D. Some humans are carrying DNA from an unknown ancient ancestor. PLOS Genetics. 2020. Disponível em: <https://www.sciencealert.com/some-humans-are-carrying-dna-from-an-unknown-ancient-ancest or>
2. Darwin CA. Origem das espécies. 3. ed. São Paulo: Editora Martin Claret. Tradução. 1859 [2004].
3. Uchoa J, Luiz C, Carneiro J. Biologia celular e molecular. 9. ed. Disponível em: Minha Biblioteca, Grupo GEN, 2012.
4. De Oliveira RC. Neurofisiologia. 1. ed. Rio de Janeiro: SESES; 2015. 184 p.
5. Machado A. Neuroanatomia Funcional. 3. ed. São Paulo: Editora Atheneu; 2014.
6. Roth G, Dicke U. Evolution of the brain and intelligence. Trends in Cognitive Sciences. 2005;9(5):250-7. Disponível em: https://doi.org/10.1016/j.tics.2005.03.005. ISSN 1364-6613.
7. Neves WA. E no princípio... Era o macaco! Estudos Avançados. 2006;20(58):249-85.
8. Ridgway SH, Van Alstyne KR. The blue whale brain misrepresented by an alcohol dehydrated brain of 3,636 grams. Marine Mammal Science. 2017;33(1):386-8.

9. Lent R, Azevedo FA, Andrade-Moraes CH, Pinto AV. How many neurons do you have? Some dogmas of quantitative neuroscience under revision. Eur J Neurosci. 2012;35(1):1-9.

10. Gibson KR. Evolution of human intelligence: The roles of brain size and mental construction. Brain, Behavior and Evolution. 2002;59(1-2):10-20.

11. Assis TA, Miranda JGV, Cavalcante SLP. A dinâmica de condução nervosa via modelo de FitzHugh-Nagumo. Rev Bras Ensino Física. 2010;32(1):1307-10.

12. Zhao Y, Zhang X, Chen X, Wei Y. Neuronal injuries in cerebral infarction and ischemic stroke: From mechanisms to treatment (Review). Int J Mol Med. 2022 Feb;49(2):15.

13. Gomes FCA, Tortelli VP, Diniz L. Glia: Dos velhos conceitos às novas funções de hoje e as que ainda virão. Estudos Avançados. 2013;27(77):61-84.

14. Cahoy JD, Cahoy JD, Emery B, Kaushal A, Foo LC, Zamanian JL, Christopherson KS, et al. A transcriptome database for astrocytes, neurons, and oligodendrocytes: A new resource for understanding brain development and function. Journal of Neuroscience. 2008;28(1):264-78.

15. Meneses MS. Neuroanatomia aplicada. 3. ed. Barueri, SP: Grupo GEN; 2011.

16. Berne RM, Levy MN, editores. Fisiologia. 6. ed. Rio de Janeiro: Guanabara Koogan; 2010.

17. Verkhratsky A, Butt A. Glial physiology and pathophysiology. Chichester: Wiley-Blackwell; 2013

18. Bradl M, Lassmann H. Oligodendrocytes: Biology and pathology. Acta Neuropathol. 2010;119(1):37-53.

19. Kaplan MR, Meyer-Franke A, Lambert S, Bennett V, Duncan ID, Levinson SR, et al. Induction of sodium channel clustering by oligodendrocytes. Nature. 1997.

20. Wilkins A, Majed H, Layfield R, Compston A, Chandran S. Oligodendrocytes promote neuronal survival and axonal length by distinct intracellular mechanisms: A novel role for oligodendrocyte-derived glial cell line-derived neurotrophic factor. J Neuroci. 2003;23(12):4967-74.

21. MacDonald A, Lu B, Caron M, Caporicci-Dinucci N, Hatrock D, Petrecca K, et al. Single cell transcriptomics of ependymal cells across age, region and species reveals cilia-related and metal ion regulatory roles as major conserved ependymal cell functions. Front Cell Neurosci. 2021 Jul;15:1-12.

22. Abdelhamed Z, Vuong SM, Hill L, Shula C, Timms A, Beier D, et al. A mutation in Ccdc39 causes neonatal hydrocephalus with abnormal motile cilia development in mice. Development. 2018; 145:dev154500.

23. Cook R, Bird G, Catmur C, Press C, Heyes C. Mirror neurons: from origin to function. Behav Brain Sci. 2014 Apr;37(2):177-92.

24. Costa FAL, Moreira Neto FL. Satellite glial cells in sensory ganglia: Its role in pain. Brazilian J Anesthesiol. 2015;65(1):73-81.

25. Gilmour AD, Reshamwala R, Wright AA, Ekberg JAK, St John JA. Optimizing olfactory ensheathing cell transplantation for spinal cord injury repair. J Neurotrauma. 2020;37(5):817-29.

26. Persaud TVN. Embriologia básica. 4. ed. Rio de Janeiro: Guanabara Koogan; 2012. 156 p.

27. Kandel Eric, Schwartz J, Jessell T, Siegelbaum S, Hudspeth AJ. Princípios de neurociências. 5th ed. Grupo A; 2014.

28. Teixeira-Machado L, Arida RM, De Jesus MJ. Dance for neuroplasticity: A descriptive systematic review. Neurosci Biobehav Rev. 2019;96:232-40.

29. Martin JH. Neuroanatomia - Texto e atlas. 4. ed. [S. l.]: McGraw; 2014. 560 p.

CAPÍTULO 2

EMBRIOLOGIA DO SISTEMA NERVOSO CENTRAL

Rafaela Sacoman Kszan ▪ Jander Moreira Monteiro ▪ Allan Giovanini ▪ Gustavo Rassier Isolan

INTRODUÇÃO

A formação dos tecidos maduros do embrião (organogênese) inicia-se na quarta semana de desenvolvimento a partir dos produtos da gastrulação. A gastrulação trata-se do processo no qual o embrião se torna um disco trilaminar, ou seja, apresenta três camadas celulares distintas chamadas folhetos germinativos ou embrionários (Fig. 2-1). Os folhetos são: ectoderma, mesoderma e endoderma. Do ectoderma originam-se as estruturas nervosas que compõem o sistema nervoso central (SNC) e sistema nervoso periférico (SNP). As membranas de tecido conjuntivo que revestem as estruturas são de origem mesodérmica. Do terceiro folheto mencionado, endoderme, não se formam estruturas que compõem o sistema nervoso.[1,2]

A primeira etapa da organogênese é a neurulação: organização completa do tubo neural, estrutura cilíndrica que origina o sistema nervoso e, consequentemente, das formações neurais primitivas (Fig. 2-1).[1,2]

NEURULAÇÃO

A neurulação é o processo de formação completa do tubo neural, para posterior desenvolvimento das estruturas neurais primitivas. Os acontecimentos que marcam o início e o final do processo são respectivamente a indução molecular para espessamento do ectoderma dorsal, formando a placa neural, e a oclusão do neuróporo caudal, descrita como uma abertura na extremidade posterior, por volta da quarta semana de desenvolvimento embrionário.[1-3]

A partir do 18º dia, a indução molecular e notocordal do ectoderma embrionário suprajacente dá início ao processo de neurulação.

- *Indução notocordal:* a notocorda é uma estrutura em forma de bastão, formada a partir do mesoderma axial na linha média do embrião. Nenhuma estrutura é formada a partir dela, porém é indispensável para a organização dos tecidos adjacentes. No sistema nervoso, a notocorda induz o espessamento do ectoderma e formação da placa neural por meio da expressão do gene *Sonic Hedgehog* (SHH).[4]

As movimentações supracitadas promovem um espessamento ectodérmico dorsal e sagital desde a região cranial até o nó primitivo, formando a placa neural (Fig. 2-1).[3]

A placa inicialmente acompanha a notocorda no eixo sagital e à medida que a notocorda se estende, a placa cresce em largura e comprimento. Com o crescimento, atinge a extremidade cranial na qual ectoderma e endoderma se fundem (membrana bucofaringe) e por fim ultrapassa a notocorda. A placa neural sofre um processo de invaginação longitudinal em volta de seu eixo central a fim de formar um sulco neural, e concomitantemente desenvolve nas porções laterais as pregas neurais. Na região cefálica, – que compreende cerca de ⅔ da placa, até a região do 4º somito* – as pregas desenvolvem-se de maneira significativa, indicando os primórdios do desenvolvimento encefálico, bem como sua localização embrionária. Ao final da terceira semana de desenvolvimento, as pregas fundem-se na porção medial, em região de 4º a 6º somitos e progridem em direção às extremidades, tendo como últimos pontos de fusão as extremidades rostral no 26º dia e a extremidade caudal no 28º dia. As aberturas supracitadas recebem o nome de neuróporos. Com a oclusão do neuróporo caudal, a comunicação entre neuroectoderma e ectoderma cessa, interrompendo, portanto, o contato com a cavidade amniótica, transformando toda a estrutura em um sistema tubular fechado, o tubo neural responsável pela formação do encéfalo, medula espinhal e outras estruturas. A formação completa do tubo neural marca o final da neurulação.[1-3,5]

As interações descritas são mediadas geneticamente. Os genes e moléculas sinalizadoras atuam de acordo com informações posicionais que as células são capazes de perceber. Primeiramente, o eixo craniocaudal é determinado, para então estabelecer alguns centros sinalizadores, nos eixos dorsoventrais. O mecanismo descrito é realizado pelas próprias células embrionárias indiferenciadas. O eixo craniocaudal, durante a formação da placa neural, sofre interação das moléculas de Wnt. Essa molécula age em região caudal, e no polo cranial é inibida. Além dela, algumas moléculas são expressas exclusivamente em determinadas áreas, como é o caso da Otx2, na região cranial, e o gene *HOX* na caudal.[3]

Além disso, a padronização ventral do tubo neural é dada pelo SHH, a padronização dorsal, pelas BMPs (proteínas

---

* Somitos são projeções mesodérmicas posicionadas bilateralmente à notocorda que se originam em pares na terceira semana. Da terceira à quinta semana três pares aparecem diariamente, totalizando de 42 a 44 pares ao final do processo. Estas estruturas são indispensáveis para a segmentação do SNP ao direcionar o desenvolvimento dos neurônios motores.

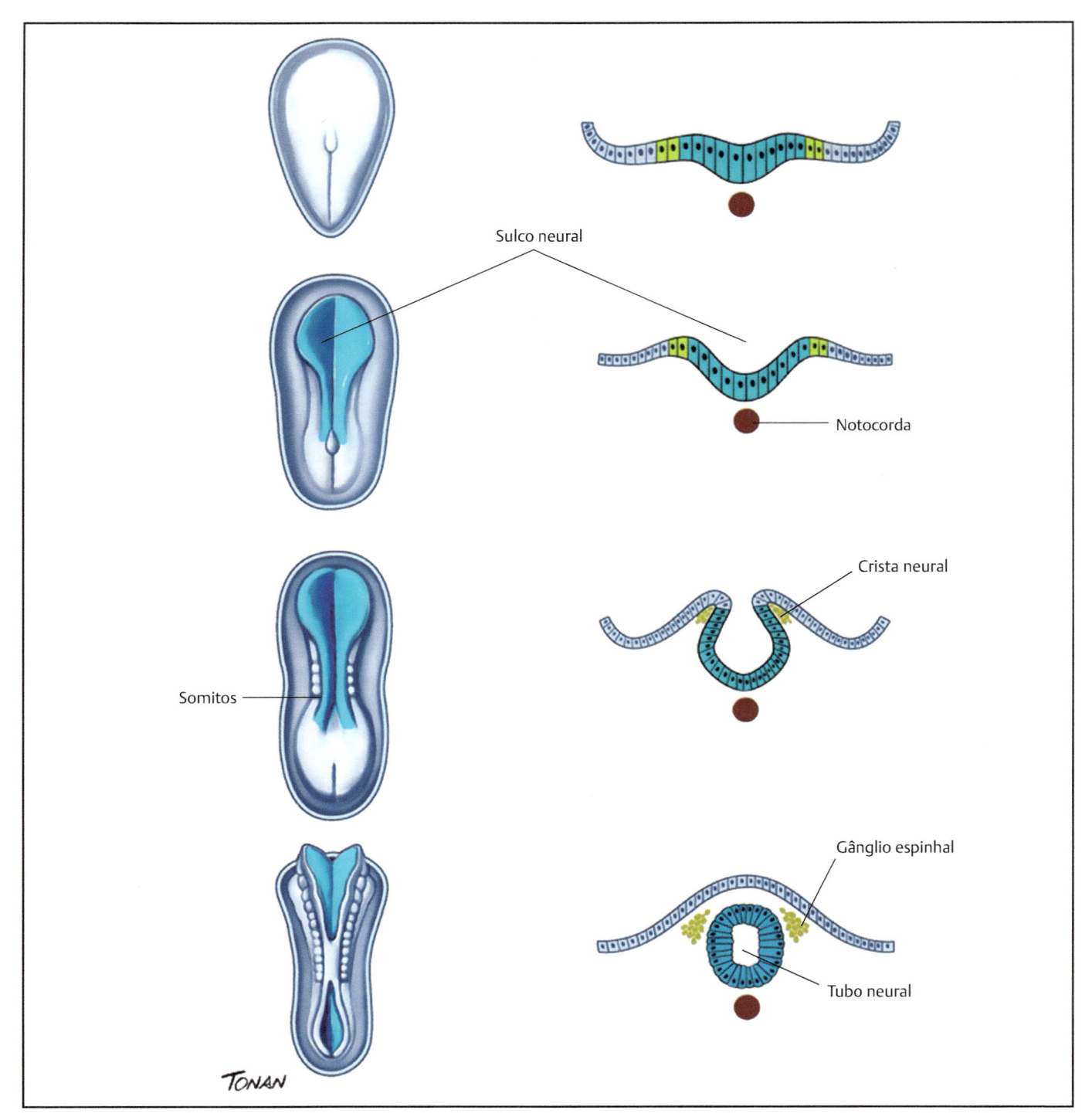

Sulco neural

Notocorda

Crista neural

Somitos

Gânglio espinhal

Tubo neural

Fig. 2-1. Esquema ilustrativo da formação do sulco neural e das cristas neurais em embrião. (Foto do acervo de ilustrações médicas Tonan/Centro Avançado de Neurologia e Neurocirurgia – CEANNE.)

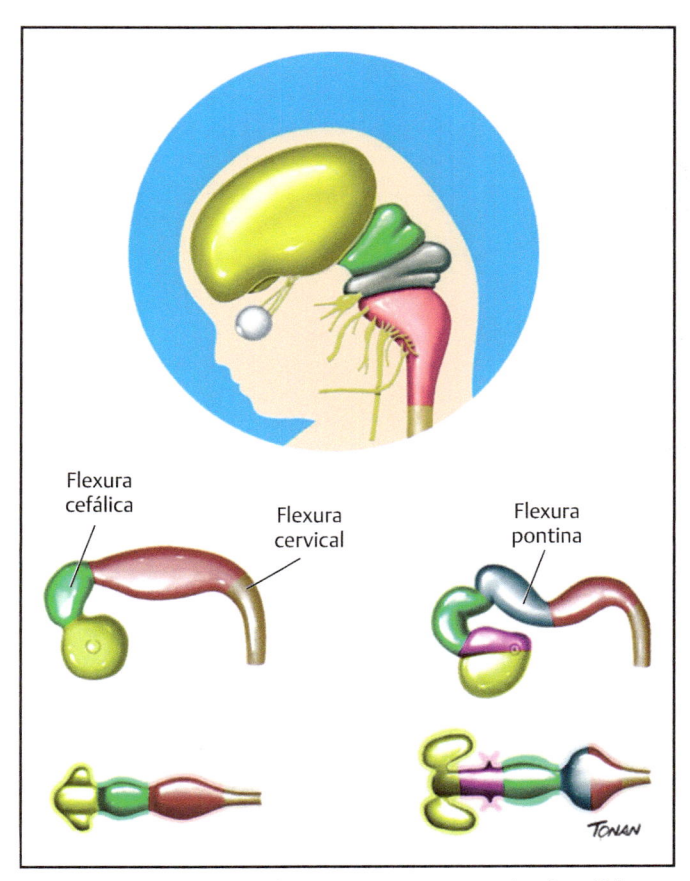

Fig. 2-2. Desenvolvimento do sistema nervoso central. Telencéfalo (amarelo), diencéfalo (verde), mesencéfalo (cinza), metencéfalo e mielencéfalo (rombencéfalo) (vermelho). (Foto do acervo de ilustrações médicas Tonan/Centro Avançado de Neurologia e Neurocirurgia – CEANNE.)

morfogenéticas ósseas) e Wnts, e os sinais adicionais são expressos pelos somitos, por meio dos Fgfs (fatores de crescimento de fibroblastos).[3]

Concomitantemente ao processo de aproximação e fusão das pregas neurais, há uma migração de células neuroepiteliais provenientes das estruturas, em direção lateral a elas, formando uma massa achatada entre tubo neural e ectoderma, denominada crista neural (Fig. 2-1). O processo de desenvolvimento da crista neural é sinalizado pela Wnt/β-catenina, ativadora do gene homeobox *GBX2* (*Gastrulation Brain Homeobox* 2).[2] Em seguida, a estrutura divide-se em duas, que deslizam dorsolateralmente e passam a ocupar a região lateral do tubo neural, e estas, por fim, são precursoras da formação de gânglios espinhais, gânglios do sistema nervoso autonômico (SNA), bainhas de nervos periféricos e as leptomeninges, e contribuem para a formação de gânglios do V, VII, IX e X nervos cranianos e células pigmentares. As diferenciações que promovem a formação das estruturas previamente citadas são reguladas por moléculas de sinalização, fatores de transcrição e interação de genes específicos.[2]

FORMAÇÃO DO ENCÉFALO

Ao final do processo de neurulação, o tubo já apresenta as dilatações cefálicas, denominadas vesículas encefálicas primárias – prosencéfalo, mesencéfalo e rombencéfalo -, indicando o princípio da formação do encéfalo (Fig. 2-2).[1-3]

O desenvolvimento do encéfalo torna-se mais acentuado a partir da quinta semana (Fig. 2-2), na qual as três vesículas encefálicas primárias oriundas do processo de neurulação diferenciam-se em cinco vesículas secundárias. De modo craniocaudal são elas: telencéfalo e diencéfalo, originados do prosencéfalo; mesencéfalo, que permanece indiferenciado; metencéfalo e mielencéfalo, originados do rombencéfalo. Cada estrutura citada dará origem às estruturas do SNC. O telencéfalo forma os hemisférios cerebrais; o diencéfalo dá origem ao epitálamo, hipotálamo, tálamo, subtálamo e infundíbulo; o mesencéfalo origina os colículos superiores ou visuais e inferiores ou auditivos; o metencéfalo diferencia-se em ponte e cerebelo; e o mielencéfalo, em bulbo.[2,3,6]

Os ventrículos são originados do lúmen das vesículas. Os laterais provêm da luz do telencéfalo, o terceiro da luz do diencéfalo e o quarto ventrículo da luz do metencéfalo e do mielencéfalo. Além destes, o lúmen do mesencéfalo estreita-se, formando o aqueduto de Sylvius, importante ponto de conexão entre o terceiro e quarto ventrículos. A conexão entre quarto ventrículo e espaço subaracnoide é realizada por estreitamentos no próprio rombencéfalo, formando os forames de Lushka e Magendie.[7]

As flexuras cerebrais desenvolvem-se a partir do dobramento ventral do embrião, pelo crescimento acelerado da região cefálica, ainda durante a quarta semana de desenvolvimento. Portanto, o processo se dá antes da divisão das vesículas primárias em secundárias. São elas: a flexura mesencefálica, na região de mesencéfalo; flexura cervical, na região de junção entre rombencéfalo e medula espinhal; e flexura pontina, responsável por separar metencéfalo e mielencéfalo, sendo esta última uma derivação do crescimento desproporcional entre as duas primeiras citadas (Fig. 2-2). O sulco limitante, divisor das placas alares e basais, estende-se em direção cranial até o final do mesencéfalo, justificando a diferenciação e reconhecimento das placas somente em região de mesencéfalo, rombencéfalo e medula espinhal.[2,3]

Rombencéfalo

O rombencéfalo é diferenciado da medula espinhal pela flexura cefálica e apresenta uma divisão interna entre mielencéfalo e metencéfalo pela flexura pontina. O bulbo encefálico provém da região caudal do rombencéfalo, ou seja, do mielencéfalo, e a ponte e cerebelo provém da região cefálica do rombencéfalo, o metencéfalo. Ambas as estruturas são semelhantes em aspectos anatômicos, possuindo placas alares (sensitivas) e basais (motoras) bem definidas, local nos quais os nervos cranianos emergem.[2,3]

As principais diferenciações que ocorrem no mielencéfalo são por redistribuição dos neuroblastos regionais. Inicialmente há a formação dos núcleos grácil e cuneiforme, pela migração de neuroblastos das placas alares em direção à zona marginal. Os neuroblastos de ambas as placas se redistribuem, formando colunas. As colunas derivadas das placas basais são: eferente somática geral, eferente visceral especial e eferente visceral geral. As derivadas das placas alares são: aferente visceral geral, aferente visceral especial, aferente somática geral e aferente somática especial, além de uma migração ventral em menor quantidade, formando os núcleos olivares. Fibras corticoespinhais descendentes formam as pirâmides, na região ventral.[2,3]

O metencéfalo origina o cerebelo e a ponte. O desenvolvimento destas estruturas se dá por meio das placas basais e alares previamente mencionadas. As placas originam os núcleos dos nervos cranianos, estruturando ventralmente a ponte e dorsalmente o cerebelo. Um segmento de placas alares direciona-se à região dorsolateral, formando bilateralmente ao metencéfalo protuberâncias denominadas lábios rômbicos. O desenvolvimento destas estruturas indica a formação do cerebelo.[2,3]

Mesencéfalo

O mesencéfalo é a região encefálica primitiva menos diferenciada. É uma vesícula encefálica primária que não sofre divisões em relação à sua forma secundária. Os neuroblastos locais depositam-se na região do teto, na qual se agregam para formação dos colículos. Inicialmente, da migração dos neuroblastos originam-se núcleos motores em cada placa basal do mesencéfalo: grupo somático eferente medial e grupo eferente visceral geral. Do primeiro grupo originam-se os pares cranianos III e IV, e do segundo, o núcleo de Edinger-Westphal. A região marginal de cada placa basal desenvolve-se formando pilares do cérebro. Estes servem como vias para as fibras nervosas descendentes e inicialmente se apresentam como duas longas elevações divididas na linha média, as quais serão cortadas por sulcos transversais. Os sulcos transversais são responsáveis pela divisão em anterior (superior e visual) e posterior (inferior e auditivo).[2,3]

Prosencéfalo

O diencéfalo, porção caudal do prosencéfalo, origina três protuberâncias nas paredes laterais do terceiro ventrículo, chamados prosômeros. O primeiro prosômero é o tálamo, que se apresenta como uma protuberância na parede lateral de crescimento rápido, e que, logo em seguida, sofre uma redução, a fim de se tornar uma fenda estreita, como é apresentado em um encéfalo formado. A segunda estrutura é o hipotálamo, originado a partir da proliferação de neuroblastos da zona intermediária. O epitálamo é a terceira protuberância mencionada, com desenvolvimento na região do teto e na região dorsal da parede lateral. O subtálamo não se origina a partir de um prosômero específico, provém do desenvolvimento da região ventral do tálamo.[8]

A neuro-hipófise provém do infundíbulo, uma estrutura que se desenvolve na região ventral do diencéfalo. Esta estrutura entra em contato com a bolsa de Rathke, evaginação da porção ectodérmica da boca primitiva, formando, por fim, a hipófise. A placa do teto do diencéfalo origina o plexo coroide do terceiro ventrículo e o corpo pineal.[2,3]

Os hemisférios cerebrais, por fim, originam-se da porção mais cefálica de toda estrutura vesicular apresentada, o telencéfalo. A partir da quinta semana de desenvolvimento, simultaneamente ao desenvolvimento das estruturas citadas anteriormente, inicia-se o processo de diferenciação dos hemisférios cerebrais. Os hemisférios surgem por meio da protrusão bilateral das paredes laterais prosencefálicas, que já se tornam identificáveis a partir da sétima semana. A porção basal dos hemisférios faz uma projeção em direção à luz do ventrículo lateral, formando o corpo estriado, o qual se expande em direção posterior e divide-se em dois núcleos: caudado e lentiforme. A região sobrejacente cessa o crescimento e forma uma depressão, formando o lobo da ínsula. Na região de contato com o diencéfalo, o desenvolvimento de neuroblastos é dificultado. Por esse motivo, uma camada delgada de células ependimárias surge, originando os plexos coroides dos ventrículos laterais, os quais se projetam ao longo da fissura coroide. Acima desta, um espessamento da parede do hemisfério forma o hipocampo. Os lobos frontais surgem do crescimento anterior dos hemisférios; os temporais, do crescimento dorsal; e os occipitais, do crescimento inferior. Os giros e sulcos surgem de um desenvolvimento das estruturas citadas.[2,3]

O telencéfalo também é responsável pela formação e desenvolvimento do córtex cerebral. O córtex é subdividido em três áreas, de acordo com a região do pálio que o origina: o paleopálio, parte mais antiga, origina o paleocórtex; o arquipálio origina o arquicórtex, associado a formação do hipocampo e córtex olfatório; e o neopálio, a parte mais nova, representa 90% da estrutura cortical, o neocórtex.[8]

As comissuras formam-se a partir de fibras nervosas, que conectam os hemisférios cerebrais. Por meio da lâmina terminal crescem e desenvolvem-se, por serem estruturas que conectam os hemisférios inicialmente. A primeira comissura a surgir é a comissura anterior, seguida da comissura hipocampal e, então, o corpo caloso. Além destas, três outras comissuras surgem sem conexão com a lâmina terminal: comissura posterior, comissura habenular e o quiasma óptico.[2,3]

Regulação Molecular

A regulação molecular para desenvolvimento cerebral é mediada por genes de controle de transcrição, que fazem uma subdivisão regional no eixo craniocaudal, como explicado previamente. O gene *Otx2* é expresso somente em região cranial, promovendo desenvolvimento das regiões de prosencéfalo e mesencéfalo, bem como os genes *HOX,* expressos na placa neural caudal, ditando desenvolvimento rombencefálico.[3]

FORMAÇÃO DA MEDULA ESPINHAL

As grandes alterações, responsáveis pela formação de uma medula espinhal madura, são majoritariamente de procedência histológica. A diferenciação nervosa das células que originam as regiões sensoriais e motoras é regulada por moléculas secretadas pela notocorda e pelo assoalho do tubo neural. O ectoderma localizado em região superior ao tubo neural secreta as proteínas morfogenéticas ósseas 4 e 7 (BMP4 e BMP7). Estas, estimulam uma cascata de ativação e inibição de moléculas reguladoras responsáveis pela diferenciação da medula. Além disso, o desenvolvimento ventral do tubo é feito pelo alto gradiente de concentração das moléculas Sonic Hedgehog (SHH), e as altas concentrações do fator de crescimento transformador beta (TGF-β) promovem o desenvolvimento dorsal.[6]

A medula, assim como o mesencéfalo e o rombencéfalo, é dividida em dois pares de placas ou colunas: as placas dorsais (alares) e as placas ventrais (basais). Estas entram em contato por meio do sulco limitante na região lateral, da placa do teto na região dorsal e da placa do assoalho na região ventral, todas estruturas não neurogênicas. As colunas ventrais originam os motoneurônios somáticos e as colunas dorsais, os neurônios associativos.[3,6]

As células que constituem a medula, primeiramente, são as células neuroepiteliais, oriundas da região do quarto somito até a porção mais caudal do tubo neural. Inicialmente, as paredes laterais da estrutura sofrem um espessamento, deixando o lúmen com um diâmetro reduzido, a fim de formar o canal central da medula até a décima semana de desenvolvimento embrionário. As células neuroepiteliais, que inicialmente compõem a região, sofrem uma diferenciação. A diferenciação provoca a formação de neuroblastos constituintes da zona ventricular ou camada ependimal, na qual estão presentes as células nervosas e a macróglia (astrócitos e oligodendrócitos) da medula espinhal.[2,8] Primeiramente, as células neuroepiteliais formam os neuroblastos. Logo em seguida, ocorre a diferenciação dos glioblastos – posteriormente formadores das células da glia do SNC – que, assim diferenciados, migram para as outras zonas da medula espinhal: zona intermediária e zona marginal. Por fim, após a diferenciação das duas linhagens de células da camada ependimal, ocorre a diferenciação das células neuroepiteliais restantes em epitélio ependimal, o revestimento do canal central.[6]

A zona intermediária é a camada localizada entre a ventricular e a marginal. Tem como característica a presença de glioblastos oriundos da zona ventricular e é responsável, futuramente, pela formação da substância cinzenta.

A zona marginal é a camada mais externa da medula espinhal, na qual estão presentes as fibras nervosas que emergem dos neuroblastos, que, à medida que se mielinizam, constituem uma região esbranquiçada, a substância branca da medula espinhal.[3]

As células da micróglia, por fim, têm origem no mesênquima adjacente, invadindo o SNC somente com o auxílio do sistema vascular do feto, ou seja, somente com a formação do sistema vascular ao final do período fetal.[2]

A medula espinhal, em seu desenvolvimento completo, é composta por cornos e fissuras. Os cornos são colunas cinzentas, formados por corpos celulares das placas alares e basais da medula, sendo os cornos dorsais provenientes das placas alares, e os cornos ventrais e laterais provenientes das placas basais, justificando as funções aferentes e eferentes da medula. Os septos e fissuras, que separam os cornos medulares, são formados pelo aumento das placas e deposição dos axônios das células presentes nos cornos. Os neurônios das colunas citadas formam as raízes dorsais e ventrais, iniciando a formação dos nervos espinhais. As camadas da medula desprovidas de células nervosas são as placas do teto e assoalho, responsáveis apenas pela passagem de fibras.

O crescimento da medula espinhal é lentificado, quando comparado ao crescimento das vértebras e da dura-máter, justificando o posicionamento das raízes nervosas em relação aos forames vertebrais. Na oitava semana de desenvolvimento fetal, a medula espinhal e a coluna vertebral são equivalentes em tamanho, ao passo que, na vigésima quarta, atinge o nível da primeira vértebra sacral. No recém-nascido a termo, a medula atinge a altura da segunda ou terceira vértebras lombares e, por fim, em um adulto hígido, a medula termina na borda inferior da primeira vértebra lombar.

FORMAÇÃO DAS MENINGES

As meninges derivam da interação entre células mesodérmicas e células da crista neural, por volta dos dias 20 e 35 de desenvolvimento. Conforme já citado anteriormente, as leptomeninges (aracnoide e pia-máter) originam-se a partir da crista neural, as quais são divididas entre si por meio do espaço subaracnóideo. É importante ressaltar que o liquor cefalorraquidiano (LCR), que circula no espaço subaracnóideo, é formado por volta da quinta semana. A dura-máter é uma estrutura formada a partir do espessamento da camada externa mesenquimal que envolve o SNC.[2,3]

FORMAÇÃO DOS NERVOS CRANIANOS

Os núcleos dos nervos cranianos surgem até a quarta semana de desenvolvimento embrionário. A formação destes se dá de acordo com a vesícula cerebral que origina a área dos quais emergem. os dois primeiros pares são de origem prosencefálica, sendo o I no telencéfalo e o II no diencéfalo. O III par craniano é o único de origem mesencefálica e todos a partir do nervo troclear (IV) são de origem rombencefálica, sendo do IV ao VIII do metencéfalo, e do IX ao XII do mielencéfalo. Os gânglios sensoriais são originados a partir da ectoderme e de células da crista neural.[6]

FALHAS NOS PROCESSOS DE DESENVOLVIMENTO

Todos os processos previamente explicados em relação ao desenvolvimento do sistema nervoso são minuciosamente regulados e devem ocorrer de maneira correta. Em alguns casos, as estruturas não se desenvolvem corretamente, resultando em malformações que podem até ser incompatíveis com a vida. Acredita-se que o incorreto desenvolvimento das estruturas é decorrente de alterações genéticas e epigenéticas.

Serão abordadas as malformações de maior relevância para a prática clínica.

Espinha Bífida

Caracterizada por uma herniação de componentes neurais por falha na fusão dos elementos posteriores da coluna vertebral, mais comumente em região sacral. A fusão entre as pregas neurais deveria terminar por volta do 28° dia, com o fechamento completo do neuróporo caudal.[3]

Existem diferentes apresentações para esta malformação, e, por este motivo, a espinha bífida é didaticamente subdividida em dois grandes grupos: espinha bífida oculta e espinha bífida aberta. A primeira refere-se à abertura dos arcos ósseos posteriores das vértebras sem protrusão de conteúdo. Já a segunda apresenta, além do defeito ósseo, uma herniação dos conteúdos medulares.[3]

A herniação, na espinha bífida aberta, pode envolver diferentes componentes, recebendo denominações distintas em cada caso. A meningocele é a exteriorização das meninges através do defeito ósseo; radiculomeningocele é quando raízes nervosas e meninges estão herniadas; e, por fim, a mielomeningocele é a herniação da medula óssea e suas meninges (Fig. 2-3).[9]

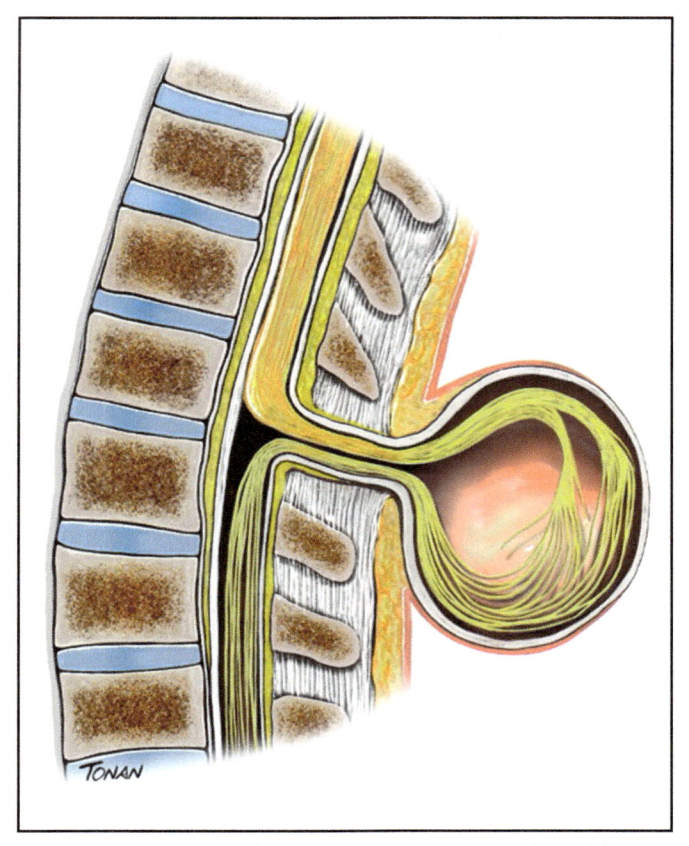

Fig. 2-3. Mielomeningocele. (Foto do acervo de ilustrações médicas Tonan/Centro Avançado de Neurologia e Neurocirurgia – CEANNE.)

O diagnóstico pode ser antenatal por volta da 15ª semana, por meio da ultrassonografia fetal e de outros exames complementares. Como complementação, podem ser utilizados: exames laboratoriais para dosagem sérica de alfafetoproteína, amniocentese para procura de marcadores no líquido amniótico e ressonância magnética fetal para pesquisas de imagem.[9]

O tratamento é sempre cirúrgico, sendo realizado de maneira mais precoce possível, a fim de reduzir riscos neurológicos e infecciosos do paciente. Também vêm sendo aplicadas as técnicas de correção intrauterina.[10]

Encefalocele

Assim como a espinha bífida, a encefalocele também provém de um não fechamento completo do tubo neural. Neste caso, a estrutura malformada seria o crânio, podendo também envolver as primeiras vértebras cervicais. Provoca a herniação do encéfalo, mais comumente em região occipital. O prognóstico é diretamente proporcional à quantidade de tecido nervoso protruso.[2,3]

A herniação de encéfalo e meninges é denominado meningoencefalocele e, quando ocorrem protrusões do sistema ventricular juntamente com encéfalo e meninges, denomina-se meningo-hidroencefalocele.

Os métodos diagnósticos aplicados são semelhantes aos da mielomeningocele, bem como os meios de tratamento.[11]

Defeitos Congênitos de Encéfalo

O termo anencefalia significaria a ausência completa de tecido nervoso maduro. Hoje já se sabe que uma criança denominada portadora de tal doença possui tecidos nervosos, sendo a hipófise, por exemplo, uma estrutura comumente presente em fetos anencéfalos. Por este motivo, o termo correto seria meroanencefalia (ausência de uma parte do cérebro). Não existem métodos de tratamento ou cura para estes pacientes, que tendem a ser natimortos ou, senão, vivem por horas a dias, no máximo.[12]

Microcefalia é a condição na qual o encéfalo não está completamente desenvolvido. A clínica é de uma massa cerebral e caixa craniana reduzidas e a face permanece inalterada.[8]

Hidrocefalia

A hidrocefalia é o aumento de volume no sistema ventricular ou no espaço entre encéfalo e dura-máter, por um acúmulo de líquido cefalorraquidiano (LCR) (ver Capítulo 19). Os aumentos volumétricos podem ocorrer por obstrução do fluxo normal (hidrocefalia obstrutiva) ou, então, por problemas relacionados com a absorção (hidrocefalia comunicante). Pode ser congênita ou adquirida, sendo que a congênita pode ter diagnóstico antenatal por meio de exames de imagem.[10]

As alterações congênitas são mais relacionadas com a hidrocefalia obstrutiva, sendo a causa mais comum a malformação do aqueduto cerebral, impedindo a drenagem do LCR do terceiro para quarto ventrículo. A associação entre hidrocefalia e espinha bífida do tipo mielomeningocele é comum.[3]

REFERÊNCIAS BIBLIOGRÁFICAS

1. Arzbrun E, Khankhel AH, Megale HC, Glasauer SMK, Wyle Y, Britton G, Warmflash A, Kosik KS, Siggia ED, Shraiman BI, Streichan SJ. Human neural tube morphogenesis in vitro by geometric constraints. Nature. 2021 Nov;599(7884):268-72.
2. Moore KL, Persaud TVN, Torchia MG. Embriologia clínica. 11. ed. Rio de Janeiro: Guanabara-Koogan; 2021. p. 329-45.
3. Schoenwolf GC, Bleyl SB, Brauer PR, West PHF. Larsen embriologia humana. 5. ed. Rio de Janeiro: Guanabara-Koogan; 2016. p. 87-94 e p. 196-233.
4. Placzek M, Briscoe J. Sonic hedgehog in vertebrate neural tube development. Int J Dev Biol. [S. l.]. 2018 Nov 9;62:225-34.
5. Carlson BM. Embriologia humana e biologia do desenvolvimento. 5. ed. Elsevier; 2016. p. 505.
6. Sadler TW. Embriologia médica. 14. ed. Rio de Janeiro: Guanabara-Koogan; 2019. p. 304.
7. Korzh V. Development of brain ventricular system. Cellular and Molecular Life Sciences, Warsaw. 2017 Aug 5;75(n. 3):375-83.
8. Garcia SML, Fernández CG. Embriologia. Porto Alegre: Grupo A; 2012.
9. Brito BLF, Souza DHAV, Arruda ITS. Fatores clínicos e sociais associados à espinha bífida: um estudo bibliográfico. Brazilian Journal of Health Review, Curitiba. 2021;4(2):8102-8.
10. Caselato GCR. Neurocirurgia pediátrica – Da simulação à prática. Barueri: Grupo GEN; 2019.
11. Bertagnon JRD, Rocha MAC, Ribeiro MASF, Limongi MP. Mielocele occipital congênita. Einstein (São Paulo). 2018;16(1):1-2.
12. Alberto MVL, Galdos A, Miglino MA, Santo JM. Anencefalia: Causas de uma malformação congênita. Rev Neurocienc. 2010;18(2):244-8.

CAPÍTULO 3

HISTOLOGIA DO TECIDO NERVOSO

Ana Cristina Lira Sobra ▪ Allan Giovanini ▪ Fernanda Beatriz Bizon Furtado
Jander Moreira Monteiro ▪ Gustavo Rassier Isolan

A histologia do tecido nervoso revela uma complexa rede de células especializadas que desempenham papéis cruciais na transmissão de informações e no controle das funções do organismo. No sistema nervoso, os neurônios são as unidades fundamentais, responsáveis pela condução dos impulsos elétricos. Essas células são compostas por um corpo celular, dendritos que recebem sinais de outros neurônios e um axônio que transmite sinais para outras células. Além dos neurônios, o tecido nervoso inclui células da glia, que desempenham funções de suporte e proteção aos neurônios, contribuindo para o seu funcionamento adequado e para a manutenção do ambiente neural.

A organização do tecido nervoso revela distintas regiões e estruturas especializadas, como o encéfalo e a medula espinhal no sistema nervoso central, e os nervos e os gânglios no sistema nervoso periférico. Por meio de técnicas histológicas, é possível estudar a morfologia detalhada das células nervosas, suas conexões sinápticas e os padrões de organização em diferentes regiões do sistema nervoso. Compreender a histologia do tecido nervoso é essencial para elucidar os mecanismos subjacentes a doenças neurológicas e para o desenvolvimento de tratamentos mais eficazes para distúrbios do sistema nervoso.

ORIGEM EMBRIOLÓGICA

Durante o desenvolvimento embrionário, as células do tecido nervoso têm sua origem no ectoderma, uma das três camadas germinativas primárias. Especificamente, as células neurais derivam de uma região especializada do ectoderma, chamada placa neural. Inicialmente, a placa neural é formada por um espessamento do ectoderma dorsal. Em seguida, esse espessamento se dobra para formar o tubo neural, que eventualmente dará origem ao sistema nervoso central, incluindo o encéfalo e a medula espinhal. As células precursoras neurais dentro do tubo neural diferenciam-se em neurônios e células da glia, que são as principais células do tecido nervoso. Esse processo complexo de diferenciação e migração celular é fundamental para a formação e a organização adequadas do sistema nervoso durante o desenvolvimento embrionário.

Imagine uma estrutura plana e espessa que se forma no ectoderma dorsal do embrião. Essa estrutura inicialmente se assemelha a uma faixa estreita que se estende ao longo do comprimento do embrião, com uma porção mais espessa no centro e afinando-se em direção às bordas. Esta faixa é a placa neural.

Visualmente, você pode imaginar algo semelhante a uma faixa larga com uma leve curvatura para se adaptar ao formato do embrião, representando a placa neural. Essa placa é uma etapa crucial no desenvolvimento embrionário, pois é o precursor do tubo neural, que dará origem ao sistema nervoso central.

CONSTITUINTES CELULARES DO SISTEMA NERVOSO CENTRAL

O sistema nervoso central (SNC) é composto por uma variedade de células especializadas que desempenham papéis cruciais na transmissão e processamento de informações. No SNC, os principais constituintes celulares incluem os neurônios e as células da glia.

1. *Neurônios:* os neurônios são as células nervosas fundamentais do SNC e são responsáveis por transmitir sinais elétricos e químicos. Eles são compostos por um corpo celular (ou soma), que contém o núcleo e as organelas celulares, dendritos que recebem sinais de outros neurônios, e um axônio que transmite sinais para outras células. Os neurônios comunicam-se entre si por meio de sinapses, em que os sinais elétricos são convertidos em sinais químicos por meio da liberação de neurotransmissores.
2. *Células da glia:* as células da glia desempenham uma variedade de funções de suporte e proteção para os neurônios no SNC. Existem vários tipos de células da glia, incluindo:
   - Astrócitos: responsáveis por fornecer suporte estrutural aos neurônios, regular o ambiente iônico e metabólico do SNC e contribuir para a formação da barreira hematoencefálica.
   - Oligodendrócitos: responsáveis pela formação da bainha de mielina, uma estrutura que envolve os axônios e facilita a transmissão rápida de sinais elétricos.
   - Micróglia: consideradas as células imunes do SNC, desempenham um papel na defesa imunológica, remoção de detritos celulares e resposta a lesões ou infecções.
   - Células ependimárias: revestem os ventrículos cerebrais e o canal central da medula espinhal, contribuindo para a produção e circulação do líquido cefalorraquidiano.

Além dessas células, o neurópilo é uma região especializada no SNC, composta por dendritos, axônios e sinapses.

Estes prolongamentos celulares formam um arcabouço de sustentação das estruturas do tecido. É onde ocorrem as interações entre os neurônios, incluindo a transmissão de sinais sinápticos e o processamento de informações. O neurópilo desempenha um papel fundamental na integração de sinais neurais e na plasticidade sináptica, que são essenciais para funções cognitivas e comportamentais complexas.

Neurônios

Os neurônios exibem uma morfologia característica que reflete suas funções especializadas na transmissão de sinais elétricos e químicos no sistema nervoso. Eles podem ser classificados de acordo com a forma e o número de prolongamentos neurais, bem como sua função. Aqui está uma descrição geral da morfologia dos neurônios e sua classificação:

- *Corpo celular (Soma):* é o centro metabólico e contém o núcleo e a maioria das organelas celulares. A forma do corpo celular pode variar de acordo com o tipo de neurônio.
- *Dendritos:* são prolongamentos ramificados que se estendem a partir do corpo celular e recebem sinais de outros neurônios ou células sensoriais. Os dendritos aumentam a superfície de recepção de sinais e podem variar em número e extensão, dependendo do tipo de neurônio. Eles podem ser curtos ou longos e altamente ramificados.
- *Axônio:* é um único prolongamento muito longo que se estende a partir do corpo celular e transmite sinais elétricos para outras células. O axônio é envolvido por uma bainha de mielina, formada por células da glia, que ajuda na transmissão rápida do impulso nervoso. No final do axônio, há estruturas especializadas chamadas terminações axônicas ou botões sinápticos, onde ocorre a transmissão de sinais para outras células.

Com base na morfologia e função, os neurônios podem ser classificados em diferentes tipos:

- *Neurônios multipolares:* possuem múltiplos dendritos e um único axônio. Este é o tipo mais comum de neurônio no sistema nervoso central e inclui neurônios motores e interneurônios.
- *Neurônios bipolares:* possuem um dendrito e um axônio que se estendem do corpo celular em direções opostas. Estes são encontrados em órgãos sensoriais especializados, como a retina do olho e o epitélio olfatório.
- *Neurônios unipolares (pseudounipolares):* têm um único processo que se divide em dois ramos; um que atua como dendrito e outro como axônio. Esses neurônios são comumente encontrados em gânglios nervosos sensoriais.
- *Neurônios anaxônicos:* não possuem um axônio distinto e apresentam múltiplos dendritos, tornando-se difícil distinguir entre dendritos e axônios. Sua função exata ainda não é totalmente compreendida.

Essa classificação com base na morfologia e função ajuda a entender a diversidade dos neurônios e como eles contribuem para a complexidade das redes neurais no sistema nervoso.

Em um corte histológico corados pela técnica de hematoxilina e eosina (HE), a visualização dos prolongamentos celulares não oferece uma percepção adequada dos prolongamentos neuronais (Fig. 3-1). Utilizam-se, desta forma, colorações

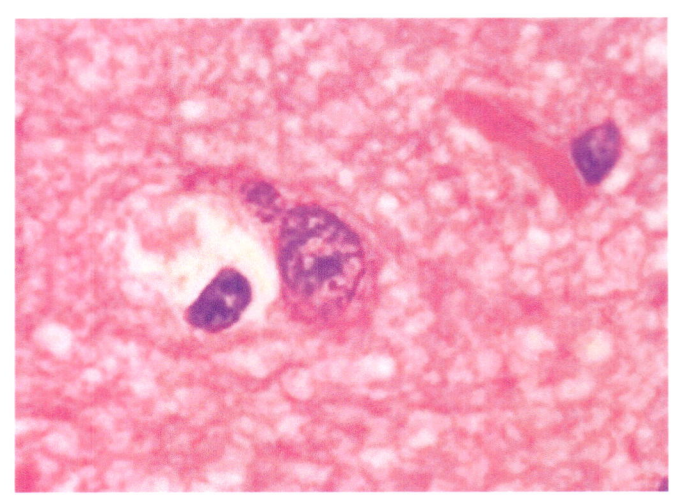

Fig. 3-1. Coloração hematoxilina/eosina com aumento de 400× no microscópio óptico (HE 400×) evidenciando em roxo o corpo neuronal. (Fonte: acervo pessoal dos autores.)

especiais com impregnação pela prata (coloração de Golgi, por exemplo). Entretanto, podemos ainda utilizar métodos imuno-histoquímicos, em que se lança mão de anticorpos contra a proteína fibrilar.

Ainda podemos classificar os neurônios de acordo com a sua função. A classificação funcional dos neurônios reflete seus papéis específicos na transmissão e processamento de informações dentro das redes neurais. Aqui estão as principais categorias da classificação funcional dos neurônios:

- *Neurônios sensoriais (aferentes):* esses neurônios são responsáveis por transmitir informações sensoriais do ambiente externo ou do corpo para o sistema nervoso central (SNC). Eles recebem estímulos sensoriais de receptores especializados localizados na pele, músculos, órgãos sensoriais (como os olhos e ouvidos) e órgãos internos, e transmitem esses sinais para o SNC. Exemplos incluem neurônios sensoriais da visão, audição, tato, gustação e olfação.
- *Neurônios motores (eferentes):* esses neurônios transmitem sinais do SNC para os músculos ou glândulas, desencadeando uma resposta motora ou secretora. Eles são responsáveis por controlar a contração muscular, regular as funções viscerais e coordenar os movimentos voluntários e involuntários. Os neurônios motores superiores no córtex cerebral enviam comandos para os neurônios motores inferiores na medula espinhal ou tronco encefálico, que, por sua vez, inervam os músculos esqueléticos, lisos ou as glândulas.
- *Interneurônios (associativos):* estes neurônios atuam como conectores dentro do SNC, integrando e processando informações provenientes de neurônios sensoriais e transmitindo sinais para neurônios motores. Eles formam redes neurais complexas e são essenciais para a integração de informações sensoriais, a coordenação de atividades motoras e o processamento de informações cognitivas. Os interneurônios podem ser encontrados em todas as regiões do SNC, incluindo a medula espinhal, o tronco encefálico e o córtex cerebral (Fig. 3-2).
- *Neurônios de projeção:* estes neurônios transmitem sinais de uma região específica do SNC para outra região distante, estabelecendo conexões de longa distância dentro do

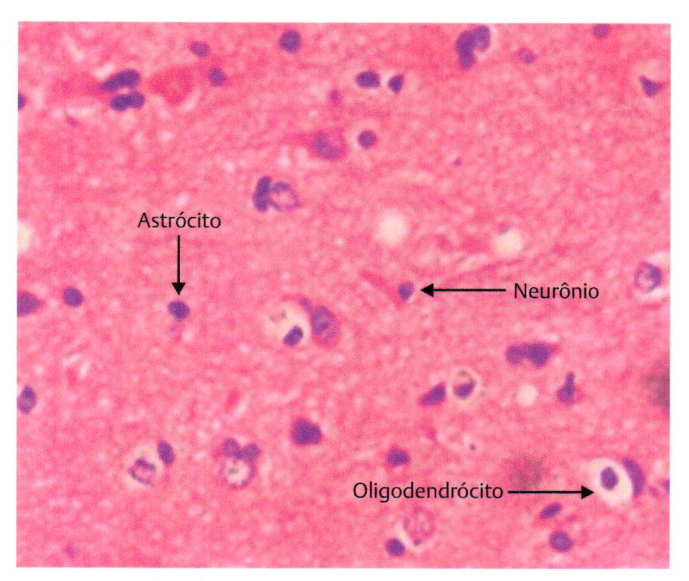

Fig. 3-2. Corte histológico com coloração hematoxilina/eosina evidenciando as células do córtex cerebral. (Fonte: acervo pessoal dos autores.)

cérebro e da medula espinhal. Eles desempenham um papel crucial na comunicação entre diferentes áreas do cérebro e na coordenação de atividades complexas, como a percepção sensorial, o pensamento e o controle motor.

Componentes Estruturais do Neurônio

- *Núcleo:* o pericário contém o núcleo, que é o centro de controle celular. O núcleo contém o material genético do neurônio, incluindo o DNA, que contém as informações genéticas necessárias para a síntese de proteínas e para a regulação das funções celulares.
- *Organelas celulares:* o pericário contém uma variedade de organelas celulares, incluindo:
  - Retículo endoplasmático: É responsável pela síntese de proteínas e lipídios no neurônio.
  - O corpúsculo de Nissl, também conhecido como substância de Nissl ou retículo endoplasmático granular, é uma estrutura característica encontrada dentro do corpo celular dos neurônios. Ele é composto por aglomerados de retículo endoplasmático rugoso (RER), que são regiões especializadas da célula onde ocorre a síntese de proteínas. As proteínas produzidas nos ribossomos do corpúsculo de Nissl são essenciais para uma variedade de funções celulares, incluindo a manutenção da estrutura celular, o funcionamento sináptico, a regulação do metabolismo celular e a transmissão de sinais neurais.
  - Complexo de Golgi: está envolvido na modificação, processamento e empacotamento de proteínas para transporte intracelular ou secreção.
  - Mitocôndrias: são as usinas de energia da célula, onde ocorre a produção de ATP por meio da respiração celular.
  - Lisossomos: são responsáveis pela digestão de materiais dentro da célula, desempenhando um papel na reciclagem de componentes celulares e na resposta a danos.
  - Citoesqueleto: o pericário é sustentado e organizado pelo citoesqueleto, uma rede de filamentos proteicos que fornece estrutura e forma à célula. O citoesqueleto também desempenha um papel na movimentação de organelas e na transmissão de sinais intracelulares.
  - Zona de geração de impulsos: alguns neurônios possuem áreas especializadas em sua superfície chamadas zonas de geração de impulsos, que incluem o hilo e o cone axonal. Estas regiões são importantes para a geração e propagação de sinais elétricos ao longo do neurônio.

Axônios

Os axônios são as estruturas celulares especializadas dos neurônios responsáveis pela transmissão dos sinais elétricos para outras células. Sua morfologia e origem são fundamentais para entender o funcionamento do sistema nervoso. Aqui está uma descrição detalhada:

Morfologia dos Axônios

Os axônios são prolongamentos celulares longos e finos que se estendem a partir do corpo celular do neurônio.

Geralmente, um neurônio tem apenas um axônio, embora existam exceções, como neurônios multipolares que possuem múltiplos axônios.

A estrutura de um axônio inclui:

- *Hilo:* ponto de origem do axônio no corpo celular, onde se conecta ao cone axonal.
- *Cone axonal:* região alargada no início do axônio que se conecta ao corpo celular.
- *Axônio:* estrutura longa e fina que se estende do cone axonal até as terminações axônicas.
- *Terminações axônicas:* extremidades dos axônios onde ocorrem as sinapses, permitindo a transmissão do impulso nervoso para outras células.

O comprimento dos axônios pode variar de micrômetros a mais de 1 metro, dependendo da distância a ser percorrida para alcançar seu destino.

Origem dos Axônios

Durante o desenvolvimento embrionário, os axônios têm origem no cone axonal, uma estrutura presente no corpo celular do neurônio.

A formação e o crescimento dos axônios envolvem uma série complexa de processos, incluindo a diferenciação celular, a migração e o crescimento axonal.

A orientação e a direção do crescimento dos axônios são guiadas por uma variedade de moléculas de sinalização, incluindo fatores de crescimento, proteínas de adesão celular e moléculas de guia axonal.

Os axônios podem crescer em direção a seus alvos guiados por gradientes químicos, interações célula-célula e pistas de orientação molecular ao longo do caminho.

Bainha de Mielina

A bainha de mielina é uma estrutura essencial para a transmissão eficiente de sinais elétricos ao longo dos axônios no sistema nervoso. Ela consiste em camadas concêntricas de membranas lipídicas produzidas por células específicas da glia, denominadas oligodendrócitos, no sistema nervoso central (SNC) e células de Schwann no sistema nervoso periférico

(SNP). Aqui está uma descrição detalhada do revestimento do axônio pela bainha de mielina:

Formação da Bainha de Mielina

Durante o desenvolvimento, as células da glia (oligodendrócitos no SNC e células de *Schwann* no SNP) envolvem o axônio em uma série de segmentos, formando a bainha de mielina.

Nos oligodendrócitos, um único oligodendrócito pode envolver segmentos de vários axônios diferentes, enquanto cada célula de *Schwann* envolve apenas um segmento de um único axônio.

Composição da Bainha de Mielina

A bainha de mielina consiste principalmente em lipídios, especialmente fosfolipídios, que formam membranas altamente isolantes ao redor do axônio.

As camadas de membrana da bainha de mielina são ricas em lipídios chamados esfingomielina e glicolipídios, que conferem à bainha suas propriedades isolantes.

A principal função da bainha de mielina é isolar eletricamente o axônio, permitindo uma transmissão rápida e eficiente do impulso nervoso ao longo do axônio.

A bainha de mielina interrompe a dissipação de corrente elétrica ao longo do axônio, forçando o sinal elétrico a "pular" de um nódulo de Ranvier para outro, em um processo conhecido como condução saltatória.

A condução saltatória permite uma transmissão de sinal muito mais rápida do que em axônios não mielinizados, economizando energia e acelerando a comunicação neural.

Células da Glia

As células da glia, também conhecidas como neuroglia, desempenham uma variedade de funções de suporte e manutenção no sistema nervoso. Elas são essenciais para o funcionamento adequado dos neurônios e desempenham papéis cruciais na regulação do ambiente neural, na nutrição dos neurônios e na defesa imunológica. Aqui está uma descrição das principais células da glia e sua relação com a atividade neuronal:

Astrócitos

Os astrócitos são as células gliais mais abundantes no sistema nervoso central (SNC).

Eles desempenham uma variedade de funções, incluindo o fornecimento de suporte estrutural aos neurônios, a regulação do ambiente iônico e metabólico do SNC e a formação da barreira hematoencefálica, que controla o fluxo de substâncias entre o sangue e o cérebro.

Os astrócitos também desempenham um papel na regulação da concentração de neurotransmissores na sinapse, ajudando a remover neurotransmissores liberados e fornecendo precursores para a síntese de neurotransmissores.

Oligodendrócitos

Os oligodendrócitos são encontrados exclusivamente no SNC e são responsáveis pela formação da bainha de mielina em torno dos axônios, facilitando a transmissão rápida de sinais nervosos.

Eles produzem e mantêm a bainha de mielina, que envolve os axônios e atua como um isolante elétrico, permitindo a condução saltatória dos sinais elétricos ao longo dos axônios.

Células de Schwann

As células de Schwann são encontradas no sistema nervoso periférico (SNP) e desempenham um papel semelhante aos oligodendrócitos, formando a bainha de mielina em torno dos axônios no SNP.

Além da formação da bainha de mielina, as células de *Schwann* estão envolvidas na regeneração axonal após lesões periféricas, fornecendo um ambiente favorável para o crescimento axonal.

Micróglia

As micróglias são as células imunes do SNC e desempenham um papel na defesa imunológica do cérebro, removendo detritos celulares, células mortas e microrganismos invasores.

Elas também estão envolvidas na resposta a lesões ou infecções no SNC, liberando citocinas e fatores de crescimento que podem influenciar a atividade neuronal e a plasticidade sináptica.

A relação entre as células da glia e a atividade neuronal é complexa e multifacetada. As células da glia desempenham papéis fundamentais na regulação do ambiente neural, na manutenção da integridade estrutural dos neurônios, na modulação da transmissão sináptica e na resposta a lesões ou inflamações no sistema nervoso. Em suma, as células da glia desempenham um papel essencial no suporte e na modulação da atividade neuronal, contribuindo para a função global do sistema nervoso.

ALTERAÇÕES MORFOLÓGICAS À INJÚRIA TECIDUAL

Existe uma grande variedade de mecanismos que podem levar à injúria do tecido nervoso, como alterações de crescimento e desenvolvimento, alterações vasculares, infecções, alterações degenerativas e neoplasias, entretanto, em virtude da sua capacidade metabólica e consequentemente o seu gasto de energia para elaboração e desenvolvimento de suas funções, o aporte de oxigênio tem papel relevante nos mecanismos de injúria tecidual.

Cada um dos componentes do tecido manifesta-se com alterações morfológicas frente a carência do aporte de oxigênio.

Sendo assim, hipóxia e isquemia são condições que resultam na diminuição do suprimento de oxigênio e nutrientes para o tecido nervoso, levando a alterações morfológicas significativas tanto nos neurônios quanto nas células da glia.

A seguir serão descritas as principais alterações morfológicas observadas em cada tipo de célula frente a hipóxia/isquemia.

Neurônios

Hipóxia/isquemia pode levar à degeneração neuronal, resultando em alterações morfológicas, como:

- *Encolhimento celular:* os neurônios podem apresentar contração do corpo celular e dos dendritos, resultando em uma aparência mais compacta.
- *Pirâmide de células de Purkinje:* esse padrão de degeneração é caracterizado pela perda progressiva de neurônios piramidais nas camadas do córtex cerebral, resultando em um aspecto piramidal.
- *Formação de corpos de células granulares:* como resposta à lesão, podem-se formar corpos de células granulares que consistem em aglomerados densos de citoplasma neuronal.

Células da Glia

As células da glia também sofrem alterações morfológicas em resposta à hipóxia/isquemia, incluindo:

- *Hiperplasia e hipertrofia:* em resposta ao dano neuronal, as células da glia podem proliferar (hiperplasia) e aumentar de tamanho (hipertrofia), formando uma reação glial ao redor das áreas afetadas. A este processo denominamos de **gliose**. Essas alterações morfológicas nas células do sistema nervoso em resposta à hipóxia/isquêmica refletem uma resposta adaptativa e, em muitos casos, uma tentativa de reparo do tecido nervoso danificado. Cabe ao componente astrocitário o remodelamento do tecido de sustentação desempenhado pelo neurópilo. A proliferação e a hipertrofia astrocitária responde por esse processo de reestruturação do tecido sem, no entanto, poder suprir morfológica e funcionalmente a participação neuronal.
- *Ativação de micróglia:* a micróglia, célula imune residente do sistema nervoso central, é ativada em resposta à lesão neuronal, tornando-se ameboide e migrando para o local da lesão para realizar fagocitose de detritos celulares (neuronofagia) e microrganismos invasores.

No entanto, em condições severas ou prolongadas de hipóxia/isquemia, essas alterações podem levar à morte celular e à disfunção neurológica significativa.

Alterações Gliais (Astrócitos) (Fig. 3-3)
Gliose

Essas alterações morfológicas nas células do sistema nervoso em resposta à hipóxia/isquemia refletem uma resposta

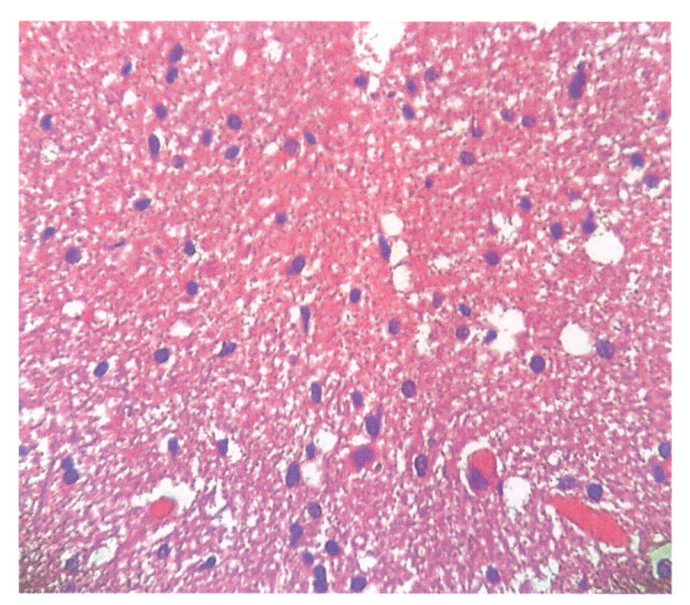

Fig. 3-3. Hiperplasia com hipertrofia astrocitária. (Fonte: acervo pessoal dos autores.)

adaptativa e, em alguns casos, uma tentativa de reparo do tecido nervoso danificado. No entanto, em condições severas ou prolongadas de hipóxia/isquemia, essas alterações podem levar à morte celular e à disfunção neurológica significativa.

Caso Ilustrativo

Menina de nove anos de idade chegou ao hospital com quadro clínico de epilepsia do lobo temporal. Em investigação com exames de imagem, foi diagnosticado um tumor na região temporal mesial a direita (Fig. 3-4). A paciente foi investigada com videoeletroencefalograma que evidenciou que as crises tinham origem no córtex temporal à direita e na região temporal mesial à direita. Paciente foi submetida a microcirurgia para ressecção tumoral e lobectomia temporal à direita. O diagnóstico histológico do tumor foi ganglioglioma, tumor glial de baixo grau de malignidade. A paciente segue sem crises epilépticas e sem qualquer recidiva tumoral nos últimos 14 anos.

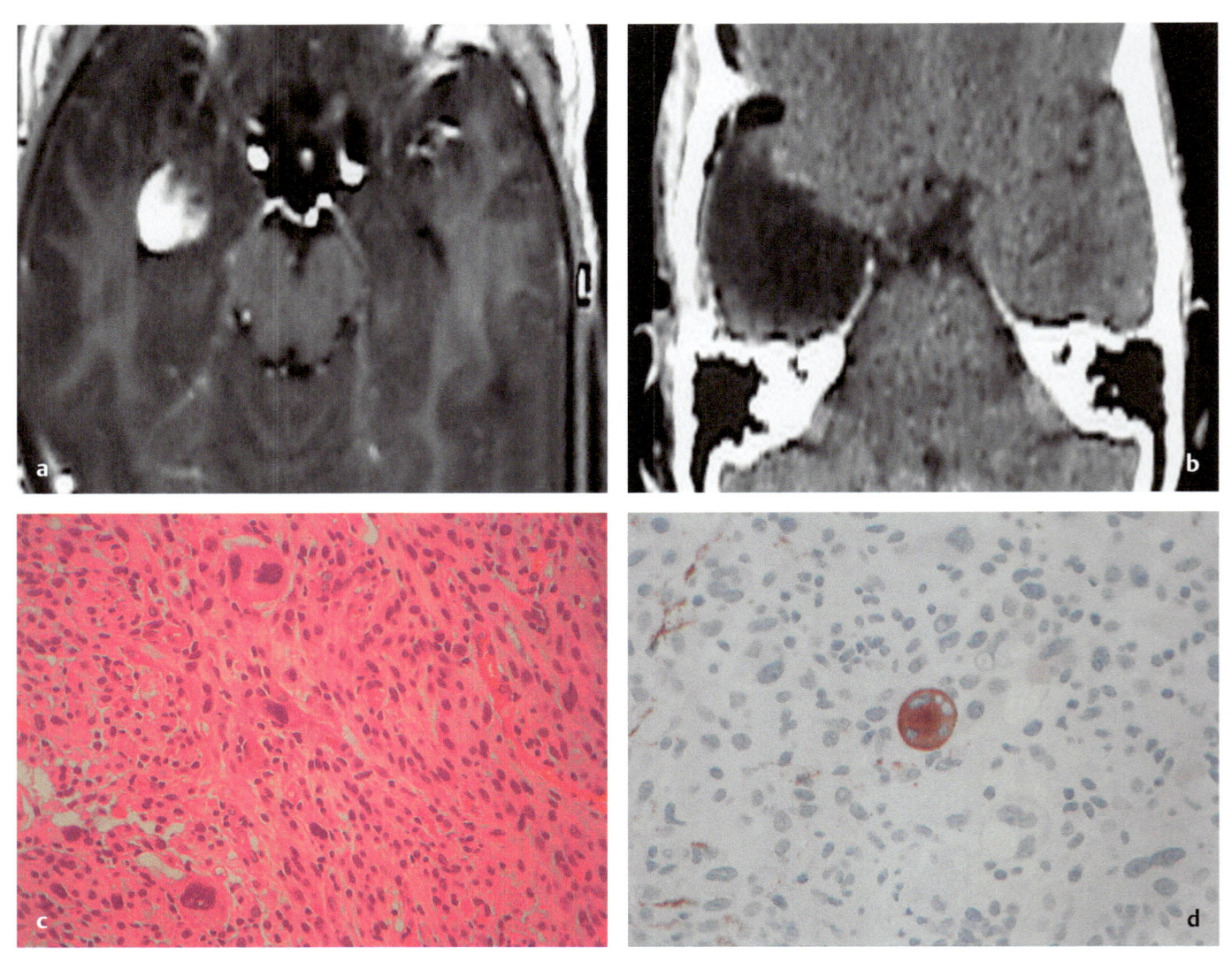

Fig. 3-4. (a) Ressonância magnética em T1 com gadolínio, corte axial, evidenciando tumor na região temporal mesial. **(b)** Tomografia de crânio no pós-operatório imediato evidenciando ressecção total da lesão. **(c)** Corte histológico H/E evidenciando proliferação celular com células gigantes que, na **(d)** imuno-histoquímica, foram positivas para sinaptofisina, substância presente nos neurônios. Dessa forma, foi efetuado o diagnóstico de tumor de origem neuronal do tipo ganglioglioma.

BIBLIOGRAFIA

García-Cáceres C, Balland E, Prevot V, Luquet S, Woods SC, Koch M, et al. Role of astrocytes, microglia, and tanycytes in brain control of systemic metabolism. Nat Neurosci. 2019 Jan;22(1):7-14.

Guyton AC, Hall JE. Tratado de fisiologia médica. 13. ed. Editora Elsevier; 2017.

Louveau A, Smirnov I, Keyes TJ, Eccles JD, Rouhani SJ, Peske JD, et al. Structural and functional features of central nervous system lymphatic vessels. Nature. 2015 Jul 16;523(7560):337-41.

Sadava DE, Hillis DM, Heller HC, Berenbaum M. How do neurons communicate with other cells? In: Life: The science of biology. 9th ed. Sunderland: Sinauer Associates; 2009. p. 961.

Spruston N. Pyramidal neurons: dendritic structure and synaptic integration. Nature Reviews Neuroscience. 2008;9(3):206-21.

CAPÍTULO 4

ANATOMIA TOPOGRÁFICA DA COLUNA VERTEBRAL E MEDULA ESPINHAL

Paulo Gabriel Sacramento da Silva ▪ Laura Reyes Gonzales
Bruno Leonardo Alves Correia ▪ Osmar Moraes ▪ Eberval Gadelha Figueiredo
Andrei Fernandes Joaquim

INTRODUÇÃO

A medula espinhal faz parte do sistema nervoso central e localiza-se dentro do canal vertebral, protegida pelas vértebras e partes moles adjacentes. Tem início no forame magno e estende-se, em geral, até o nível da primeira ou segunda vértebra lombar (L1/L2) em adultos (Fig. 4-1). É a responsável pela condução de impulsos nervosos entre o encéfalo e as demais estruturas do corpo, uma vez que contém as vias de condução nervosas centrais.

Ela é dividida em três grandes segmentos: cervical, torácico e lombar. Em cada segmento, existem pares de nervos espinhais que saem do canal vertebral por meio de forames intervertebrais. Existem oito pares de nervos cervicais, doze torácicos, cinco lombares, cinco sacrais e um coccígeo. Os motoneurônios e interneurônios dos membros superiores levam a um alargamento da medula, conhecido como intumescência cervical, enquanto os dos membros inferiores formam a intumescência lombar e essas vão dar origem, respectivamente, a um complexo conjunto de nervos chamados, respectivamente, de plexo braquial e de plexo lombossacro.

A porção terminal da medula espinhal tem formato de cone, com a ponta virada para baixo. Possui um fino cordão de tecido conjuntivo que se estende desde o cone medular até a primeira vértebra coccígea, sendo denominado de *filum terminale* ou filo terminal. Este ligamento é responsável por ancorar a medula no arcabouço ósseo da coluna vertebral (Figs. 4-1 e 4-2).

A medula ocupa apenas dois terços do canal vertebral. Isto ocorre porque, ao longo do avançar da idade, a estrutura óssea continua crescendo até os 18 anos de idade, ao passo que a estrutura nervosa para de crescer aos 4 anos.

A superfície medular é dividida em faces ventral, dorsal e laterais. Na face ventral, ou anterior, encontra-se um sulco profundo que se estende por todo o comprimento medular, denominado de fissura mediana anterior. Na face posterior, encontra-se um sulco mais superficial, denominado sulco mediano posterior. Há ainda os sulcos anterolaterais, que marcam as saídas dos nervos na parte anterior da medula, e os sulcos posterolaterais, que marcam as entradas dos nervos na parte dorsal da medula.

A medula é composta, assim como o encéfalo, de substâncias branca e cinzenta. Contudo, na medula, a parte mais interna é composta por substância cinzenta – na sua maior parte pelo corpo celular dos neurônios –, enquanto a parte mais externa é formada por substância branca, onde se encontram os axônios das grandes vias aferentes e eferentes (Fig. 4-3).

A substância cinzenta possui formato de "H" ou de "borboleta". A ponta, ou corno, anterior da estrutura é composta por corpos celulares de neurônios motores, enquanto a ponta, ou corno, posterior é responsável por receber fibras nervosas aferentes sensitivas. No meio da substância cinzenta há o canal medular, local onde ocorre circulação liquórica e revestimento ependimário.

A substância branca é dividida em três porções: funículo anterior, funículo lateral e funículo posterior. Essas estruturas são compostas por diversos tratos, responsáveis pela condução de informação entre o sistema nervoso central e o sistema nervoso periférico.

O estudo pormenorizado das substâncias cinzenta e branca da medula espinhal será abordado no capítulo 5 (anatomia microscópica da medula espinhal).

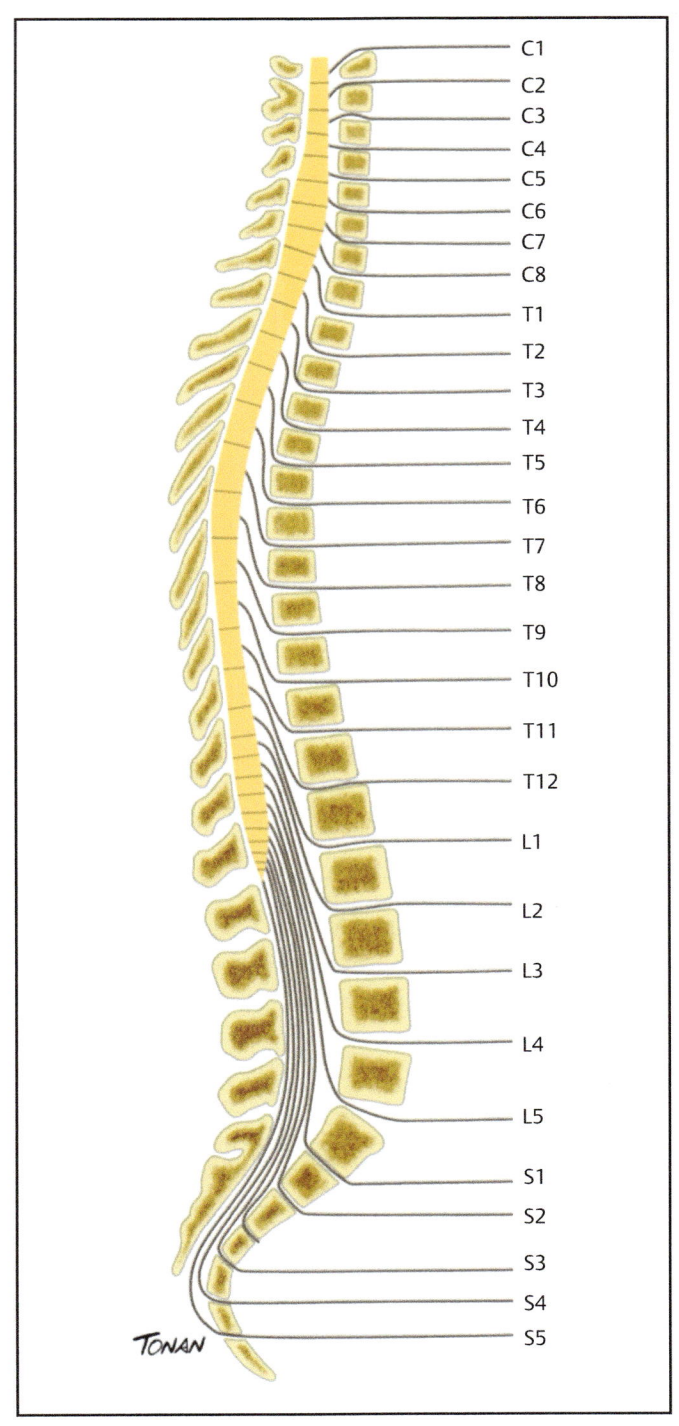

Fig. 4-1. Medula espinhal e suas subdivisões. *(Foto do acervo de ilustrações médicas Tonan/Centro Avançado de Neurologia e Neurocirurgia – CEANNE.)*

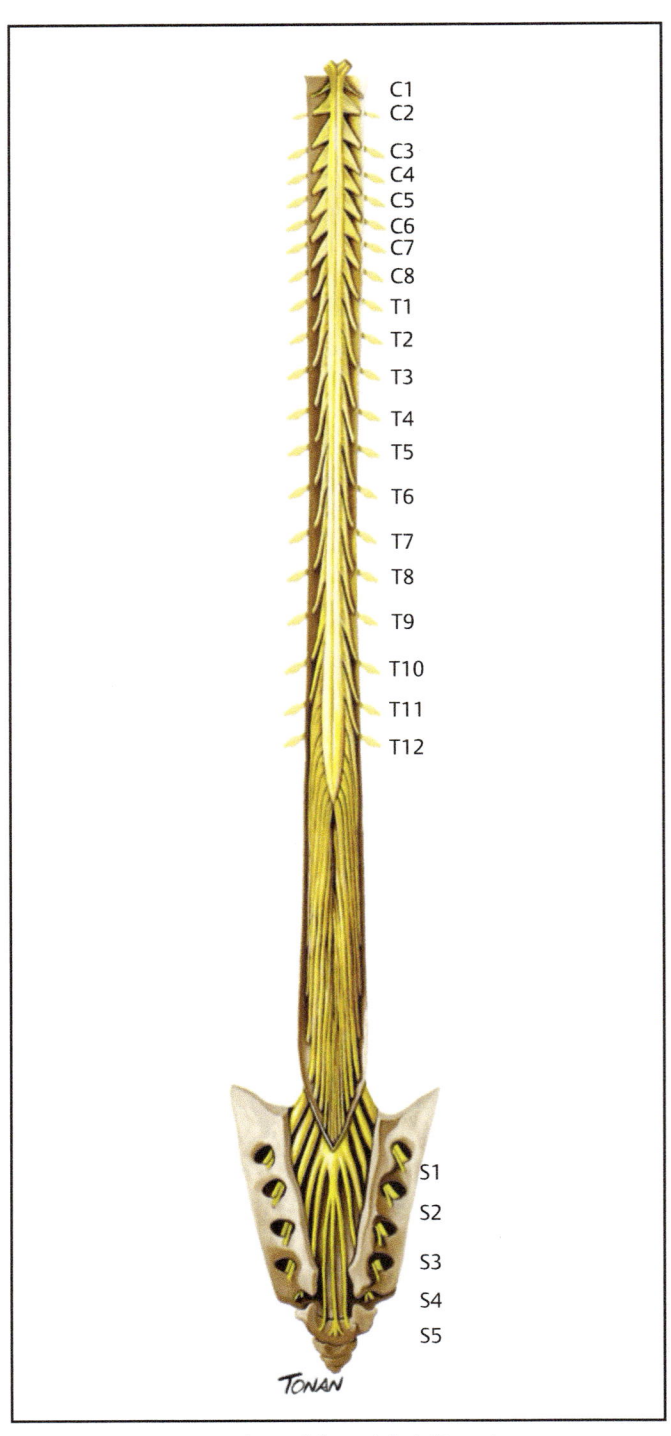

Fig. 4-2. Visão posterior da medula espinhal. *(Foto do acervo de ilustrações médicas Tonan/Centro Avançado de Neurologia e Neurocirurgia – CEANNE.)*

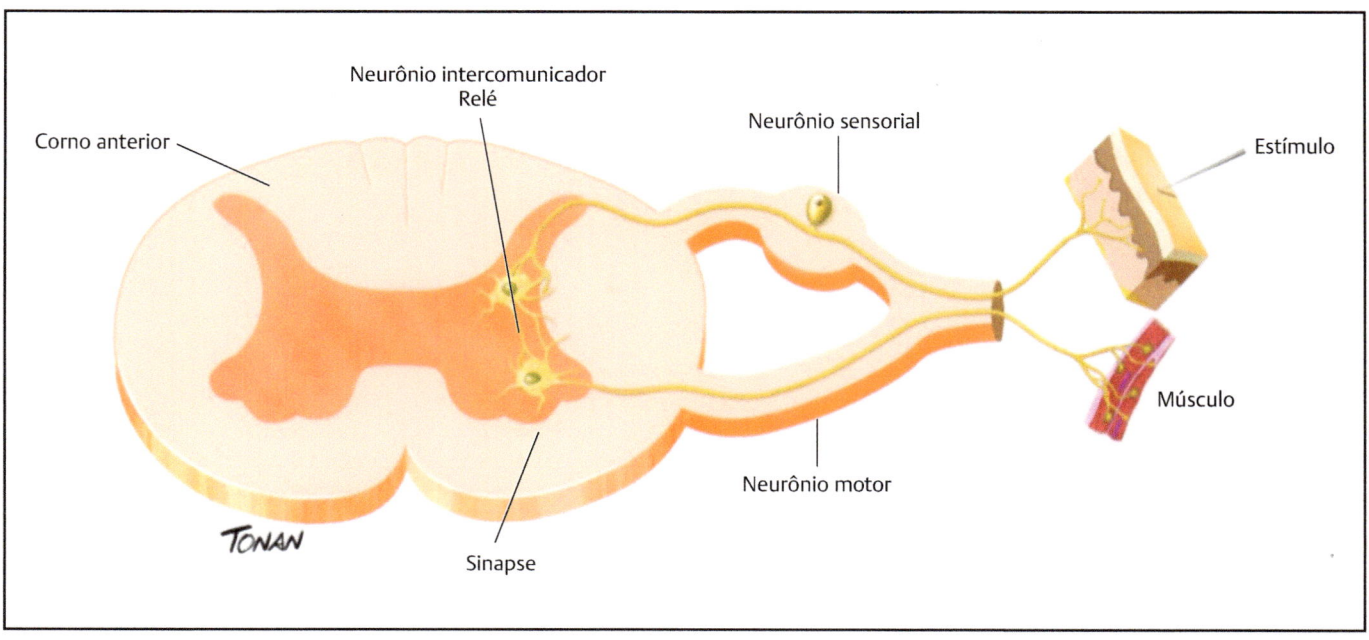

Fig. 4-3. Fascículos da medula espinhal. (Foto do acervo de ilustrações médicas Tonan/Centro Avançado de Neurologia e Neurocirurgia – CEANNE.)

GÂNGLIOS DA CADEIA SIMPÁTICA (PARAVERTEBRAIS)

Consistem em duas cadeias paralelas de gânglios autonômicos do sistema nervoso simpático, que se localizam ventral e lateralmente à medula espinal e vão desde a região cervical até o cóccix onde as duas cadeias se fundem para formar um único gânglio, chamado de gânglio ímpar (Fig. 4-4).

Existem 23 pares de gânglios paravertebrais, sendo três na região cervical (gânglios cervicais superior, médio e inferior), doze na região torácica, quatro na região lombar e quatro na região sacral.

ARCABOUÇO ÓSSEO E LIGAMENTOS

A coluna vertebral possui ao todo cerca de 33 vértebras na maioria das pessoas, sendo sete cervicais, doze torácicas, cinco lombares, cinco sacrais e quatro coccígeas. Ela fornece sustentação ao corpo, além de proteger a medula espinhal.

As vértebras são estruturas ósseas rígidas, que variam sua anatomia de acordo com o segmento analisado. Possuem, na sua maioria: corpo vertebral, processo espinhoso, processo transverso, facetas articulares, pedículo e lâmina.

Entre as vértebras são encontrados os discos intervertebrais, estruturas cartilaginosas, elásticas, compostas por núcleo pulposo (região central) e ânulo fibroso (periferia).

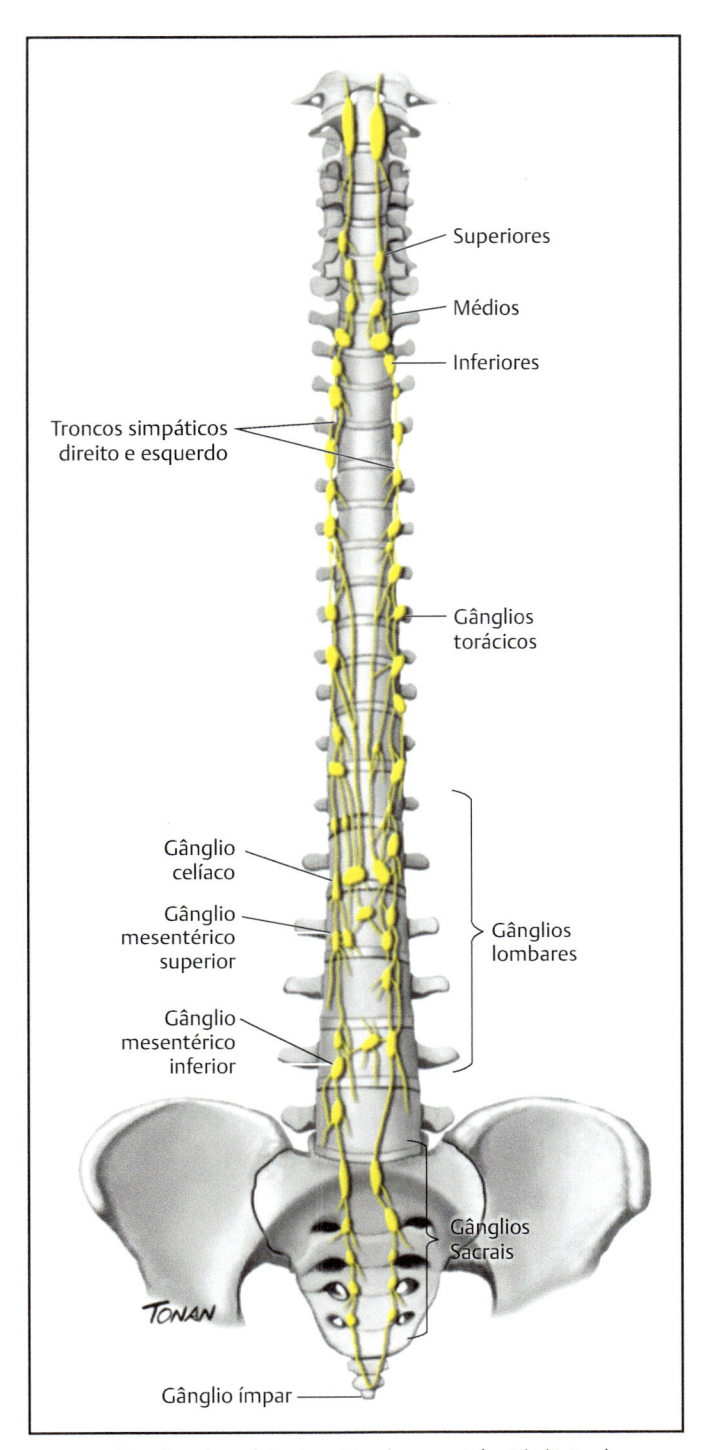

Fig. 4-4. Gânglios da cadeia simpática (paravertebrais). (Foto do acervo de ilustrações médicas Tonan/Centro Avançado de Neurologia e Neurocirurgia – CEANNE.)

Eles atuam como amortecedores de choque, absorvendo a pressão e distribuindo uniformemente a carga ao longo da coluna vertebral (Fig. 4-5).

Ligamentos

A coluna vertebral é reforçada por uma rede complexa de ligamentos que conectam e estabilizam as vértebras (Fig. 4-6). Alguns dos ligamentos mais importantes incluem:

1. *Ligamento longitudinal anterior e posterior*: estes ligamentos percorrem o comprimento da coluna vertebral, proporcionando estabilidade e limitando a flexão excessiva e a extensão.
2. *Ligamento amarelo*: localizado no interior do canal vertebral, este ligamento ajuda a manter a posição das vértebras e protege a medula espinhal contra lesões.
3. *Ligamentos intertransversários e supraespinhais*: estes ligamentos conectam as vértebras adjacentes e ajudam a prevenir movimentos excessivos nas articulações intervertebrais.

MÚSCULOS

Os músculos da coluna vertebral desempenham papéis vitais em suportar a coluna, permitindo movimentos e mantendo a postura. Estes músculos são categorizados em três grupos principais com base em sua localização e função: os músculos intrínsecos (ou profundos), os músculos extrínsecos e os músculos intermédios.

Músculos Intrínsecos (ou Profundos)

Os músculos intrínsecos são responsáveis pela movimentação direta da coluna vertebral e pela manutenção da postura. Eles são subdivididos em três camadas:

1. Camada superficial:
   - Músculos espinhais (*erector spinae*): um conjunto de músculos que corre ao longo de toda a coluna vertebral, da pelve até o crânio. É composto pelo iliocostal, longuíssimo e espinhal. Estes músculos são responsáveis pela extensão, flexão lateral e rotação da coluna.
2. Camada intermediária:
   - Músculos transversoespinais: incluem os músculos semiespinhais, multífidos e rotadores. Estes músculos ajudam na estabilização das vértebras, além de auxiliar na rotação e extensão da coluna.
3. Camada profunda:
   - Músculos interespinais e intertransversários: localizados entre os processos espinhosos e transversos das vértebras, respectivamente. Estes músculos contribuem para a estabilidade vertebral e auxiliam na extensão e flexão lateral da coluna.

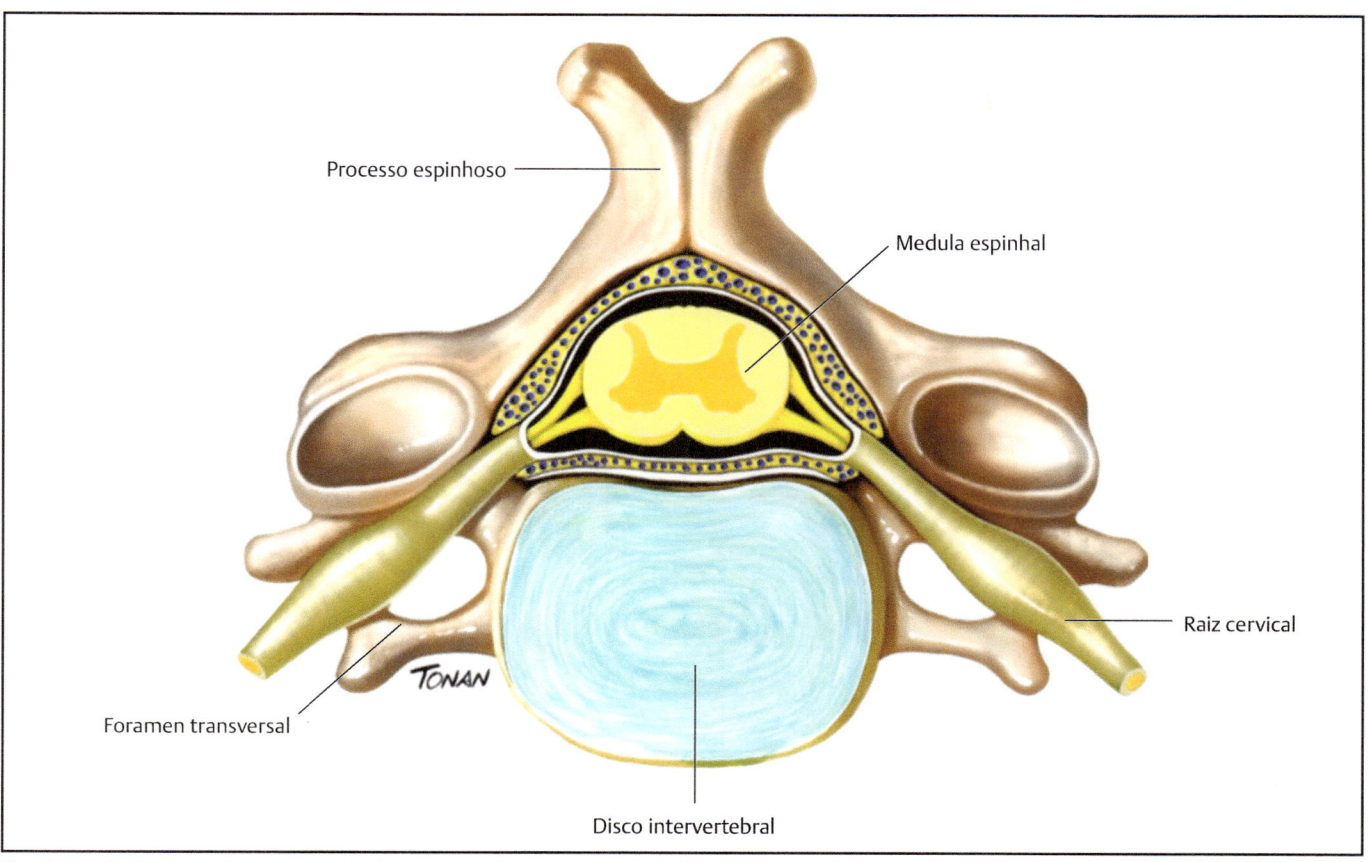

Fig. 4-5. Relação da medula com a vértebra e com o disco intervertebral. (Foto do acervo de ilustrações médicas Tonan/Centro Avançado de Neurologia e Neurocirurgia – CEANNE.)

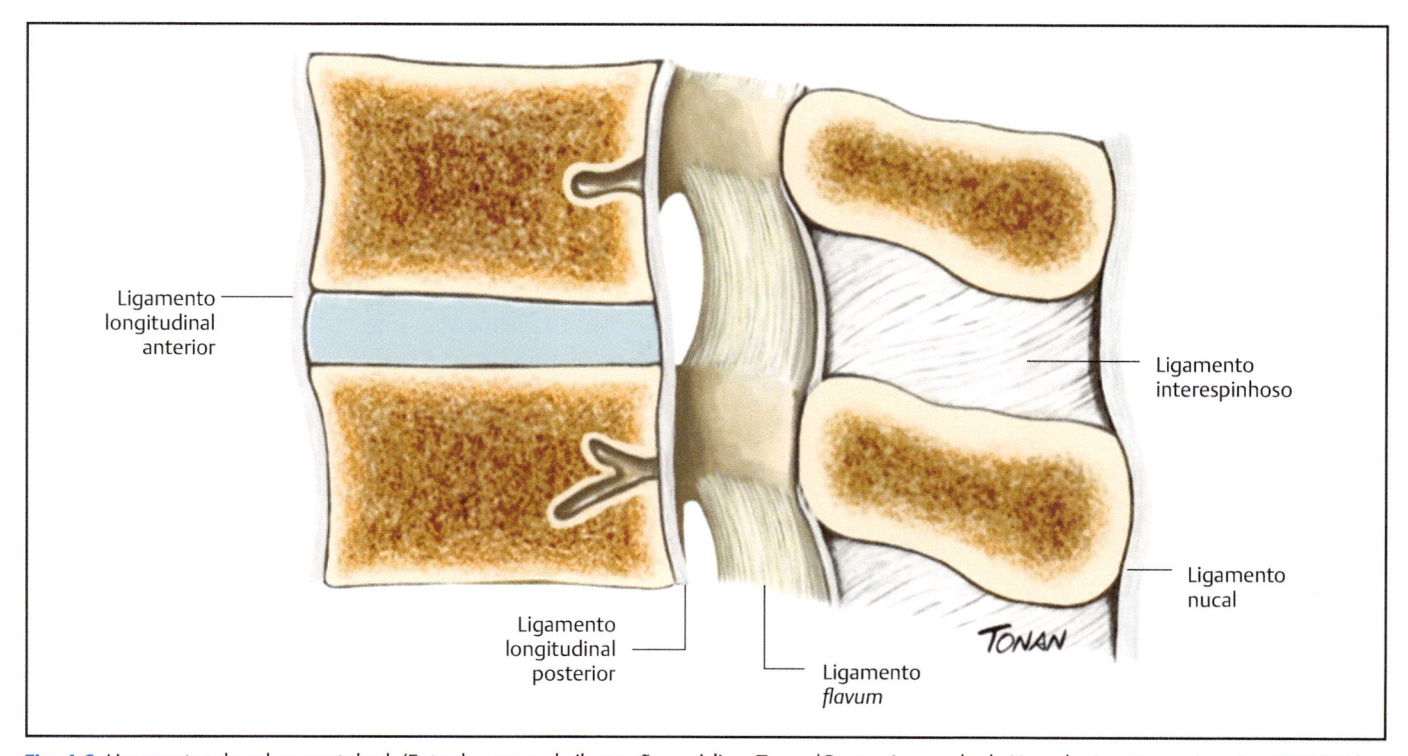

Fig. 4-6. Ligamentos da coluna vertebral. (Foto do acervo de ilustrações médicas Tonan/Centro Avançado de Neurologia e Neurocirurgia – CEANNE.)

Músculos Externos (ou Extrínsecos)

Os músculos extrínsecos da coluna vertebral são principalmente responsáveis pela movimentação dos membros e da cabeça, mas também contribuem para a postura. Eles são divididos em:

- *Músculos do tronco*: incluem os músculos trapézio, latíssimo do dorso, levantador da escápula e romboides.
- *Músculos respiratórios*: como o diafragma, intercostais e músculos abdominais, que desempenham um papel indireto no suporte e movimento da coluna ao facilitar a respiração.

Músculos Intermédios

Embora não classificados estritamente como intrínsecos ou extrínsecos, alguns autores referem-se a um grupo intermédio de músculos que inclui:

- *Quadrado lombar*: situado na região lombar, desempenha um papel crucial na flexão lateral da coluna e na rotação do tronco.

A funcionalidade e a saúde da coluna vertebral dependem do equilíbrio e da força desses grupos musculares. Distúrbios ou lesões em qualquer um desses músculos pode levar a dor nas costas e limitação dos movimentos, destacando a importância do fortalecimento e da manutenção da flexibilidade dos músculos da coluna para a saúde geral do corpo.

VÉRTEBRAS

A coluna cervical possui duas vértebras atípicas, denominadas atlas e áxis, que conectam o crânio ao restante da coluna com auxílio de um conjunto complexo de articulações e ligamentos, a chamada junção craniocervical.

O atlas possui a forma de um anel, com pequenas massas laterais que se articulam com os côndilos occipitais do crânio acima e com as massas laterais do áxis abaixo. Uma articulação é formada entre o atlas e o processo odontoide do áxis, responsável pela rotação da cabeça (Fig. 4-7).

Os demais corpos vertebrais são de formato retangular com uma ligeira depressão na superfície superior dando origem a bordas ósseas em ambos os lados, ou seja, os processos uncinados. Assim, os discos intervertebrais repousam sobre uma superfície em forma de taça da vértebra inferior.

Os elementos posteriores da segunda à sétima vértebra formam os arcos neurais que consistem em pedículos, lâmina e processos espinhosos.

As vértebras torácicas possuem características específicas, como a presença de facetas costais, responsáveis pela articulação entre a coluna vertebral e as costelas. Além disso, possuem corpos vertebrais em formato de coração e processos transversos e espinhosos longos e resistentes.

Os corpos vertebrais são unidos por discos intervertebrais fibrocartilaginosos e pelos processos articulares (superior e inferior).

As articulações das vértebras lombares são sustentadas por vários ligamentos. Além daqueles presentes em toda a coluna vertebral (ligamento longitudinal anterior e posterior, ligamento amarelo, ligamento interespinhoso e supraespinhoso), existem aqueles exclusivos da região lombar: a articulação lombossacra (entre as vértebras L5 e S1) é fortalecida pelos ligamentos iliolombares.

NERVOS ESPINHAIS

Os nervos espinhais têm a função de transmitir mensagens sensoriais (como dor, temperatura e toque) do corpo para o cérebro e instruções motoras do cérebro para o corpo (Fig. 4-8). Este sistema bidirecional permite que o cérebro processe informações sensoriais, coordene movimentos voluntários e regule funções autônomas, como a pressão arterial e a digestão.

IMPORTÂNCIA DA MEDULA ESPINHAL

A medula espinhal não apenas facilita a comunicação entre o cérebro e o corpo, mas também é responsável por reflexos que ocorrem independentemente do cérebro. Por exemplo, o reflexo de retirada ocorre quando uma mão toca rapidamente algo quente; a medula espinhal processa esta informação e responde instantaneamente, sem a necessidade de envolver o cérebro, permitindo uma reação rápida que pode prevenir danos.

VASCULARIZAÇÃO DA MEDULA ESPINHAL

A irrigação arterial da medula espinhal se dá principalmente por ramos das artérias vertebrais, sendo estes a artéria espinhal anterior e posterior. Além desses ramos, também existem as artérias segmentares que, no segmento cervical, são ramos da subclávia, enquanto, nos segmentos torácicos e lombares, elas se originam da aorta descendente e artérias lombares.

Essas artérias segmentares geralmente emitem ramos radiculares, que irrigam as raízes dos nervos espinais e formam anastomoses locais ao nível da medula espinal. Geralmente uma das artérias radiculares se destaca por suas maiores dimensões, sendo chamada de artéria radicular magna, ou artéria de Adamkiewicz, que pode ter uma variação anatômica em relação ao seu local de entrada na medula espinhal, variando entre as últimas vértebras torácicas.

A cauda equina é suprida por ramos das artérias sacrais lombares, iliolombares, laterais e medianas. A drenagem venosa da medula espinhal é análoga a sua irrigação, sendo dividida basicamente em dois diferentes plexos de veias, um externo e outro interno, estendendo-se ao longo da coluna vertebral.

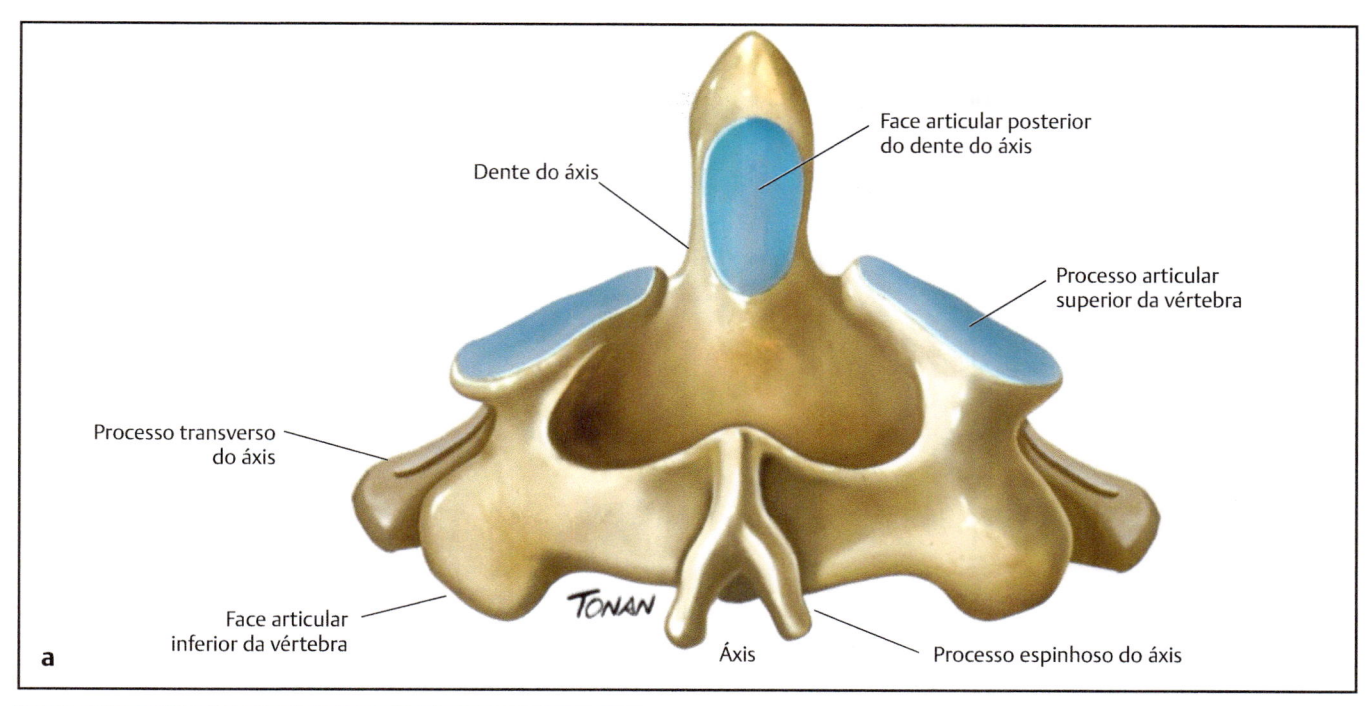

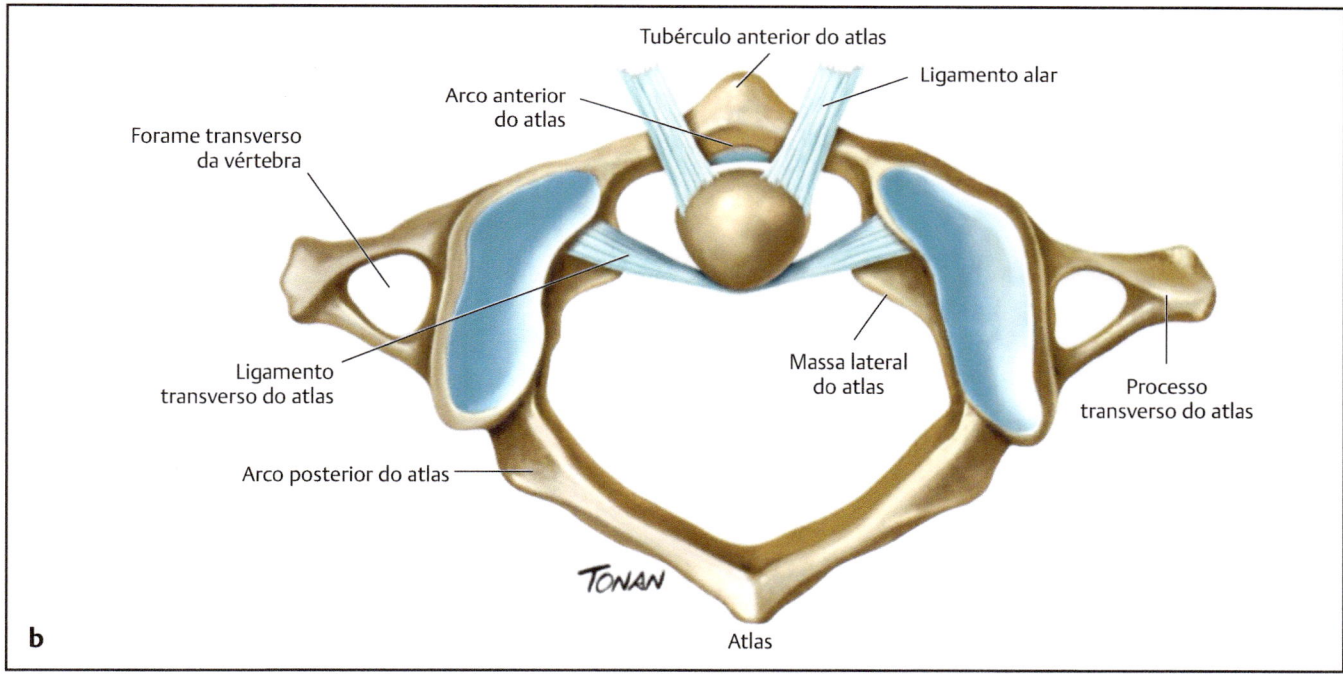

Fig. 4-7. Atlas e áxis. (Foto do acervo de ilustrações médicas Tonan/Centro Avançado de Neurologia e Neurocirurgia – CEANNE.)

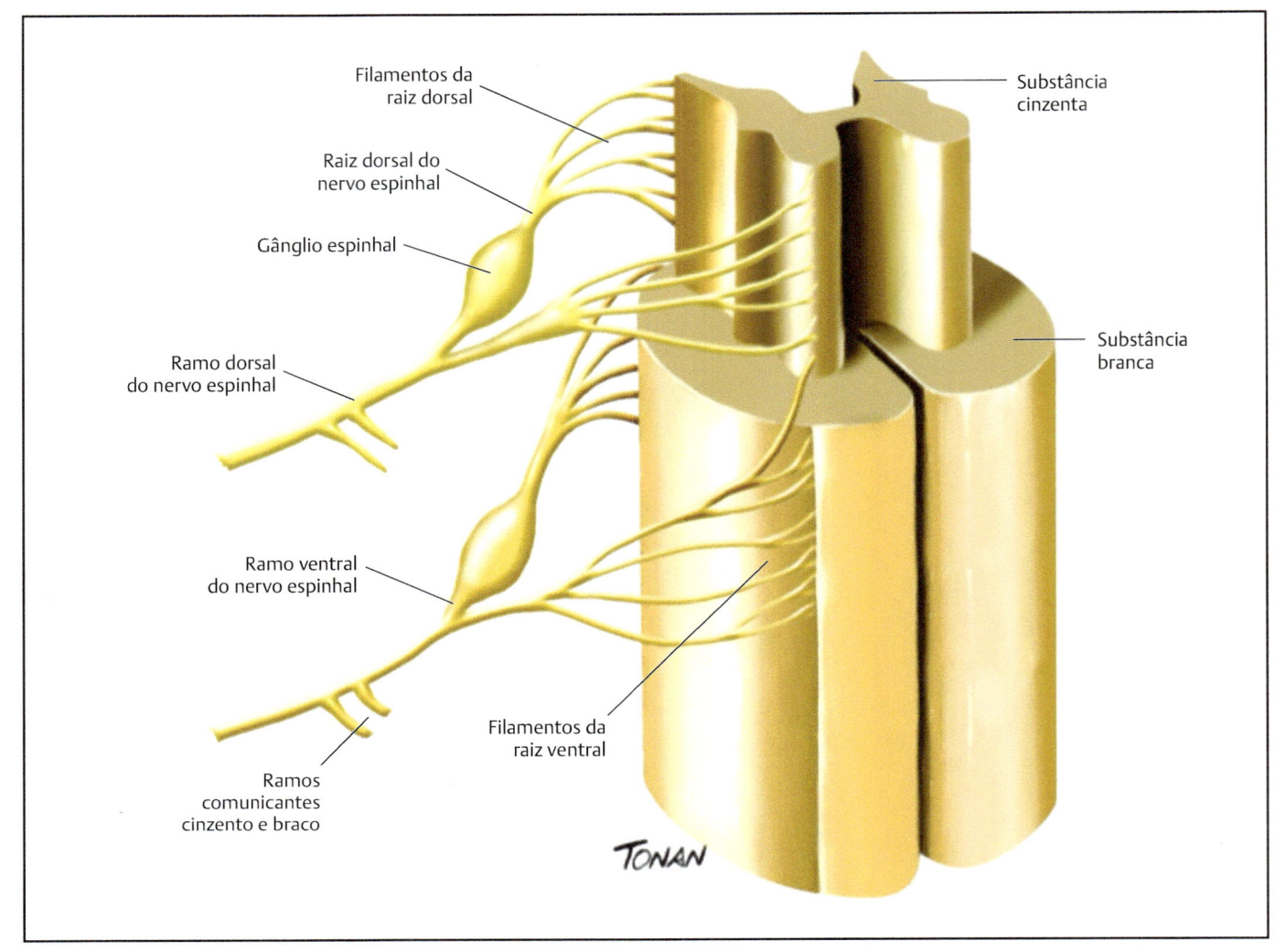

Filamentos da raiz dorsal

Raiz dorsal do nervo espinhal

Gânglio espinhal

Ramo dorsal do nervo espinhal

Ramo ventral do nervo espinhal

Ramos comunicantes cinzento e braco

Filamentos da raiz ventral

Substância cinzenta

Substância branca

TONAN

Fig. 4-8. Raízes nervosas. (Foto do acervo de ilustrações médicas Tonan/Centro Avançado de Neurologia e Neurocirurgia – CEANNE.)

BIBLIOGRAFIA

Amato ACM, Stolf NAG. Anatomia da circulação medular. J Vasc Bras. 2015;14(3):248–52.

Anatomy LS. A Patient's Guide to A Patient's Guide to The Central Orthopedic Group 2 A Patient's Guide to Lumbar Spine Anatomy The Central Orthopedic Group The Central Orthopedic Group 3 A Patient's Guide to Lumbar Spine Anatomy. Available from: http://thecentralorthopedicgroup.com.

Baaj AA, Mummaneni PV, Uribe JS, Vaccaro AR, Greenberg MS. Handbook of Spine Surgery. Thieme; 2016.

Felten DL, Shetty NA, Netter FH. Netter's atlas of neuroscience. Philadelphia, Pa: Saunders/Elsevier; 2010.

Greenberg MS. Greenberg's handbook of neurosurgery. [s.l.] Georg Thieme Verlag; 2023.

Machado ABM, Haertel LM. Neuroanatomia funcional. 3. ed. São Paulo: Atheneu; 2014.

Theakston V, Anatomografia P. Articulações Relevância Clínica: Anormalidades da Coluna Lombar Estenose do canal lombar. 2024;1-3.

Willburger RE, Krämer J, Wiese M. Chirurgische anatomie der lendenwirbelsäule. Orthopade. 2005;34(10):970-5.

CAPÍTULO 5

ANATOMIA MICROSCÓPICA DA MEDULA ESPINHAL

Viviane Aline Buffon ▪ Samir Ale Bark ▪ Guilherme Dorabiallo Bark ▪ Bruno Ale Bark
Bruno Saciloto ▪ Gustavo Rassier Isolan

INTRODUÇÃO

A medula espinhal é uma estrutura cilíndrica bem-organizada, que ocupa o canal vertebral, iniciando na projeção do forame magno e terminando ao nível das vértebras L1-L2.

Ao fazermos uma comparação da medula espinhal com um edifício, cada andar na medula espinhal é denominado de segmento medular. Desta forma, a medula espinhal é constituída por 31 segmentos, sendo 8 cervicais, 12 torácicos, 5 lombares, 5 sacrais e 1 coccígeo. Na porção lateral de cada segmento emerge um par de nervos espinhais, os quais, ao transitar pelo forame intervertebral, ganham a porção externa da coluna vertebral e, a partir de então, seguem seu trajeto até uma área específica. Esta área específica pode ser sensitiva (dermátomo) ou grupo muscular específico (miótomo).

SECÇÃO TRANSVERSAL DA MEDULA ESPINHAL

Do ponto de vista microscópico, a medula espinhal caracteriza-se por ter os corpos celulares de seus neurônios localizados mais internamente (substância cinzenta), com uma distribuição muito semelhante ao formato da letra "H" ou, ainda, de uma borboleta, enquanto os axônios se localizam mais externamente (substância branca), envolvendo a substância cinzenta, e cujo formato em um plano transversal é circular. Esta distribuição de substância cinzenta e branca tem disposição variável ao longo dos segmentos da medula espinhal (Fig. 5-1).

No corte transversal, é possível observar que a medula é incompletamente dividida em duas metades (direita e esquerda) por uma fissura mediana anterior profunda e um sulco mediano posterior raso. A substância cinzenta é interligada por uma estreita porção, comissura cinzenta, onde se localiza o canal central da medula espinhal, o qual é revestido por células ependimárias.

SUBSTÂNCIA BRANCA

Para poder dividir a substância branca da medula, precisamos recorrer aos sulcos existentes. Na região anterior, medialmente temos a fissura mediana anterior (FMA) que é mais profunda e lateralmente a ela, um sulco lateral anterior (SLA) de cada lado. É na fissura mediana anterior que encontramos a artéria espinhal anterior. Da mesma forma, diametralmente oposto à fissura mediana anterior, tem-se o sulco mediano posterior (SMP) e, lateralmente a ele, um sulco lateral posterior (SLP) de cada lado. Estes sulcos acabam por dividir a substância branca em funículos: anterior (entre a FMA e o SLA), lateral (entre o SLA e o SLP) e posterior (entre o SLP e o SMP).

Além disso, em cada segmento medular do sulco lateral anterior emergem várias radículas que, quando agrupadas, formam a raiz anterior. Da mesma forma, na região posterior, ou seja, no sulco lateral posterior, observamos a entrada das radículas posteriores que, agrupadas, formam a raiz posterior.

SUBSTÂNCIA CINZENTA

A substância cinzenta, no corte transversal, lembra a imagem de uma borboleta ou da letra "H", e cada braço desta letra passa a ser denominado de corno. Existem então dois cornos anteriores, direito e esquerdo, dois cornos posteriores, direito e esquerdo, e a união entre eles se faz por uma faixa de substância cinzenta, onde está localizado o canal epêndima, denominado comissura cinzenta.

De modo geral, o corno anterior possui dois grupamentos de neurônios, sendo um medial que é responsável pela inervação motora das porções mais proximais do tronco, como músculos do pescoço, intercostais e abdominais, e um grupo lateral que é responsável pela inervação motora dos membros superiores e inferiores, motivo do alargamento existente na região cervical (intumescência cervical) e lombar (intumescência lombar), devido à formação do plexo braquial e lombossacro, que inervam os membros superiores e inferiores respectivamente. Assim, há uma necessidade de maior número de neurônios motores nestes níveis, considerando a quantidade de função motora dos membros.

Somente na medula torácica, observa-se a existência do corno lateral, que contém as células pré-ganglionares para o sistema nervoso autônomo simpático nas áreas torácica e lombar superior. Embora, na substância cinzenta da medula sacral, também exista um grupo semelhante de células responsável pelas fibras pré-ganglionares parassimpáticas, ele não origina um corno lateral nesse nível.

Em se tratando de substância cinzenta e raízes da medula espinhal, podemos dizer que o corno anterior e a raiz anterior têm função motora, enquanto o corno posterior e a raiz posterior têm função sensitiva. Em relação a função sensitiva da raiz posterior, é importante lembrar que os neurônios que formam a maior parte dos nervos sensitivos do ser humano são do tipo pseudounipolar, que caracteristicamente possuem o corpo do neurônio localizado fora do sistema nervoso central. Desta forma, somente na raiz posterior, encontramos

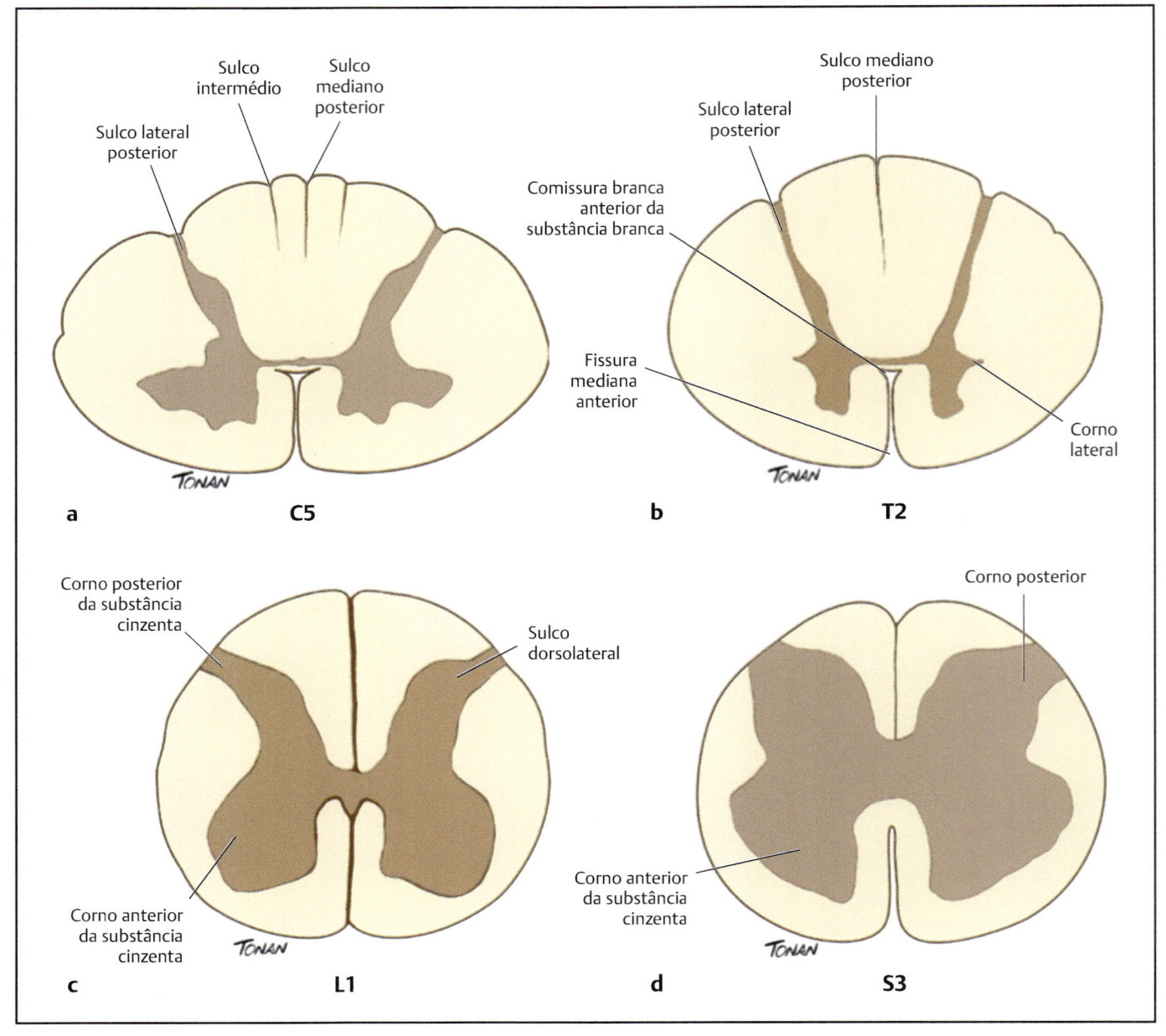

Fig. 5-1. Relação entre a substância cinzenta e a substância branca nos diferentes níveis da medula espinal: cervical (**a**), torácica (**b**), lombar (**c**), sacral (**d**).

o gânglio espinhal, que é o local onde estão os corpos dos neurônios das fibras sensitivas da raiz posterior.

A raiz posterior juntamente com a raiz anterior irão formar o nervo espinhal, um de cada lado e um por segmento, que tem função mista, ou seja, motora e sensitiva.

CITOARQUITETURA

Rexed, em 1954, descreveu a organização estrutural da substância cinzenta da medula como correspondente a dez lâminas, denominadas lâminas de Rexed (Fig. 5-2).

Fica muito fácil de entender a distribuição, quando buscamos o conceito de que o corno posterior tem função sensitiva e o anterior, motora. Seguindo este conhecimento, as lâminas que estão localizadas no corno posterior, I a IV, estão relacionadas com modalidades exteroceptivas, as V e VI estão relacionadas

com modalidades proprioceptivas, a VII está relacionada com informações provenientes do fuso neuromuscular e possui neurônios motores viscerais do sistema nervoso autônomo, enquanto as localizadas anteriormente, VIII e IX estão relacionadas com a motricidade e a X está constituída pela substância cinzenta que circunda o canal do epêndima e possui neuróglia.

Em resumo:

- *Lâmina I*: também denominada zona marginal, recebe informações de dor e temperatura. Esta lâmina recebe projeções supraespinhais, envolvidas na modulação da informação ascendente da dor. É desta lâmina que se origina cerca de metade do trato espinotalâmico.
- *Lâmina II*: também denominada substância gelatinosa, faz a modulação das informações dolorosas. Destaca-se que esta lâmina se encontra aumentada nos segmentos das

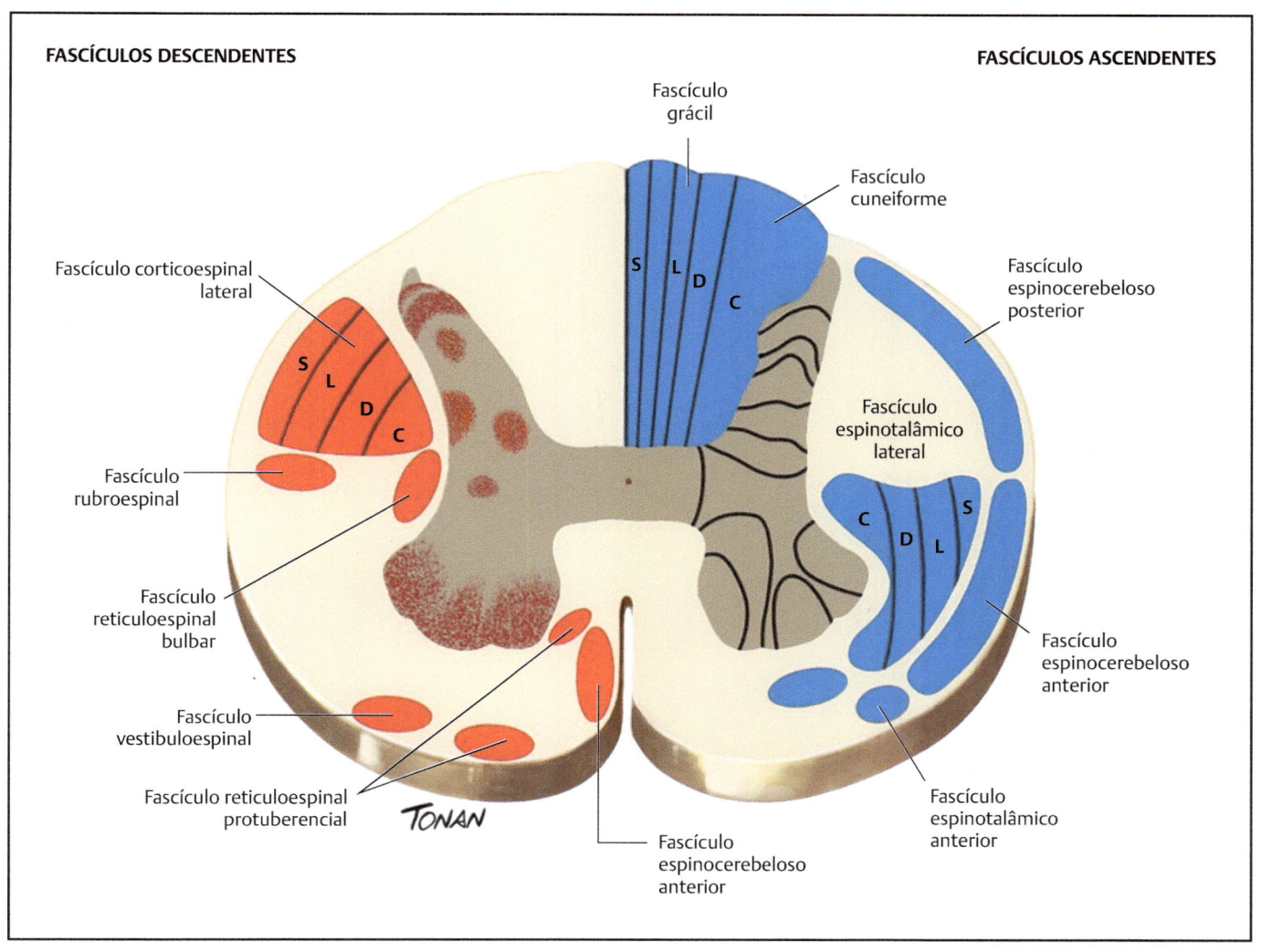

Fig. 5-2. Substância branca e cinzenta da medula espinhal. (Foto do acervo de ilustrações médicas Tonan/Centro Avançado de Neurologia e Neurocirurgia – CEANNE.)

intumescências, devido ao maior número de informações sensitivas dos membros. Ela modula a transmissão nociceptiva do corno posterior.

- *Lâminas III e IV*: recebem informações de tato e pressão, além de dor e temperatura. Fazem a projeção para regiões mais profundas da medula espinhal.
- *Lâmina V*: nesta lâmina, nos segmentos C8-L3, encontramos o núcleo de Clarke, com função proprioceptiva, recebendo informações das vias espinocerebelares.
- *Lâmina VI*: função proprioceptiva.
- *Lâmina VII*: denominada por alguns autores como zona cinzenta intermédia, possui neurônios autonômicos pré-ganglionares (divisão simpática e parassimpática), assim como os interneurônios que participam dos reflexos.
- *Lâmina VIII*: possui neurônios com função de coordenação da atividade motora.
- *Lâmina IX:* neurônios motores do tipo alfa e gama que inervam a musculatura esquelética.
- *Lâmina X:* está envolvida em vários processos de conexões em função das características celulares que ali se encontram, porém, não existe uma conceituação clara de suas funções.

VIAS DA MEDULA ESPINHAL

A medula espinhal é responsável pela conexão do sistema nervoso periférico espinhal com o sistema nervoso central supratentorial, o que significa dizer que toda informação sensitiva passa por ela antes de chegar no encéfalo, e todo comando motor para o corpo humano proveniente do encéfalo também precisa passar pela medula para atingir a periferia.

Em termos gerais, as informações sensitivas entrarão na medula pelo sulco lateral posterior, caso a via faça sinapse na medula, a informação irá procurar o neurônio na substância cinzenta do corno posterior. A informação que tem por objetivo ascender para o encéfalo, o fará pela substância branca.

É importante conceituarmos que uma via cruzada significa uma via que teve seu estímulo originado em um lado do corpo, mas termina fazendo sinapse contralateral no sistema nervoso central, ou seja, o lado esquerdo do corpo teve o estímulo, porém a informação irá terminar do lado direito do cérebro, por exemplo.

Da mesma forma, podemos dizer que uma via é direta quando ela inicia no mesmo lado do corpo e termina no mesmo lado do sistema nervoso central.

Mas, como iremos ver mais a frente, é possível termos vias cruzadas cujo cruzamento não ocorre na medula, como no caso dos fascículos grácil e cuneiforme, assim como também existem vias que cruzam na medula espinhal, mas são diretas, como no caso do trato espinocerebelar superior que cruza na medula, mas volta a cruzar novamente antes de chegar no cerebelo, sendo, portanto, uma via direta.

VIAS ASCENDENTES DA MEDULA ESPINHAL
Trato Espinotalâmico Lateral

O trato espinotalâmico lateral é responsável pela informação de dor e temperatura. Inicia com a transdução, ou seja, o estímulo mecânico no tecido torna-se um sinal elétrico, e isso se inicia com o estímulo no receptor, que nada mais é que uma modificação especializada do prolongamento periférico do neurônio pseudounipolar (primeiro neurônio da via), esta informação, que foi convertida em um potencial de ação, irá transitar pelo nervo espinhal (que é misto, sensitivo e motor), pela raiz posterior (sensitiva) passando pelo gânglio espinhal e entrando na medula espinhal pelo prolongamento central do neurônio pseudounipolar, e pelo sulco lateral posterior (Fig. 5-3).

Como esta via faz sinapse na medula, ela se dirige para o corno posterior onde fará sua primeira sinapse (com o segundo neurônio da via). O axônio desse neurônio cruzará a

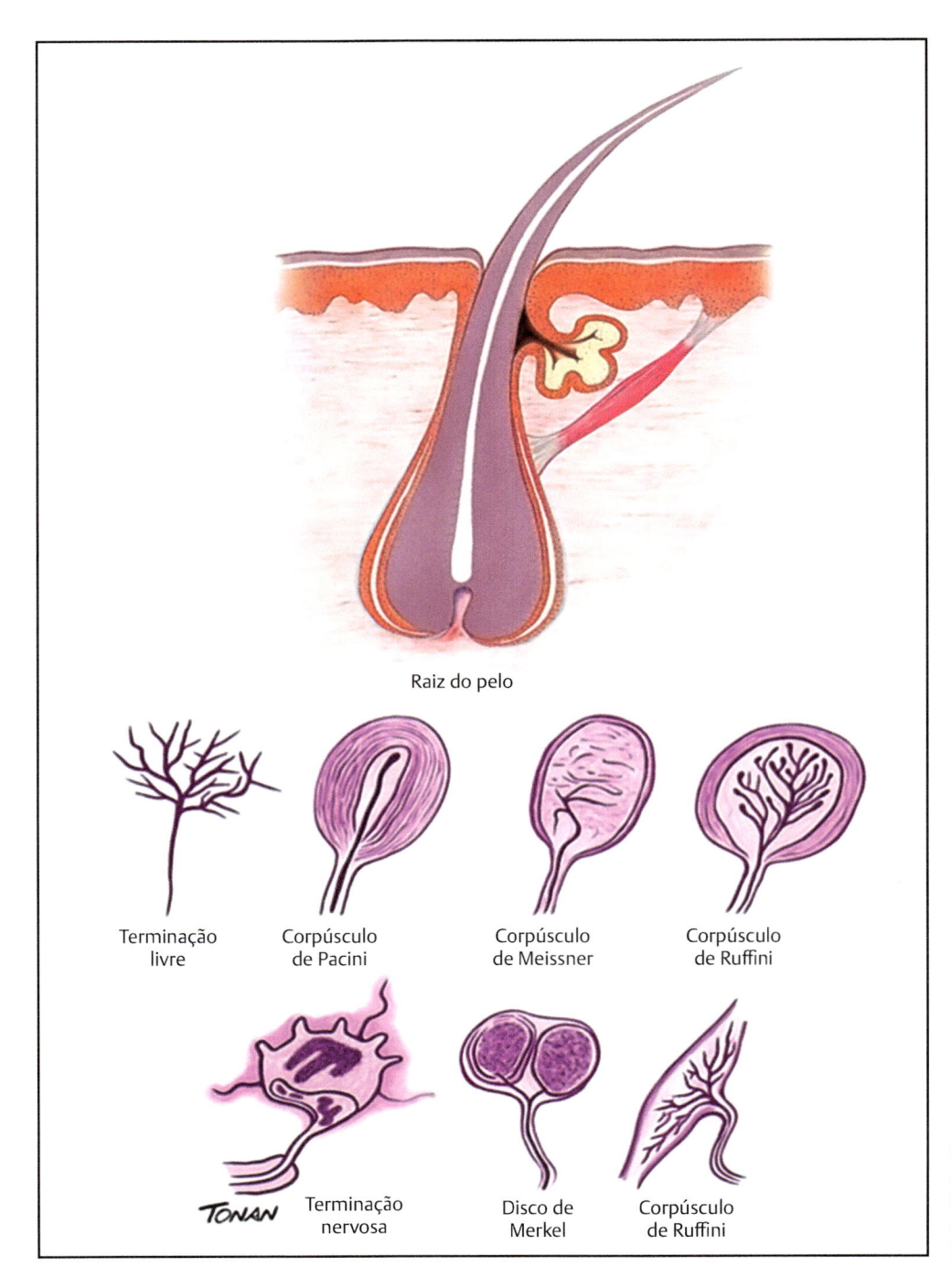

Raiz do pelo

Terminação livre

Corpúsculo de Pacini

Corpúsculo de Meissner

Corpúsculo de Ruffini

TONAN

Terminação nervosa

Disco de Merkel

Corpúsculo de Ruffini

Fig. 5-3. Terminações nervosas aferentes. (Foto do acervo de ilustrações médicas Tonan/Centro Avançado de Neurologia e Neurocirurgia – CEANNE.)

linha média e chegará no funículo lateral contralateral e irá ascender, em direção ao encéfalo, passando pelo bulbo, pela ponte e pelo mesencéfalo, até chegar no tálamo, mais especificamente em seu núcleo ventral posterolateral, onde irá fazer sua segunda sinapse (terceiro neurônio da via). O axônio desse neurônio irá ascender, passando pela perna posterior da cápsula interna até o córtex sensitivo primário, localizado no giro pós-central, onde fará sua terceira e última sinapse (quarto neurônio da via).

Particularidade: quando o prolongamento central do neurônio pseudounipolar dessa via chega no sulco lateral posterior, divide-se em um pequeno ramo ascendente e descendentes que correm longitudinalmente por um ou dois segmentos medulares acima ou abaixo, antes de fazerem sinapse no corno posterior. Essa região é denominada trato de Lissauer e ocupa um espaço entre a zona de entrada da raiz dorsal e o corno posterior.

Importante lembrar que, no córtex sensitivo primário, existe uma somatotopia, ou seja, há um território para cada área do corpo humano representada no córtex, uma espécie de mapa indicando onde cada informação deve chegar. Esse "mapa" é denominado homúnculo de Penfield, em homenagem ao seu descritor, e possui como particularidades estar invertido e ser desproporcional, ou seja, a área destinada a mão, pé e quadrante inferior da face são maiores em relação ao tamanho real, tendo em vista estas regiões terem mais terminações nervosas e consequentemente serem capazes de receber maior quantidade de estímulos. Desta forma, quando a informação chega nessa área do córtex, sabemos exatamente qual parte do corpo humano está sendo estimulada. Por exemplo: se está sendo realizado um estímulo doloroso no pé esquerdo, esse estímulo entrará pelo sulco lateral posterior esquerdo, fará sinapse no corno posterior, cruzará a linha média, e ascenderá pelo funículo lateral; até aqui temos apenas a informação de se tratar de um estímulo doloroso. Ao chegar no tálamo, temos consciência desse estímulo doloroso, mas só saberemos localizá-lo quando ele chegar na área somestésica primária, na porção mais superior do giro pós-central que corresponde à área do pé.

Esta via transmite informações da dor aguda e bem localizada, também denominada de dor rápida, pois chegam primeiro à consciência para alertar o indivíduo possibilitando mecanismos de proteção. Por outro lado, também existe a dor descrita como queimação, pulsante, mal definida, denominada de dor lenta, pois participa de múltiplos circuitos de retransmissão no corno posterior antes de ascender pelo funículo lateral. Além disso, a grande maioria dessas fibras de dor lenta termina na formação reticular, ativando todo o sistema nervoso, daí o motivo de ela ser mal delimitada.

Trato Espinotalâmico Anterior

O trato espinotalâmico anterior é responsável pela informação de tato protopático e pressão, e começa com o estímulo no receptor, que nada mais é que uma modificação especializada do prolongamento periférico do neurônio pseudounipolar (primeiro neurônio da via). Esta informação irá transitar pelo nervo espinhal, pela raiz posterior passando pelo gânglio espinhal e entrando na medula espinhal pelo prolongamento central do neurônio pseudounipolar, e pelo sulco lateral posterior.

Como esta via faz sinapse na medula, ela se dirige para o corno posterior onde fará sua primeira sinapse (com o segundo neurônio da via). O axônio desse neurônio cruzará a linha média e chegará ao funículo anterior contralateral e irá ascender, em direção ao encéfalo, passando pelo bulbo, pela ponte e pelo mesencéfalo, até chegar no tálamo onde irá fazer sua segunda sinapse (terceiro neurônio da via). O axônio desse neurônio irá ascender, passando pela perna posterior da cápsula interna, até o córtex sensitivo primário, localizado no giro pós central onde fará sua terceira e última sinapse (quarto neurônio da via).

Como é possível observar, o trato espinotalâmico lateral ascende pelo funículo lateral, ao passo que o trato espinotalâmico anterior ascende pelo funículo anterior, de modo que, na medula espinhal, ambos trafegam separadamente. No entanto, ao chegarem no tronco encefálico, ambas as vias transitam lado a lado, em direção ao tálamo, dando origem ao chamado lemnisco espinhal. Também compõem esse lemnisco as fibras do trato espinotectal, que é a porção do trato espinotalâmico que tem por destino o colículo superior para atender os reflexos espinovisuais.

Fascículos Grácil e Cuneiforme

Antes de falarmos do seu trajeto, é importante salientar que por essa via irão transitar as informações de:

- Sensibilidade vibratória ou palestesia.
- Tato epicrítico: ao contrário do tato protopático, o tato epicrítico é um tato mais fino, a discriminação entre dois pontos.
- Estereognosia: é a capacidade que temos em reconhecer a forma de um objeto, e até mesmo nomeá-lo, utilizando somente o tato, sem o auxílio da visão.
- Propriocepção consciente: é a capacidade que temos em reconhecer a localização espacial de determinada parte de nosso corpo sem o auxílio da visão.

Essas modalidades sensitivas também se iniciam com o estímulo no receptor, que nada mais é que uma modificação especializada do prolongamento periférico do neurônio pseudounipolar (primeiro neurônio da via). Esta informação irá transitar pelo nervo espinhal, pela raiz posterior passando pelo gânglio espinhal e entrando na medula espinhal pelo prolongamento central do neurônio pseudounipolar, e pelo sulco lateral posterior.

Como esta via não faz sinapse na medula, ela se dirige diretamente para o funículo posterior do mesmo lado e logo ascende até chegar na porção posterior do bulbo.

Nesta região, fará sua primeira sinapse com o neurônio localizado no núcleo do grácil ou do cuneiforme (segundo neurônio da via). O axônio desse segundo neurônio cruzará a linha média, formando um acidente anatômico no bulbo denominado de fibras arqueadas internas ou decussação sensitiva (a). Após o cruzamento, as fibras dirigem-se, no chamado lemnisco medial (b), até o tálamo, onde farão sua segunda sinapse com o terceiro neurônio da via. O axônio desse neurônio irá ascender até o córtex sensitivo primário, localizado no giro pós-central, onde fará sua terceira e última sinapse (quarto neurônio da via).

Denominamos de fascículo grácil a porção da via responsável por informações provenientes dos membros inferiores, enquanto o fascículo cuneiforme é a porção da via responsável pelas informações provenientes dos membros superiores.

Um detalhe importante que ocorre com essa via é que as informações que vêm dos membros inferiores adentram na medula espinhal no nível lombar e ocupam o funículo posterior. Mas, superiormente, ao nível do segmento torácico alto e cervical, passam a chegar na medula espinhal informações dos membros superiores, que também se dirigem para o funículo posterior, e posicionam-se lateralmente às fibras dos membros inferiores que estavam ascendendo medialmente. Desta forma, fica agora fácil entender porque o funículo posterior dividido em duas porções é característico da região cervical: pois é a partir dessa região que se tem as fibras do fascículo cuneiforme também ocupando o funículo posterior.

Trato Espinocerebelar Posterior

O trato espinocerebelar posterior é responsável pela informação de propriocepção inconsciente dos órgãos tendinosos de Golgi e dos fusos musculares, e começa com o estímulo no receptor, que nada mais é que uma modificação especializada do prolongamento periférico do neurônio pseudounipolar (primeiro neurônio da via) (Fig. 5-4). Esta informação irá transitar pelo nervo espinhal, pela raiz posterior passando pelo gânglio espinhal e entrando na medula espinhal pelo ramo central do neurônio pseudounipolar, e pelo sulco lateral posterior.

Como esta via faz sinapse na medula, ela se dirige para o corno posterior onde fará sua primeira sinapse (com o segundo neurônio da via). O axônio desse neurônio não cruzará a linha média e chegará na porção mais posterior do funículo lateral ipsilateral e irá ascender, em direção ao tronco do encéfalo, até chegar no pedúnculo cerebelar inferior, por onde entrará no cerebelo e fará sinapse com o terceiro neurônio da via.

Trato Espinocerebelar Anterior

O trato espinocerebelar anterior é responsável pela informação de propriocepção inconsciente dos órgãos tendinosos de Golgi e dos fusos musculares, e começa com o estímulo no receptor, que nada mais é que uma modificação especializada do prolongamento periférico do neurônio pseudounipolar (primeiro neurônio da via). Esta informação irá transitar pelo nervo espinhal, pela raiz posterior passando pelo gânglio espinhal e entrando na medula espinhal pelo ramo central do neurônio pseudounipolar, e pelo sulco lateral posterior.

Como esta via faz sinapse na medula, ela se dirige para o corno posterior onde fará sua primeira sinapse (com o segundo neurônio da via). O axônio desse neurônio cruzará a linha média e chegará na porção mais anterior do funículo lateral contralateral e irá ascender, em direção ao tronco do encéfalo, onde irá descruzar antes de entrar no cerebelo, o que fará por meio do pedúnculo cerebelar superior.

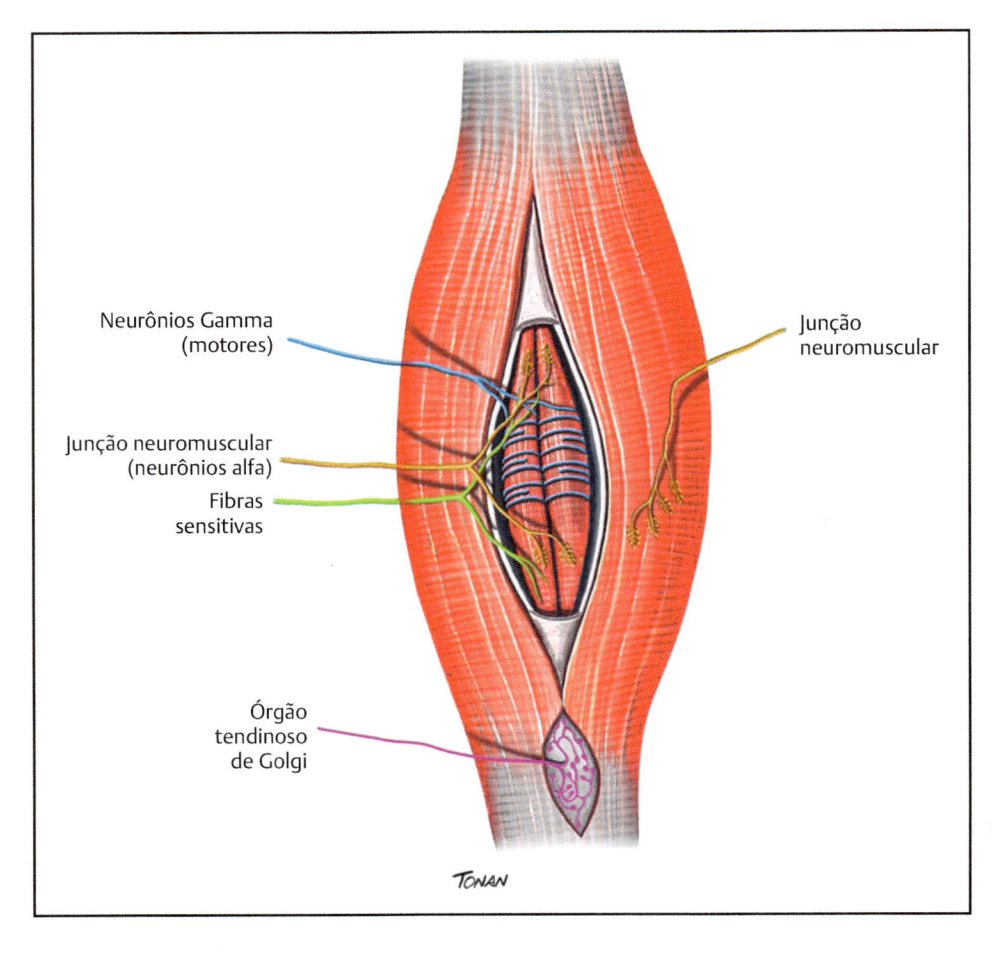

Neurônios Gamma (motores)

Junção neuromuscular

Junção neuromuscular (neurônios alfa)

Fibras sensitivas

Órgão tendinoso de Golgi

TONAN

Fig. 5-4. Anatomia da contração muscular. (Foto do acervo de ilustrações médicas Tonan/Centro Avançado de Neurologia e Neurocirurgia – CEANNE.)

Podemos observar que ambos os tratos espinocerebelares transitam pelo funículo lateral, porém um em uma região mais posterior e o outro em uma região mais anterior. Além disso, apesar do cruzamento, ambos são vias diretas.

VIAS DESCENDENTES DA MEDULA ESPINHAL

Trataremos aqui da principal via descendente da medula espinhal, que é o trato corticoespinhal, responsável pela motricidade voluntária, ou seja, o objetivo final é a inervação da musculatura estriada esquelética.

Esta via se inicia principalmente na área motora primária, localizada no giro pré-central. E da mesma forma que no giro sensitivo primário, aqui também existe uma somatotopia, representada pelo homúnculo de Penfield. Observe que existem dois homúnculos, um motor e um sensitivo.

O neurônio motor localizado na camada piramidal do córtex motor, denominado neurônio motor superior, tem um axônio de trajeto descendente que vai em direção à medula espinhal. A nível do tronco encefálico, mais especificamente no bulbo, cerca de 75 a 90% das fibras do trato corticoespinhal cruzam a linha média e passam a ocupar uma porção mais lateral, descendo pelo funículo lateral da medula espinhal, formando o denominado trato corticoespinhal lateral, que, em determinado nível da medula, na dependência de seu comando motor, irá fazer sinapse com o neurônio motor localizado no corno anterior da medula, do qual irá partir um axônio que comporá o componente motor do nervo espinhal, com destino a inervação da fibra muscular. Esse cruzamento de tantas fibras ao nível do bulbo causa um acidente anatômico denominado decussação das pirâmides.

O restante do trato corticoespinhal, que não cruzou, permanece em uma localização anterior e continua descendo pela medula espinhal pelo funículo anterior. Porém quando essa via chegar no segmento medular em que precisa fazer sinapse, ela cruzará a linha média e irá fazer sinapse com o neurônio motor localizado no corno anterior contralateral, denominado neurônio motor inferior. De modo que, na sua essência, 100% do trato corticoespinhal acaba sendo cruzado, 90% no tronco do encéfalo e 10% nos segmentos medulares.

Outras Vias Descendentes

O trato rubroespinhal tem origem no núcleo rubro do mesencéfalo e controla a parte distal dos membros, ou seja, os músculos intrínsecos e extrínsecos das mãos e dos pés. O trato vestibuloespinhal tem origem no IV ventrículo e é responsável pela postura corporal. O trato reticuloespinhal pontino e reticuloespinhal bulbar tem origem, respectivamente, na formação reticular da ponte e do bulbo. Ambos têm a função de manutenção do equilíbrio e da postura básica. Além disso, o trato reticuloespinhal pontino é fundamental para a contração da musculatura extensora dos membros inferiores, o que faz o corpo manter a postura ereta. O trato reticuloespinhal bulbar tem ação oposta. Promove o relaxamento dos músculos extensores dos membros inferiores. O trato tetoespinhal tem origem no teto do mesencéfalo, mais especificamente no colículo superior, e é responsável pelos reflexos pupilares.

BIBLIOGRAFIA

Answine JF. A basic review of pain pathways and analgesia. Pain and the brain. Anesthesiology News, Supplement; 2018.

Bican O, Minagar A, Pruitt AA. The spinal cord: A review of functional neuroanatomy. Neurol Clin. 2013;31:1-18.

Degroot J, Chusid JG. Neuroanatomia. 21. ed. Rio de Janeiro: Guanabara Koogan; 1994.

Diaz E, Morales H. Spinal cord anatomy and clinical syndromes. Semin Ultrasound CT MRI. 2012 Aug;33(4).

Dlamini M. Spinal cord pathways. Southern African Journal of Anaesthesia and Analgesia. 2020;26(6 Suppl 3):S40-44.

Elvan Ö, Aktekin M, Kayan G. Microsurgical anatomy of the spinal cord in human fetuses. Surgical and Radiologic Anatomy. 2020 Aug;42(8):951-60.

Gailloud P. Spinal vascular anatomy. Neuroimaging Clin N Am. 2019 Nov;29(4):615-33. 2019.

Heise C, Kayalioglu G. Cytoarchitecture of spinal cord. Spinal Cord. 2009;64-93.

Khalid S, Tubbs RS. Neuroanatomy and neuropsychology of pain. Cureus. 2017 Oct 6;9(10):e1754.

Latarjet M, Liard AR. Anatomia humana, vol I. 2 ed. São Paulo: Panamericana; 1993.

Nicholas DS, Weller RO. The fine anatomy of the human spinal meninges. A light and scanning electron microscopy study. J Neurosurg. 1988 Aug;69(2):276-82.

CAPÍTULO 6

ANATOMIA GERAL DOS NERVOS PERIFÉRICOS

Roberto Sergio Martins ▪ Bruno Saciloto ▪ Guilherme Nobre Nogueira ▪ Gustavo Rassier Isolan

INTRODUÇÃO

Nervos são estruturas complexas e altamente especializadas que estão presentes em todos os tecidos do corpo humano. O conhecimento da organização anatômica geral dos nervos periféricos é fundamental para maior entendimento dos mecanismos fisiopatológicos e para tratamento adequado das lesões relacionadas. Neste capítulo, serão discutidos aspectos relacionados com a organização histológica dos nervos periféricos de forma a ampliar o nosso entendimento a respeito da organização anatômica dessas estruturas.

ORGANIZAÇÃO HISTOLÓGICA E ESTRUTURAL

A palavra nervo é derivada do Latim *nervus* que, na verdade, significa tendão, uma vez que não havia um entendimento correto a respeito da verdadeira função das estruturas. A diferenciação entre nervo e tendão foi estabelecida por Herophilus no terceiro século antes de Cristo (a.C.). Qualquer nervo tem dois constituintes principais: o tecido conjuntivo de suporte e o tecido nervoso resultante da união de várias fibras nervosas.

A fibra nervosa é a unidade funcional e condutora do nervo, constituída pelo prolongamento periférico do neurónio, o axônio, que é envolvido por células de Schwann, as células de suporte que se dispõem de forma sequencial e interligadas ao longo do axônio. A extensão do axônio varia de poucos milímetros a mais de um metro, no caso do nervo ciático. Externamente à célula de *Schwann*, há um estrato formado principalmente por colágeno, laminina e fibronectina que origina uma camada de suporte tubular contínua denominada membrana basal.

Na fibra nervosa, o axônio é constituído pelo citoplasma neuronal, denominado axoplasma, limitado pela membrana celular nominada de axolema. A maioria das organelas axoplasmáticas é formada por constituintes do citoesqueleto, definido como a trama constituída por três tipos de estruturas, os microfilamentos, os filamentos intermediários e os microtúbulos. Nos axônios, os microfilamentos são denominados neurofilamentos, sendo constituídos por polímeros de actina conectados por ligações com diferentes proteínas. Estão relacionados com a motilidade celular e desempenham papel crucial na estabilidade estrutural. Os microtúbulos estão envolvidos no processo de transporte de organelas e vesículas no axoplasma, e são responsáveis por vários movimentos celulares, incluindo a expansão dos cones de crescimento dos axônios em regeneração. Essas estruturas atuam como trilhos para o transporte intracelular de substâncias, tanto centrípeto como centrífugo. No axônio, os filamentos intermediários são representados pelos neurofilamentos, organizados de forma radial em relação ao maior eixo do axônio. Em contraste com as funções de movimento dos microtúbulos, a função dos neurofilamentos é exclusivamente estrutural. Estes elementos do citoesqueleto distribuem as forças de tensão exercidas pelos tecidos vizinhos sobre o axônio.

As fibras nervosas, representadas pelos axônios e suas células de suporte, as células de Schwann, desempenham papel crucial na comunicação rápida e eficiente do sistema nervoso.

Elas podem ser classificadas em mielinizadas ou não mielinizadas. Nas fibras mielinizadas, a bainha de mielina é produzida pelas células de Schwann que estende seu citoplasma envolvendo o axônio e formando uma série de lâminas concêntricas de citoplasma ao redor do mesmo. Estas lâminas são subsequentemente comprimidas formando camadas alternadas de proteínas e lipídios que, sob magnificação, constituem a estrutura laminar característica da bainha de mielina. Nas fibras não mielinizadas, o citoplasma de uma célula de Schwann circunda um ou, mais comumente, vários axônios. Frequentemente, toda a superfície do axônio não mielinizado é envolvida por esta célula.

Nas fibras mielinizadas entre cada célula de Schwann, há uma constrição livre de mielina com cerca de um micrômetro de largura, conhecida como nódulo de Ranvier. Esses nodos são pontos cruciais da fibra nervosa que permitem a condução do impulso elétrico de forma mais eficiente, caracterizando o que é conhecido como condução saltatória, ampliando a eficiência da transmissão neural.

Os nervos formam intricada rede de comunicação e são compostos por elementos neurais, como descrito, e tecido de suporte. A maior parte do nervo é composto principalmente por tecido conjuntivo, cujos principais constituintes são o colágeno e a elastina, além das proteoglicanas, uma família de moléculas híbridas que desempenham papel vital na estrutura e função do tecido. Segundo Sunderland e Bradley, a secção transversa de um nervo humano tem cerca de 60 a 85% de sua área constituída por tecido conjuntivo. O constituinte celular do tecido conjuntivo é representado principalmente pelos fibroblastos e os nervos intactos contêm uma população residente de macrófagos que corresponde a 2 a 9% do total de células. Esses elementos proporcionam suporte e proteção essenciais às delicadas fibras neurais e aos capilares contidos dentro do nervo.

O tecido conjuntivo é organizado de maneira precisa, dividindo-se em diferentes componentes conforme sua localização e função. O epineuro externo, por exemplo, envolve e limita todo o nervo, enquanto o epineuro interno, ocupando área significativa do nervo, delineia os fascículos nervosos. Os fascículos, por sua vez, são agrupamentos de fibras neurais associadas a elementos não neurais, encapsulados pelo perineuro, camada especializada de tecido conjuntivo que protege e sustenta essas estruturas.

É interessante observar que os fascículos, devido à sua disposição estrutural, apresentam configuração ondulada ao longo de seu eixo principal, o que oferece proteção adicional contra possíveis danos por estiramento. Além disso, o tecido conjuntivo que entremeia as fibras neurais no interior dos fascículos, conhecido como endoneuro, desempenha papel crucial na sustentação das fibras neurais e capilares, formando uma bainha endoneural que delineia e protege as fibras nervosas.

Durante processos como a degeneração walleriana, em que ocorre a desintegração do axônio e da mielina, e a subsequente remoção de fragmentos celulares, as células de Schwann e os macrófagos emergem como protagonistas vitais para a manutenção e regeneração do nervo. Esses processos são fundamentais para a saúde e funcionalidade do sistema nervoso.

A organização dos fascículos dentro do nervo pode variar consideravelmente, com alguns nervos compostos por apenas um único fascículo (denominados monofasciculares), enquanto outros são polifasciculares, formados por dois ou mais fascículos (Figs. 6-1 e 6-2). Além disso, a disposição dos fascículos dentro do nervo humano é complexa, formando uma rede intrincada de fascículos que trocam ramos entre si e cuja disposição varia não apenas entre diferentes nervos, mas também em diferentes regiões do mesmo nervo,

refletindo a complexidade e a adaptação do sistema nervoso às exigências do organismo.

O suprimento sanguíneo do nervo é abundante e é assegurado por uma miríade de vasos sanguíneos que percorrem longitudinalmente o seu maior eixo, uma rede vital que nutre e sustenta cada fibra nervosa. As artérias nutrientes,

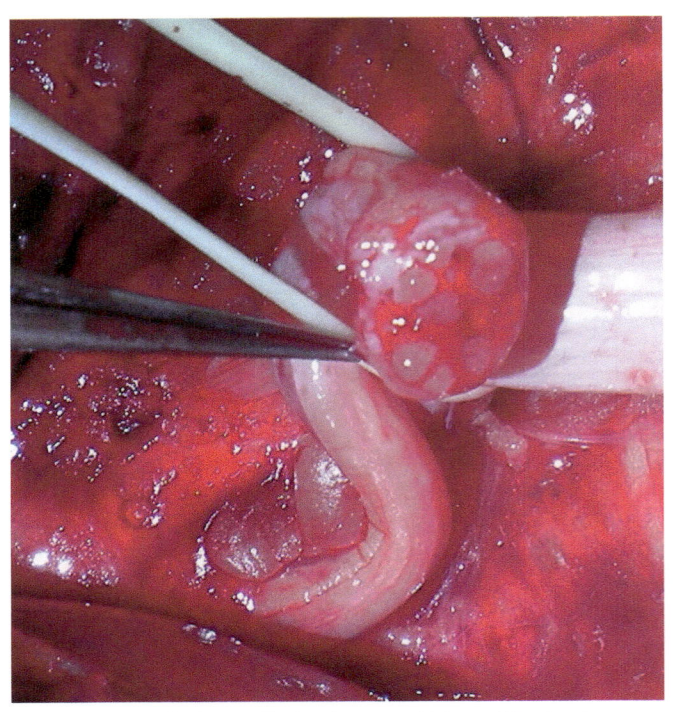

Fig. 6-1. Secção da divisão fibular do nervo ciático evidenciando o padrão multifascicular.

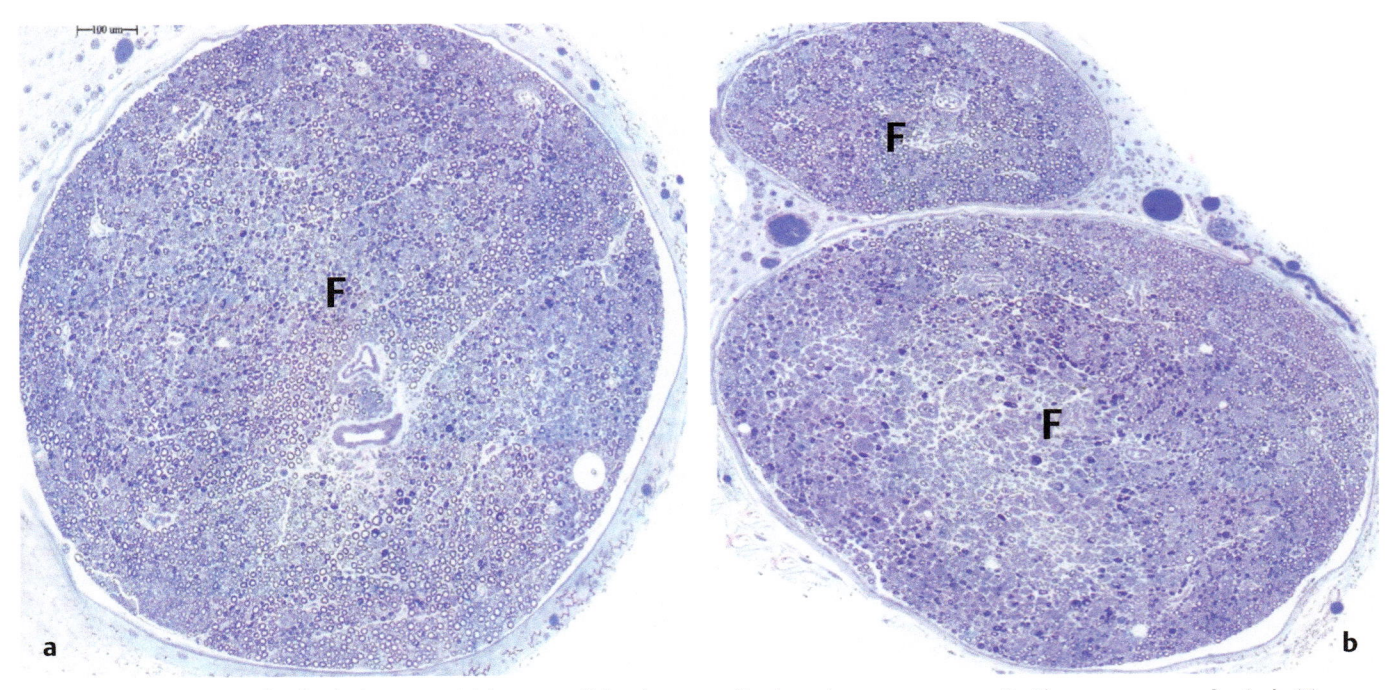

Fig. 6-2. (a) Fotomicrografia obtida de corte axial do nervo ciático do rato realizada onde o nervo era constituído por apenas um fascículo (F) (nervo monofascicular). **(b)** Fotomicrografia obtida de corte axial do nervo ciático do rato que mostra organização bifascicular. Coloração: azul de toluidina a 1 %.

derivadas desses vasos, em uma jornada transversal através do epineuro interno, formam uma intrincada rede de conexões colaterais que garante suprimento eficiente para cada fascículo. Os capilares intrafasciculares são protegidos por endotélio impermeável formado pela união das células endoteliais através de junções estreitas. A associação destas conexões intercelulares com a barreira de difusão de proteínas, presente na membrana perineural, estabelece uma barreira impenetrável para substâncias indesejadas, mantendo ambiente endoneural especializado e otimizado para a transmissão rápida e eficaz de impulsos nervosos. Essa barreira hematoneural espelha a sofisticação da barreira hematoencefálica, garantindo a segurança e a integridade do nervo, preservando o ambiente endoneural especializado para condução de impulsos nervosos.

Fibras nervosas motoras, sensitivas e simpáticas contribuem para a formação do nervo. O diâmetro das fibras motoras varia de dois a vinte micrômetros (μm). As fibras mais calibrosas e as mais finas inervam, respectivamente, as fibras musculares extrafusais e as fibras musculares intrafusais dos músculos estriados. As fibras sensitivas podem ser mielinizadas ou não. As mielinizadas possuem diâmetro que varia de 1,5 a 20 μm. As fibras sensitivas podem terminar livremente na periferia cutânea ou em uma variedade de órgãos terminais especializados. As fibras simpáticas originam-se a partir de processos pós-ganglionares de neurônios do tronco simpático. Estas fibras não são mielinizadas e inervam vasos, folículos pilosos, músculos e glândulas da pele. Três tipos fundamentais de fibras nervosas podem ser identificados: a tipo A, subdividida em alfa, beta, gama ou delta, a tipo B e a tipo C (Quadro 6-1).

PROPRIEDADES ESTRUTURAIS DOS NERVOS E SUAS CONSEQUÊNCIAS

As características histológicas descritas previamente conferem aos nervos propriedades características. Ao contrário da maior parte dos tecidos humanos, o espaço endoneural apresenta pressão tecidual discretamente positiva, conferindo certa rigidez aos fascículos, devido ao predomínio dessa pressão positiva circunferencial sobre o perineuro. Na rotina das cirurgias dos nervos, é comum observar-se uma consequência desse fato: secção fasciculares com lesão do perineuro

resultam em extrusão ou herniação do tecido nervo para fora dos fascículos, situação que exige a secção desse tecido no momento do reparo. Essa pressão endoneural de base positiva pode elevar-se ainda mais em situações de lesões não penetrantes, como nas síndromes compressivas, resultado em lesão secundária por isquemia que agrava a lesão axonal focal.

O nervo tem certa elasticidade e extensibilidade, propriedade secundária à constituição dos elementos básicos do tecido de suporte dos nervos, a elastina e o colágeno (Fig. 6-3). A elastina é formada por arranjo frouxo de polipeptídeos, possibilidade que o nervo suporte determinada tensão, como a que ocorre quando o nervo ulnar desliza pelo sulco retroepicondilar no cotovelo com a flexão do antebraço. A estrutura helicoidal do colágeno possibilita que o nervo tenha determinada extensibilidade, que pode ser verificada na retração

Quadro 6-1. Classificação das fibras neurais de acordo com o diâmetro, velocidade de condução e função

Tipo	Diâmetro	VC (m/s)	Função
A Alfa	12-20 μm	70-120 m/s	■ Motora ■ Fibras musculares extrafusais ■ Proprioceptivas
A Beta	5-12 μm	30-70 m/s	■ Tato ■ Pressão
A Gama	3-6 μm	15-30 m/s	■ Motora ■ Fibras musculares intrafusais
A Delta	2-5 μm	10-30 m/s	■ Nociceptiva ■ Tato ■ Temperatura
B	1,5-3 μm	3-15 m/s	■ Simpáticas pré-ganglionares
C	< 2 μm	0,5-2 m/s	■ Nociceptiva ■ Simpáticas pós-ganglionares

m/s: metros por segundo; μm: micrômetro; VC: velocidade de condução.
Fonte: Martins RS. Estudo experimental da efetividade de um adesivo tecidual à base de fibrina no reparo de lesões de nervos [tese]. São Paulo: Faculdade de Medicina, Universidade de São Paulo; 2004. 186 p.

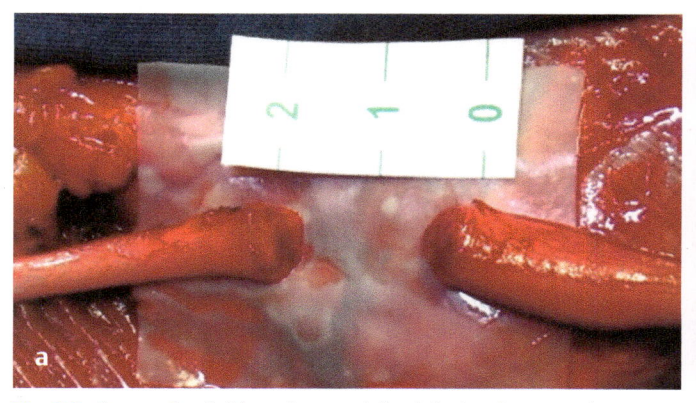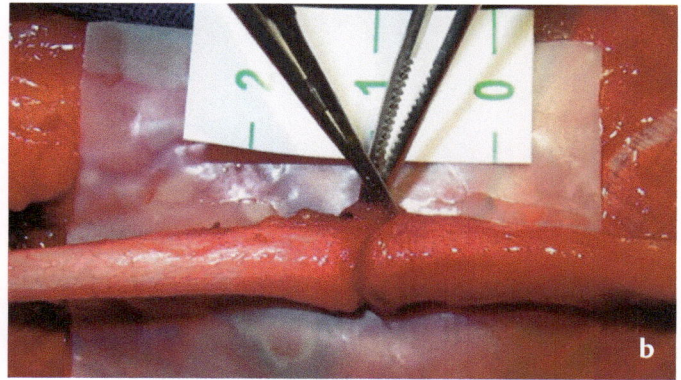

Fig. 6-3. Fotografia obtida após exposição cirúrgica do nervo ulnar na região do cotovelo após lesão aberta cortante. (**a**) Distância entre os cotos seccionados do nervo. (**b**) Note a propriedade de extensibilidade do nervo permitindo a aproximação dos cotos para a realização de neurorrafia primária.

dos cotos de um nervo quando há a sua secção completa. Essa propriedade permite também que, em situações em que não haja grande perda tecidual, cotos seccionados possam ser aproximados para a realização de um reparo terminoterminal. Qualquer nervo periférico responde de forma uniforme ao estiramento inicial, que ocorre sem que haja aumento da tensão intraneural, de forma que o nervo pode ser alongado em até 15% do seu comprimento sem que haja lesão. Com o aumento do estiramento e a partir de um determinado ponto, que é variável para cada nervo, pequenos aumentos no comprimento são acompanhados por grande aumento na tensão, levando a diferentes estágios de ruptura acarretando a perda de continuidade dos tubos endoneurais, desorganização do endoneuro, ruptura do perineuro e, por fim, do epineuro. Essa propriedade elástica é diferente na situação crônica, quando

há alongamento lento e gradual, sendo possível o alongamento do nervo acima do seu ponto de ruptura.

ANATOMIA BÁSICA DOS NERVOS E PLEXOS

Nessa seção, será apresentado um relato sumário da anatomia básica dos nervos e plexos. Descrição mais detalhada dessa anatomia específica pode ser observada em diversas literaturas especializadas.

Anatomia Básica do Plexo Braquial (Fig. 6-4)

As radículas ventrais e dorsais originadas na medula espinhal unem-se para formar raízes dorsal e ventral, que juntas são envolvidas por uma bainha estreita de aracnoide e dura-máter com as quais penetram nos forames intervertebrais. Dentro de cada forame, lateral ao ponto em que as raízes perfuram a dura-máter, localiza-se uma dilatação da raiz dorsal,

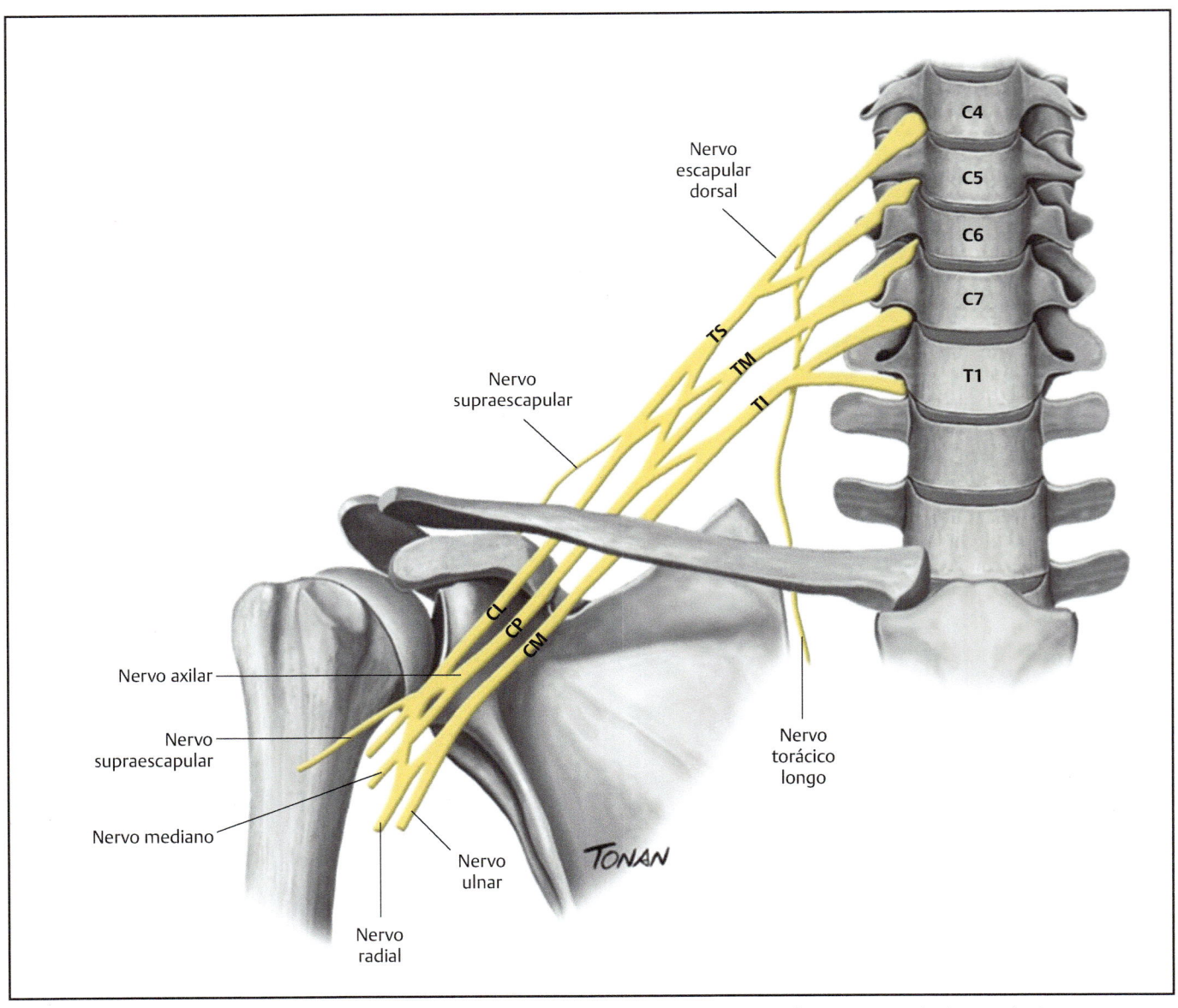

Fig. 6-4. O plexo braquial com seus principais ramos. (Foto do acervo de ilustrações médicas Tonan/Centro Avançado de Neurologia e Neurocirurgia – CEANNE.)

chamada gânglio espinhal, onde situam-se os corpos celulares dos neurônios sensitivos. Distal a esse gânglio, as raízes ventral e dorsal unem-se para formar o nervo espinhal, região onde a bainha dural continua com o epineuro. A seguir, o nervo espinhal emerge do forame e divide-se em um ramo dorsal e um ramo ventral. Na sua origem, ou imediatamente distal, o ramo ventral de cada nervo espinhal recebe um ramo comunicante cinza originando-se dos gânglios simpáticos cervicais.

O plexo braquial é uma complexa rede de nervos que se estendem do pescoço até a axila inervando o membro superior. É formado pela união de ramos ventrais primários dos nervos espinhais C5, C6, C7, C8 e T1, que são incorretamente chamados de raízes do plexo braquial. Apesar deste erro de nomenclatura, esse termo é de uso consagrado e será também utilizado na presente descrição.

Ao emergir do forame intervertebral, as raízes situam-se entre os músculos escalenos anterior e médio e apresentam um trajeto inferior e lateral, com alguma variação para cada elemento. Assim, C5 e C6 possuem inclinação caudal, C7 persiste no mesmo eixo, e C8 e T1 apresentam direção cranial.

À medida que as raízes penetram no triângulo posterior do pescoço, formam-se três troncos primários do plexo braquial. As raízes C5 e C6 unem-se na borda lateral do músculo escaleno anterior para formar o tronco superior. A raiz C7 forma o tronco médio e as raízes C8 e T1 unem-se posteriormente ao músculo escaleno anterior, na altura da primeira costela, para formar o tronco inferior. Os três troncos apresentam curso oblíquo caudal e lateral, resultado de sua convergência na margem posterior da clavícula. No seu trajeto inferior e lateral, imediatamente cranial e posterior à clavícula, cada um dos troncos se bifurca em divisões anterior e posterior. De forma geral, as divisões anteriores suprem as porções anterior ou flexora do membro superior. As divisões anteriores do tronco superior e médio unem-se para formar o cordão lateral, enquanto a divisão anterior do tronco inferior continua como cordão lateral. As divisões posteriores dos troncos unem-se para formar o cordão posterior, que supre as porções posterior e extensora do membro superior.

Na região infraclavicular, os elementos do plexo cursam de forma paralela circundando a artéria axilar e cada cordão divide-se em dois ramos terminais. O cordão lateral origina o nervo musculocutâneo e a contribuição lateral para o nervo mediano. O cordão medial divide-se no nervo ulnar e a contribuição medial do nervo mediano e o cordão posterior bifurca-se em nervo radial e axilar. Diversos ramos originam-se ao longo do plexo braquial: o nervo torácico longo e o escapular dorsal originam-se das raízes; o ramo para o músculo subclávio origina-se do tronco superior; o nervo supraescapular, importante na função da abdução do braço, deriva da trifurcação do tronco superior. Outros nervos, como os peitorais, toracodorsal e subescapulares, originam-se na região infraclavicular a partir dos cordões do plexo braquial.

Anatomia Básica do Plexo Lombossacro (Fig. 6-5)

O plexo lombossacro desempenha papel crucial na sensibilidade e movimentação dos membros inferiores, além de controlar várias funções dos órgãos pélvicos.

Da mesma forma que o plexo braquial, diversas raízes participam da formação do plexo lombossacro, constituindo uma trama complexa composta pela união de ramos anteriores dos nervos espinhais lombares (L1-L4) e sacrais (S1-S4) e que origina os principais nervos dos membros inferiores. Os ramos anteriores dos nervos espinhais lombares, geralmente de L1 a L4, contribuem para a formação do plexo lombar, enquanto os ramos anteriores dos nervos espinhais sacrais, geralmente de S1 a S4, formam o plexo sacral.

O nervo femoral (L2-L4) é um dos principais nervos derivados do plexo lombar. Esse nervo cursa inferiormente dentro do aspecto posterior do músculo psoas maior e emerge na pelve entre esse músculo e o ilíaco, fornecendo inervação para os músculos do quadril e da coxa, principalmente para o quadríceps femoral, e recebe aferência sensitiva da região anteromedial da coxa e medial da perna. O nervo obturatório é outro ramo do plexo lombar originado das raízes L2-L4. Após a sua origem, esse nervo cursa ao longo do aspecto medial do músculo psoas maior e segue na coxa após passar pelo canal obturatório. O nervo cutâneo femoral lateral origina-se das divisões posteriores de L2 e L3, emergindo da margem lateral do músculo psoas maior. No seu curso distal, esse nervo passa pela parede abdominal medial à espinha ilíaca anterossuperior, onde deixa a pelve sob o ligamento inguinal, ponto de possível compressão cuja manifestação clínica caracteriza a meralgia parestésica. Esse nervo recebe aferência sensitiva da parte anterolateral da coxa.

Os nervos ílio-hipogástrico, ilioinguinal e genitofemoral são os três ramos menores do plexo lombar e recebem aferências sensitivas das regiões da parede abdominal, região inguinal e genitália externa.

O nervo ciático é o mais longo do corpo humano e é originado das raízes L4 a S3. Após a sua origem, sai da pelve através do forame isquiático maior, inferior ao músculo piriforme. A parte proximal do nervo ciático inerva a maior parte dos músculos da coxa posterior, incluindo o bíceps femoral, o semimembranáceo, o semitendíneo e a porção isquiática do adutor magno. Desde a sua origem, o nervo é constituído por duas divisões, tibial (L4-S3) e fibular (L4-S2), que cursam no compartimento posterior da coxa onde se individualizam e seguem em sentido distal para prover inervação aos músculos da perna e pé.

Diversos outros nervos são originados do plexo lombossacro, incluindo os glúteos, superior e inferior, o nervo cutâneo femoral posterior e o nervo pudendo.

Anatomia Básica dos Nervos

As lesões de nervos periféricos resultam em graves repercussões funcionais, e o diagnóstico preciso da topografia da lesão impacta sobremaneira a conduta e o tratamento a ser instituído. Após uma lesão grave, os axônios distais à lesão degeneram e a recuperação depende do restabelecimento da continuidade do nervo nos casos de secção física completa ou quando há formação de tecido fibrocicatricial intraneural que precisa ser ressecado, nas lesões denominadas neurotméticas. Após o restabelecimento da continuidade, os axônios iniciam a sua regeneração em direção à extremidade distal para que haja a sua reconexão com o órgão-alvo, em geral a placa motora, e o restabelecimento da função.

O conhecimento anatômico é fundamental na avaliação desses pacientes, o que permite a exata identificação

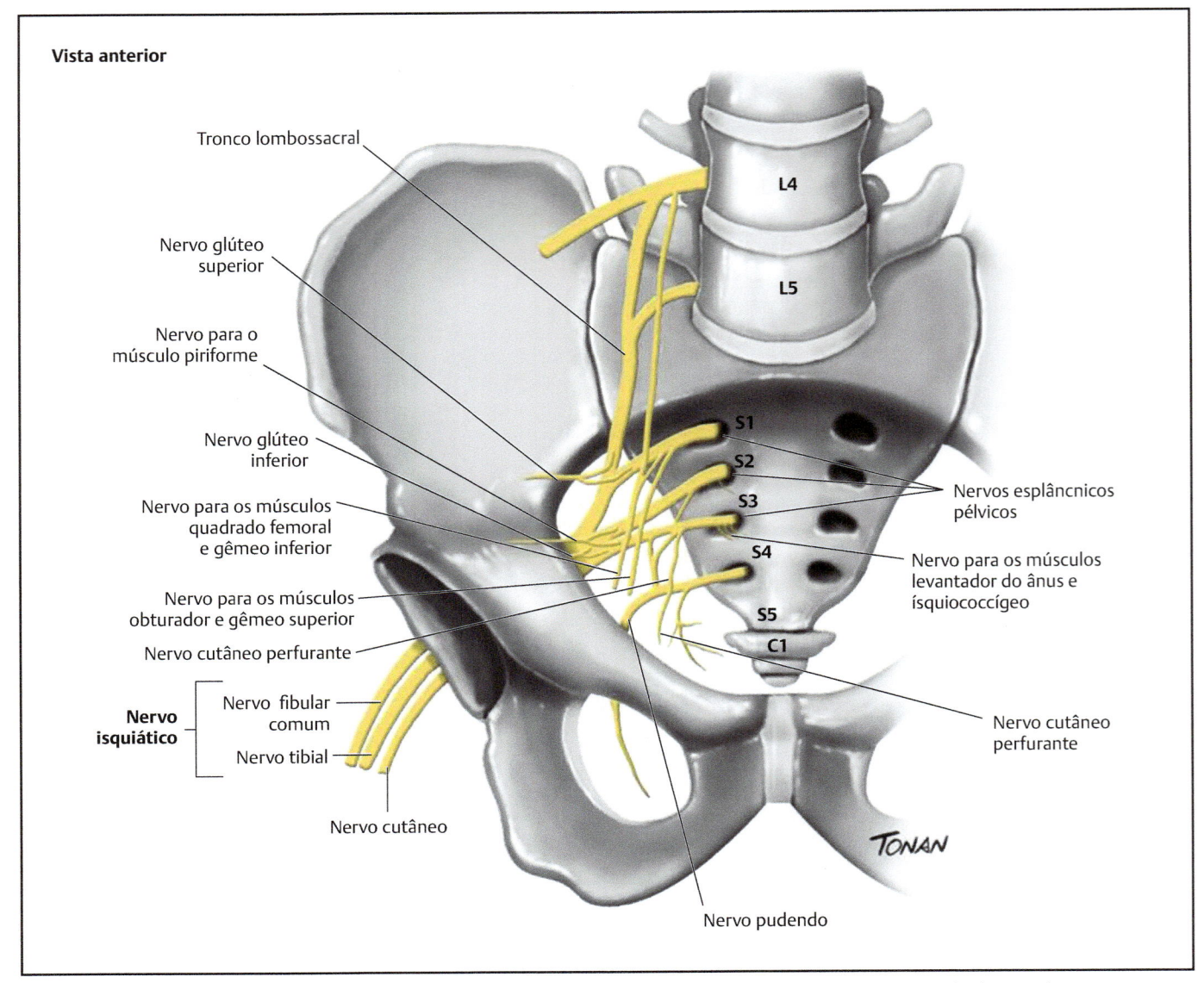

Vista anterior

Tronco lombossacral

Nervo glúteo superior

Nervo para o músculo piriforme

Nervo glúteo inferior

Nervo para os músculos quadrado femoral e gêmeo inferior

Nervo para os músculos obturador e gêmeo superior

Nervo cutâneo perfurante

Nervo isquiático — Nervo fibular comum / Nervo tibial

Nervo cutâneo

L4

L5

S1
S2
S3
S4
S5
C1

Nervos esplâncnicos pélvicos

Nervo para os músculos levantador do ânus e ísquiococcígeo

Nervo cutâneo perfurante

Nervo pudendo

Fig. 6-5. O plexo lombossacro e seus principais ramos. (Foto do acervo de ilustrações médicas Tonan/Centro Avançado de Neurologia e Neurocirurgia – CEANNE.)

da topografia da lesão através do comprometimento da função motora, e na identificação clínica da progressão axonal. Isso é possível por meio do conhecimento da sequência de origem dos ramos motores em sentido distal, permitindo que se acompanhe a recuperação motora sequencial à medida que os axônios em regeneração atinjam determinado músculo. Um exemplo é a lesão do nervo radial onde há comprometimento da função do músculo tríceps, além de todos outros músculos inervados. A presença de déficit relacionado com o tríceps situa a lesão em topografia proximal, próxima à origem do nervo radial, pois os ramos para esse músculo são os primeiros a serem originados no trajeto do nervo. Outra situação é a lesão do nervo radial no antebraço,

proximal à origem do nervo interósseo posterior (ramo do nervo radial originado no antebraço proximal): nesse caso, a limitação funcional será restrita aos músculos inervados pelo nervo interósseo posterior, com déficit da extensão do punho e dedos, mas manutenção das funções dos músculos tríceps e braquiorradial que receberam o aporte axonal motor proximal à lesão.

As Figuras 6-6 a 6-10 ilustram os principais nervos dos membros e a disposição topográfica sequencial dos ramos originados ao longo dos seus trajetos. O conhecimento da origem sequencial dos ramos musculares possibilita ao examinador identificar o local da lesão com base no exame de cada músculo.

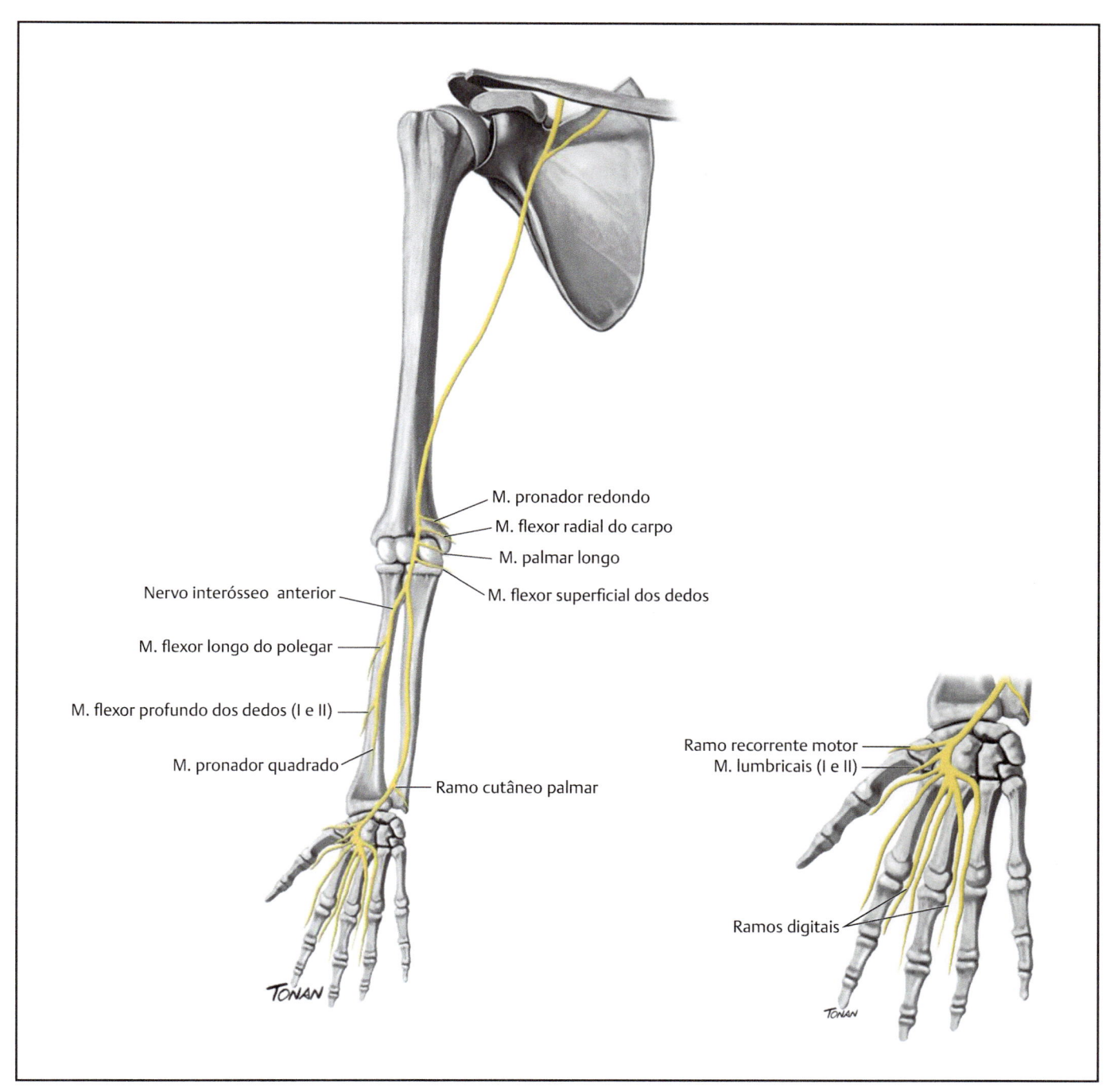

M. pronador redondo

M. flexor radial do carpo

M. palmar longo

M. flexor superficial dos dedos

Nervo interósseo anterior

M. flexor longo do polegar

M. flexor profundo dos dedos (I e II)

M. pronador quadrado

Ramo cutâneo palmar

Ramo recorrente motor

M. lumbricais (I e II)

Ramos digitais

TONAN

Fig. 6-6. O nervo mediano no seu trajeto no membro superior. Note a disposição topográfica da origem de cada ramo muscular. (Foto do acervo de ilustrações médicas Tonan/Centro Avançado de Neurologia e Neurocirurgia – CEANNE.)

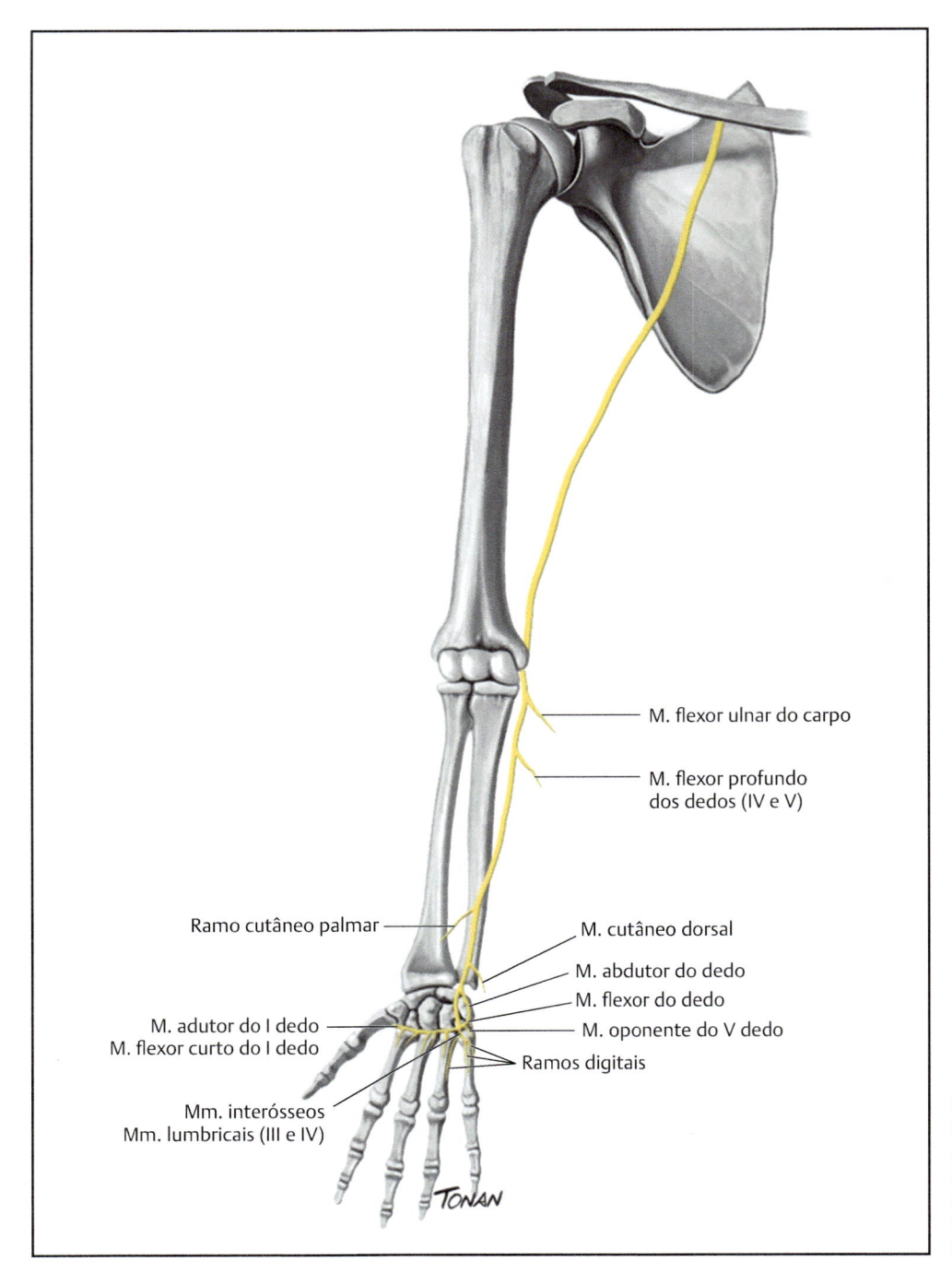

M. flexor ulnar do carpo

M. flexor profundo dos dedos (IV e V)

Ramo cutâneo palmar

M. cutâneo dorsal

M. abdutor do dedo

M. flexor do dedo

M. adutor do I dedo
M. flexor curto do I dedo

M. oponente do V dedo

Ramos digitais

Mm. interósseos
Mm. lumbricais (III e IV)

TONAN

Fig. 6-7. O nervo ulnar no seu trajeto no membro superior. Note a disposição topográfica da origem de cada ramo muscular. (Foto do acervo de ilustrações médicas Tonan/ Centro Avançado de Neurologia e Neurocirurgia – CEANNE.)

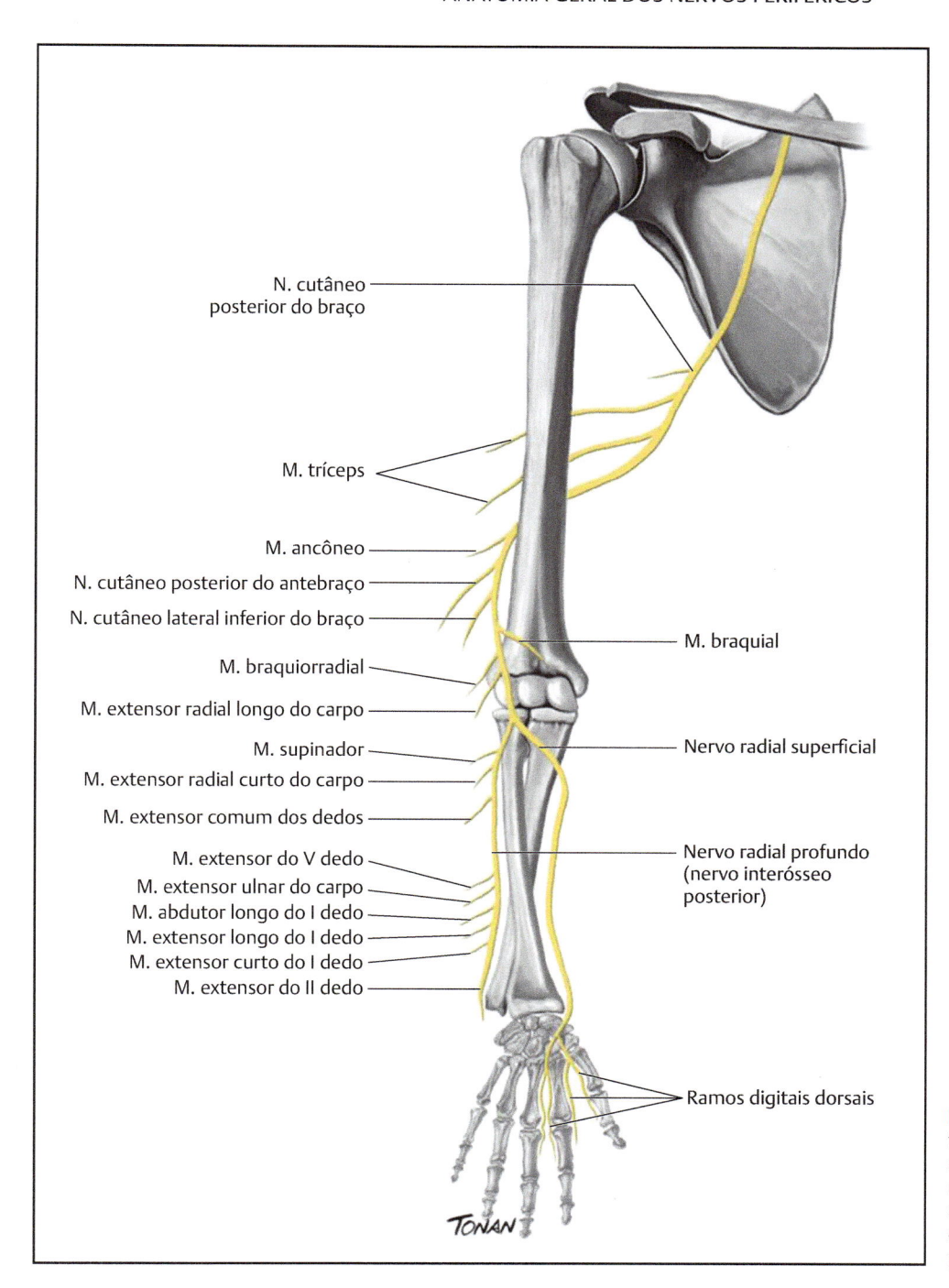

N. cutâneo posterior do braço

M. tríceps

M. ancôneo

N. cutâneo posterior do antebraço

N. cutâneo lateral inferior do braço

M. braquiorradial

M. extensor radial longo do carpo

M. supinador

M. extensor radial curto do carpo

M. extensor comum dos dedos

M. extensor do V dedo

M. extensor ulnar do carpo

M. abdutor longo do I dedo

M. extensor longo do I dedo

M. extensor curto do I dedo

M. extensor do II dedo

M. braquial

Nervo radial superficial

Nervo radial profundo (nervo interósseo posterior)

Ramos digitais dorsais

TONAN

Fig. 6-8. O nervo radial no seu trajeto no membro superior. Note a disposição topográfica da origem de cada ramo muscular. (Foto do acervo de ilustrações médicas Tonan/ Centro Avançado de Neurologia e Neurocirurgia – CEANNE.)

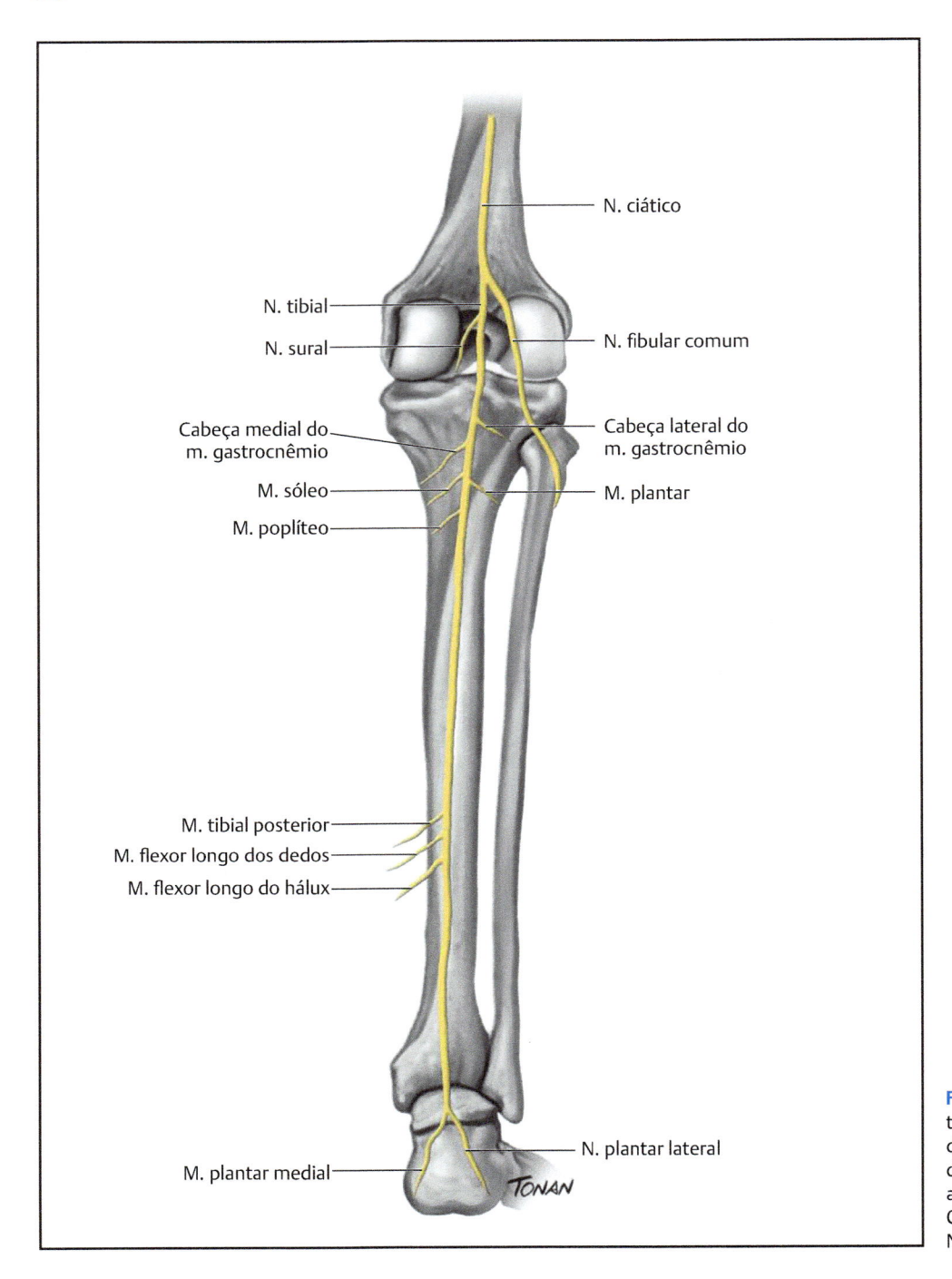

Fig. 6-9. O nervo tibial no seu trajeto no membro inferior. Note a disposição topográfica da origem de cada ramo muscular. (Foto do acervo de ilustrações médicas Tonan/ Centro Avançado de Neurologia e Neurocirurgia – CEANNE.)

anterior da junção dos seios sigmoide e transversos. O asté-rio é a junção da sutura occiptomastóidea, parietomastóidea e lambdóidea e representa a parte inferior da junção do seio sigmoide e transverso.[5,6]

O ptério é uma região localizada na parte anterior da fossa temporal, em formato de H, formado pela junção óssea dos ossos frontal, parietal, asa maior do esfenoide e temporal e das suturas esfenoparietal, coronal, escamosa e frontoesfenoi-dal. Este é considerado um importante ponto craniométrico para o acesso neurocirúrgico pterional utilizado para acessar a maioria das patologias da região anterolateral do cérebro. O poro acústico externo é a entrada para a orelha externa (meato acústico externo) e é delimitado posteroinferiormen-te pelo processo mastóideo do osso temporal. Anteromedial-mente, uma projeção fina, pontiaguda, denominada de pro-cesso estiloide do temporal é observada. A espinha de Henle localiza-se na borda posterossuperior do meato acústico ex-terno ao nível do canal semicircular e segmento timpânico do nervo facial.[7]

A parte timpânica do osso temporal é uma região côncava anterior ao processo mastóideo e forma a parede anterior, o assoalho e a parte da parede posterior do meato acústico ex-terno, além da parede posterior da fossa mandibular.[7]

A parte mastóidea do osso temporal é caracterizada pelo processo mastóideo localizado na parte posterior do osso tem-poral, projetado inferiormente. O osso mastoide contém as células aéreas da mastoide e é o local onde os músculos es-ternocleidomastóideo, esplênio, longuíssimo e a porção pos-terior do digástrico se inserem.[5-7]

A parte escamosa do osso temporal forma parte do as-soalho e parede lateral da fossa média, e, podemos visualizar sua parte externa através da superfície lateral do crânio, assim como também forma a parte posterior do arco zigomático e parte superior da fossa mandibular. Sua superfície externa é o local onde o músculo temporal se insere. A parede poste-rossuperior e teto do meato acústico externo é formado pela parte escamosa do temporal.[8,9]

A parte estiloide do osso temporal é uma pequena região formada por uma espícula óssea denominada de processo estiloide, que se projeta da borda inferior do osso timpânico em direção a fossa infratemporal. Os músculos estiloglosso, estilofaríngeo e estilohióideo se inserem no processo esti-loide. Localizado posteriormente ao processo estiloide, en-contra-se o forame estilomastóideo por onde o nervo facial deixa o crânio.[7,8]

REGIÃO POSTERIOR DO CRÂNIO

A região posterior do esqueleto craniano é composta pelo osso occipital, partes dos parietais e porção mastóidea dos temporais. A junção das suturas sagital e lambdoide forma o lambda. O osso occipital engloba a maior área da parte poste-rior do crânio, sendo dividido em três partes: escamosa, ba-silar e lateral. O osso occipital articula-se com o osso parietal bilateralmente através da sutura lambdóidea e com o osso temporal e esfenoidal através da sutura occiptomastóidea. Externamente, a região mais proeminente do osso occipital é denominada de protuberância occipital externa, representada pelo ponto craniométrico ínio, que demarca a localização da confluência dos seios venosos ou tórcula de Herófilo. A linha

nucal superior estende-se lateralmente a partir de cada lado da protuberância occipital externa, onde o ligamento nucal e o músculo trapézio se inserem.[10-13]

A parte basilar do osso occipital estende-se do forame magno até a parte superior do *clivus*, onde se articula com o dorso da sela e o osso esfenoidal. As partes laterais do osso oc-cipital formam as paredes do forame magno; na sua superfície inferior, estão localizados os côndilos occipitais. Outro ponto craniométrico importante localizado na região posterolateral do crânio é o astério, que representa a junção da sutura lamb-doide com a sutura parietomastóidea e occiptomastóidea, correspondendo a junção do seio transverso e sigmoide in-ternamente. Superiormente adjacente ao astério encontra-se a incisura pré-occipital, que demarca internamente o limite entre os lobos temporal e occipital na superfície inferolateral do hemisfério cerebral.[14,15]

REGIÃO SUPERIOR DA CONVEXIDADE DO CRÂNIO

A região mais superior do crânio ou convexidade craniana, arredondada, é mais alargada no sentido posterolateral, e ex-ternamente forma as eminências ou túberes parietais. O osso frontal é separado dos ossos parietais pela sutura coronal, e a sutura sagital divide os ossos parietais na linha média. A união das suturas coronal e sagital é marcada pelo bregma. O lambda é formado pela junção das suturas sagital e lambdoide. A cal-vária é o ponto mais alto da convexidade craniana (Fig. 7-3).[14]

Os ossos parietais articulam-se na linha média através da sutura sagital, na parte anterior, com o osso frontal atra-vés da sutura coronal, inferolateralmente com o temporal e esfenoide através da sutura escamosa e com o osso occipital através da sutura lambdoide.[2,4,14,15]

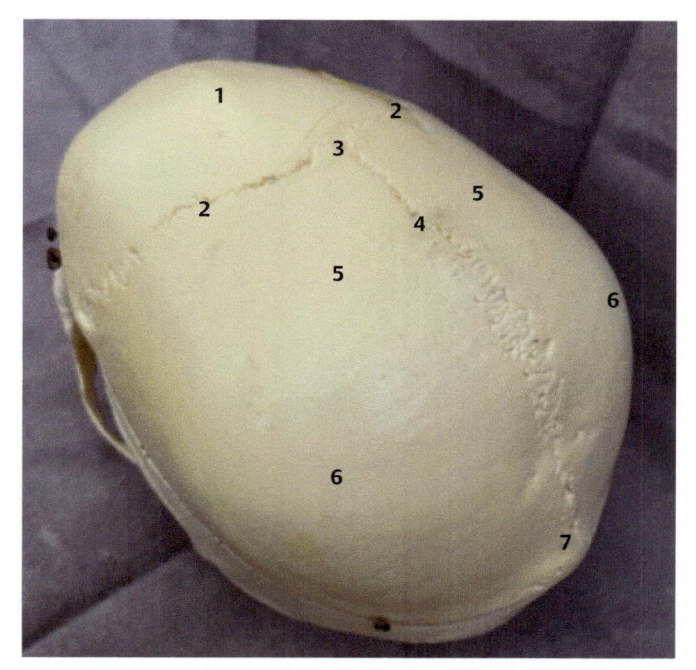

Fig. 7-3. Vista superior do crânio mostrando a união dos ossos frontal, parietais e occipital. Ponto craniométrico bregma formado pela junção das suturas coronal e sagital. *1.* Osso frontal; *2.* sutura coronal; *3.* bregma; *4.* sutura sagital; *5.* osso parietal; *6.* eminência parietal; *7.* lambda.

A presença de alguns forames pode ser encontrada na convexidade craniana, sendo o forame parietal o mais comum, localizado na região posterior dos ossos parietais. Por serem irregulares e inconstantes, ocasionalmente podem não estar presentes. Esses forames da convexidade são denominados forames emissários, e permitem a passagem de veias emissárias que conectam as veias do couro cabeludo com os seios venosos da dura-máter.[14]

Na superfície interna dos ossos parietais é visualizado um sulco para o seio sagital superior e para a artéria meníngea média inferiormente. O eurio é o principal ponto craniométrico do osso parietal localizado na região de maior diâmetro transverso do crânio, na eminência parietal. Internamente, corresponde a superfície cortical do giro supramarginal.[10,11] O estefânio é o ponto craniométrico representado pela conexão da sutura coronal com a linha temporal superior, e que, na superfície cerebral, corresponde à interseção do sulco pré-central com o sulco frontal inferior.[16]

REGIÃO INFERIOR DA BASE DO CRÂNIO

A base do crânio forma o assoalho do neurocrânio. Quando vista de sua superfície inferior, a base do crânio é formada pelos ossos maxilar, esfenoide, temporal e occipital. No osso maxilar, é possível observar os processos alveolares da maxila que sustentam os dentes maxilares, a parte anterior formada pelos processos palatinos da maxila e posteriormente pelas lâminas horizontais dos palatinos. Uma projeção posterior do palato duro no plano mediano configura a espinha nasal posterior. Na região anterior do palato duro, são encontrados canais e forames incisivos que permitem a passagem dos nervos nasopalatinos direito e esquerdo. Os forames palatinos maior e menor localizam-se na região posterolateral do palato duro. As coanas formam duas grandes aberturas nasais posteriores separadas pelo vômer, um osso plano que forma a metade inferior do septo nasal.[14-16]

O osso esfenoide é um osso ímpar localizado no centro da base do crânio. Constituído por um corpo central e pelas asas maiores, asas menores e processos pterigoides bilateralmente, articula-se com a parte escamosa do osso temporal lateralmente, posteriormente com a parte clival do osso occipital, anteriormente com o osso etmoidal e frontal, e com os ossos parietal, zigomático e palatino.[2] O seio esfenoidal é uma cavidade paranasal preenchida por ar localizada no interior do corpo esfenoidal, local de extrema importância para o neurocirurgião, em decorrência de fazer parte da via de acesso endonasal transesfenoidal para a região selar e da base do crânio. O seio esfenoidal abre-se na cavidade nasal através do óstio esfenoidal abaixo da concha superior.[17] As asas maiores e menores do esfenoide projetam-se lateralmente a partir do corpo. A partir da vista externa do crânio é possível observar as faces orbital, temporal e infratemporal do osso esfenoide. Os processos pterigoides são formados pelas lâminas medial e lateral, estendendo-se inferiormente a partir da junção do corpo e da asa maior. O sulco da tuba auditiva encontra-se abaixo da junção da asa maior do esfenoide com a parte petrosa do osso temporal.[7,17]

O osso occipital articula-se com o esfenoide anteriormente. Uma grande abertura denominada forame magno permite a passagem da medula espinhal e do tronco cerebral (bulbo), das artérias vertebrais, artérias espinais anteriores e posteriores e da raiz espinal do nervo acessório (XI par craniano). Os côndilos occipitais são duas projeções ósseas laterais na base do crânio separadas pelo forame magno, que se articula com a coluna vertebral. Entre o occipital e a parte petrosa do temporal encontra-se o forame jugular, local de passagem das veias jugulares internas e dos nervos cranianos glossofaríngeos – IX, vago – X e acessório – IX. O canal carotídeo encontra-se anteriormente ao forame jugular e permite a passagem da artéria carótida interna. Lateralmente são visualizados os processos mastóideos e os processos estiloides do osso temporal. Os forames estilomastóideos permitem a passagem do nervo facial – VII e da artéria estilomastóidea. Entre a parte timpânica e petrosa do osso temporal encontra-se a fissura petrotimpânica.[7,18]

O processo mastóideo é a proeminência óssea projetada inferiormente, localizada na parte mastóidea do osso temporal, onde se inserem diversos músculos que vão para a região do pescoço. O osso mastóideo contém células aéreas. Posterolateralmente a incisura mastóidea, encontra-se a incisura occipital por onde percorre a artéria occipital. Um forame emissário localiza-se posteriormente de cada lado do processo mastóideo, onde uma veia emissária para o seio sigmoide e um ramo dural da artéria occipital se adentram.[7,8]

A fossa mandibular é delimitada anteriormente pelo tubérculo articular e posteriormente pelo tubérculo pós-glenoidal. A fissura escamotimpânica é localizada entre a parte medial do osso temporal escamoso e a parte timpânica abaixo da fossa mandibular. O canal carotídeo, local onde a artéria carótida interna adentra mediamente na base do crânio e segue seu percurso como segmento petroso da artéria carótida interna, encontra-se a frente do forame jugular. A superfície inferior do osso petroso do temporal é muito irregular e conecta-se mediamente com o *clivus* através da fissura petroclival. Uma espícula de cada lado, denominada de processo estiloide, projeta-se inferiormente da borda inferior da parte timpânica em direção a fossa infratemporal. Os músculos estiloglosso, estilofaríngeo e estilo-hióideo inserem-se no processo estiloide.[8,9,19]

REGIÃO SUPERIOR DA BASE DO CRÂNIO

A região superior da base do crânio é formada pelas fossas anterior, média e posterior que formam o assoalho da cavidade do crânio (Fig. 7-4).[4,20]

A fossa anterior da base do crânio é a região mais superior das três fossas cranianas, sendo formada pelo osso frontal anteriormente, mediamente pelo etmoide e corpo, e asas menores do esfenoide posteriormente. A parte orbital do osso frontal forma a maior parte da fossa anterior, sendo a região que forma o teto da órbita e sustenta a superfície inferior e anterior dos lobos frontais do cérebro. Sua superfície é sinuosa devido às impressões ósseas dos giros orbitais do lobo frontal. A crista etmoidal é uma proeminência óssea mediana que se projeta superiormente a partir do etmoide. De cada lado da crista etmoidal está presente a lâmina horizontal cribriforme do etmoide com seus múltiplos pequenos forames que dão passagem aos nervos olfatórios (I nervo craniano) a partir da cavidade nasal até os bulbos olfatórios situados sobre a lamina do etmoide. A partir da lâmina cribriforme uma

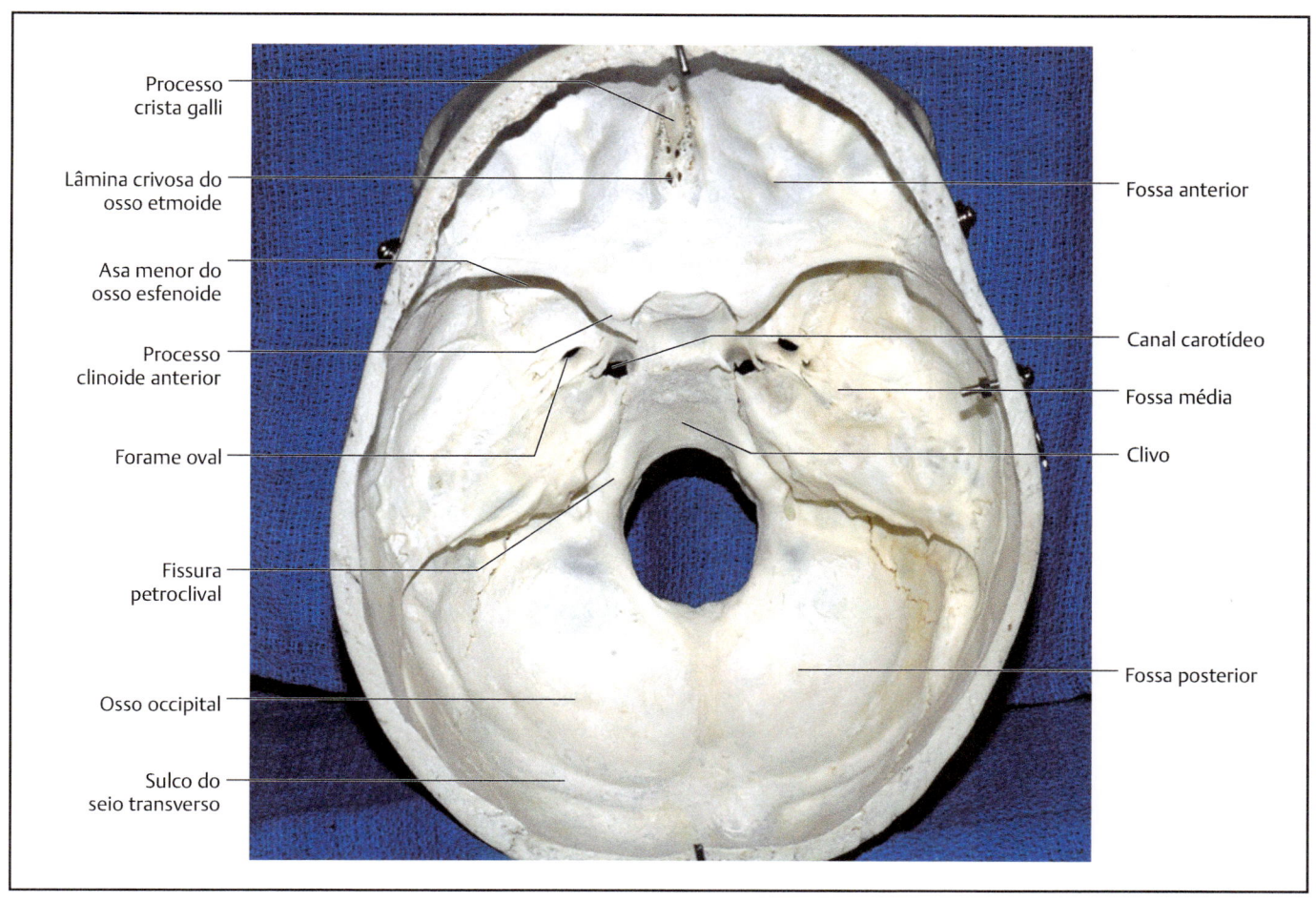

Processo crista galli
Lâmina crivosa do osso etmoide
Asa menor do osso esfenoide
Processo clinoide anterior
Forame oval
Fissura petroclival
Osso occipital
Sulco do seio transverso
Fossa anterior
Canal carotídeo
Fossa média
Clivo
Fossa posterior

Fig. 7-4. Visão da base do crânio e seus forames. (Fonte: acervo de dissecções do Prof. Dr. Gustavo Rassier Isolan.)

proeminência óssea vertical (Crista Galli) se projeta, local onde a região anterior da foice cerebral se insere. A placa perpendicular do osso etmoide projeta-se inferiormente a partir da lâmina cribriforme e forma a parte posterossuperior do septo nasal na cavidade nasal.[2,4,5,20] Entre a lâmina cribriforme e o plano orbital do osso frontal, encontra-se o seio etmoidal com as células etmoidais, dispostas em grupos anterior, médio e posterior. Lateralmente às células etmoidais de cada lado está a placa papirácea, com sua fina parede óssea dividindo a cavidade nasal e a órbita.[2,20]

A fossa média da base do crânio tem uma parte central formada pela sela turca do corpo do esfenoide e grandes partes laterais formadas pelas asas do esfenoide e porção petrosa e escamosa do osso temporal. A fossa média é separada da fossa anterior pelas cristas esfenoidais lateralmente (formada pelas asas menores dos esfenoides) e o limbo esfenoidal na região central. Os processos clinoides anteriores são projeções ósseas pontiagudas que formam o limite medial das cristas esfenoidais. O limbo esfenoidal é o limite anterior do sulco pré-quiasmático, que se estende transversalmente entre os canais ópticos direito e esquerdo. O *planum* esfenoidal é anterior ao sulco pré-quiasmático. A asas maiores do esfenoide e as partes escamosas do temporal formam as regiões laterais da fossa média e juntam-se posteriormente com a parte petrosa do osso temporal. Os lobos temporais do cérebro

assentam-se sobre a fossa média. A fossa média da base do crânio separa-se da fossa posterior pelo dorso da sela do esfenoide mediamente e margem superior do segmento petroso do temporal lateralmente.[19,21]

A sela túrcica localiza-se na região central da fossa média sobre a face superior do corpo do esfenoide. Anteriormente à sela, encontram-se duas projeções maiores pontiagudas lateralmente ao canal óptico, denominadas de processos clinoides anteriores. Posteriormente à sela, outros dois processos ósseos menores podem ser observados e são denominados de processos clinoides posteriores. Em situações mais raras, uma ponte óssea pode conectar os processos clinoides anterior e posterior do mesmo lado, ocasionando risco de lesão vascular durante algumas neurocirurgias ao ser realizada a clinoidectomia anterior.[4,5,21] A sela túrcica pode ser dividida em três partes. Tubérculo da sela: elevação mediana delimitada entre o sulco pré-quiasmático anteriormente e a fossa hipofisária posteriormente, onde encontra-se o processo clinoide medial; fossa hipofisária ou pituitária: depressão central no corpo do esfenoide que acomoda a hipófise; e dorso da sela: projeção superior que forma o limite posterior da sela túrcica, e forma os processos clinoides posteriores lateralmente.[21]

Lateral à sela túrcica, a base do crânio na fossa média apresenta importantes forames que permitem a passagem de estruturas neurovasculares para o compartimento extracraniano: fissura orbitária superior, fenda entre as asas maior e menor do esfenoide que permite a passagem dos nervos oculomotores – III, troclear – IV, abducente – VI, fibras simpáticas e veias oftálmicas; forame redondo, abertura localizada posteriormente a fissura orbitária superior na asa maior do esfenoide que permite a passagem do ramo maxilar – V2 do nervo trigêmeo; forame oval, posterolateral ao forame redondo que se abre inferiormente para a fossa infratemporal e permite a passagem do ramo mandibular – V3 do nervo trigêmeo e da artéria meníngea acessória; forame espinhoso, situado posterolateralmente ao forame oval em direção a fossa infratemporal que permite a passagem das artérias e veias meníngeas média e ramo meníngeo do ramo mandibular – V3 do nervo trigêmeo (Fig. 7-5).[21,22]

O canal óptico permite a passagem do nervo óptico e está localizado entre a asa menor do esfenoide e o corpo do osso esfenoide, sendo separado da fissura orbital superior pelo pilar óptico que se conecta ao processo clinoide anterior.[17] Na região anterior da superfície petrosa, está presente o canal carotídeo, onde a artéria carótida interna adentra a base do crânio e continua como segmento petroso.[7,23] A artéria carótida interna em sua porção intracraniana junto de seu plexo simpático e venoso passa sobre a face superior do forame lacerado e não através do mesmo, seguindo adiante pelo sulco carotídeo, onde toma seu curso intracavernoso. Na superfície superior da parte petrosa do osso temporal na fossa média da base do crânio também são observados os sulcos do nervo petroso maior e menor e a impressão trigeminal onde o gânglio trigeminal perfura a dura-máter na região denominada *cavum* de Meckel. Uma pequena projeção óssea localizada no assoalho da fossa média denominada de tegme representa o teto da cavidade timpânica do osso temporal que recobre o segmento timpânico do nervo facial – VII e os canais semicirculares superior e lateral.[2,17,21,22]

A fossa posterior da base do crânio é o local onde o cerebelo, a ponte e o bulbo se alojam. É formada principalmente pelo osso occipital, com o dorso da sela marcando seu limite anterior centralmente, e a superfície posterior da parte petrosa e mastóidea do osso temporal formando suas paredes anterolaterais. O *clivus* projeta-se a partir do dorso da sela, formando a parte anterior da fossa posterior em direção ao forame magno. O ápice petroso conecta-se mediamente com o *clivus* pela fissura petroclival. O meato acústico interno localiza-se entre o ápice e a base do osso petroso, no qual se divide pela barra transversa em metades superior e inferior. Na metade inferior, o nervo coclear adentra anteriormente, e o nervo vestibular inferior, posteriormente. Acima da crista transversa, uma barra vertical (barra de Bill) divide-se em parte anterior onde adentra o nervo facial – VII e parte posterior onde segue o nervo vestibular superior. O seio petroso superior percorre ao longo da borda superior da crista petrosa, local onde o tentório do cerebelo se insere.[8,19,24]

Posteriormente ao forame magno, a fossa posterior é dividida pela crista occipital interna em duas regiões côncavas de cada lado, chamadas de fossa cerebelares, onde a superfície occipital do cerebelo se aloja (Fig. 7-6). A crista occipital interna dá origem a protuberância occipital interna adjacente ao local da confluência dos seios venosos durais. Impressões ósseas em formato de "S" são visualizadas de cada lado na parte interna do osso occipital, denominado de sulcos dos seios transverso e sigmoide, local onde esses seios venosos percorrem através do osso. O forame jugular encontra-se na base da crista petrosa do temporal, na parte inferior da fissura occiptopetrosa e permite a passagem do seio sigmoide que drena para a veia jugular interna, além nos nervos glossofaríngeo – IX, vago – X, acessório – XI, seio petroso inferior e ramos meníngeos das artérias faríngeas ascendente e occipital. Superior e lateral ao forame jugular está o meato acústico

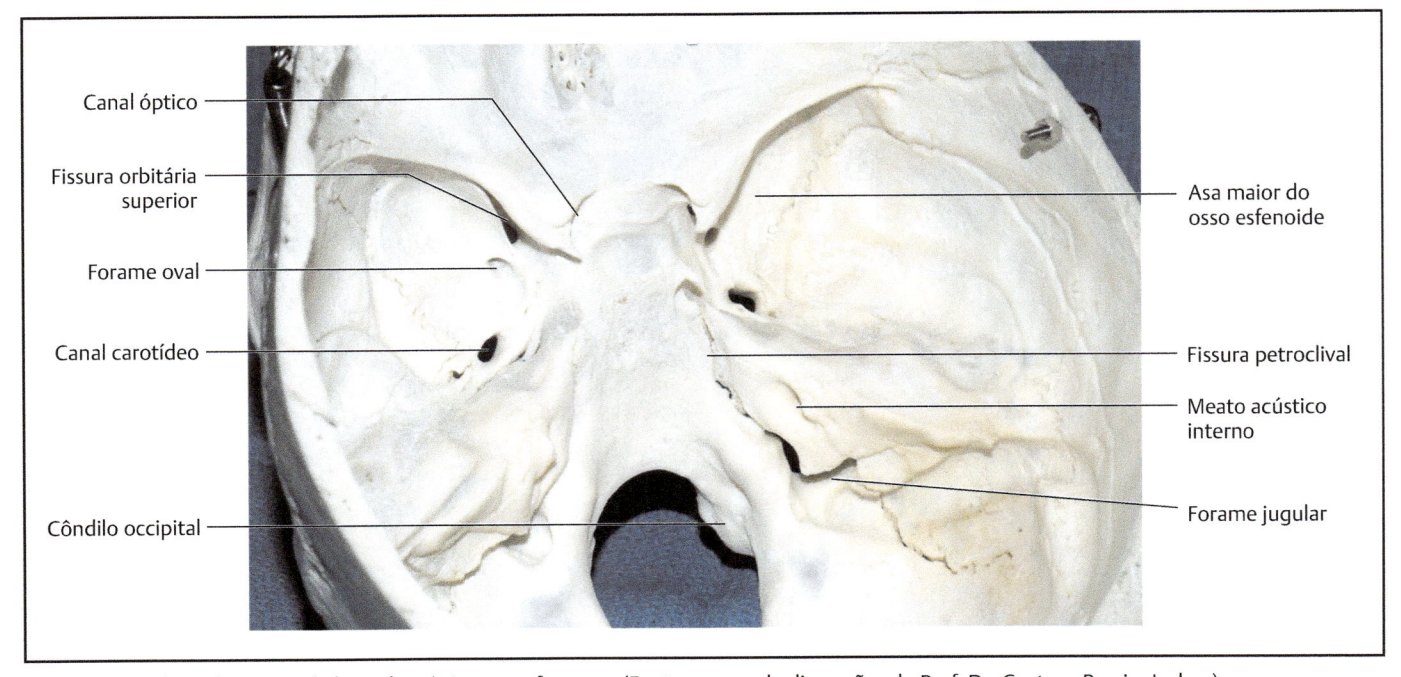

Fig. 7-5. Visão lateral superior da base do crânio e seus forames. (Fonte: acervo de dissecções do Prof. Dr. Gustavo Rassier Isolan.)

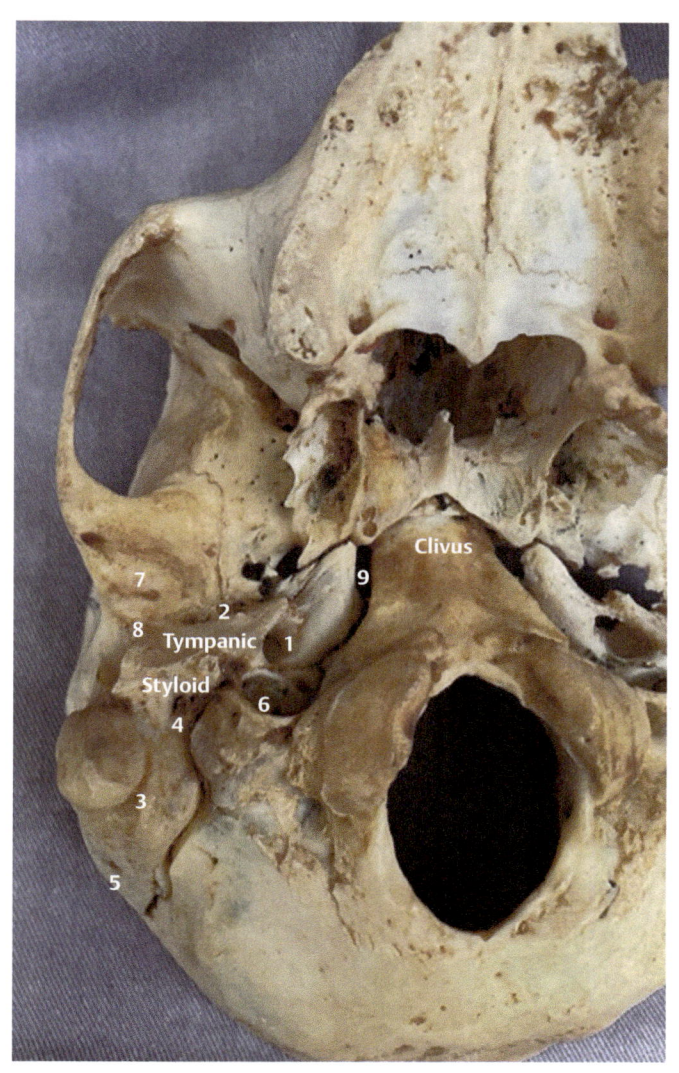

Fig. 7-6. Vista inferior da base do crânio mostrando a divisão dos ossos visualizados por meio de diferentes cores. *1.* Canal carotídeo; *2.* fissura petrotimpânica; *3.* incisura mastóidea; *4.* forame estilomastóideo; *5.* forame emissário; *6.* forame jugular; *7. fossa* mandibular; *8.* fissura escamotimpânica; *9.* fissura petroclival. Styloid (processo estiloide), tympanic (osso timpânico). (Fonte: acervo pessoal dos autores.)

interno por onde o nervo facial – VII, vestibulococlear – VIII e artéria do labirinto deixam o crânio. O seio petroso inferior reside ao longo da borda inferior da crista petrosa e conecta-se com o seio cavernoso anteriormente e com o bulbo da jugular posteriormente. O tubérculo jugular é uma proeminência óssea do osso occipital que circunda medialmente a margem do forame jugular. O canal do nervo hipoglosso localiza-se superiormente à margem anterolateral do forame magno e permite a saída do nervo hipoglosso – XII.[4,9]

A anatomia óssea apresentada neste capítulo e suas relações são de fundamental importância para o neurocirurgião no estudo dos ossos do crânio, sobretudo sua relação com as estruturas neurovasculares encontradas durante a abordagem cirúrgica. O estudo e domínio da anatomia óssea do esqueleto craniano permite estratégias no aprimoramento dos acessos cirúrgicos cranianos.

REFERÊNCIAS BIBLIOGRÁFICAS

1. Moore, KL, Dalley AF, Agur AMR. Anatomia orientada para a clínica. 8. ed. Rio de Janeiro: Guanabara Koogan; 2019. 1095 p.
2. Hendricks BK, Akash J Patel AJ, Hartman J, Mark F Seifert MF, Cohen-Gadol A. Operative anatomy of the human skull: A virtual reality expedition. Operative Neurosurgery 2018 Oct;15(4):368-77.
3. Osborn AG. Brain: imaging, pathology and anatomy. Lippincott Williams and Wilkins; 2012.
4. Figueiredo EG. Rabelo NN, Welling LC, Melo PM. Condutas em neurocirurgia fundamentos práticos crânio. Rio de Janeiro: Thieme Revinter; 2021.
5. Rhoton AL Jr. Osseous relationships. Neurosurgery. 2007;61:S4-65 – S64-S84.
6. Sampson HW, Montgomery JL, Henryson GL. Atlas of the human skull. 2nd ed. Texas A&M University Press; 1991.
7. Rhoton AL Jr. Overview of temporal bone. Neurosurgery. 2007;61(suppl_4):S4-7-S4-60.
8. Rhoton AL Jr. Jugular foramen. Neurosurgery. 2000;47(suppl_3):S267-S285.
9. Rhoton AL Jr. The foramen magnum. Neurosurgery. 2000;47(Supplement):S155-S193.
10. Ribas GC. Applied cranieal-cerebral anatomy: Brain architecture and anatomically oriented microneurosurgery. Cambridge University Press Surgical Anatomy; 2018.
11. Ribas GC, Yasuda A, Ribas EC, Nishikuni K, Rodrigues AJ Jr. Surgical anatomy of microsurgical sulcal key points. Neurosurgery. 2006;59(4 suppl 2):NOS 177-210.
12. Tubbs RS, Salter G, Oakes WJ. Superficial surgical landmarks for the transverse sinus and torcular herophili. J Nerosurg. 2000;93(2):279-81.
13. Reis CV, Arantes A, Nicolato A, Gusmão S. Delimitação dos acessos cranianos. Arq Bras Neurocir. 2012;31(3):135-45.
14. Gusmão S, Silveira SL, Cabral G, Arantes A. Topografia cranioencefálica: aplicações neurocirúrgicas. Arq Bras Neurocir. 1998;17(2):59-71.
15. Gusmão S, Reis C, Silveira RL, Cabral G. Relationships between the coronal suture and the sulci of the lateral convexity of the frontal lobe: neurosurgical applications. Arq Neuropsiquiatr. 2001;59(3-A):570-6.
16. Gusmão S, Silveira RL, Arantes A. Pontos referenciais nos acessos cranianos. Arq Neuropsiquiatr. 2003;61:305-8.
17. Rhoton AL. Cranial anatomy and surgical approaches. The Congress of Neurological Surgeons; 2003.
18. Peris-Celda M, Martinez-Soriano F, Rhoton AL. Rhoton's Atlas of head, neck, and brain: 2D and 3D images. New York, NY: Thieme Medical Publishers, Inc.; 2018.
19. Stredney D, Wiet GJ, Bryan J, Sessanna D, Murakami J, Schmalbrock P, et al. Temporal bone dissection simulation–an update. Stud Health Technol Inform. 2002;85:507-13.
20. Yu M, Wang SM. Anatomy, head and neck, ethmoid bone. In: StatPearls. Treasure Island (FL): StatPearls Publishing; August 22, 2020.
21. Rhoton AL Jr. The anterior and middle cranial base. Neurosurgery. 2002;51(4 Suppl):S273-S302.
22. Funaki T, Matsushima T, Peris-Celda M, Valentine RJ, Joo W, Rhoton AL Jr. Focal transnasal approach to the upper, middle, and lower clivus. Neurosurgery. 2013;73(2 Suppl Operative):ons155-ons190.
23. Brackmann DE. Translabyrinthine/transcochlear approaches. In: Sekhar LN, Janecka IP, editors. Surgery of cranial base tumors. New York: Raven Press; 1993. p. 351-65.
24. House WF. Middle cranial fossa approach to the petrous pyramid. Arch Otolaryngol. 1963;78:460-9.

CAPÍTULO 8

ANATOMIA MACROSCÓPICA DO TELENCÉFALO

Felipe Salvagni ▪ Rafael Badalotti ▪ Gustavo Rassier Isolan

INTRODUÇÃO

O telencéfalo é formado pelos dois hemisférios cerebrais, direito e esquerdo, separados pela fissura inter-hemisférica e conectados por três feixes de fibras denominados comissuras telencefálicas: a comissura anterior ou rostral, a comissura do fórnix e, a maior de todas, o corpo caloso.

O córtex cerebral é dividido em lobos e recebe o nome do osso adjacente, por exemplo: o lobo frontal está abaixo do osso frontal, o lobo parietal está abaixo do osso parietal, o lobo occipital está abaixo do osso occipital, e o lobo temporal acima do osso temporal. O único lobo que não segue essa regra é o lobo da ínsula, que, como o nome sugere, trata-se de um lobo cercado de outros lobos, ou seja, somente é visível após o afastamento do lobo temporal do frontal, dentro da fissura lateral do cérebro ou fissura silviana. É o escudo do *central core*, ou seja, a ínsula é a proteção externa da região dos núcleos da base.

As estruturas telencefálicas estão abraçadas ao redor do tálamo, uma estrutura arredondada, na região mais superior do tronco cerebral. O córtex cerebral não é liso, ele possui uma série de circunvoluções que denominamos giros. A conexão entre os giros é realizada por pequenas depressões denominadas sulcos. Essa disposição em sulcos e giros cria uma área cortical muito mais extensa do que se fosse uma superfície lisa, exatamente o mesmo princípio do intestino humano, que possui inúmeras circunvoluções para melhorar a absorção de nutrientes, por meio de uma maior extensão total.

Didaticamente estudamos o córtex cerebral em três superfícies: uma lateral ou superolateral, uma medial, e uma superfície basal ou inferior. O objetivo desse capítulo é apresentar os principais sulcos e giros de cada superfície cerebral, o que será a base para compreender a função de cada região do cérebro. Após os estudos anatômicos e funcionais, espera-se que o leitor seja capaz de, ao atender um paciente, realizar o raciocínio de forma invertida, ou seja, por meio de um sinal ou sintoma clínico (diagnóstico sindrômico), topografar em qual região do sistema nervoso central ou periférico está ocorrendo o insulto (diagnóstico topográfico) e definir o que causou o sintoma (diagnóstico etiológico), solicitando os exames complementares de forma eficiente e com o custo adequado para iniciar o tratamento.

SUPERFÍCIE LATERAL CEREBRAL

Uma das formas de reconhecer os sulcos e giros da superfície lateral do cérebro é procurar as estruturas 100% presentes nesta topografia. Na superfície lateral, um dos sulcos que está sempre presente é o sulco lateral do cérebro ou "fissura silviana". Outra característica que auxilia no seu reconhecimento é que ele é o único sulco da superfície lateral 100% contínuo, ou seja, não é interrompido por nenhum outro sulco ou giro.

A fissura lateral do cérebro leva o nome de fissura por ser um sulco mais profundo que os demais. Ela separa o lobo temporal, abaixo, dos lobos frontal e parietal, acima, e está externamente ao lobo da ínsula. Possui uma trajetória medial para lateral, inferior para superior e de anterior para posterior, e dá origem a suas ramificações denominadas ramo horizontal, ascendente e ramo posterior, em uma trifurcação no ponto silviano anterior (Figs. 8-1 e 8-2).

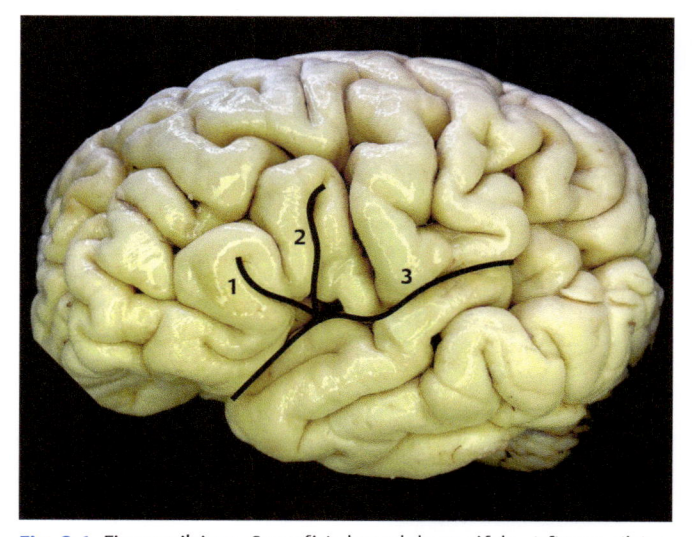

Fig. 8-1. Fissura silviana. Superfície lateral do encéfalo. A fissura silviana está em destaque (linha preta), e, em sua trifurcação, emite os seus ramos: *1.* horizontal, *2.* ascendente e *3.* posterior. (Fonte: dissecção do Dr. Felipe Salvagni.)

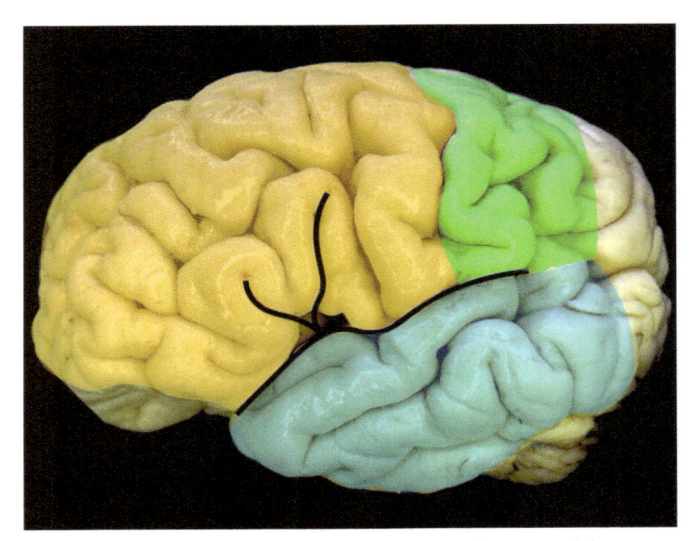

Fig. 8-2. Superfície lateral do cérebro e os lobos adjacentes: delimita em sua superfície em seu bordo superoanterior o lobo frontal (amarelo), o lobo parietal posterossuperior (verde), e, em seu bordo inferior, o lobo temporal (azul). (Fonte: dissecção do Dr. Felipe Salvagni.)

A porção mais inferior do lobo frontal, que agora já sabemos que é o lobo anterior e superior à fissura silviana, é denominada opérculo, que, no latim, significa cortina. A região opercular do lobo frontal, conhecida como giro frontal inferior, cobre a fissura silviana como uma cortina, por isso a denominação. Ela subdivide-se em três porções: *pars orbitalis*, *pars triangularis* e *pars opercularis*, de acordo com as ramificações da fissura silviana (Fig. 8-3).

Apesar de ser impossível estabelecer um *ranking* de importância entre as estruturas cerebrais, o sulco central do cérebro é, sem sombra de dúvida, uma das áreas mais eloquentes do encéfalo. Anterior ao sulco central, temos o giro pré-central, onde está localizada a área motora primária, no

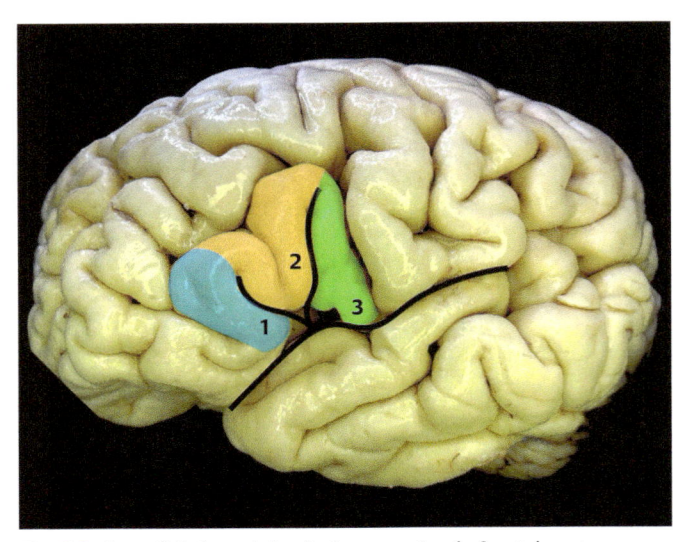

Fig. 8-3. Superfície lateral do cérebro, o opérculo frontal: parte orbitária (azul), parte triangular (amarelo), parte opercular (verde), no ponto silviano anterior, e a trifurcação da fissura lateral do cérebro e seus ramos *1.* horizontal, *2.* ascendente, e *3.* posterior. (Fonte: dissecção do Dr. Felipe Salvagni.)

lobo frontal, e, posterior ao sulco central, temos o giro pós-central, localização da área somatossensitiva primária, no lobo parietal. Sabendo que o sulco central divide a superfície lateral em lobo frontal e parietal, em área motora e sensitiva, parece um bom *landmark* anatômico para continuar nossa tarefa de reconhecer os principais sulcos e giros do cérebro.

Uma das maneiras de identificar o sulco central é através da intersecção de sulcos horizontais com verticais. No lobo frontal, temos dois sulcos horizontais, com trajetória anteroposterior, e ambos terminam em um sulco verticalizado, o sulco pré-central. No lobo parietal, temos um único sulco horizontalizado, que, em sua porção mais anterior, cruza com um sulco verticalizado, o sulco pós-central. Se compreendermos que o giro pré-central está imediatamente anterior ao sulco central, e o giro pós-central, imediatamente posterior ao sulco central, facilmente chegaremos à conclusão que, entre ambos, está o sulco central (Fig. 8-4).

Outra forma de identificar o sulco central do cérebro é o raciocínio invertido. Podemos localizar, na superfície lateral do cérebro, um único sulco acima da fissura silviana, oblíquo em um sentido posterior (convexidade) para anterior (próximo a fissura), que não se conecta com nenhum outro sulco, visto que está cercado por dois giros, os giros pré- e pós-central. Ele apresenta um formato de duplo S, e, em sua porção opercular, mais inferior, apresenta um giro de passagem que conecta o giro pré- e pós-central, chamado giro subcentral ou *plea de passage*, o que geralmente impede a conexão direta entre o sulco central e a fissura silviana (Fig. 8-5).

Embora os lobos frontal, parietal e temporal tenham limites precisos através do sulco lateral e do sulco central, o lobo occipital é reconhecido por meio de uma linha imaginária. A convenção utilizada para delimitar essa divisão é uma linha vertical de início na incisura suboccipital, uma pequena depressão na porção posterior do lobo temporal causada pela veia de Labbé no corte temporal. Anterior a esta linha, temos o lobo temporal (inferior à fissura silviana) e o lobo frontal (superior à fissura silviana) e, posterior a ela, temos o lobo occipital (Fig. 8-5).

Lobo Frontal

O lobo frontal está localizado entre a fissura lateral do cérebro (limite inferior), a fissura inter-hemisférica (limite superior) e o sulco central (limite posterior), e possui três sulcos e quatro giros. Dois sulcos são horizontais, o mais superior ou próximo a fissura inter-hemisférica é o sulco frontal superior e o mais inferior ou próximo a fissura lateral do cérebro é o sulco frontal inferior. Da mesma forma, o giro frontal superior está acima do sulco frontal superior, o giro frontal inferior está abaixo do sulco frontal inferior e, entre ambos, encontramos o giro frontal médio (Fig. 8-6).

O único sulco verticalizado do lobo frontal é o sulco pré-central, que delimita o limite posterior dos giros frontal superior, médio e inferior, e o limite anterior do giro pré-central, área motora primária do cérebro. Outra forma de reconhecer o sulco pré-central é que ele é um sulco 100% descontínuo do cérebro, ou, traduzindo ao português claro, um sulco sempre interrompido, nesse caso, pelo giro frontal médio (Fig. 8-6). A projeção do sulco frontal superior no giro pré-central, em formato de ômega, é muito utilizada pelos radiologistas para localizar a área motora da mão, sendo um importante *landmark* anatômico (Fig. 8-7).

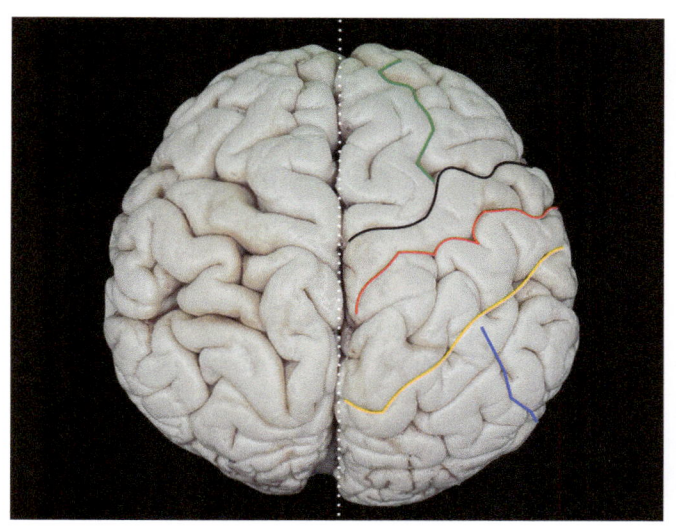

Fig. 8-4. Identificação dos sulcos verticais. Visão superior do encéfalo: no lobo frontal, o primeiro sulco lateral após a fissura inter-hemisférica é o sulco frontal superior (verde), que sempre irá cruzar com um sulco vertical, o sulco pré-central (preto). No lobo parietal, o sulco horizontal é o sulco intraparietal (azul), que sempre cruzará com um sulco vertical o sulco pós-central (amarelo). O sulco entre o vertical e entre o pré e o pós-central sempre será o sulco central do cérebro. (Fonte: dissecção do Dr. Felipe Salvagni.)

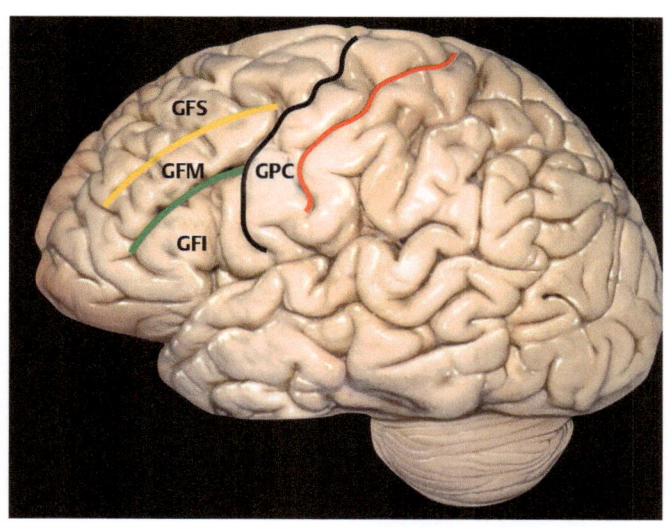

Fig. 8-6. Lobo frontal. Superfície lateral do lobo frontal: da fissura silviana em direção a fissura inter-hemisférica, temos dois sulcos horizontais, o sulco frontal inferior (linha verde), o sulco frontal superior (linha amarela) e os três giros horizontais, o giro frontal inferior (GFI), o giro frontal médio (GFM) e o giro frontal superior (GFS). O sulco verticalizado do lobo frontal é o sulco pré-central (linha preta) e o limite posterior do lobo frontal é o sulco central (linha vermelha), entre ambos está o giro pré-central (GPC). (Foto do acervo de ilustrações médicas Tonan/Centro Avançado de Neurologia e Neurocirurgia – CEANNE.)

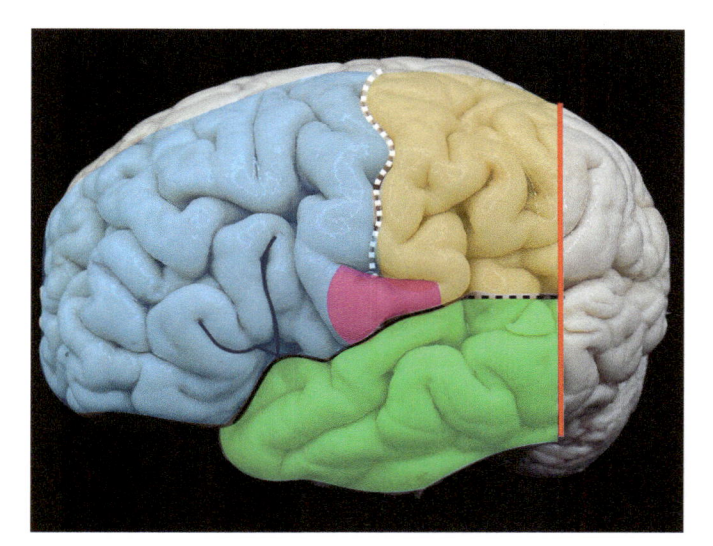

Fig. 8-5. Sulco central. Limites entre os lobos cerebrais: lobo frontal (azul), lobo parietal (amarelo), lobo temporal (verde), lobo occipital (natural). O sulco central (pontilhado branco) divide o lobo frontal do parietal. Uma linha imaginária (pontilhado preto) contínua ao ramo posterior da fissura silviana delimita os lobos parietal e temporal, e uma linha imaginária vertical (vermelha) que ascende a partir da incisura pré-occipital é o limite entre os lobos parietal (superoanterior), temporal (inferoanterior) e occipital (posterior). A porção inferior ao sulco central que conecta os giros pré e pós-central é chamado de giro subcentral (roxo). (Fonte: dissecção do Dr. Felipe Salvagni.)

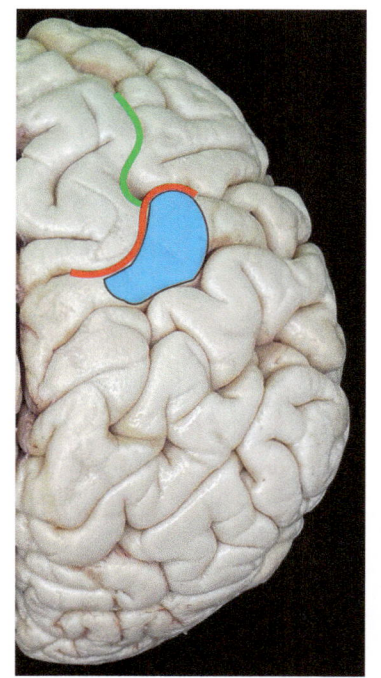

Fig. 8-7. Ômega – O sulco frontal superior (linha verde), ao desembocar no sulco pré-central (linha vermelha), causa uma indentação no giro pré-central (azul), que, na tomografia, tem um formato de ômega e representa a área motora primária da mão. (Fonte: dissecção do Dr. Felipe Salvagni.)

O giro frontal inferior, conforme supracitado, possui uma importante subdivisão anatômica. A trifurcação da fissura silviana delimita as porções (Fig. 8-3):

- *Parte orbitária*: anterior ao ramo horizontal, contínuo ao giro orbital lateral da porção basal do lobo frontal, está localizado sobre o teto da órbita.
- *Parte triangular*: entre os ramos horizontal e ascendente da fissura silviana, possui formato em triangulo com a base para cima, cujo ápice aponta para o limen da ínsula. A sua porção posterior no hemisfério dominante do cérebro está ligada a área da linguagem falada (área de Broca). A lesão da porção posterior da parte triangular pode levar a afasia de expressão.
- *Parte opercular*: posterior ao ramo ascendente, anterior ao sulco central. A sua porção anterior no hemisfério dominante do cérebro está ligada à área da expressão da linguagem (área de Broca). A lesão da parte opercular também pode levar a afasia de expressão.

Lobo Temporal

Semelhante ao lobo frontal, o lobo temporal possui, em sua superfície lateral, dois sulcos horizontais que delimitam três giros horizontalizados. O sulco mais próximo da fissura silviana é o sulco temporal superior, que delimita, acima, o giro temporal superior e, abaixo, o giro temporal médio. O sulco inferior ao giro temporal médio é o sulco temporal inferior, que delimita o giro temporal inferior, imediatamente abaixo. É de extrema importância reconhecer os giros e sulcos temporais em sua porção mais anterior, pois, na sua trajetória posterior, mudam de nome.

O sulco temporal superior, em sua porção mais posterior, divide-se já no lobo parietal em formato de "Y" em ramo angular e ramo occipital anterior, e, entre ambos, está o giro angular. O giro temporal superior, em sua porção mais posterior, ascende e margeia o final da fissura silviana, onde é denominado giro supramarginal, por estar acima da fissura silviana, e pode ser denominado área opercular frontotemporal. A fins didáticos, podemos considerar os limites do giro supramarginal: o sulco pós-central (anterior), o sulco intraparietal (superior), o sulco temporal superior (inferior) e o ramo angular do sulco temporal superior (posterior).

A junção do giro supramarginal com o giro angular chamamos de lóbulo parietal inferior e está intimamente ligado a área de compressão da linguagem ou área de Wernick, e a lesão pode levar a afasia de compreensão. O giro temporal inferior, assim como a parte orbitária do lobo frontal, possui conexão com a superfície basal do cérebro. Trata-se de uma área de transição entre essas superfícies cerebrais (Fig. 8-8).

Lobo Parietal

O lobo parietal possui um único sulco horizontalizado, o sulco intraparietal, que divide a região em lóbulo parietal superior e inferior. Como já estudamos previamente, o lóbulo parietal inferior é constituído pelo giro supramarginal (continuação do giro frontal superior) e pelo giro angular (continuação do giro temporal médio), e representa, no hemisfério dominante, a área de Wernick ou de compreensão da linguagem (Fig. 8-9).

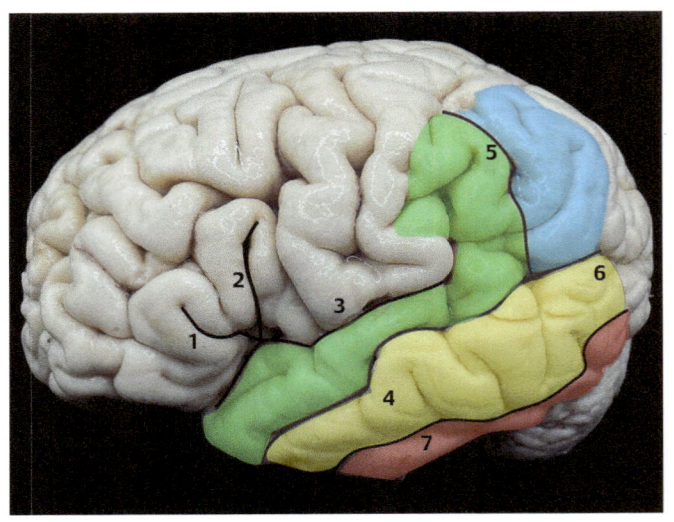

Fig. 8-8. Lobo temporal**.** Superfície lateral do lobo temporal: imediatamente abaixo da fissura silviana, identificamos o giro temporal superior (verde), o sulco temporal superior *(4)*, o giro temporal médio (amarelo), o sulco temporal inferior *(7)* e o giro temporal inferior (vermelho). Denominam-se o giro angular (verde) e o giro temporal inferior (vermelho). A fissura silviana divide-se em ramo horizontal *(1)*, ramo ascendente *(2)* e ramo posterior *(3)*; o sulco temporal superior *(4)* termina em Y em seus ramos angular *(5)* e occipital anterior *(6)*. O giro temporal superior termina na região do opérculo temporal em giro supramarginal, e o giro temporal médio termina em giro angular (azul). (Fonte: dissecção do Dr. Felipe Salvagni.)

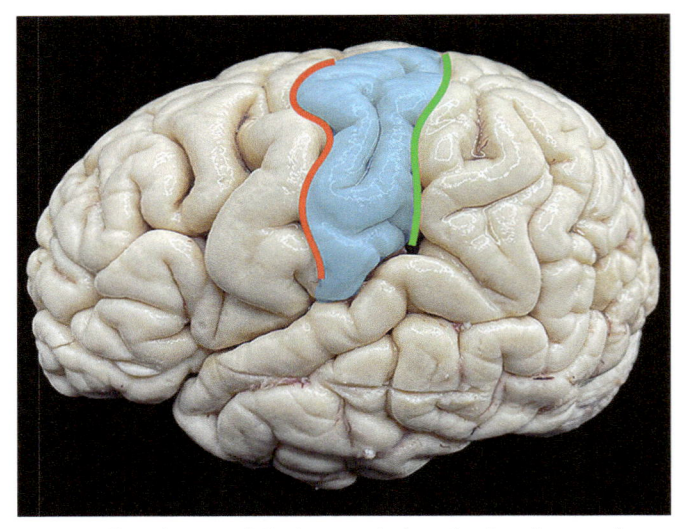

Fig. 8-9. Giro pós-central. Limites anatômicos do giro pós-central (azul): sulco central (linha vermelha) e sulco pós-central (verde). (Fonte: dissecção do Dr. Felipe Salvagni.)

A identificação de um sulco horizontalizado conectando-se a um sulco verticalizado, no lobo parietal, sempre será o sulco intraparietal conectando-se ao sulco pós-central. De posterior para anterior, teremos então os lóbulos parietal superior e inferior (giro supramarginal e angular), o sulco pós-central, o giro pós-central (área somadossensitiva primária) e o sulco central. O sulco intraparietal pode ser utilizado como corredor para lesões no átrio do ventrículo lateral do cérebro, um corredor não eloquente muito acessado por neurocirurgiões (Fig. 8-10).

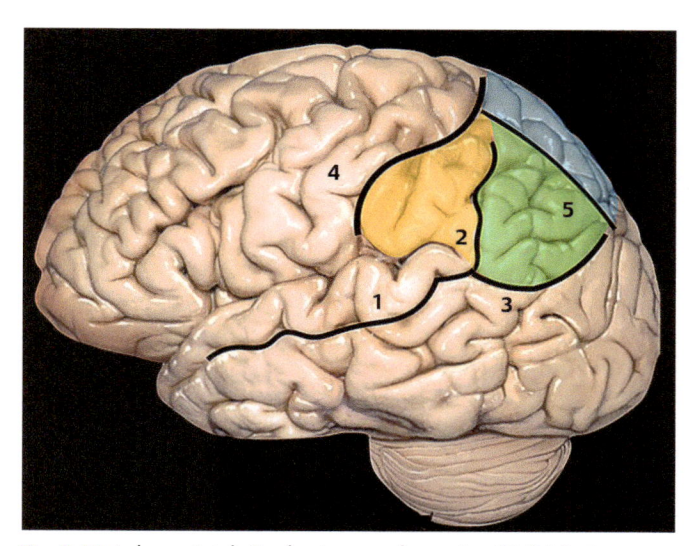

Fig. 8-10. Lobo parietal. O sulco temporal superior *(1)* dividindo-se em seus ramos angular *(2)* e occipital anterior *(3)*, que são limites do giro supramarginal (amarelo) e giro angular (verde). A área entre o **sulco pós-central** *(4)* e inferior ao sulco intraparietal *(5)* é denominada lóbulo parietal inferior. A região acima do sulco intraparietal *(5)* é denominada lóbulo parietal superior (azul). (Foto do acervo de ilustrações médicas Tonan/Centro Avançado de Neurologia e Neurocirurgia – CEANNE.)

SUPERFÍCIE MEDIAL DO CÉREBRO

A forma que consideramos mais didática e simplificada para compreender a superfície medial do cérebro é o estudo centrífugo das estruturas. Ao identificar as estruturas em uma trajetória de "dentro para fora", conseguimos, com facilidade, nomeá-las e definir seus limites anatômicos.

Corpo Caloso

Trata-se de um conjunto de fibras comissurais, ou seja, possuem trajetória laterolateral, comunicando os hemisférios cerebrais direito e esquerdo. O corpo caloso pode ser dividido em quatro partes: rostro, joelho, corpo e esplênio. O sulco que delimita o corpo caloso leva o nome de sulco do corpo caloso, e o giro que está imediatamente acima é o giro do cíngulo. Ainda em sentido centrífugo, acima do giro do cíngulo, está o sulco do cíngulo, e, acima deste, o giro frontal inferior, em continuação da superfície lateral do cérebro (Fig. 8-10).

Lobos Frontal e Parietal

Após a identificação das porções do corpo caloso e do giro do cíngulo, podemos definir com precisão as principais estruturas anatômicas da face medial do cérebro, visto que, exceto pelo lobo temporal, os demais seguem a mesma ordem, da profundidade para a superfície: corpo caloso → giro do cíngulo → lobo frontal, parietal, occipital (Fig. 8-11).

Cíngulo significa cinto, então o giro do cíngulo é um cinturão ao redor do corpo caloso, e os seus limites são o sulco do caloso (inferior) e sulco do cíngulo (superior). Na porção posterior do giro do cíngulo, ocorre um estreitamento denominado istmo do giro do cíngulo, que se posiciona como limite medial do átrio do ventrículo lateral, assim como o sulco intraparietal pode ser utilizado como um corredor neurocirúrgico para lesões intraventriculares (Fig. 8-11).

O sulco do cíngulo divide-se, na porção superior ao corpo do caloso, em ramos marginal e ramo subparietal. A importância do ramo marginal é que este ascende para a superfície lateral do cérebro, causando uma pequena depressão no giro pós-central. Em termos práticos, sabemos que anterior ao ramo marginal do sulco do cíngulo estão o sulco central, o giro pré-central e a face medial do giro frontal superior. A essa região entre o ramo marginal e o sulco paracentral denominamos lóbulo paracentral (Fig. 8-11).

Posterior ao ramo marginal do sulco do cíngulo, encontramos o lóbulo quadrangular ou pré-cúneo, anterior ao sulco parietoccipital, um sulco contínuo ao sulco calcarino e que divide o lobo parietal (superior) do lobo occipital (inferior), ou, se preferir, é o limite entre o pré-cúneo (parietal) do cúneo ou lóbulo cuneiforme (occipital) (Fig. 8-11).

Lobo Occipital

Embora não tenha sido de grande destaque na superfície lateral do cérebro, o lobo occipital está em posição de destaque na superfície medial, por ser uma área eloquente do encéfalo. O lobo occipital possui dois importantes sulcos nessa superfície, o sulco parietoccipital e o sulco calcarino (Fig. 8-11).

A forma mais correta de identificação é de anterior para posterior, visto que o sulco parietoccipital é 100% contínuo. Entre o sulco parietoccipital e o sulco calcarino está o lóbulo cuneiforme, em formato de cunha ou triângulo, e abaixo do sulco calcarino está o giro lingual do lóbulo occipital. A importância do sulco calcarino é por representar a área visual primária, além de ser utilizado como corredor para a cisterna da lâmina quadrigeminal por neurocirurgiões (Fig. 8-11).

Lobo Temporal

A porção afilada do giro do cíngulo, posterior ao esplênio do corpo caloso, é denominada istmo do corpo caloso, e a sua continuação no lobo temporal chamamos de giro para-hipocampal. Os limites do giro para-hipocampal são o sulco do hipocampo (superiormente) e sulco colateral (inferiormente).

A porção mais anterior do giro para-hipocampal dobra-se medialmente, em formato de pirâmide, e é denominada úncus, podendo ser dividida em três partes.

A dobra anterior do giro para-hipocampal é chamada de úncus, que apresenta um formato piramidal com o ápice medial e a base lateral, e é, didaticamente, dividida em três partes: anterior, posterior e ápice. A parte mais anterior possui relação com o corpo amigdaloide, a porção posterior, repousa sobre a cabeça do hipocampo e o ápice aponta para o nervo oculomotor (III nervo craniano) (Fig. 8-12).

SUPERFÍCIE BASAL DO CÉREBRO
Lobo Frontal

Mantendo a proposta de estudo anatômico por lobos, na face basal, precisamos compreender as subdivisões dos lobos frontal e temporal. O lobo frontal possui um formato côncavo, pois está repousando sobre a órbita, uma estrutura convexa.

Em sua porção mais medial está o giro reto, que leva esse nome pois está sobre a lâmina crivosa do osso etmoide e possui como limite lateral o sulco olfatório, onde estão localizados o bulbo e o trato olfatório.

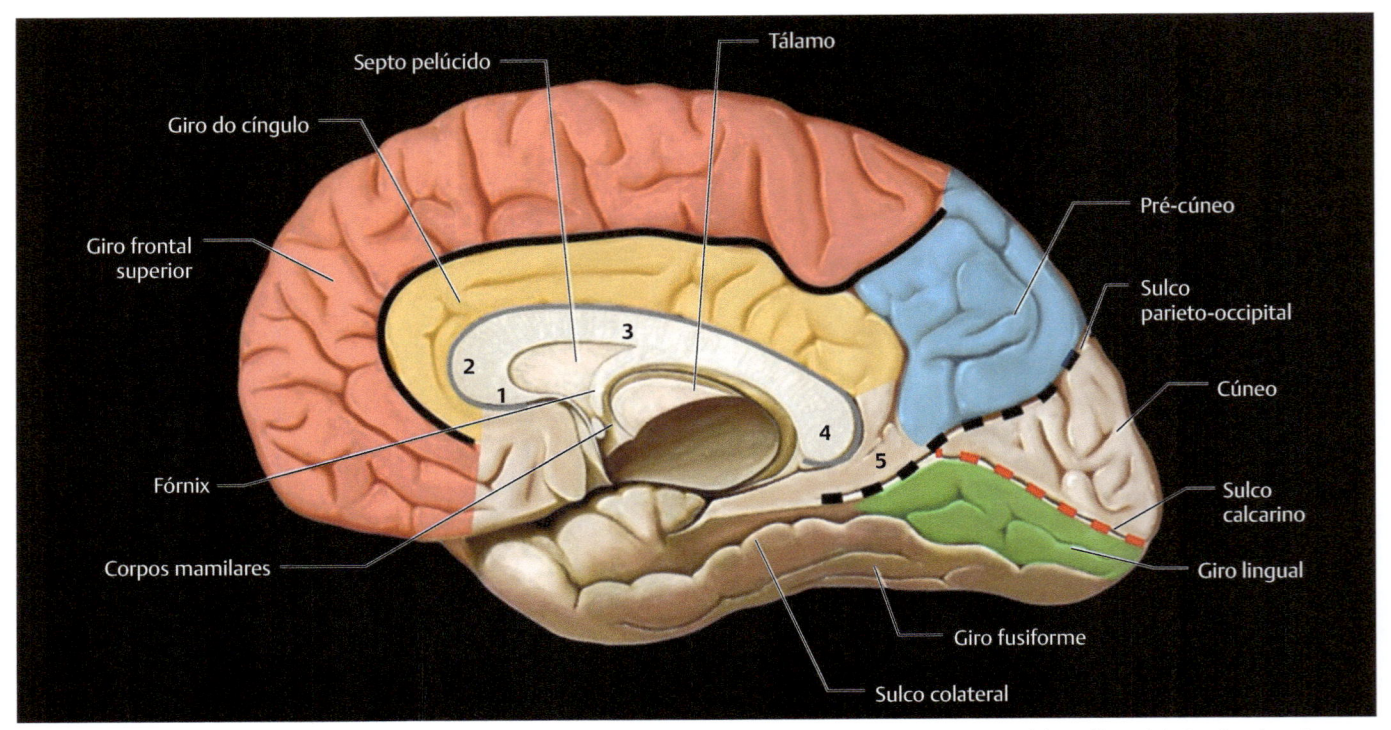

Fig. 8-11. Superfície medial do encéfalo. O corpo caloso (branco) e suas porções: rostro *(1)*, joelho *(2)*, corpo *(3)*, esplênio *(4)*. O sulco do caloso (linha cinza), sulco do cíngulo e seu ramo marginal (preto) em um sentido superior. O sulco parietoccipital (pontilhado preto) cruzado com o sulco calcarino (pontilhado vermelho) em sua porção mais anterior. Os giros da face medial são giro frontal superior (vermelho), lóbulo paracentral (azul) giro do cíngulo (amarelo), pré-cúneos (azul), cúneo (natural), língula do lobo occipital (verde) e o afilamento do giro do cíngulo chamado de istmo do giro do cíngulo *(5)*. (Foto do acervo de ilustrações médicas Tonan/Centro Avançado de Neurologia e Neurocirurgia – CEANNE.)

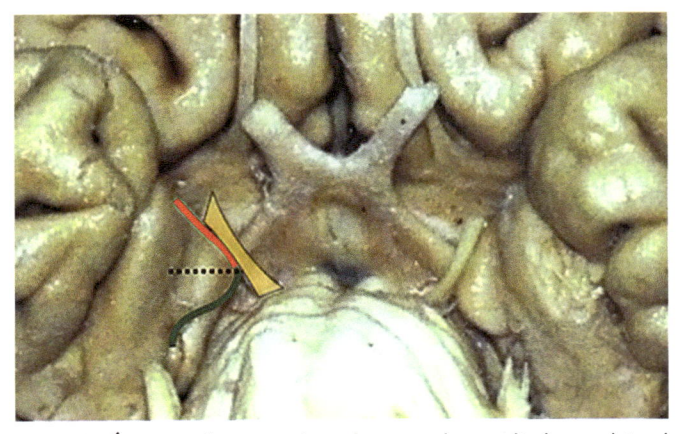

Fig. 8-12. Úncus em formato triangular com a base voltada para lateral e o ápice em relação íntima do nervo oculomotor (amarelo). A porção anterior (verde) e a porção posterior (vermelho): a divisão entre porção anterior e posterior é demarcada por uma linha imaginária (pontilhado preto) de origem no ápice. (Fonte: acervo de dissecções Prof. Dr. Gustavo Rassier Isolan.)

Lateral ao sulco olfatório estão os giros orbitários medial, anterior, lateral e posterior, divididos pelos sulcos orbitários, em formato de "H". O giro orbitário lateral é contínuo ao giro frontal inferior na superfície lateral do cérebro, mais precisamente com a parte orbitária do opérculo frontal (Fig. 8-13).

Lobo Temporal

A superfície basal do temporal apresenta dois sulcos longitudinais: um mais lateral, denominado sulco têmporo-occipital, e outro mais medial, o sulco colateral. Esses dois sulcos delimitam três giros, de lateral para medial, que são: giro têmporo-occipital lateral, giro têmporo-occipital medial (ou giro fusiforme) e giro para-hipocampal (Fig. 8-14).

Com um pequeno esforço, podemos compreender que o giro têmporo-occipital lateral, o giro mais lateral da superfície basal do lobo temporal, é, na realidade, continuação do giro temporal inferior. O sulco têmporo-occipital está entre o giro têmporo-occipital lateral (lateral) e o giro têmporo-occipital medial (medial) (Fig. 8-14).

O sulco colateral, por sua vez, está localizado entre o giro têmporo-occipital medial (lateral) e o giro para-hipocampal (medial), é o único sulco 100% contínuo da face basal do cérebro e continua-se anteriormente com o sulco ou incisural rinal, que separa o **úncus** do **polo temporal**. Quando o sulco colateral e o sulco têmporo-occipital fundem-se na porção mais anterior, o giro têmporo-occipital toma um formato fusiforme e pode ser chamado de giro fusiforme. O giro para-hipocampal ocupa a porção mais medial do lobo temporal na superfície basal do cérebro e, com isso, é contínuo à superfície medial (Fig. 8-14).

Ínsula

Por fim, apesar de não estar na superfície dos hemisférios cerebrais, também é um lobo cerebral, possui sulcos, giros e está na profundidade do vale silviano.

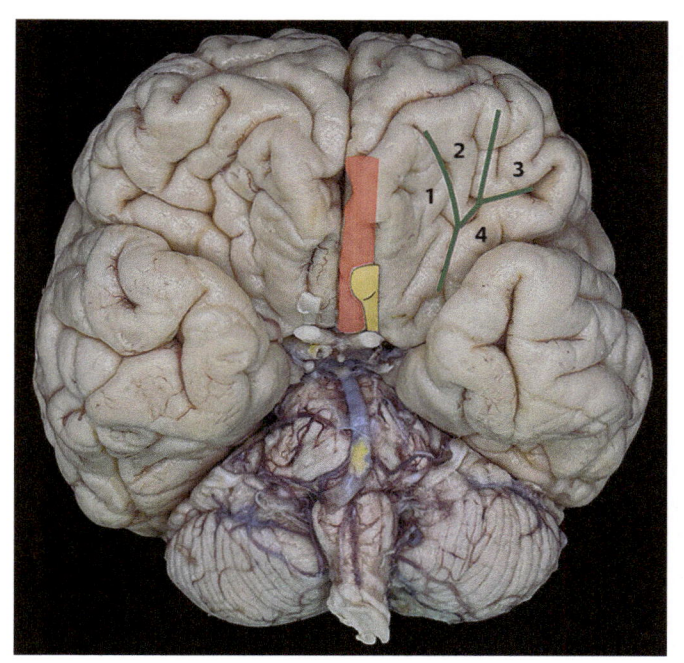

Fig. 8-13. Superfície basal lobo frontal. Vista inferior do lobo frontal: giro reto (vermelho) medial ao nervo olfatório (amarelo), giro orbitário medial *(1)*, anterior *(2)*, lateral *(3)*, posterior *(4)*, no "H" da base do lobo frontal. (Fonte: dissecção do Dr. Felipe Salvagni.)

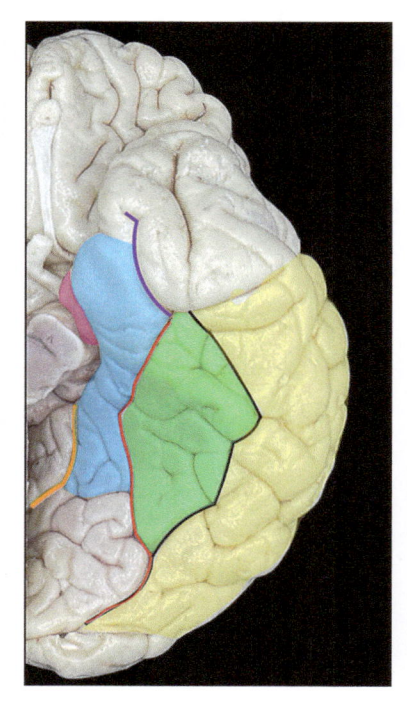

Fig. 8-14. Superfície basal lobo temporal. De medial para lateral identificam-se o úncus (rosa) e o giro para-hipocampal (azul), o sulco colateral (vermelho) como limite medial do giro fusiforme, também chamado giro occipitotemporal medial (verde), o sulco occipitotemporal (preto), e o giro occipitotemporal lateral (amarelo). (Fonte: dissecção do Dr. Felipe Salvagni.)

A ínsula, como o nome sugere, é um lobo cercado de lobos, uma metáfora para uma ilha cercada de água. Ao abrirmos o opérculo frontotemporal, enxergamos o córtex da ínsula. Os seus limites são o sulco limitante anterior, sulco limitante superior e sulco limitante inferior. Possui um sulco central que é, na superfície cerebral, contínuo ao sulco central do cérebro. Os giros curtos da ínsula são os giros anteriores ao sulco central da ínsula, enquanto os giros longos da insula são posteriores ao sulco central da ínsula (Figs. 8-15 e 8-16).

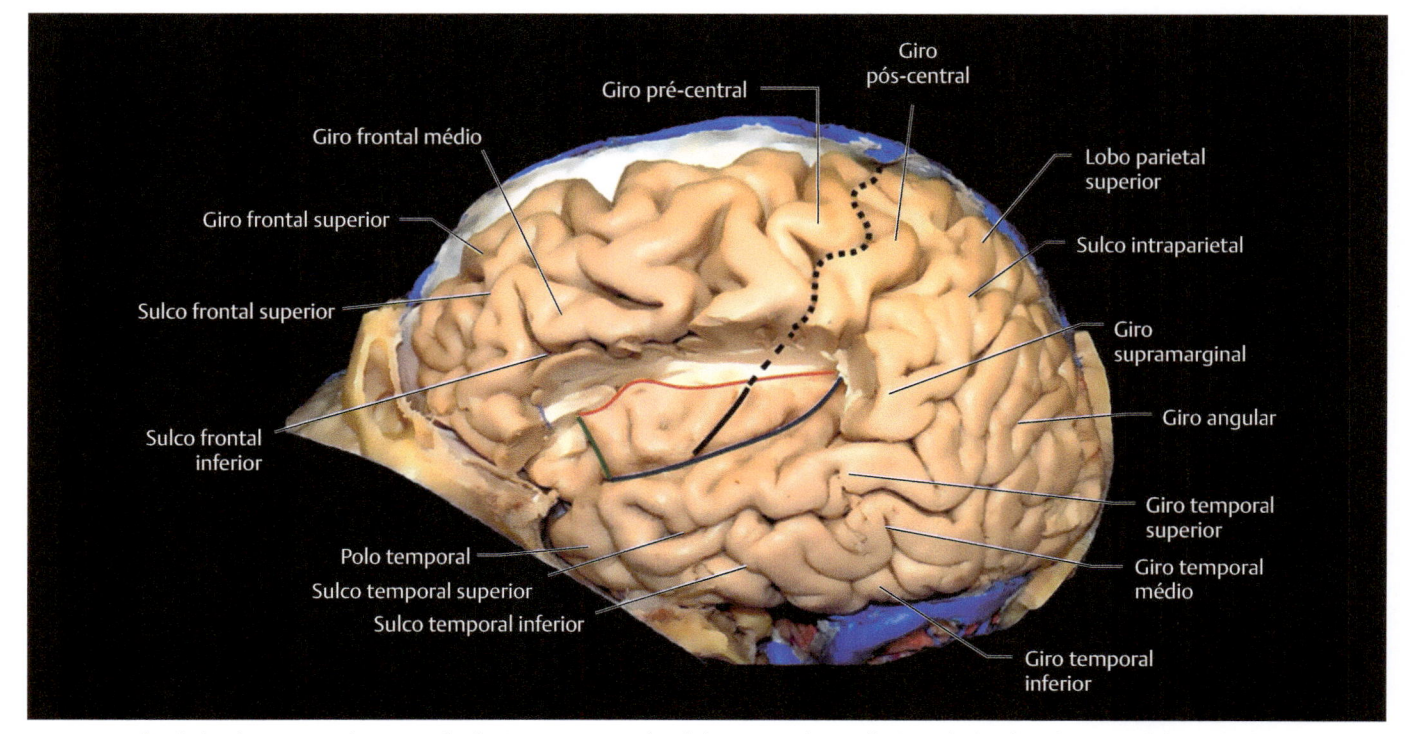

Fig. 8-15. Lobo da ínsula com seus limites: sulco limitante anterior (verde), superior (vermelho), verde (azul), sulco central da ínsula (linha preta) contínuo ao sulco central do cérebro (pontilhado preto) dividindo a ínsula em giros curtos da ínsula (anteriores) e giros longos da ínsula (posteriores). (Fonte: acervo de dissecções Prof. Dr. Gustavo Rassier Isolan.)

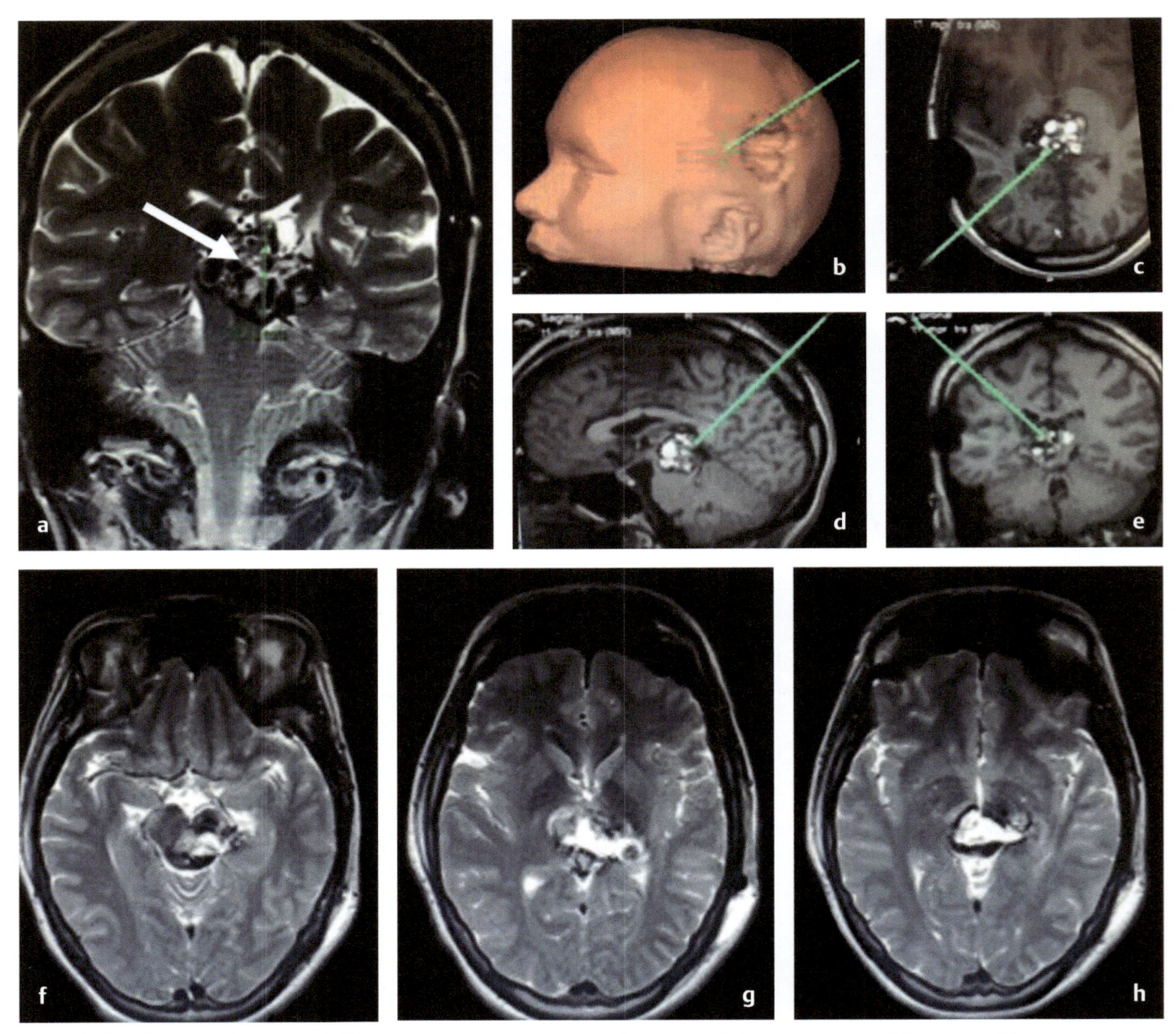

Fig. 8-16. Caso ilustrativo de paciente de 24 anos com volumoso cavernoma (tumor vascular) no tronco cerebral ("cavernoso tálamo-mesencefálico). Lesão (seta branca em **a**): a lesão foi removida com técnica microcirúrgica por meio de craniotomia parietal guiada por neuronavegação (linhas verdes) intraoperatória (**b-e**). Entrando através do sulco intraparietal do lado esquerdo, a lesão foi totalmente removida. Exames de ressonância nuclear magnética em cortes axiais e em sequência T2 mostram o espaço deixado (áreas brancas no centro da imagem) pela lesão removida (**f-h**). (Foto do acervo de pacientes do Dr. Gustavo R. Isolan.)

BIBLIOGRAFIA

Isolan GR, Buffon V, Maldonado I, Monteiro JM, Yağmurlu K, Ribas CAPM, et al. Avoiding vascular complications in insular glioma surgery - A microsurgical anatomy study and critical reflections regarding intraoperative findings. Front Surg. 2022 Aug 5;9:906466.

Isolan GR, Stefani MA, Schneider FL, Claudino HA, Yu YH, Choi GG, et al. Hippocampal vascularization: Proposal for a new classification. Surg Neurol Int. 2020 Nov 6;11:378.

Ribas EC, Yağmurlu K, de Oliveira E, Ribas GC, Rhoton A. Microsurgical anatomy of the central core of the brain. J Neurosurg. 2018 Sep;129(3):752-69.

Ten Donkelaar HJ, Tzourio-Mazoyer N, Mai JK. Toward a common terminology for the gyri and sulci of the human cerebral cortex. Front Neuroanat. 2018 Nov 19;12:93.

Wen HT, Rhoton AL Jr, de Oliveira E, Cardoso AC, Tedeschi H, Baccanelli M, et al. Microsurgical anatomy of the temporal lobe: part 1: mesial temporal lobe anatomy and its vascular relationships as applied to amygdalohippocampectomy. Neurosurgery. 1999 Sep;45(3):549-91; discussion 591-2.

CAPÍTULO 9

DIENCÉFALO

Samir Ale Bark ▪ Viviane Aline Buffon ▪ Gustavo Rassier Isolan

INTRODUÇÃO

Para uma melhor compreensão do diencéfalo, precisamos recorrer ao conhecimento das estruturas embrionárias que formam o encéfalo.

Em um primeiro momento, o tubo neural que se transformará nas estruturas encefálicas sofre a expansão em três vesículas: o prosencéfalo, o mesencéfalo e o rombencéfalo.

Com a continuidade do desenvolvimento, o prosencéfalo subdivide-se em duas vesículas: o telencéfalo e o diencéfalo. A vesícula mesencefálica mantém-se única enquanto o rombencéfalo se divide em metencéfalo e mielencéfalo.

Ao todo, formam cinco vesículas encefálicas as quais desenvolvem as seguintes estruturas conforme o quadro sinóptico a seguir.

Com a progressão das vesículas telencefálicas, as quais formarão os hemisférios cerebrais, o diencéfalo, estrutura ímpar e mediana, passa a ficar encoberta pelos hemisférios cerebrais, um a cada lado do diencéfalo.

O diencéfalo é região do encéfalo situada entre os hemisférios cerebrais e o tronco do encéfalo formados medialmente pelo III ventrículo e as estruturas circunjacentes que formam a sua subdivisão.

SUBDIVISÃO

O diencéfalo é subdividido em quatro estruturas: o tálamo, o hipotálamo, o epitálamo e o subtálamo.

Tálamo

O tálamo é composto por duas massas simétricas em forma de ovo as quais habitualmente encontram-se unidas, na linha média, por uma faixa de substância cinzenta, a aderência intertalâmica (Fig. 9-1).

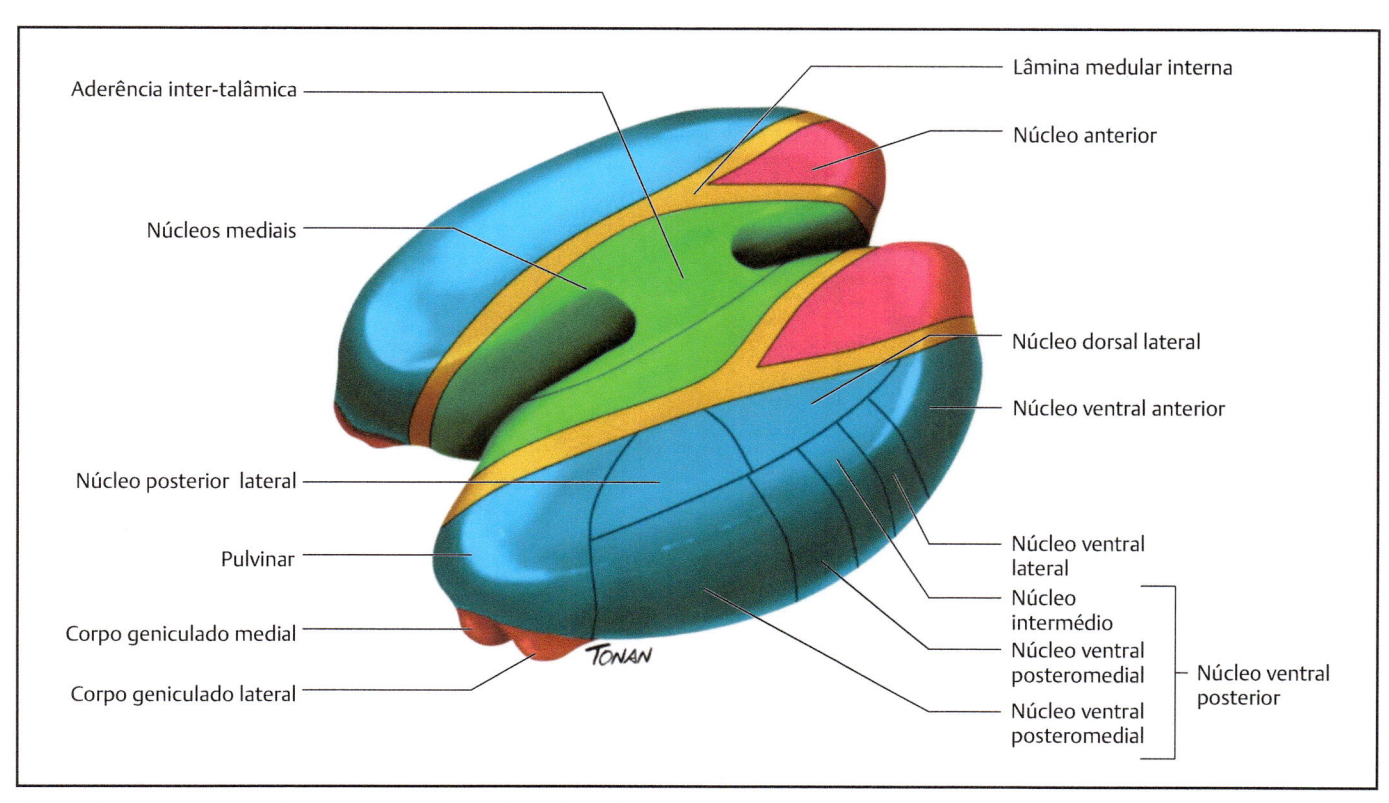

Fig. 9-1. Núcleos do tálamo. (Fonte: acervo de ilustrações médicas Tonan/Centro Avançado de Neurologia e Neurocirurgia – CEANNE.)

O tálamo tem sua função comparada a um centro retransmissor, recebendo e distribuindo informações entre as estruturas encefálicas e, com isto, atuando em vários processos funcionais, entre eles o ciclo sono-vigília, o comportamento emocional, a memória e as funções sensoriais e motoras.

As relações anatômicas do tálamo são:

- Anteriormente, o tálamo afunila-se e estende-se até o limite posterior do forame interventricular ou de Monro.
- Superiormente, o tálamo é recoberto por faixa de substância branca denominada de extrato zonal e é separada do corpo do fórnix pela tela coroide, estrutura formada por células epiteliais cuboides circundadas por capilares e tecido conjuntivo frouxo, a qual tem como finalidade a formação de liquor.
- Na projeção anterolateral, o tálamo é separado da cabeça do núcleo caudado pela estria terminal e pela veia talamoestriada.
- Posteriormente, o tálamo expande-se para formar o pulvinar do tálamo.
- Lateralmente, o tálamo faz estrito contato com a perna posterior da cápsula interna enquanto, medialmente, une-se em uma estrutura denominada aderência intertalâmica.
- Na superfície posteroinferior do tálamo, encontramos duas saliências paralelas chamadas núcleos geniculados medial e lateral.
- Inferiormente e medialmente, o tálamo une-se ao hipotálamo.
- A substância cinzenta do tálamo é separada por uma camada de substância branca em forma de Y chamada lâmina medular interna. Com base nesta lâmina medular interna, podemos dividir o tálamo nas seguintes regiões: anterior (entre os dois braços do "Y"), medial e lateral.
- A região lateral possui os seguintes núcleos: núcleo ventral anterior (VA), núcleo ventral lateral (VL), núcleo ventral posterior (VP – que se subdivide em núcleo ventral posterolateral (VPL), núcleo ventral posteromedial (VPM) e núcleo ventral intermédio (VI), núcleo posterior lateral (LP), núcleo dorsal lateral (LD), pulvinar, corpo geniculado lateral e corpo geniculado medial.
- Além disso, temos os núcleos localizados na lâmina medular interna, que são divididos em núcleos intralaminares rostrais (núcleo central medial, núcleo paracentral e núcleo lateral central) e núcleos intralaminares caudais (núcleo centromediano e núcleo parafascicular).
- Importante destacar a existência de núcleos também na porção da aderência intertalâmica.
- Os núcleos do grupo lateral são os de maior relevância clínica. O núcleo ventral posterolateral tem aferências pelos tratos espinotalâmicos e pelas colunas posteriores da medula espinhal, sendo então relacionado com dor, temperatura, pressão, palestesia, propriocepção consciente e tato fino. Enquanto o núcleo ventral posteromedial lida com as informações da via trigeminal e gustativa.
- O núcleo reticular está envolvido no controle do estado de alerta e atenção.

- O corpo geniculado lateral está envolvido com atividade visual, enquanto o corpo geniculado medial está envolvido com atividade auditiva.

Além destas atividades, o tálamo também tem envolvimento nas atividades de regulação da dor, linguagem motora (cuja lesão pode ocasionar déficits léxico-semânticos com parafasia verbal, com repetição e nomeação intactas) e sistema límbico

Hipotálamo

O hipotálamo é uma das divisões do diencéfalo responsável principalmente em manter a homeostase do organismo (Figs. 9-2 e 9-3).

Esta estrutura, apesar de apresentar uma a pequena área, exibe uma ampla gama de funções.

O hipotálamo é uma área de integração sensorial e produção motora de alto nível que mantém a homeostase controlando o comportamento endócrino, autonômico e somático.

Suas principais funções estão vinculadas a regulação do sistema nervoso autônomo, do sistema endócrino, da fome, da sede, da diurese, da temperatura corporal e do controle do sono e vigília entre outras.

Esta multiplicidade funcional ocorre devido a inúmeras conexões tanto aferentes como eferentes ao hipotálamo.

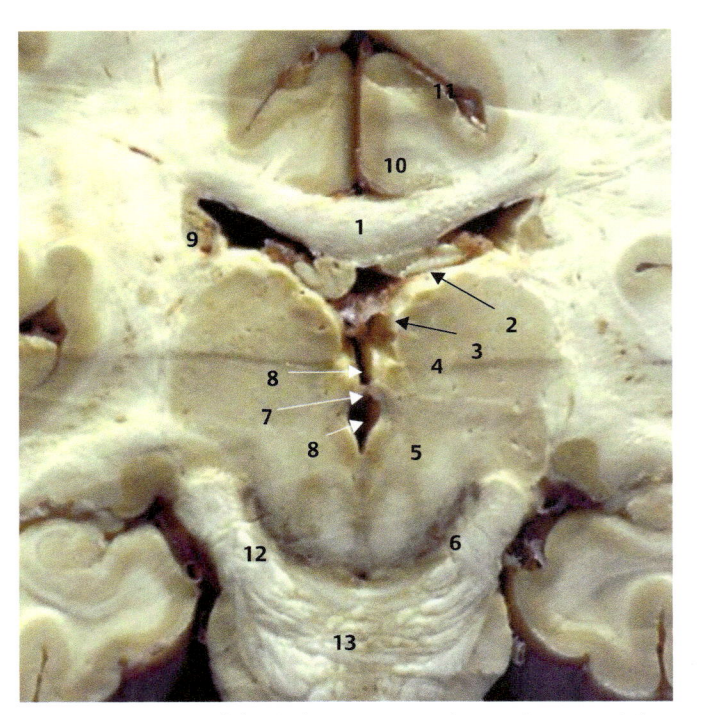

Fig. 9-2. Corte coronal do cérebro: *1.* Corpo caloso; *2.* fissura coróidea (entre o fórnix, acima, e o tálamo, abaixo; *3.* veia cerebral interna; *4.* tálamo; *5.* hipotálamo; *(6)* substância negra, no mesencéfalo; *7.* aderência intertalâmica; *8.* terceiro ventrículo; *9.* cauda do núcleo caudado (se a secção fosse mais anterior, pegaria o corpo ou mesmo a cabeça deste núcleo); *10.* giro do cíngulo; *11.* sulco do giro do cíngulo; *12.* pedúnculo cerebral; *13.* tegmento do mesencéfalo. (Fonte: Acervo de dissecções Prof. Dr. Gustavo Rassier Isolan.)

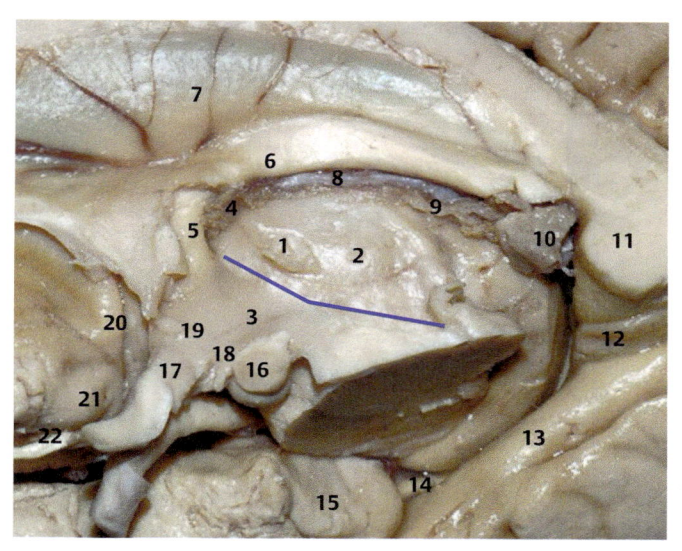

Fig. 9-3. Secção sagital na linha média do encéfalo. A linha azul representa o sulco hipotalâmico (abaixo dele está o hipotálamo): *1.* aderência intertalâmica; *2.* tálamo; *3.* hipotálamo; *4.* plexo coroide (estende-se em todo o teto do terceiro ventrículo); *5.* fórnix (coluna anterior, que forma o limite anterior do forâmen de Monro); *6.* fórnix (corpo); *7.* septo pelúcido; *8.* veia cerebral interna; *9.* plexo coroide; *10.* glândula pineal; *11.* esplênio do corpo caloso; *12.* fascíola cinérea; *13.* giro para-hipocampal; *14.* fímbria do fórnix, *15.* úncus; *16.* corpo mamilar; *17.* quiasma óptico; *18.* recesso infundibular (no preparo das peças anatômicas, a hipófise fica aderida a base do crânio dentro da sela túrcica, não sendo visualizada aqui); *19.* recesso óptico; *20.* giro paraterminal; *21.* área septal; *22.* trato olfatório. (Fonte: Acervo de dissecções Prof. Dr. Gustavo Rassier Isolan.)

Divisões

Zoneamentos tendo como ponto de referência o fórnice e o III ventrículo, o hipotálamo pode ser divido em três zonas:

1. *Zona periventricular*: justaposta ao III ventrículo.
2. *Zona medial*: medialmente ao fórnice, que contém os principais núcleos hipotalâmicos.
3. *Zona lateral*: situada lateralmente ao fórnice, percorrida pelo feixe prosencefálico medial, que conecta a área septal do sistema límbico à formação reticular do mesencéfalo.

Através de planos frontais, o hipotálamo pode ser divido em:

■ *Região supraóptica*: compreende o quiasma óptico e toda uma coluna de núcleos situados superiormente até o sulco hipotalâmico; nesta região, encontram-se os núcleos supraóptico, paraventricular, supraquiasmático anterior e a área pré-óptica. Os dois primeiros têm conexão direta através de fibras nervosas com o lobo posterior da hipófise (neuro-hipófise). O núcleo supraquiasmático está acima do quiasma óptico e recebe fibras diretamente da retina. Sua função é sincronizar o ritmo circadiano no ciclo claro-escuro. Há ainda pequenos e mal definidos grupos celulares, que constituem a área pré-óptica e o núcleo anterior. A área pré-óptica, que é responsável pela termorregulação, é a região mais rostral do hipotálamo e suas células distribuem-se em torno do terceiro ventrículo em íntima relação com o recesso supraóptico.

■ *Região tuberal*: compreende o túber cinéreo (que se liga ao infundíbulo) e toda área superiormente até o limite do hipotálamo no sulco hipotalâmico; nela estão situados os núcleos dorsomedial (maior e bem definido), ventromedial, arqueado e hipotalâmico lateral. O núcleo arqueado ou infundibular está situado na porção mais inferior do terceiro ventrículo, em íntima relação com o infundíbulo da hipófise. Porém, ao contrário do lobo posterior da hipófise, que recebe ramificações nervosas diretas dos núcleos da região supraóptica, este núcleo secreta seus hormônios hipofisários tireotrópicos (que estimulam o lobo anterior da hipófise – ou adeno-hipófise – a liberar seus hormônios) em um leito capilar especializado no assoalho do terceiro ventrículo cujos vasos se ramificam ao redor do lobo anterior da hipófise – a chamada circulação portal hipotálamo-hipofisária. Os hormônios liberados pelo núcleo arqueado são os seguintes: CRH, hormônio liberador de corticotrofina; TRH, hormônio liberador de tireotrofina; GnRH, hormônio liberador de gonadotrofina; GRH, hormônio liberador de GH; GIH, hormônio inibidor de GH; PRH, hormônio liberador de prolactina; PIH, hormônio inibidor da prolactina. Em resposta, os hormônios que a adeno-hipófise produz são o hormônio foliculoestimulante (FSH), que é responsável pela maturação dos óvulos e espermatogênese; o hormônio luteinizante (LH), responsável pela ovulação e síntese de androgênios o hormônio estimulador da tireoide (TSH) ou tireotrofina, responsável pela secreção do hormônio tiroxina pela glândula tireoide; o hormônio adrenocorticotrófico (ACTH), responsável pela secreção de cortisol; o hormônio do crescimento (GH), responsável pela síntese proteica e a prolactina, responsável pelo crescimento das mamas e secreção de leite. Podemos ainda definir uma região situada lateralmente em um plano sagital passando pela coluna do fórnix bilateralmente. Nela está o núcleo hipotalâmico lateral.

■ *Região mamilar*: compreende o corpo mamilar e a área superior até o sulco hipotalâmico. A região mamilar contém os núcleos mamilares e hipotalâmico posterior. É formada pelos corpos mamilares, que compreendem exclusivamente dois núcleos mamilares, situados um de cada lado próximos à linha média, e são revestidos por fibras mielinizadas. O núcleo hipotalâmico posterior está situado dorsalmente ao núcleo mamilar e caudalmente ao núcleo ventromedial. Ainda existem núcleos pequenos e pouco definidos: os intermediários ou intercalares, e os mamilares laterais.

De uma maneira geral, lesões no hipotálamo podem causar hipotermia ou hipertermia, hiperfagia com o desenvolvimento de obesidade, taquicardia, sonolência, perturbações dos ciclos de sono e explosões emocionais.

Epitálamo

O epitálamo é uma estrutura diencefálica que se localiza posteriormente ao III ventrículo e imediatamente abaixo da porção mais posterior do tálamo.

A glândula pineal é a sua estrutura mais evidente, sendo uma glândula endócrina mediana, de forma piriforme, que repousa sobre o teto do mesencéfalo.

O epitálamo está vinculado as funções de regulação do ciclo sono e vigília, e, de forma associada ao hipotálamo, temos a regulação do ritmo circadiano e das glândulas endócrinas.

O epitálamo é constituído pela glândula pineal ou epífise, pela habênula e pelos núcleos habenulares.

A glândula pineal ou epífise, termo originado por seu formato de pinha, mede cerca de 30 mm² e está situada na região epitalâmica, entre as comissuras posterior e habenular. Ela é responsável pela produção de melatonina, um hormônio responsável na atuação de mecanismos homeostáticos corporais por regular os ritmos diários e sazonais, e em ações relacionadas com a qualidade de vida, por regular o ritmo biológico do corpo de acordo com o ciclo circadiano, estimulando o sono no período noturno.

A habênula é um par de pequenos núcleos localizados acima do tálamo, em sua extremidade posterior, próximo à linha média.

Ela participa de circuitos neuronais que estão envolvidos no controle motivacional e de recompensa do comportamento.

Disfunções da habênula foram implicadas em distúrbios psiquiátricos, como depressão, esquizofrenia e psicose causada por drogas.

Subtálamo e Núcleo Subtalâmico

O núcleo subtalâmico constitui-se na maior porção do subtálamo e foi primeiramente descrito, em 1865, por Jules Bernard Luys. É a parte do diencéfalo que se encontra abaixo da porção posterior do tálamo, imediatamente atrás e lateralmente ao hipotálamo, sendo uma região de transição entre o diencéfalo e o tegmento do mesencéfalo.

O núcleo subtalâmico está localizado medialmente à cápsula interna, dorsalmente à substância negra e ventralmente ao tálamo.

Ele está constituído por um conjunto de pequenos núcleos e substância cinzenta e tem como função realizar a regulação do movimento em conjunto com os demais núcleos da base, e desempenha um papel essencial na via indireta dos núcleos da base, evitando movimentos.

A porção medial do núcleo subtalâmico também possui conexões com o sistema límbico, com a substância negra e a área tegmental ventral, resultando em sintomas relacionados com o sistema límbico devido a essas conexões e diante de condições patológicas como a doença de Parkinson.

CASO CLÍNICO

Paciente masculino, 20 anos, iniciou com quadro de cefaleia há 60 dias, de caráter progressivo, associada à alteração visual nos últimos 20 dias. Ao exame clínico apresentava-se consciente, orientado, pupilas isocóricas e fotorreagentes, com paresia do olhar conjugado superior (não conseguia movimentar os olhos para cima), sem outras alterações de pares cranianos e sem déficit sensitivo ou motor.

Foi submetido a investigação com imagem de ressonância magnética (RM) encefálica (Figs. 9-4 a 9-7), que revelou tumor em região da glândula pineal.

Nos cortes sagitais, é possível observarmos melhor a lesão, bem como sua relação do ponto de vista anatômico. Como o limite inferior do tálamo é o mesencéfalo, é possível ver na imagem o acometimento por compressão da porção posterior do mesencéfalo, o que explica o achado da paresia do olhar conjugado superior no exame físico do paciente. É também denominada de síndrome de Parinaud (síndrome do mesencéfalo dorsal), uma paralisia conjugada do olhar vertical para cima, devido à compressão do mesencéfalo. Comumente é vista nos tumores de pineal, tumores ou acidentes vasculares que envolvam o tecto mesencefálico. Também é comum em casos de hidrocefalia.

Em casos em que se tem a paralisia do olhar conjugado superior, é possível observar, principalmente em crianças, o sinal do sol poente, que é a posição de preferência do olhar descendente em decorrência da paralisia superior.

Outra consequência das lesões talâmicas, na dependência de seu tamanho, é a hidrocefalia, de característica obstrutiva, devido à interrupção da passagem do liquor do terceiro para o quarto ventrículo, ou até mesmo pela ocupação de todo o terceiro ventrículo, ou pela obstrução de um dos forames interventriculares, na dependência das características da lesão.

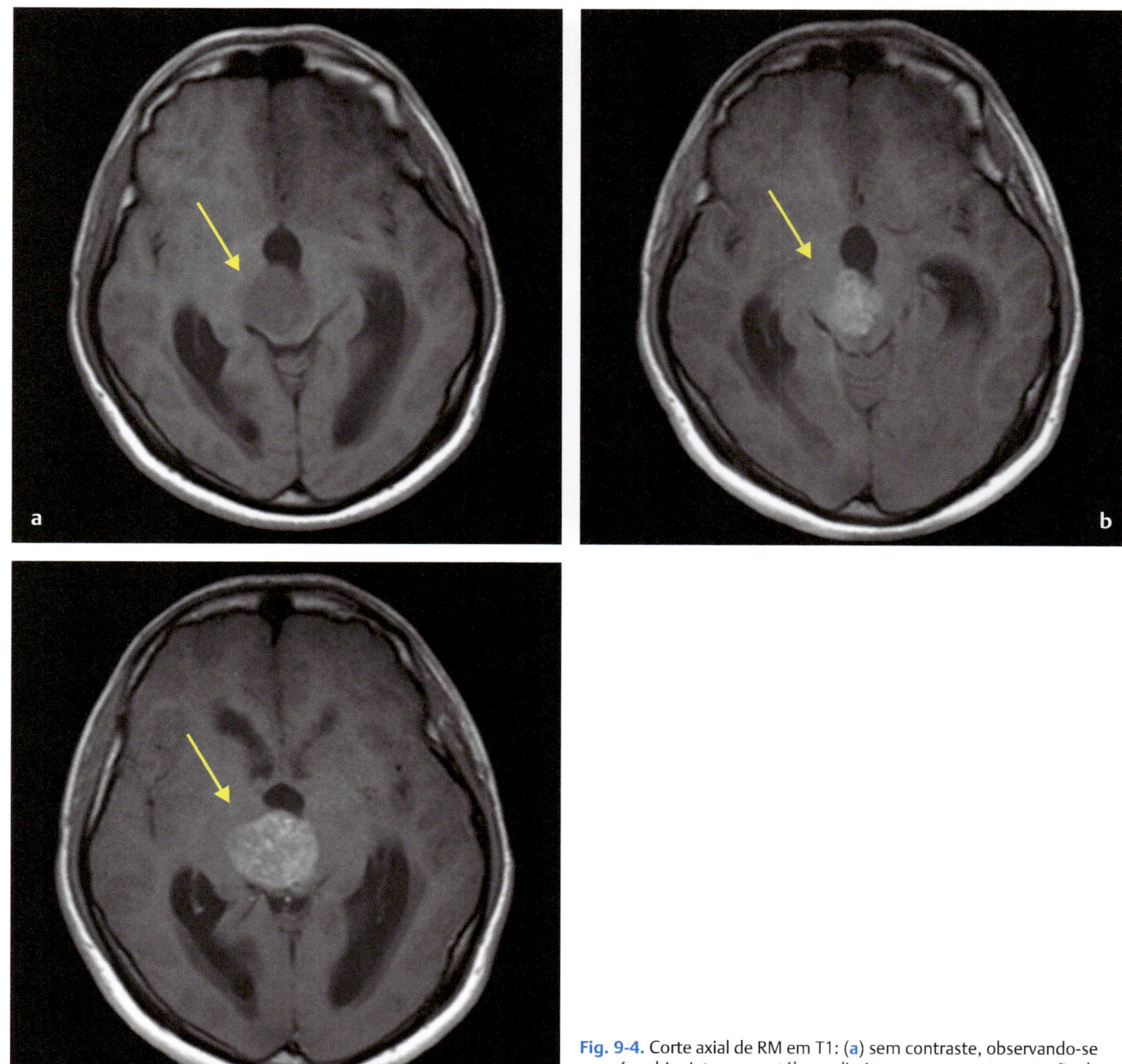

Fig. 9-4. Corte axial de RM em T1: (**a**) sem contraste, observando-se uma área hipointensa em tálamo direito, que apresenta captação de contraste (**b**, **c**).

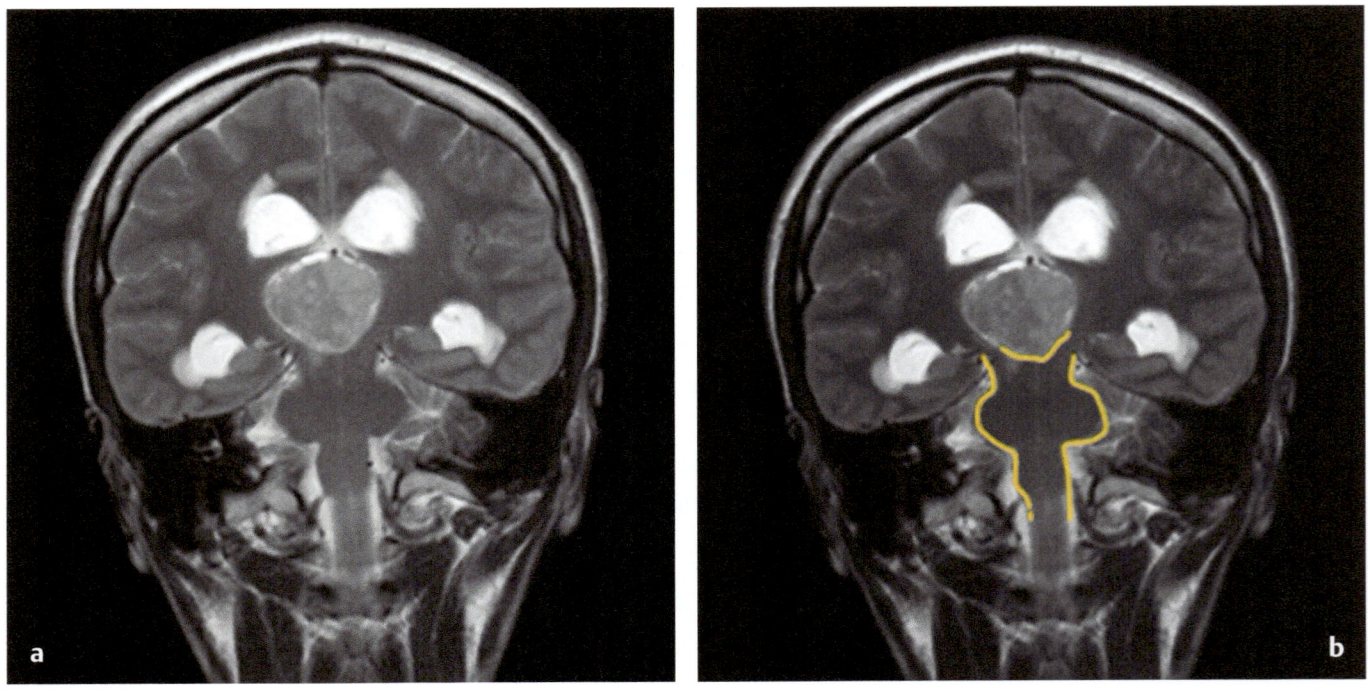

Fig. 9-5. (a,b) Corte coronal de RM em T2 onde é possível observar que a lesão é puramente talâmica à direita, bem como o mesencéfalo, no limite inferior do tálamo, pertencente ao tronco encefálico (circundado em laranja).

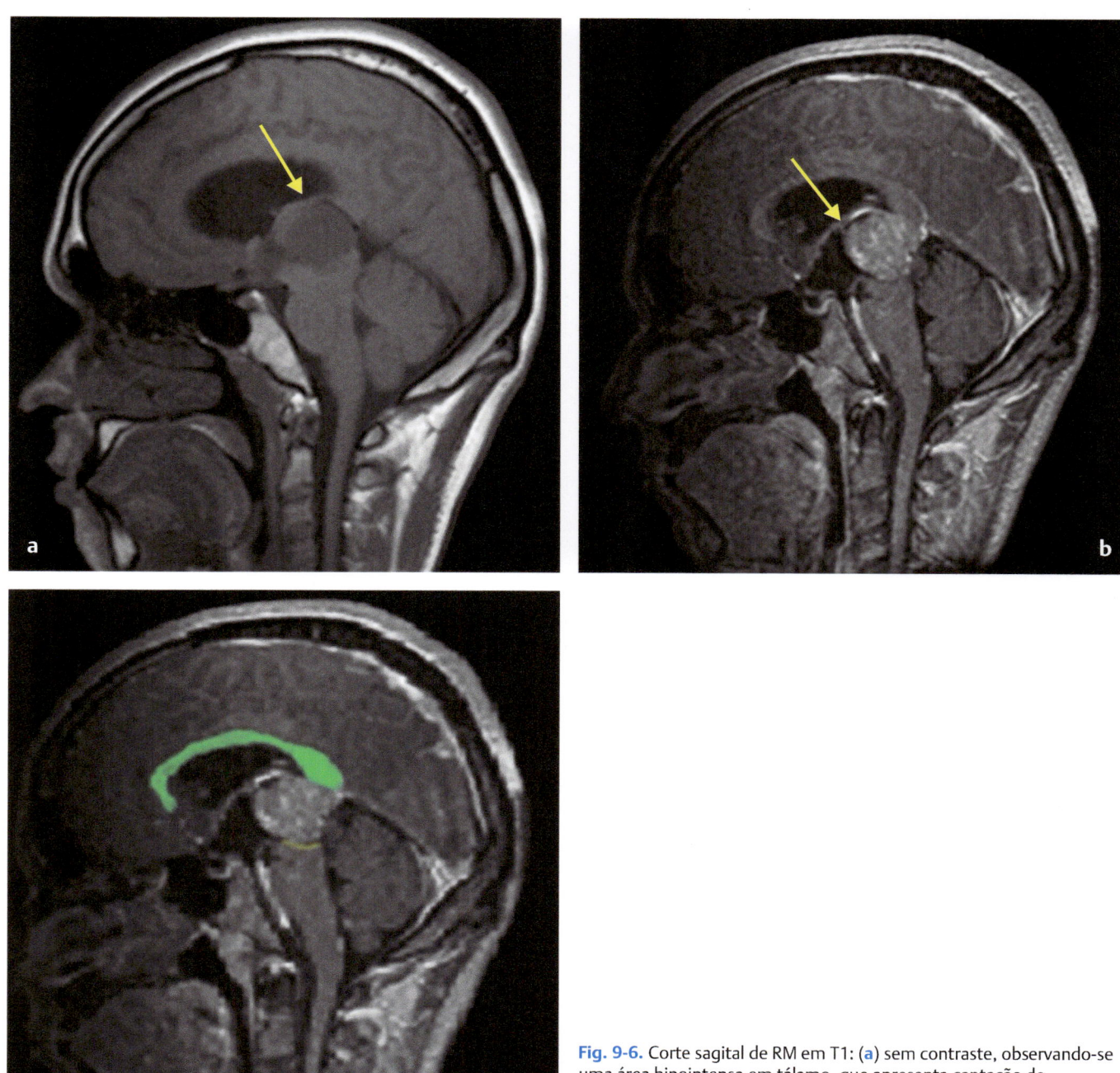

Fig. 9-6. Corte sagital de RM em T1: (**a**) sem contraste, observando-se uma área hipointensa em tálamo, que apresenta captação de contraste (**b**, **c**). (**c**) Observa-se o adelgaçamento do corpo caloso (em verde) que ocorre pela dilatação ventricular, bem como a compressão do mesencéfalo (linha amarela) pela lesão talâmica.

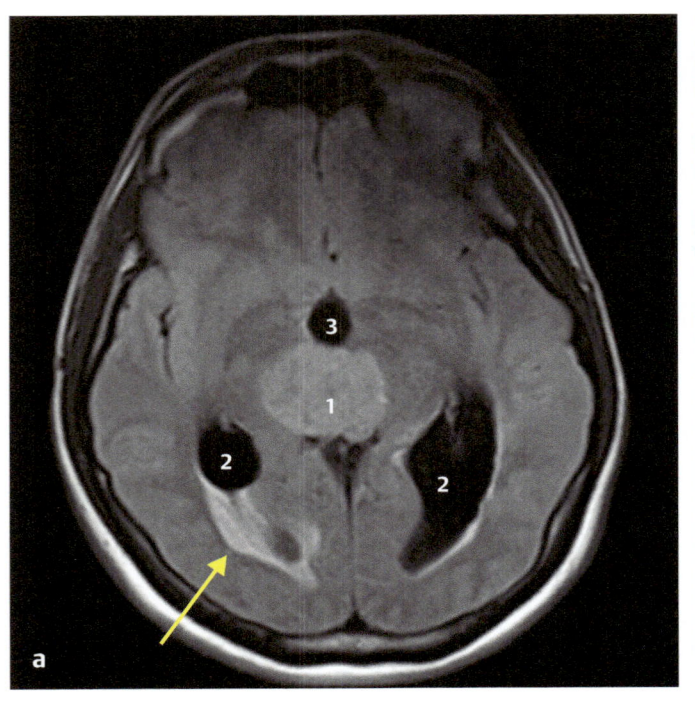

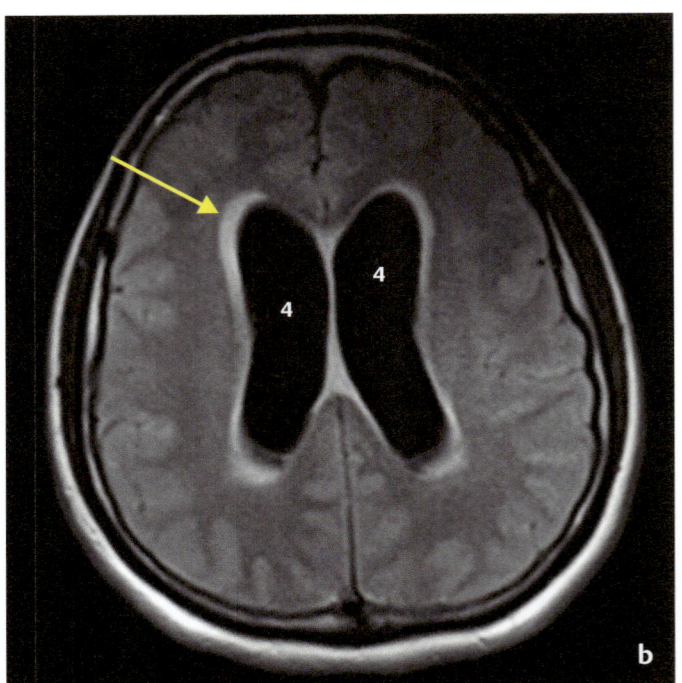

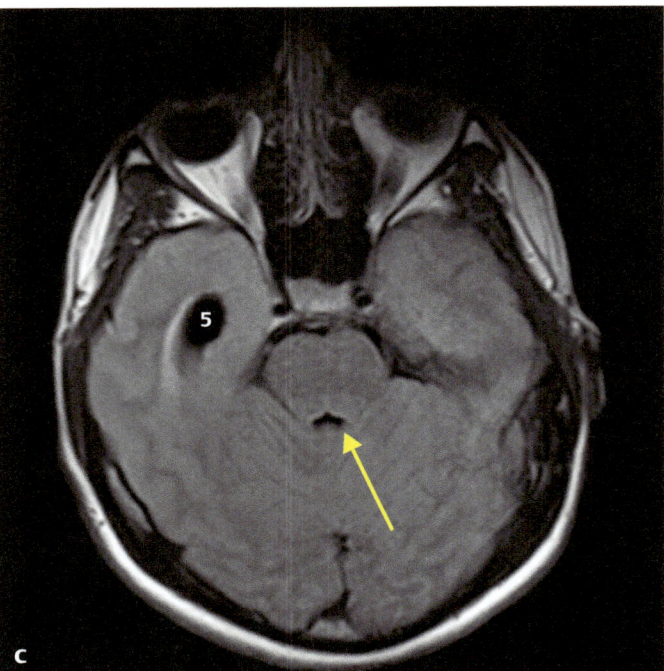

Fig. 9-7. Corte axial de RM em *flair*: (**a**) lesão talâmica *(1)*, ventrículos laterais *(2)* dilatados e com transudação ependimária (sinal hiperintenso, identificado pela seta amarela), bem como a dilatação do terceiro ventrículo *(3)*; (**b**) observamos, em cortes acima, a dilatação retrógrada dos ventrículos laterais *(4)*, bem como transudação ependimária (seta amarela) e, em (**c**), o corno temporal do ventrículo lateral *(5)* que também está dilatado, mas o tamanho normal do IV ventrículo (seta amarela), caracterizando a hidrocefalia obstrutiva.)

No caso em discussão, o paciente apresentava hidrocefalia como se observa nas imagens abaixo, e como opção de tratamento foi realizada uma terceiroventriculostomia (já discutida no capítulo de ventrículos), que consiste em possibilitar uma nova passagem para o liquor atingir o espaço subaracnóideo para ser absorvido.

O paciente, no mesmo momento da terceiroventriculostomia, foi submetido à biópsia talâmica, com resultado de tumor misto de células germinativas, tendo melhora da hidrocefalia e sendo encaminhado para realização de quimioterapia e radioterapia, com boa resposta ao tratamento.

A Figura 9-8 ilustra outro caso de tumor, porém com origem no hipotálamo.

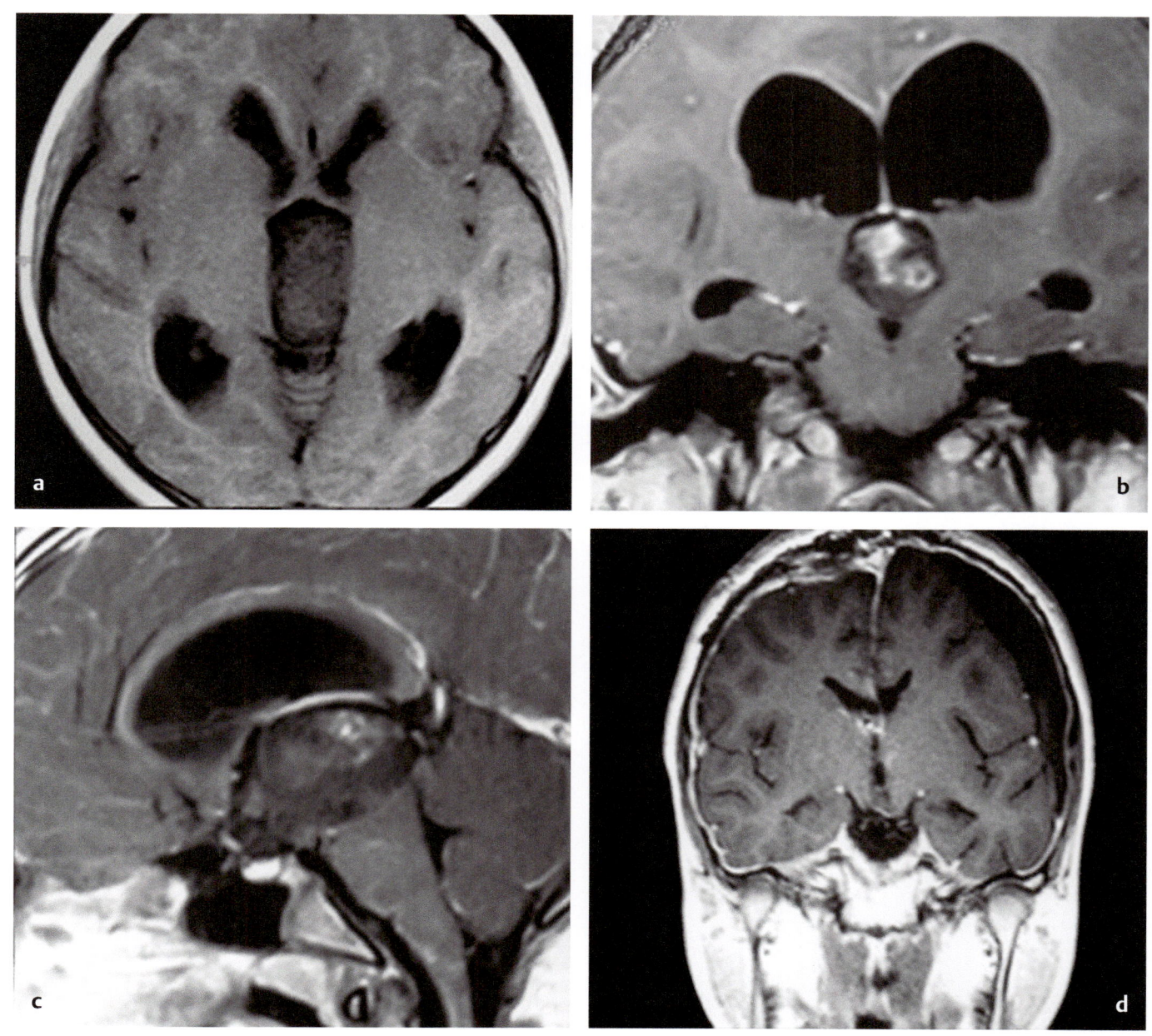

Fig. 9-8. Paciente de 10 anos de idade com queixa de poliúria, cefaleia, diplopia e borramento visual. Na parte superior da figura, observa-se, em uma ressonância nuclear magnética (RNM) na sequência T1 com contraste nos cortes axial (a), coronal (b) e sagital (c), um tumor dentro do terceiro ventrículo com hidrocefalia (dilatação dos ventrículos cerebrais) associada. Mesmo sem ter um diagnóstico histológico prévio, um paciente desta idade com um tumor com estas características no exame de RNM é portador, até prova em contrário, de um glioma hipotalâmico de baixo grau (confirmado pelo patologista após a cirurgia). A cefaleia e o borramento visual eram devidos à hipertensão intracraniana (HIC) causada pela hidrocefalia. A diplopia ocorreu pelo comprometimento do nervo abducente devido também à HIC. A hidrocefalia era devido à obstrução do aqueduto cerebral pelo tumor. Foi realizada a ressecção microcirúrgica total do tumor por meio de abordagem inter-hemisférica com calosotomia anterior (seta vermelha em e). (d, e) Pós-operatório. Os sintomas de HIC melhoraram com a cirurgia e a paciente segue em acompanhamento nos últimos 15 anos. *(Continua.)*

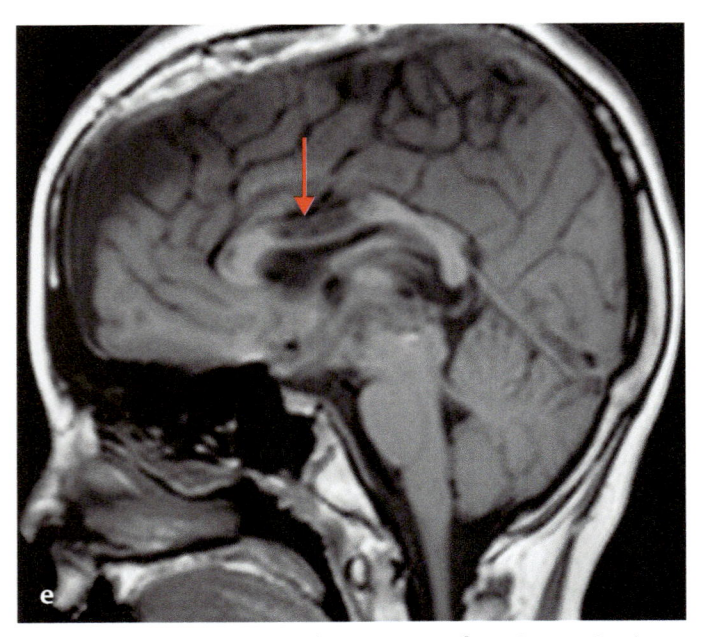

Fig. 9-8. *(Cont.)* (Fonte: Acervo de pacientes Prof. Dr. Gustavo Rassier Isolan.)

BIBLIOGRAFIA

Emmi A, Campagnolo M, Stocco E, Carecchio M, Macchi V, Antonini A, et al. Neurotransmitter and receptor systems in the subthalamic nucleus. Brain Struct Funct. 2023 Sep;228(7):1595-617.

Figueiredo EG, Rabelo NN, Welling LC, Melo PMP. Condutas em neurocirurgia. Fundamentos práticos. Crânio. Thieme Revinter; 2021.

Herrero MT, Barcia C, Navarro JM. Functional anatomy of thalamus and basal ganglia. Childs Nerv Syst. 2002 Aug;18(8):386-404.

Moore KL, Dalley AF, Agur AMR. Anatomia orientada para a clínica. 8ª ed. Rio de Janeiro: Guanabara Koogan; 2019. 1095 p.

Peris-Celda M, Martinez-Soriano F, Rhoton AL. Rhoton's atlas of head, neck, and brain: 2D and 3D images. New York, NY: Thieme Medical Publishers, Inc.; 2018.

Rhoton AL. Cranial anatomy and surgical approaches. The Congress of Neurological Surgeons; 2003.

Ribas GC. Applied cranial-cerebral anatomy: Brain architecture and anatomically oriented microneurosurgery. Cambridge University Press Surgical Anatomy; 2018.

Vilela-Filho O, Freitas ELA, Goulart LC, Lino-Filho AM, Carneiro R Jr, Fernandes-Santos B. 7T MRI probabilistic tractography-based evidence of decussation of the fibers between the lateral geniculate nucleus and the primary visual area. World Neurosurg. 2024 May 30:S1878-8750(24)00915-X.

CAPÍTULO 10

NÚCLEOS DA BASE E CENTRO BRANCO MEDULAR DO CÉREBRO

Amauri Dalla Corte ▪ Marcelo Rohde ▪ Rafaela Lindner ▪ Weinny Cardoso
Luiza Lima ▪ Leonardo Frizon ▪ Gabriela Dias ▪ Gustavo Rassier Isolan

INTRODUÇÃO

Os núcleos da base compreendem um conjunto de massas subcorticais de substância cinzenta situadas na base do telencéfalo, ocupando os dois hemisférios cerebrais.[1] Eles têm um importante papel na função motora, o qual será discutido ao longo do capítulo. São muitas vezes erroneamente chamados de gânglios da base, pois o termo "gânglio" refere-se às massas cinzentas do sistema nervoso periférico e, portanto, é considerado inadequado.

NÚCLEO CAUDADO

O núcleo caudado, em conjunto com o putâmen, forma o corpo estriado dorsal. Essa estrutura tem um formato de "C" e está localizada próximo dos ventrículos laterais e do tálamo. Mais especificamente, o núcleo curva-se em volta do tálamo e seu lado convexo encaixa-se com a concavidade da borda inferior do corno anterior do ventrículo lateral.[2,3] Anatomicamente, o núcleo caudado é dividido em três porções no sentido anteroposterior: cabeça, corpo e cauda.

A cabeça do núcleo caudado é grande e redonda e forma a parede lateral do corno frontal do ventrículo lateral. Inferiormente ela é contínua com o putâmen. O corpo do caudado é longo, estreito e contínuo com a cabeça na região do forame interventricular. Por fim, sua cauda é longa, fina e contínua com o corpo na região da extremidade posterior do tálamo, seguindo o contorno do ventrículo lateral e podendo ser acompanhada no teto do corno temporal antes de terminar anteriormente no corpo amigdaloide.[1]

O núcleo caudado atua nas funções motoras evolutivamente mais novas com os córtices pré-frontal, parietal e motor ocular (áreas neocorticais). As conexões com o córtex pré-frontal são fundamentais na programação da atividade motora mais qualificada, como o controle motor das extremidades e oculoencefálico (corpo do caudado), e, também, nas funções cognitivas (cabeça do caudado), como aprendizado e memória.

NÚCLEO LENTIFORME

O núcleo lentiforme tem a forma de uma lente triangular e situa-se lateralmente à cápsula interna, cujo ramo anterior o separa do núcleo caudado, e cujo joelho e ramo posterior o separam do tálamo. A lâmina medular externa divide o núcleo em uma parte lateral, o putâmen, e uma parte medial, o globo pálido. A principal função do núcleo lentiforme é a regulação das funções motoras, principalmente dos movimentos voluntários, como postura e marcha.

O putâmen é a massa cinzenta convexa, maior, limitado lateralmente pela cápsula externa que o separa do claustro. É a principal estrutura aferente dos núcleos da base, recebendo projeções principalmente de áreas associativas, como o córtex pré-frontal, e área pré-motora, além da área motora primária. Essas aferências são estabelecidas pelas vias corticoestriatais, que são glutamatérgicas excitatórias. O putâmen também recebe aferências dopaminérgicas da substância negra através da via nigroestriatal, que é capaz de regular a sua atividade. Por outro lado, suas conexões eferentes são gabaérgicas e inibem as atividades do globo pálido.

O globo pálido apresenta uma coloração mais clara em virtude da presença de numerosas fibras mielinizadas que o atravessam, sendo dividido em porções interna e externa por uma lâmina de substância branca, a lâmina medular interna. O globo pálido interno recebe aferências gabaérgicas inibitórias do putâmen, através das fibras estriatopalidais. Essas fibras inibitórias fazem parte da via indireta do circuito motor, enquanto as fibras que se projetam para o globo pálido externo fazem parte da via direta. Tanto o segmento interno quanto o segmento externo do globo pálido desempenham um papel essencial na modulação das vias direta e indireta do circuito motor (esse circuito será detalhado melhor mais adiante neste capítulo). Além disso, o globo pálido é o principal núcleo eferente dos núcleos da base, emitindo projeções ao tálamo através dos tratos palidotalâmicos, os quais possuem atividade tônica inibitória. Essa atividade tônica funciona como um freio permanente para movimentos indesejados.

CORPO ESTRIADO VENTRAL E PÁLIDO VENTRAL

O corpo estriado ventral corresponde, em uma secção coronal do cérebro, a uma área de substância cinzenta entre o plano horizontal da comissura anterior e a superfície cerebral ventral (Fig. 10-1). Consiste no núcleo *acumbens* e no tubérculo olfatório, os quais apresentam grande semelhança estrutural, química e funcional. O núcleo *acumbens* localiza-se na junção ventral do putâmen com a cabeça do núcleo caudado.[4] Inferior e posteriormente ao corpo estriado ventral e separados pela comissura anterior, os segmentos externo e interno do globo pálido fundem-se ventralmente formando o pálido ventral.[5]

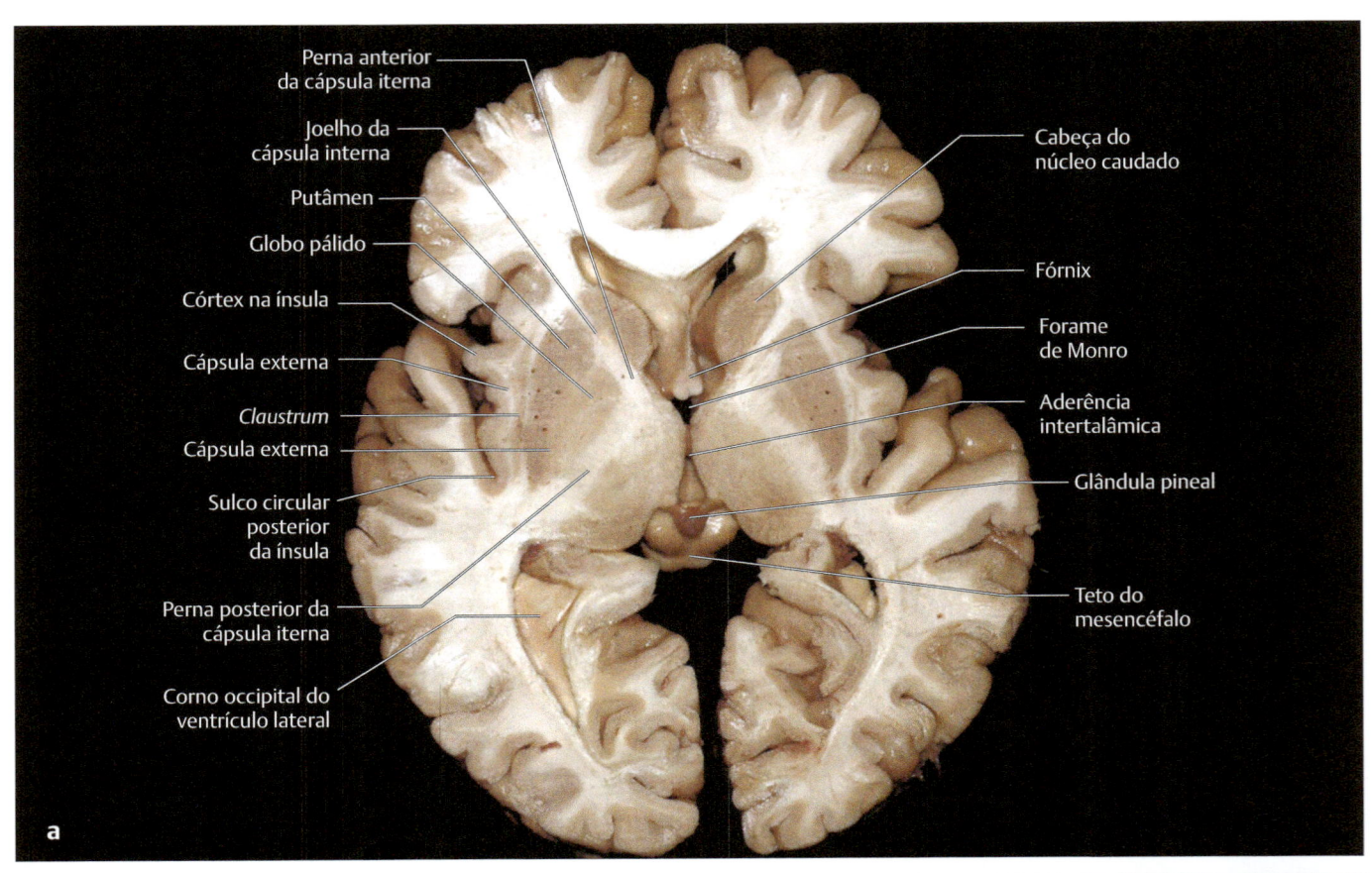

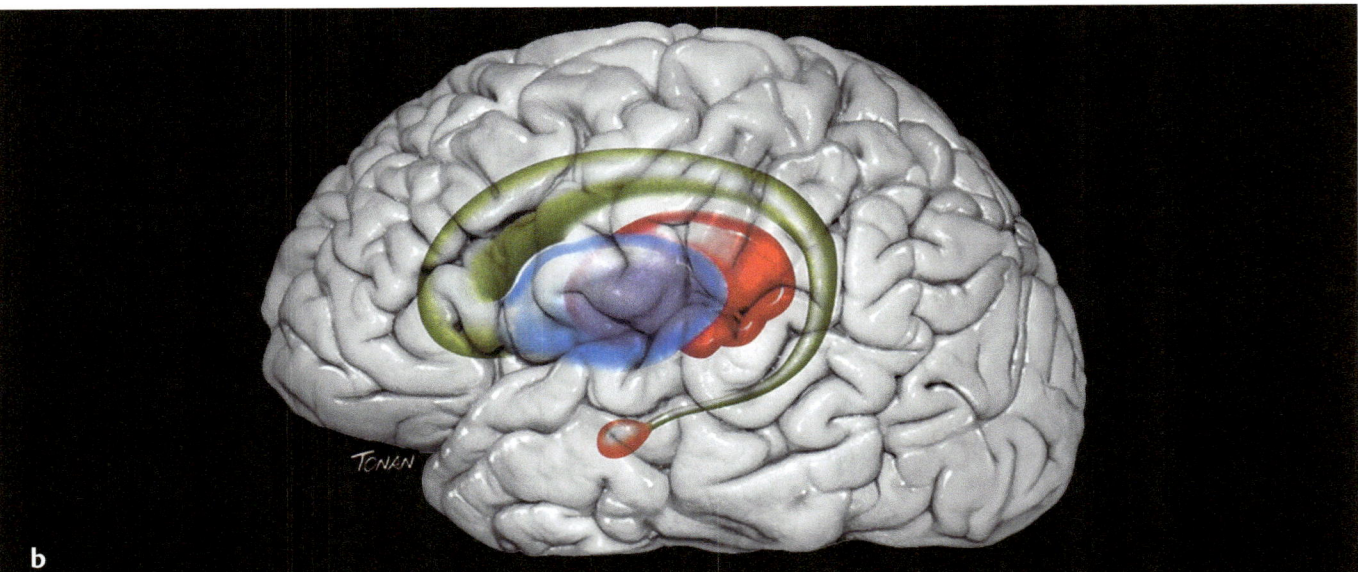

Fig. 10-1. (**a**) Corte axial ao nível do forame de Monro evidenciando os gânglios da base e estruturas adjacentes. (**b**) Vista lateral da posição do corpo estriado e suas relações com o hemisfério cerebral esquerdo. Núcleo caudado (verde), núcleo lentiforme (azul), tálamo (vermelho) e amígdala (marrom). (Fontes: (**a**) Acervo de dissecções Prof. Dr. Gustavo Rassier Isolan; (**b**) acervo de ilustrações médicas Tonan /Centro Avançado de Neurologia e Neurocirurgia – CEANNE.)

Tanto o corpo estriado ventral como o pálido ventral fazem parte do sistema límbico, participando, portanto, da regulação do comportamento emocional e da motivação.[4,6] Além disso, essas porções ventrais dos núcleos da base também contribuem para as alças de retroalimentação cortical através do tálamo.

CLAUSTRO

O claustro é uma estreita camada de substância cinzenta separada medialmente do putâmen pela cápsula externa e lateralmente do córtex insular pela cápsula extrema. Participa da regulação de comportamentos voluntários por meio de conexões com o córtex pré-frontal medial, o tálamo dorsomedial, o claustro contralateral e as áreas corticais circunjacentes e distantes. Pode ainda ter função na organização de informações e na atenção visual direcionada juntamente com o pulvinar do tálamo, além de aspectos da conduta emocional, porém as funções do claustro ainda não estão totalmente esclarecidas.

CONEXÕES E NÚCLEOS ASSOCIADOS

Os núcleos da base recebem aferências de quase todas as regiões do cérebro, garantindo um papel importante na regulação da motricidade, das funções cognitivas e dos aspectos emocionais do comportamento.[7] Suas atividades são realizadas por meio de circuitos fechados e independentes que, além dos núcleos da base, envolvem o córtex, o tálamo, a substância negra e os núcleos subtalâmicos, possuindo a função de inibir ou facilitar a atividade cortical que lhe deu origem.[7,8] Embora sejam independentes, esses circuitos sofrem um controle de áreas coordenadoras, de modo a promover a integração necessária para atingir os objetivos desejados.[7] Pelo menos cinco circuitos já foram identificados; no entanto, somente o circuito motor será descrito em detalhes neste capítulo.

- *Circuito motor:* origina-se nas áreas do córtex motor primário, córtex pré-motor, somatossensorial primário e na área associativa parietal posterior.[9] Possui papel importante na regulação da motricidade voluntária.
- *Circuito oculomotor:* origina-se nos córtices pré-frontal dorsolateral e parietal. Essa via converge principalmente para o núcleo caudado e, a partir deste, fibras são enviadas para as regiões ventral anterior e dorsomedial do tálamo.[9] Após, retornam ao córtex, projetando-se ao campo ocular frontal e ao campo suplementar ocular. Está relacionado com a execução de movimentos oculares voluntários e realização de buscas visuais.
- *Circuito pré-frontal dorsolateral:* inicia na região dorsolateral do córtex pré-frontal, projeta-se para o núcleo caudado, e, após, para o globo pálido e núcleo ventral anterior e dorsomedial do tálamo, retornando ao córtex pré-frontal.[4,8] Relaciona-se às funções executivas e cognitivas superiores.
- *Circuito pré-frontal orbitofrontal:* inicia e termina na região orbitofrontal e apresenta o mesmo trajeto do circuito pré--frontal dorsolateral.[4] Atua na manutenção da atenção e supressão de comportamentos socialmente indesejáveis.
- *Circuito límbico:* origina-se principalmente no alocórtex, incluindo o giro cingulado anterior, áreas orbitofrontais mediais e formação hipocampal, mas também em algumas regiões do neocórtex temporal.[8] Está relacionado com o processamento das emoções.

Circuito Motor

O principal papel dos núcleos da base na motricidade está relacionado com o planejamento e o desencadeamento dos movimentos autoiniciados, bem como a organização dos ajustes posturais associados. Para isso, o córtex envia fibras para o putâmen e, a partir deste, as fibras podem seguir por duas vias: a direta, responsável pela facilitação dos movimentos, e a indireta, que inibe os movimentos indesejados.[4] Em condições normais, há uma predominância de inibição sobre o córtex e o circuito direto atua, quando necessário, por meio de um mecanismo de desinibição.

- *Via direta:* tanto na via direta quanto na indireta, o pálido medial exerce uma inibição permanente sobre o tálamo, resultando em uma menor ativação das áreas motoras do córtex.[4] Assim, quando surge a necessidade de realizar um movimento coordenado, o córtex envia sinais excitatórios ao putâmen e este envia impulsos que inibem o pálido medial, cessando a inibição tônica sobre o tálamo. Dessa forma, o tálamo fica livre para ativar o córtex, permitindo a realização do movimento desejado (Fig. 10-2a).
- *Via indireta:* esta via é um pouco mais complexa e apresenta um resultado oposto ao da via direta. Quando o putâmen recebe projeções excitatórias do córtex, é para o pálido lateral que ele envia sinalizações inibitórias, cessando a inibição tônica deste sobre o núcleo subtalâmico. O núcleo subtalâmico, cujo papel é excitar o pálido medial, fica livre para realizar sua função, intensificando a ação inibitória do pálido medial sobre o tálamo. Assim, o tálamo fica impedido de transmitir os sinais e o comando é inibido (Fig. 10-2b).

Acredita-se que as vias direta e indireta atuem simultaneamente no controle motor, facilitando seletivamente determinados movimentos e suprimindo outros. Em termos práticos, esse mecanismo funciona do seguinte modo: ao realizar um movimento coordenado, como, por exemplo, caminhar, é necessário que um determinado grupo de músculos agonistas tenha seu movimento permitido, ao passo que o grupo antagonista precisa estar relaxado. Assim, por meio da via direta, os núcleos da base facilitam a ação do grupo de músculos agonistas, enquanto a via indireta inibe o grupo antagonista e, com isso, regulam de maneira conjunta a gradação da amplitude e da velocidade do movimento.[4] Disfunções nesse equilíbrio levam ao surgimento de movimentos involuntários ou à dificuldade de execução dos movimentos e consequente rigidez motora.[7]

Além disso, há um circuito subsidiário que envolve a substância negra, responsável por exercer uma ação modulatória sobre o circuito motor. Por meio de vias dopaminérgicas, a substância negra projeta-se para o putâmen e pode exercer funções facilitadoras ou inibidoras do movimento, dependendo do tipo de receptor em que ocorre a sinapse.[4] Enquanto os neurônios do putâmen que se projetam para o globo pálido

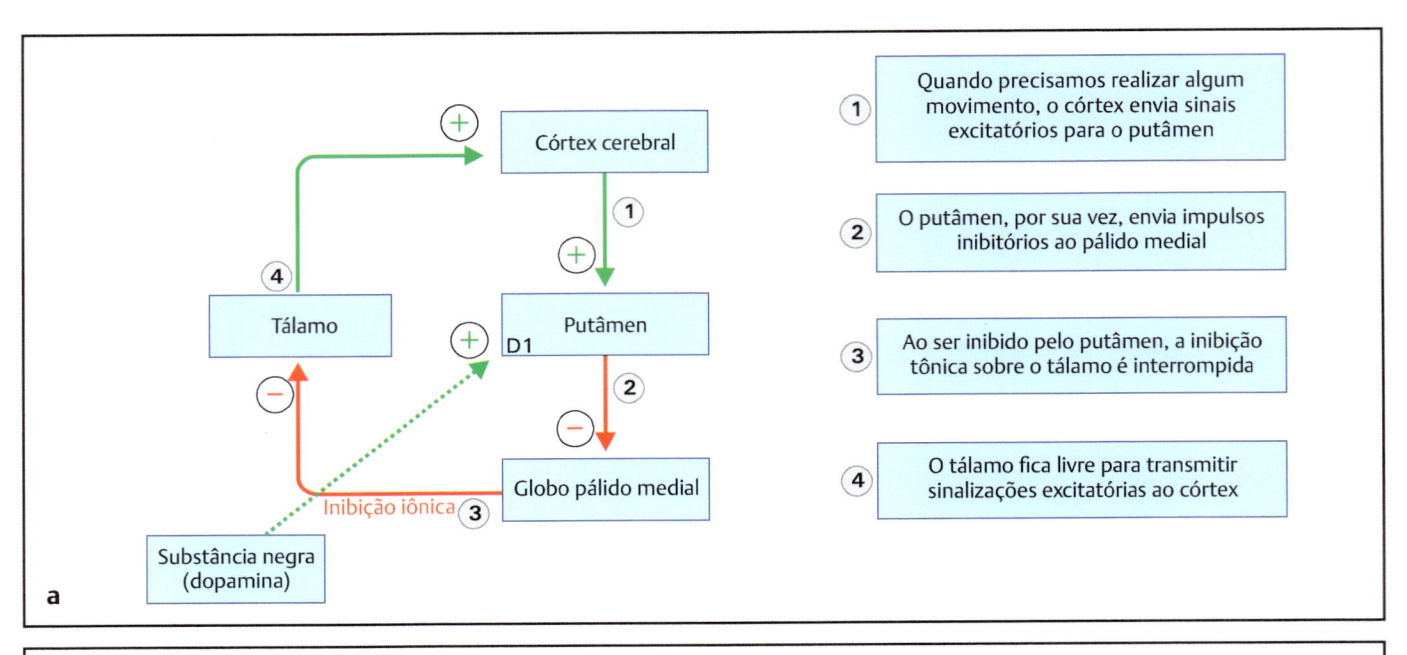

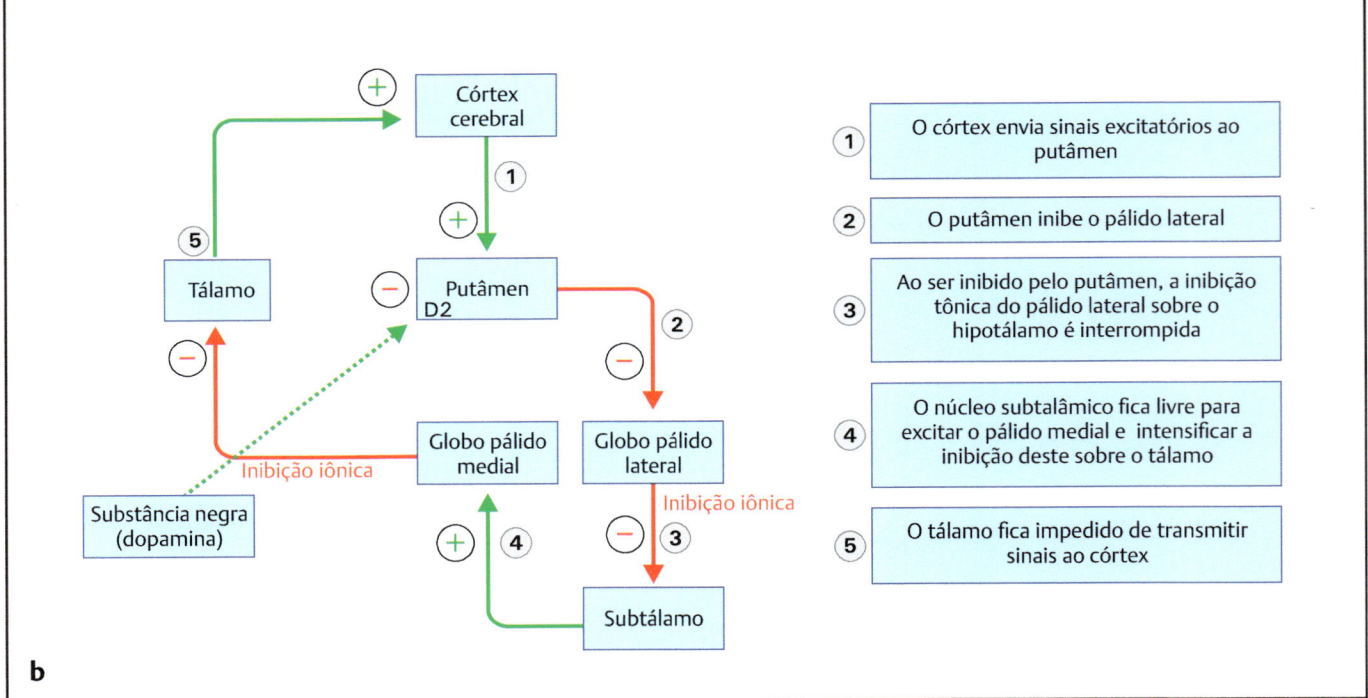

Fig. 10-2. Principais vias de controle dos movimentos pelos núcleos da base: (**a**) via direta; (**b**) via indireta. (Fonte: acervo pessoal do autor.)

medial (via direta) possuem principalmente receptores do tipo D1, com função excitatória, os neurônios que se projetam para o pálido lateral (via indireta) utilizam receptores D2, com função inibitória.[8] Portanto, quando a dopamina se liga ao receptor D1, a ação inibitória sobre o pálido medial é intensificada, e, quando se liga ao D2, a inibição sobre o pálido lateral é reduzida. Outro modulador dopaminérgico a ser mencionado é a área tegmentar ventral, que atua de maneira semelhante à substância negra, porém por meio de sinapses dopaminérgicas com as regiões dos circuitos relacionadas com o sistema límbico.[7]

SUBSTÂNCIA BRANCA CEREBRAL

A massa de substância branca abaixo do córtex cerebral estende-se aos núcleos subcorticais e ao sistema ventricular, de maneira a formar o centro branco medular dos hemisférios cerebrais.[10] Este aparece como uma área de formato oval, sendo também chamado de centro semioval em cada hemisfério cerebral.[4] Essa massa é composta de fibras mielinizadas responsáveis pela condução do impulso nervoso, as quais são classificadas de acordo com suas funções em dois grupos: fibras de associação, que se dividem em intra e inter-hemisféricas, e fibras de projeção.

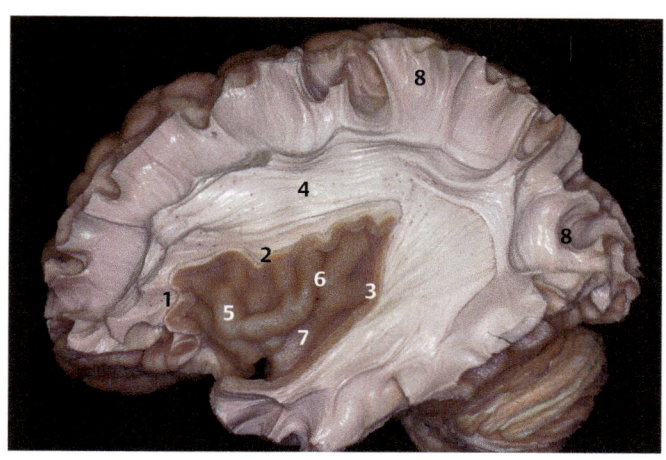

Fig. 10-3. Visão lateral do cérebro mostrando os principais fascículos da substância branca: *1.* sulco circular anterior; *2.* sulco circular superior; *3.* sulco circular posterior; *4.* fascículo longitudinal superior; *5.* giro curto da ínsula; *6.* sulco central da ínsula; *7.* giro longo da ínsula. (Fonte: Isolan GR, Buffon V, Maldonado I, Monteiro JM, Yağmurlu K, Ribas CAPM, et al. Avoiding vascular complications in insular glioma surgery – A microsurgical anatomy study and critical reflections regarding intraoperative findings. Front Surg. 2022 Aug 5;9:906466.)

Fibras de Associação Intra-Hemisféricas

As fibras associativas intra-hemisféricas podem ser divididas em longas e curtas e são responsáveis por conectar áreas do mesmo hemisfério cerebral. As curtas associam áreas vizinhas do córtex, como, por exemplo, dois giros cerebrais.[4] Em contrapartida, as fibras associativas longas unem-se em fascículos e são responsáveis por conectar áreas mais distantes. Os principais são: fascículo do cíngulo, fascículo longitudinal superior, fascículo arqueado, que faz parte do fascículo longitudinal superior, fascículo longitudinal inferior e fascículo uncinado (Fig. 10-3).

Fibras de Associação Inter-Hemisféricas

As fibras associativas inter-hemisféricas também são denominadas de fibras comissurais ou simplesmente comissuras, e conectam áreas simétricas dos dois hemisférios cerebrais.[4] As principais são: comissura do fórnix ou do hipocampo, comissura anterior e o corpo caloso.

O fórnix conecta o hipocampo aos núcleos mamilares do hipotálamo e relaciona-se com a memória.[4] Por meio do fórnix, algumas fibras provenientes do hipocampo seguem em direção ao hipotálamo e à área septal.[11]

A comissura anterior, por sua vez, cruza a linha média anterior em direção ao rostro do corpo caloso e contribui para a formação da parede anterior do terceiro ventrículo.[12] Através dela, a fita olfatória medial dirige-se até o giro para-hipocampal contralateral.

O corpo caloso é o maior feixe de fibras mielinizadas, sendo dividido em quatro porções: rostro, joelho, corpo e esplênio. É uma estrutura larga e espessa que interliga regiões correspondentes em todos os lobos de ambos os hemisférios cerebrais, e está associado principalmente às conexões sensório-motoras e auditivas.[11]

Fibras de Projeção

São fibras aferentes e eferentes que conduzem impulsos do córtex cerebral para o diencéfalo, tronco cerebral e a medula espinhal, e destes centros subcorticais, para todo o córtex cerebral. Estas fibras de projeção entram na substância branca em feixes dispostos radialmente que convergem a fim de formar a cápsula interna por onde passam a maioria das fibras que entram ou saem do córtex cerebral.[4,10] A cápsula interna é dividida em três porções que podem ser visualizadas melhor em uma secção horizontal dos hemisférios cerebrais: ramo anterior, entre a cabeça do núcleo caudado e o lentiforme; ramo posterior, entre o tálamo e o núcleo lentiforme; e o joelho, situado no ângulo entre as outras duas porções (Fig. 10-4).[4] A cápsula interna é, portanto, um grande feixe de fibras que separa o tálamo, situado medialmente, do núcleo lentiforme, situado lateralmente (Fig. 10-5). Acima do núcleo lentiforme, as fibras da cápsula interna passam a constituir a coroa radiada, e, abaixo do núcleo lentiforme, continuam com a base do pedúnculo cerebral (Figs. 10-6 a 10-9).[4]

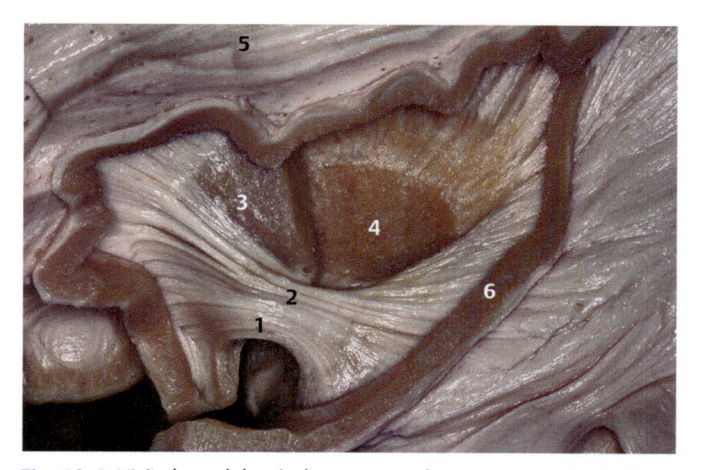

Fig. 10-4. Visão lateral do cérebro mostrando os principais fascículos da substância branca após remoção do córtex do lobo da ínsula: *1.* fascículo uncinado; *2.* fascículo occpitofrontal inferior; *3.* núcleo lentiforme; *4.* globo pálido; *5.* fascículo longitudinal superior; *6.* sulco circular inferior da ínsula. (Fonte: Isolan GR, Buffon V, Maldonado I, Monteiro JM, Yağmurlu K, Ribas CAPM, et al. Avoiding vascular complications in insular glioma surgery - A microsurgical anatomy study and critical reflections regarding intraoperative findings. Front Surg. 2022 Aug 5;9:906466.)

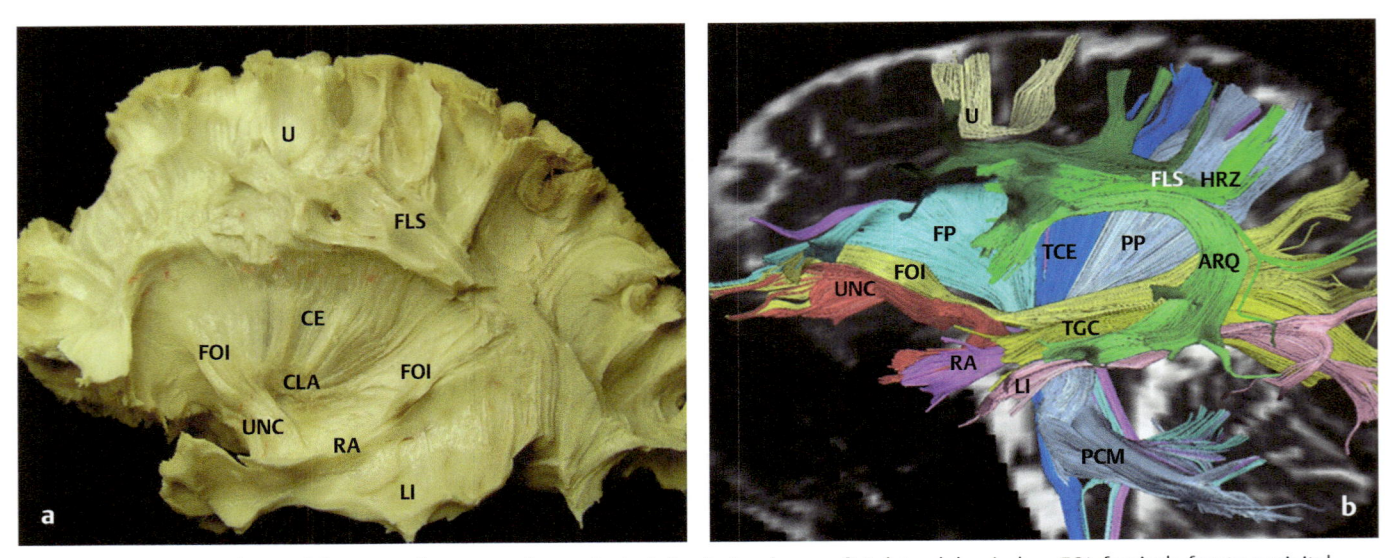

Fig. 10-5. (a) Peça anatômica. **(b)** Tratografia mostrando os principais fascículos da superfície lateral do cérebro. FOI: fascículo fronto-occipital inferior; PT: putâmen; CLA: claustro; UNC: fascículo uncinado; RA: radiação auditiva; SS: estriato sagital; FLS: fascículo longitudinal superior; U: fibras em U; FLI: fascículo longitudinal inferior; FP: fibras frontopontinas; TCE: trato corticoespinhal; PP: fibras parietopontinas; TGC: trato geniiculocalcarino; LSHRZ: fascículo longitudinal superior do segmento horizontal; ARQ: fascículo arqueado. (Fonte: Rodrigues EM, Isolan GR, Becker LG, Dini LI, Vaz MAS, Frigeri TM. Anatomy of the optic radiations from the white matter fiber dissection perspective: A literature review applied to practical anatomical dissection. Surg Neurol Int. 2022 Jul 22;13:309.)

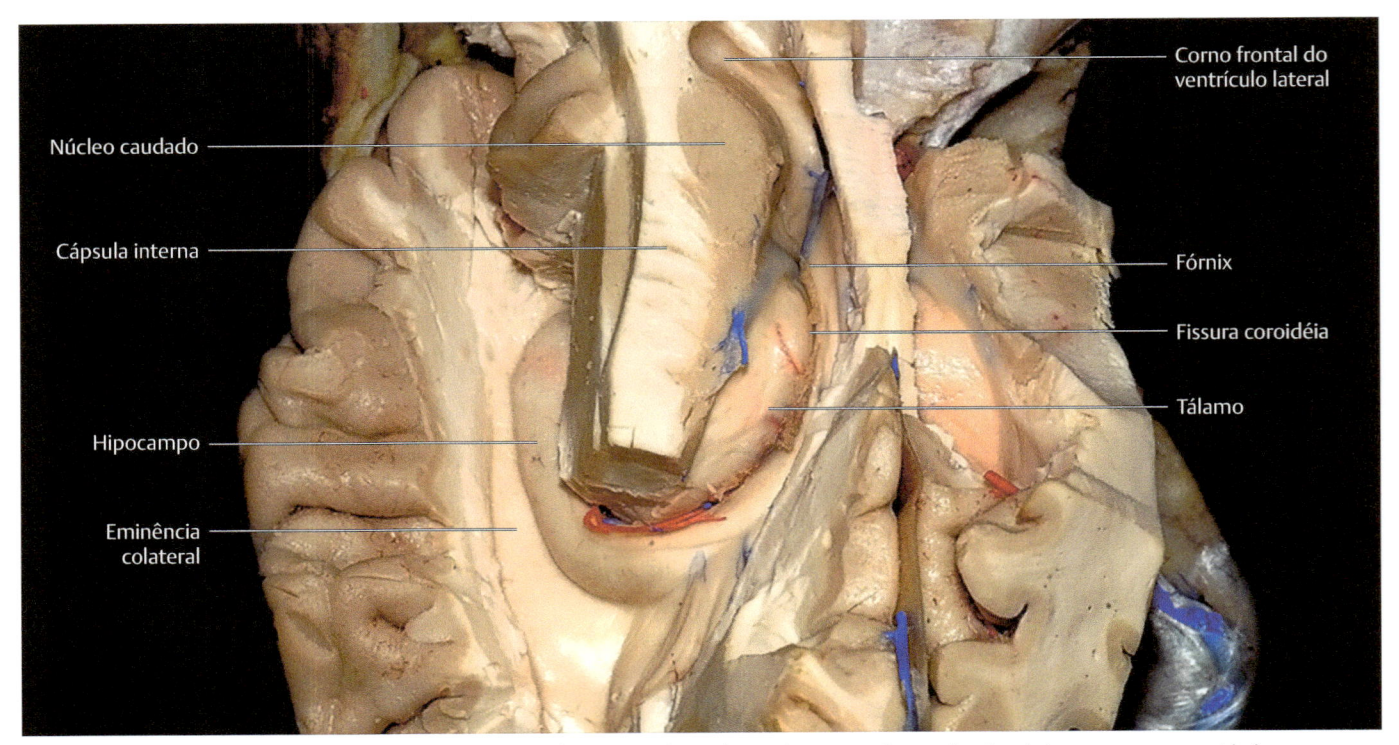

Fig. 10-6. Visão superior de dissecção avançada do encéfalo mostrando a relação do corpo caloso e da cápsula interna com as cavidades ventriculares. (Fonte: acervo de dissecções Prof. Dr. Gustavo Rassier Isolan.)

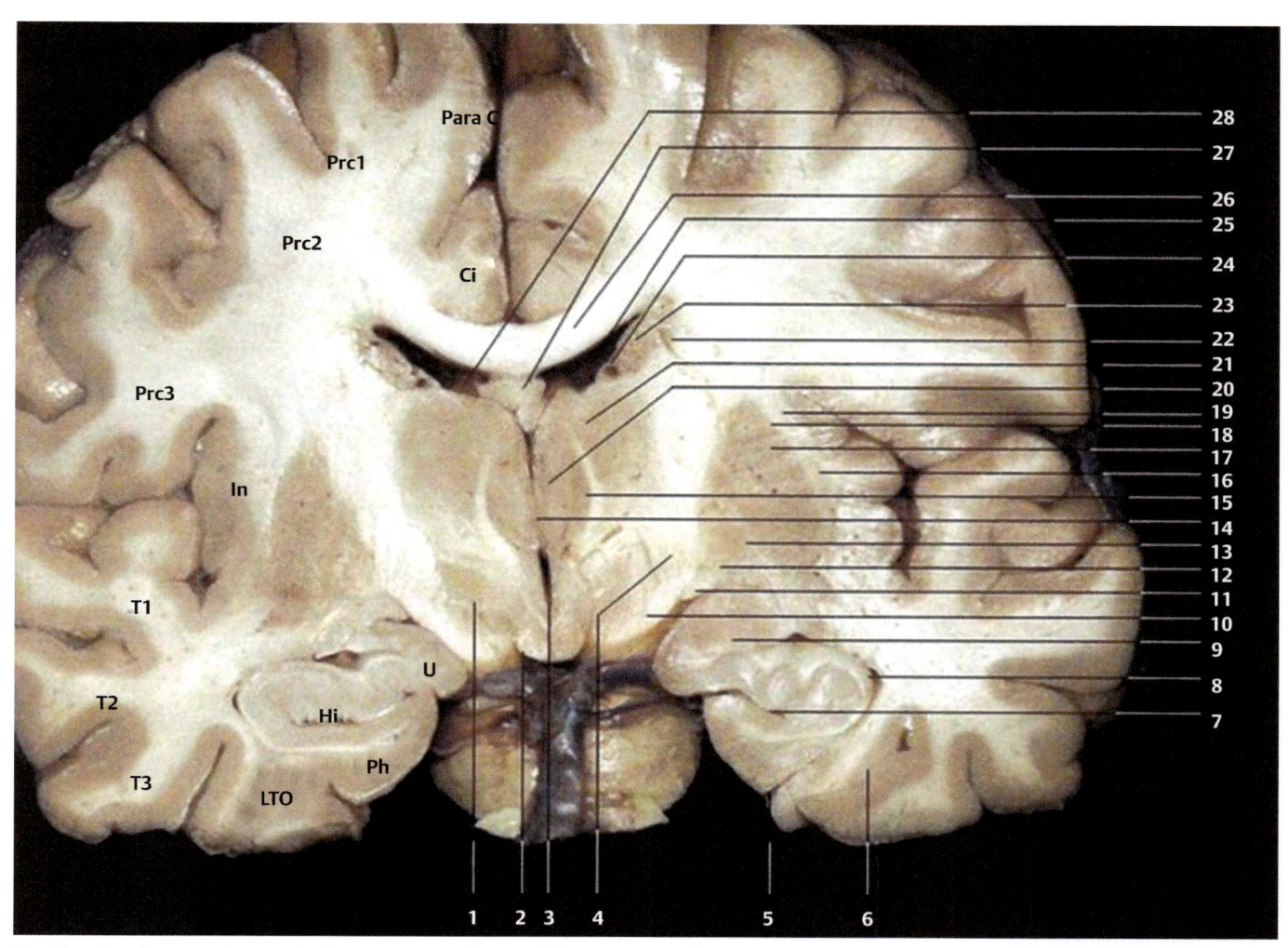

Fig. 10-7. Secção coronal por meio dos corpos mamilares e núcleos anteriores do tálamo: *1.* fascículo lenticular, *2.* corpos mamilares, *3.* terceiro ventrículo, *4.* perna posterior da cápsula interna, *5.* sulco colateral, *6.* sulco occipitotemporal, *7.* fissura hipocampal, *8.* corno temporal do ventrículo lateral, *9.* amígdala, *10.* pedúnculo cerebral, *11.* trato óptico, *12.* globo pálido medial, *13.* lâmina medular interna,*14.* massa intermédia, *15.* trato mamilotalâmico, *16.* claustro, *17.* putâmen, *18.* cápsula externa, *19.* cápsula externa, *20.* núcleos anteriores do tálamo, *21.* núcleos ventrais do tálamo, *22.* estrias lenticulo caudadas, *23.* núcleo caudado, *24.* estria terminal e veia talamoestriada, *25.* corno frontal do ventricular lateral, *26.* corpo caloso, *27.* fórnix, *28.* plexo coroide, U: úncus, HI: hipocampo, Ph: para-hipocampo, LTO: giros occipitotemporal lateral, T1: giro temporal superior, T2: giros temporal médio, T3: giro temporal inferior, In: ínsula, Prc 1: porção superior de giro pré-central, Prc 2: porção média do giro pré-central, PRC 3: porção inferior do giro pré-central, Parac: giro paracentral, CI: giro do cíngulo. (Fonte: acervo de dissecções Prof. Dr. Gustavo Rassier Isolan.)

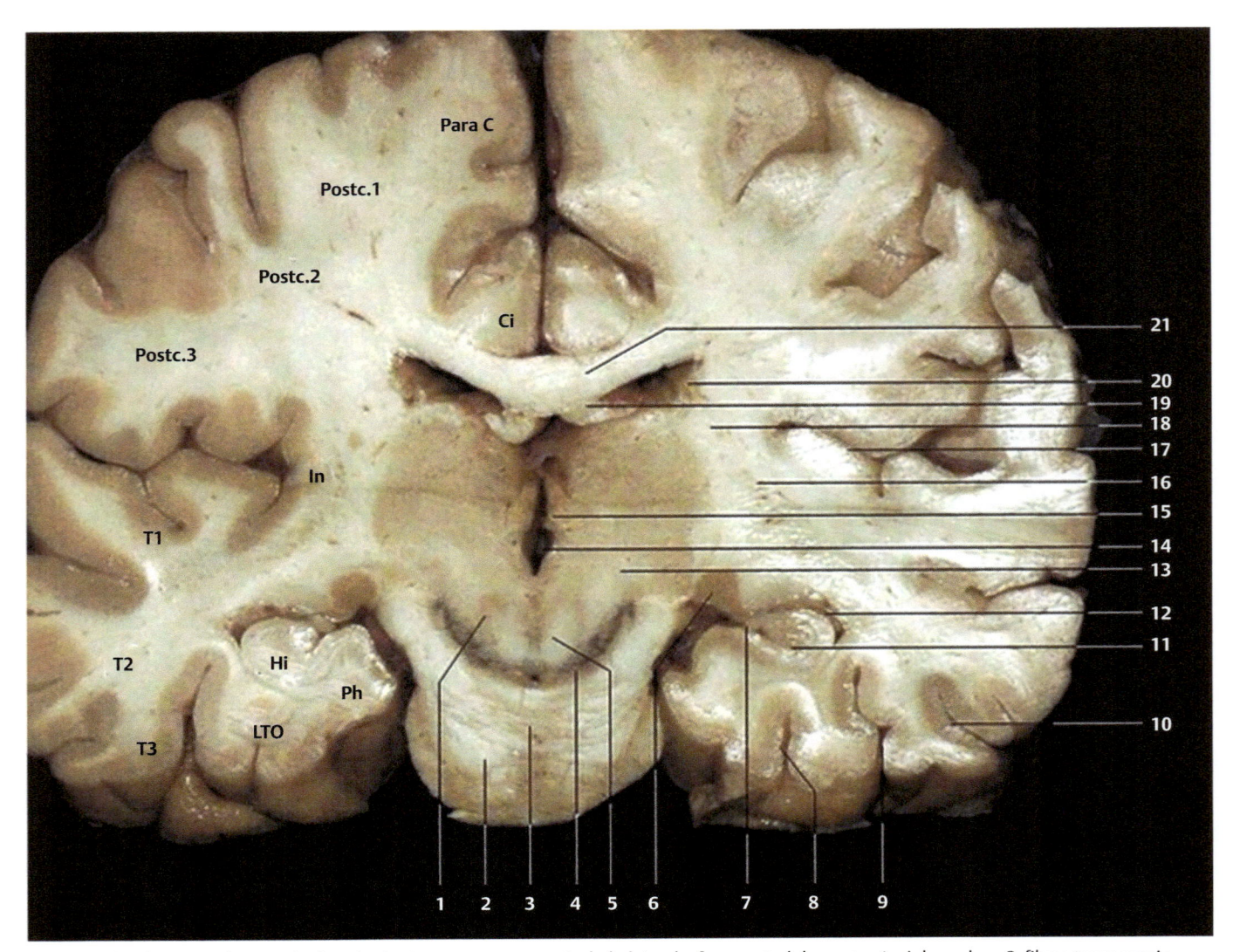

Fig. 10-8. Secção coronal por meio de substância negra, corpo geniculado lateral e face ventral da ponte: *1.*núcleo rubro, *2.* fibras transversais, *3.* núcleos pontinos, *4. substantia nigra, 5.* decussação do pedúnculo cerebelar superior, *6.* corpo geniculado lateral, *7.* fímbria do fórnix, *8.* sulco colateral, *9.* sulco temporo-occipital, *10.* sulco temporal inferior, *11.* hipocampo, *12.* corno temporal do ventrículo lateral, *13.* núcleo talâmico centromediano, *14.* habênula e comissura habenular, *15.* estrias medulares do tálamo, *16.* putâmen, *17.* córtex Insular,18. aspecto caudal da perna posterior da cápsula interna, *19.* fórnix, *20.* núcleo caudado, *21.* corpo caloso, U: úncus, Hi: hipocampo, Ph: para-hipocampo, LTO: giro temporo-occipital lateral, T1: giro temporal superior, T2: giro temporal médio, T3: giro temporal inferior, In: ínsula, Post. 1: porção superior de giro pós-central, Post. 2: porção média do giro pós-central, Post. 3: porção inferior do giro pós-central, Parac: giro paracentral, Ci: giro do cíngulo. (Fonte: acervo de dissecções Prof. Dr. Gustavo Rassier Isolan.)

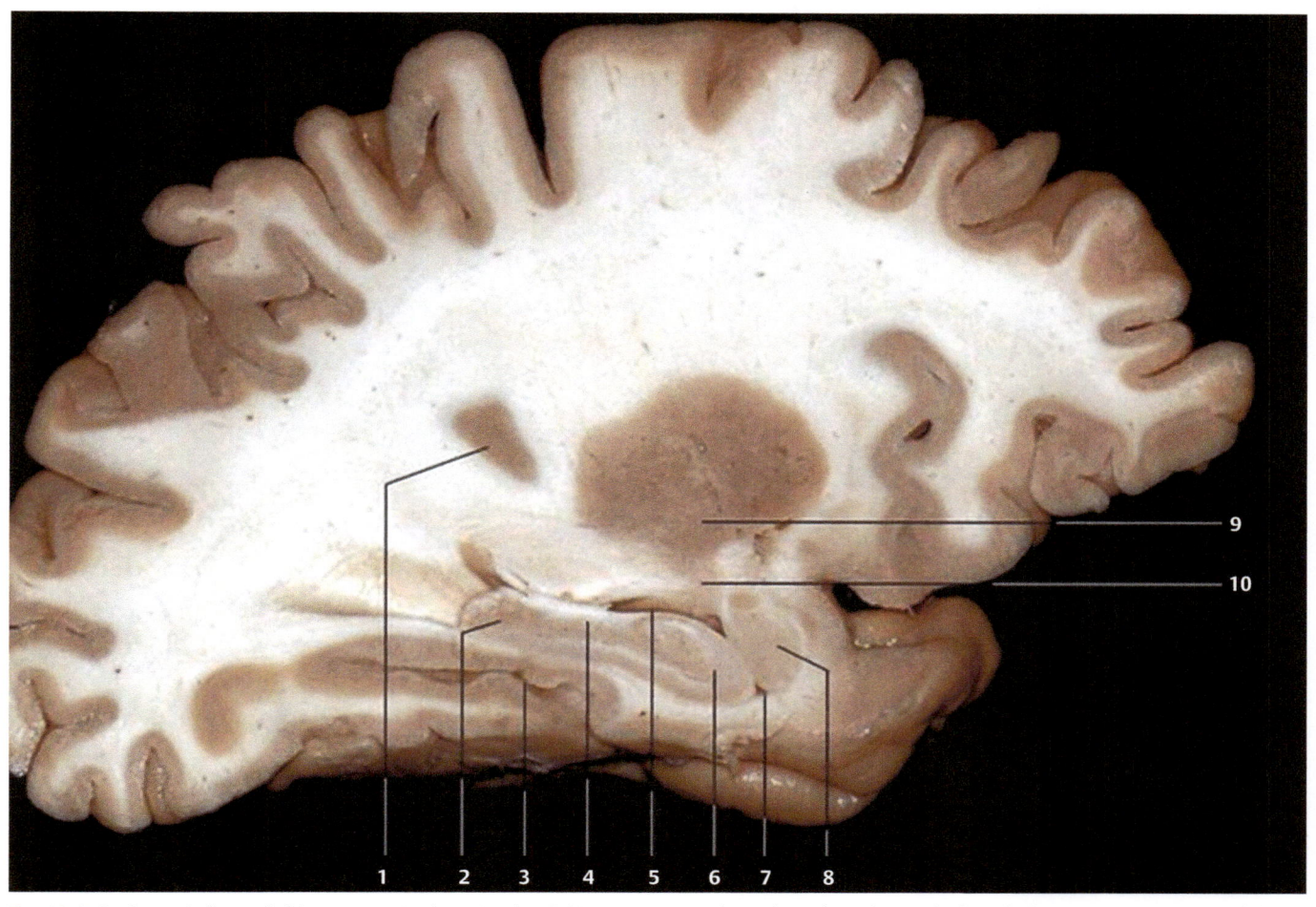

Fig. 10-9. Seção sagital através hipocampo: *1.* córtex insular, *2.* hipocampo, *3.* sulco colateral, *4. alveus* e fimbria do fórnix, *5.* corno temporal do ventrículo lateral, *6.* hipocampo, aspecto rostral, *7.* corno temporal, *8.* amígdala, *9.* cauda do núcleo caudado, *10.* putâmen. (Fonte: acervo de dissecções Prof. Dr. Gustavo Rassier Isolan.)

CONSIDERAÇÕES CLÍNICAS

Doença de Parkinson

Neurodegeneração dos neurônios dopaminérgicos da parte compacta da substância negra. A depleção desses neurônios, responsáveis pela síntese do neurotransmissor dopamina, resulta em uma diminuição da atividade moduladora das fibras nigroestriatais sobre o corpo estriado devido à ausência de dopamina. Sabe-se que a dopamina exerce função excitatória sobre a via direta ao ligar-se aos receptores D1 do estriado, facilitando o movimento desejado. Por outro lado, a dopamina exerce função inibitória sobre a via indireta quando se liga aos receptores D2, impedindo movimentos antagônicos ou indesejados. A perda da função regulatória da substância negra sobre os circuitos motores dos núcleos da base gera os sintomas clássicos da doença de Parkinson: bradicinesia, que consiste na redução e lentificação dos movimentos voluntários; rigidez, resultante de uma hipertonia plástica da musculatura esquelética; e tremor de repouso, que está presente nas extremidades, tendendo a desaparecer com a movimentação. Outros sintomas incluem a instabilidade postural, dificuldade na fala e na deglutição, micrografia e marcha de pequenos passos.

Hemibalismo

Distúrbio associado a lesões do núcleo subtalâmico de etiologia geralmente isquêmica, porém pode ser devido à tumor, infecção ou inflamação. O núcleo subtalâmico, quando lesado, deixa de realizar o estímulo glutamatérgico sobre o globo pálido medial, diminuindo sua atividade inibitória sobre os núcleos talâmicos e sobre as áreas motoras do córtex. Por conseguinte, essas áreas respondem de forma exacerbada aos comandos corticais e de outras aferências, dando origem aos movimentos involuntários. Caracteriza-se por movimentos hipercinéticos involuntários da porção proximal dos membros e contralaterais à lesão. Os movimentos são de grande amplitude e de forte intensidade, com trajetória circular, assemelhando-se à movimentação de um indivíduo arremessando uma bola.

Coreia

Resulta de uma redução da inibição do estriado dentro da via indireta, provocando um estímulo acentuado no núcleo subtalâmico, que, por sua vez, deixa de inibir o globo pálido medial, causando excesso de atividade no circuito talamo-cortical. Caracteriza-se pela presença de movimentos involuntários rápidos, de periodicidade irregular e não repetitiva, principalmente das porções distais dos membros, músculos da expressão facial, língua e músculos da deglutição. Além disso, ocorre impersistência motora, isto é, incapacidade de manter uma postura sustentada, e marcha instável, que se assemelha a uma dança.

A coreia manifesta-se principalmente em duas doenças:

A) *Coreia de Sydenham*: também conhecida como coreia reumática, e que acomete principalmente os núcleos caudado e subtalâmico. Além dos movimentos involuntários, manifesta-se por distúrbios neuropsiquiátricos, como labilidade afetiva, hiperatividade e diminuição da fluência verbal. Esses sintomas não motores estão relacionados com o comprometimento de circuitos pré-frontais.

B) *Doença de Huntington*: causada por uma mutação de um gene situado no cromossomo 4 que resulta em degeneração do corpo estriado, principalmente da cabeça do núcleo caudado, e que se manifesta por sintomas motores, cognitivos e psiquiátricos.

REFERÊNCIAS BIBLIOGRÁFICAS

1. Snell RS. Neuroanatomia clínica. 7. ed. Rio de Janeiro: Guanabara Koogan; 2010.
2. Waxman SG. Clinical neuroanatomy. 27th ed. New York: McGraw Hill Education; 2013.
3. Deb S. Easy and interesting approach to human neuroanatomy (Clinically oriented). 1 New Delhi: Jaypee Brothers Medical; 2014.
4. Machado ABM. Neuroanatomia funcional. 4. ed. Rio de Janeiro: Atheneu Editora; 2022.
5. Buot A, Yelnik J. Functional anatomy of the basal ganglia: limbic aspects. Rev Neurol (Paris). 2012;168(8-9):569-575.
6. Heimer L. A new anatomical framework for neuropsychiatric disorders and drug abuse. Am J Psychiatry. 2003;160(10):1726-1739.
7. Cosenza RM. Fundamentos de neuroanatomia. 4. ed. Rio de Janeiro: Guanabara Koogan; 2012.
8. Mendoza JE, Foundas AL. Clinical neuroanatomy: A neurobehavioral approach. New Orleans: Springer; 2008.
9. Moreira ES. Telencéfalo I: Núcleos da base (ou gânglios da base). Coleção Monografias Neuroanatômicas Morfo-funcionais Volume 19. Volta Redonda: FOA; 2017.
10. Carpenter, MB. Core text of neuroanatomy. 4th ed. Baltimore: Williams & Wilkins; 1991.
11. Jotz GP, Marrone ACH, Stefani MA, Bizzi JJ, Aquini MG. Neuroanatomia clínica e funcional. Rio de Janeiro: Elsevier; 2017.
12. Baudo MC, Colombo EE, Pérez MA, Rahn SI, Domenech NC, Chuang J, et al. Three–dimensional anatomy of the anterior commissure: A tractography and anatomical study. World Neurosurg. 2022;159:e365-e374.

BIBLIOGRAFIA

Berkowitz AL. Clinical neurology and neuroanatomy: A localization-based approach. New York: McGraw Hill Education; 2017.

Donkelaar HJ ten. Clinical neuroanatomy: Brain circuitry and its disorders. 2nd ed. Cham: Springer; 2020.

Groenewegen HJ. The ventral striatum as an interface between the limbic and motor systems. CNS Spectr. 2007;12(12):887-92.

Mancall EL, Brock DG. Gray's clinical neuroanatomy: The anatomic basis for clinical neuroscience. Philadelphia: Elsevier Saunders; 2011.

Root DH, Melendez RI, Zaborszky L, Napier TC. The ventral pallidum: Subregion–specific functional anatomy and roles in motivated behaviors. Prog Neurobiol. 2015;130:29-70.

Young PA, Young PH, Tolbert DL. Neurociência clínica básica. 3. ed. Manole; 2018.

CAPÍTULO 11

ANATOMIA MACROSCÓPICA DO TRONCO ENCEFÁLICO

Viviane Aline Buffon ▪ Samir Ale Bark ▪ Guilherme Dorabiallo Bark ▪ Bruno Ale Bark
Felippe Bohnen de Jesus ▪ Jander Moreira Monteiro ▪ Gustavo Rassier Isolan

INTRODUÇÃO

O tronco encefálico (TE) é a porção do encéfalo que fica entre a medula espinhal e o diencéfalo. É dividido em três porções: pelo **bulbo** que está localizado inferiormente, pelo **mesencéfalo** situado superiormente e pela **ponte** que se localiza entre os dois. Juntamente com o cerebelo, está localizado na fossa posterior, abaixo da tenda do cerebelo (infratentorial).

O TE, apesar de seu pequeno tamanho quando comparado ao cérebro, é uma estrutura por onde passam todas as vias sensitivas (ascendentes) e motoras (descendentes) que conectam a medula espinhal ao telencéfalo, diencéfalo e cerebelo, e também é o local onde se localizam os núcleos de dez dos doze pares de nervos cranianos (do III par ao XII par), além de outras estruturas importantes, como a substância negra, *locus ceruleus* e centros vasomotor e respiratório, por exemplo (Figs. 11-1 e 11-2).

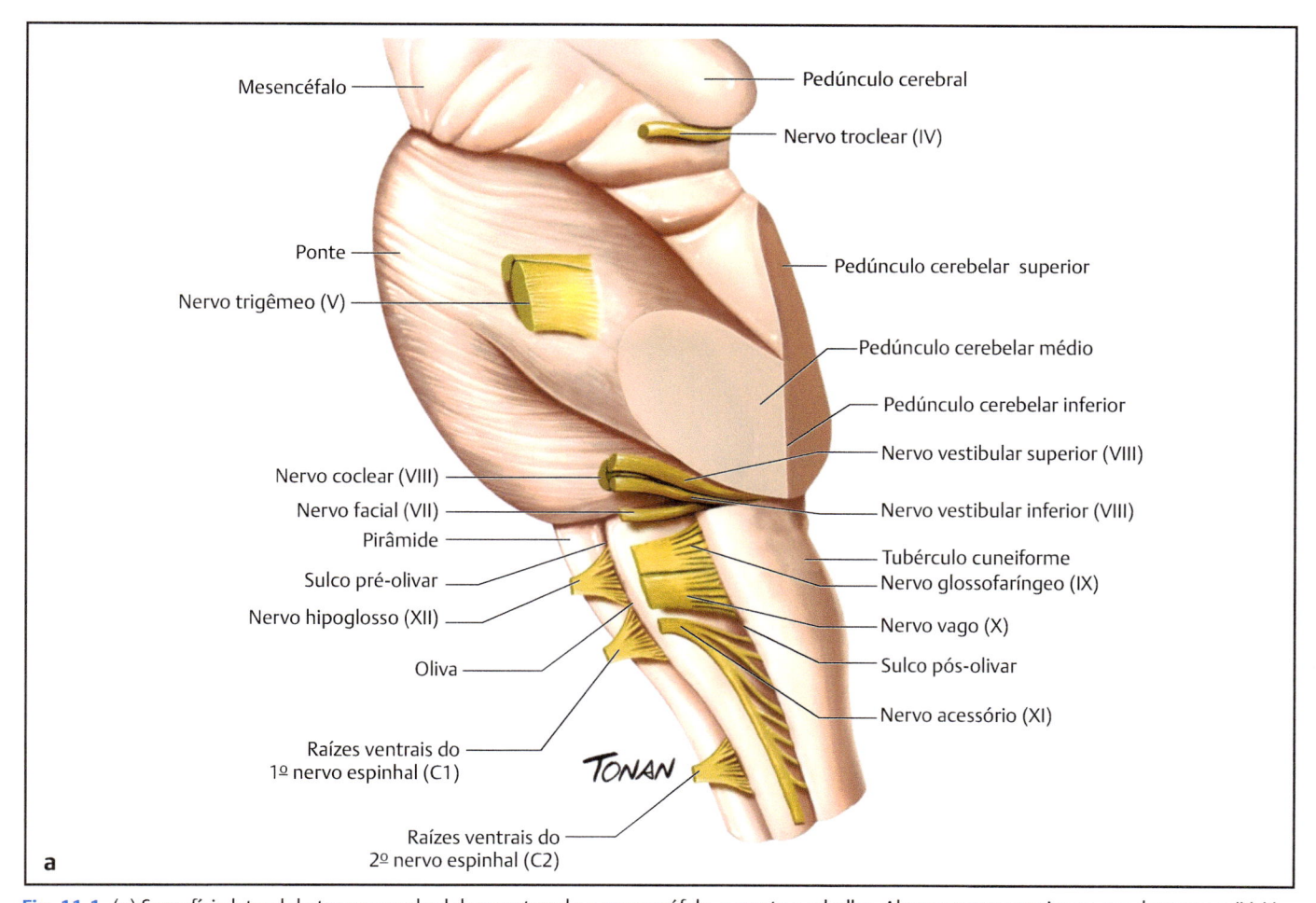

Fig. 11-1. (a) Superfície lateral do tronco cerebral demonstrando o mesencéfalo, a ponte e o bulbo. Alguns nervos cranianos, em destaque o IV, V, complexo VII-VIII, IX, X, XI e XII. *(Continua.)*

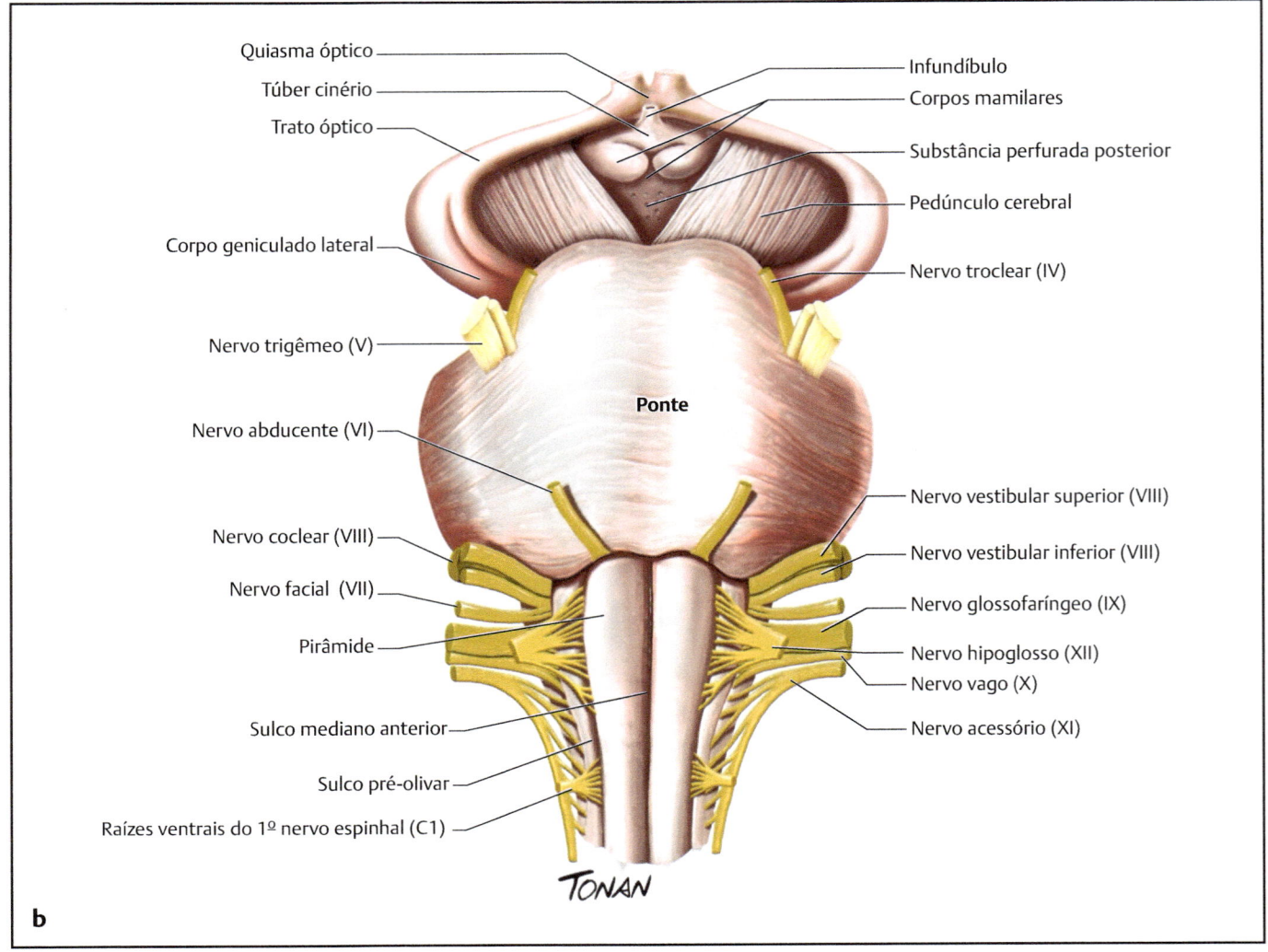

Fig. 11-1. *(Cont.)* (**b**) Superfície anterior do tronco cerebral demonstrando o mesencéfalo, a ponte e o bulbo. Alguns nervos cranianos, em destaque o IV, V, complexo VII-VIII, IX, X, XI e XII. (Fonte: Acervo de ilustrações médicas Tonan/Centro Avançado de Neurologia e Neurocirurgia – CEANNE.)

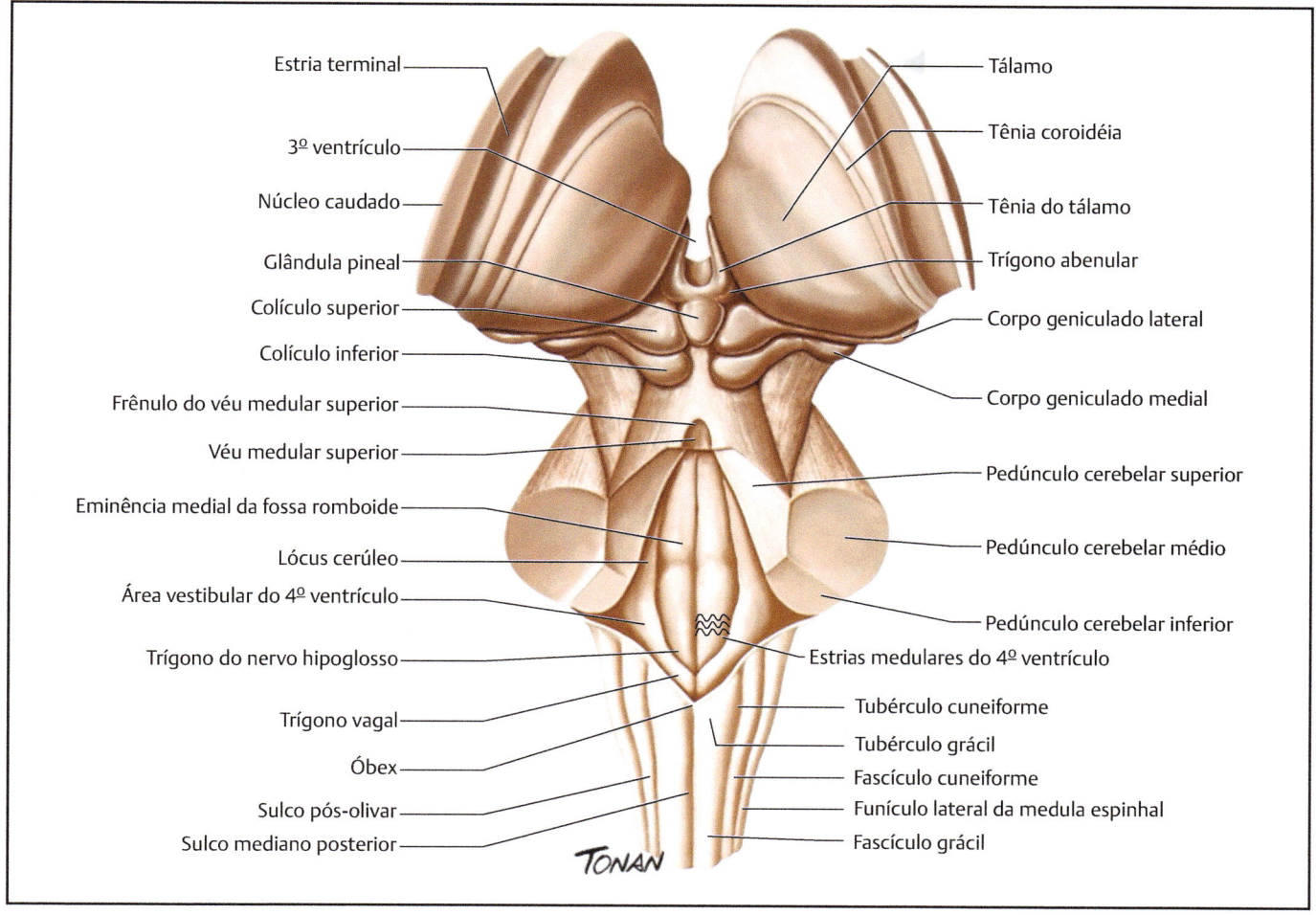

Fig. 11-2. Superfície posterior do tronco cerebral após remoção do cerebelo ao nível dos pedúnculos. Em evidência a fossa romboide e suas estruturas. (Fonte: Acervo de ilustrações médicas Tonan Centro Avançado de Neurologia e Neurocirurgia – CEANNE.)

BULBO

Também denominado medula oblonga, corresponde à porção mais inferior do tronco encefálico. Seu limite inferior é impreciso e corresponde a sua união com a medula espinhal. Já em sua porção superior é separado da ponte pelo sulco bulbopontino, bem visível no aspecto anterior e lateral do tronco do encéfalo. Porém, na face posterior, uma parte do bulbo fica "encoberta" pelo cerebelo, compondo a parte inferior do assoalho do quarto ventrículo.

Em sua visão anterior, o bulbo muito se assemelha à medula espinhal. A fissura mediana anterior da medula espinhal continua-se no bulbo como sulco mediano anterior e termina ao nível do sulco bulbopontino, em uma depressão, denominada de forame cego. Em cada lado da fissura mediana anterior, é possível observar outro sulco, denominado sulco pré-olivar (que é contínuo ao sulco lateral anterior da medula). A porção localizada entre a fissura mediana anterior e o sulco pré-olivar é denominada pirâmide, por onde desce o trato corticoespinhal, responsável pela motricidade voluntária. Na porção mais inferior do bulbo, 75 a 90% das fibras do trato corticoespinhal cruza a linha média e causa um "apagamento" da fissura mediana anterior, formando a decussação das pirâmides.

Lateralmente ao sulco pré-olivar, observa-se, no bulbo, uma estrutura denominada oliva, onde se encontra o núcleo olivar inferior, responsável pelo aprendizado motor. E, por fim, posteriormente à oliva, temos o sulco pós-olivar (que é contínuo ao sulco lateral posterior da medula).

Em relação a visão da face posterior do bulbo, observa-se, imediatamente lateral ao sulco pós-olivar, a presença do fascículo cuneiforme, e, lateralmente a este, o fascículo grácil, separados pelo sulco intermédio. Estes dois cordões posteriores se separam e formam os pedúnculos cerebelares inferiores que se dirigem para o cerebelo. Porém, nessa abertura causada pela divisão, observamos duas elevações de cada lado, denominadas de tubérculo do grácil, medialmente, que ocorre devido ao acidente anatômico existente em decorrência do núcleo do grácil, e o tubérculo do cuneiforme, onde, da mesma forma, temos o núcleo do cuneiforme. O sulco intermédio posterior que separa os fascículos grácil e cuneiforme na medula também os separa na porção posterior e inferior do bulbo.

Os pedúnculos cerebelares inferiores contêm os corpos restiformes, formados pela confluência das fibras do trato espinocerebelar posterior e fibras olivocerebelares.

A porção mais superior e posterior do bulbo irá compor a fossa romboide, que veremos mais adiante.

PONTE

A visão anterior da ponte consiste em uma grande elevação na superfície anterior do tronco encefálico. Destaca-se, na face anterior da ponte, a presença de um sulco denominado sulco da artéria basilar, além de várias estriações transversais, denominadas fibras transversais da ponte, que convergem lateralmente para formar o braço da ponte, que, após o ponto de emergência do nervo trigêmeo, passa a ser denominado de pedúnculo cerebelar médio, indo em direção ao cerebelo posteriormente.

O limite inferior da ponte é o sulco bulbopontino, enquanto o limite superior é formado pelo início dos pedúnculos cerebrais, no sulco denominado ponto mesencefálico.

Com relação à superfície posterior da ponte, ela irá, juntamente com o bulbo, formar o assoalho do quarto ventrículo, conhecido como fossa romboide.

FOSSA ROMBOIDE

A fossa romboide é formada pela porção posterior e superior do bulbo e a porção posterior da ponte, tem um formato de um losango e forma o assoalho do quarto ventrículo.

É percorrida longitudinalmente, na linha média, do ângulo superior ao inferior pelo sulco mediano, e lateralmente a ele encontramos as eminências medianas. Lateralmente a elas, em direção aos ângulos laterais do losango da fossa romboide, encontramos os recessos laterais. O sulco que separa a eminência mediana do recesso lateral é o sulco limitante, responsável também por separar os núcleos motores dos nervos cranianos, localizados medialmente, dos núcleos sensitivos, localizados mais lateralmente. Entre os dois recessos laterais, encontramos as estrias medulares do IV ventrículo, que acabam por dividir a fossa romboide em dois triângulos: um superior (correspondente à face posterior da ponte) e um inferior (correspondente à face posterior e inferior do bulbo).

No triângulo inferior, temos como limites inferiores o óbex, que é uma pequena lâmina de substância cinzenta localizada entre os dois tubérculos do grácil, os tubérculos e o pedúnculo cerebelar inferior. É nessa porção inferior da fossa romboide que encontramos o trígono do nervo hipoglosso (onde se localiza o núcleo do hipoglosso) e, lateralmente, o trígono do vago (onde se localiza o núcleo dorsal do vago). Também, nessa região, encontramos a área postrema e, na porção mais lateral, encontramos a área vestibular.

No triângulo superior, encontramos, na eminência mediana, lateralmente ao sulco mediano posterior, duas elevações, uma de cada lado, correspondentes ao colículo facial. Esse acidente anatômico ocorre quando as fibras do nervo facial, que se localizam medialmente, contornam o núcleo do nervo abducente para se dirigirem à porção lateral do tronco encefálico para emergirem da fossa retro-olivar. É nessa porção superior que encontramos o *locus ceruleus*, uma região cinza-azulada decorrente da pigmentação das células nervosas.

MESENCÉFALO

O mesencéfalo em sua porção anterior é representado pelos pedúnculos cerebrais, que estão localizados entre a ponte e o diencéfalo, separando-se deste por um plano imaginário que liga os corpos mamilares à comissura posterior. Entre os dois pedúnculos observa-se uma depressão denominada fossa interpeduncular, no fundo da qual encontramos a substância perfurada posterior que dá passagem a diminutos vasos sanguíneos, provenientes da artéria cerebral posterior.

Na porção posterior, é possível identificar os corpos quadrigêmeos, formados pelos dois colículos superiores, mais volumosos, que se ligam ao corpo geniculado lateral pelo braço do colículo superior e pelos dois colículos inferiores que se ligam ao corpo geniculado medial pelo braço do colículo inferior. O colículo superior está relacionado com um centro de conexão óptico, de reflexo das vias ópticas e das oculomotoras, enquanto o inferior representa um centro acústico e de reflexos acústicos.

Abaixo dos colículos inferiores, observamos os pedúnculos cerebelares superiores e, entre eles, o véu medular superior.

O mesencéfalo é constituído por três partes, mais bem observadas em um corte transversal:

- Base de pedúnculo, que é a porção mais anterior, e que corresponde aos pedúnculos cerebrais vistos na face anterior.
- Tegmento do mesencéfalo, porção intermediária, que se separa da base do pedúnculo pela substância negra, bem como se separa do tecto por uma linha imaginária que passa pelo aqueduto cerebral. A substância negra recebe esta denominação por ser formada por neurônios que contêm melanina, responsável pela coloração escurecida, mas que produzem dopamina e GABA e estão envolvidos no controle do tônus muscular. Lesões na substância negra podem levar ao parkinsonismo.
- Tecto ou lâmina quadrigêmea, porção posterior, que corresponde aos colículos observados na face posterior.

A cavidade do mesencéfalo é o aqueduto cerebral responsável pela comunicação do terceiro ventrículo com o quarto ventrículo. O aqueduto cerebral divide o mesencéfalo, em um aspecto transversal, em uma porção anterior denominada pedúnculo cerebral, composto pelo tegmento mais posteriormente, e a base do pedúnculo, sendo a substância negra a estrutura responsável pelo limite entre esses dois elementos. Posteriormente ao aqueduto cerebral, encontramos o tecto.

DISTRIBUIÇÃO DOS NERVOS CRANIANOS NO TRONCO

Dos 12 pares de nervos cranianos, somente dois não emergem do tronco encefálico. Dos dez nervos do tronco encefálico, somente um tem origem da face posterior do tronco encefálico.

Em geral, os nervos distribuem-se de forma descendente e de numeração crescente pelo tronco do encéfalo, respeitando a ordem de suas funções na face.

Deste modo, o terceiro par emerge da fossa interpeduncular no cerebelo, e o quarto par é o único que emerge da face posterior do tronco, mais especificamente, imediatamente abaixo do colículo inferior.

Do braço da ponte, emerge o quinto par.

Do sulco bulbopontino, imediatamente acima das pirâmides, emerge o sexto par, e, lateralmente a ele, ainda no sulco bulbopontino, mas mais lateralmente, na fossa retro-olivar, emergem o sétimo e o oitavo par.

Do sulco pós-olivar, emergem as raízes que irão formar o nono, o décimo e a raiz bulbar do décimo primeiro par.

E, por fim, do sulco pré-olivar, emergem as raízes que formarão o décimo segundo par.

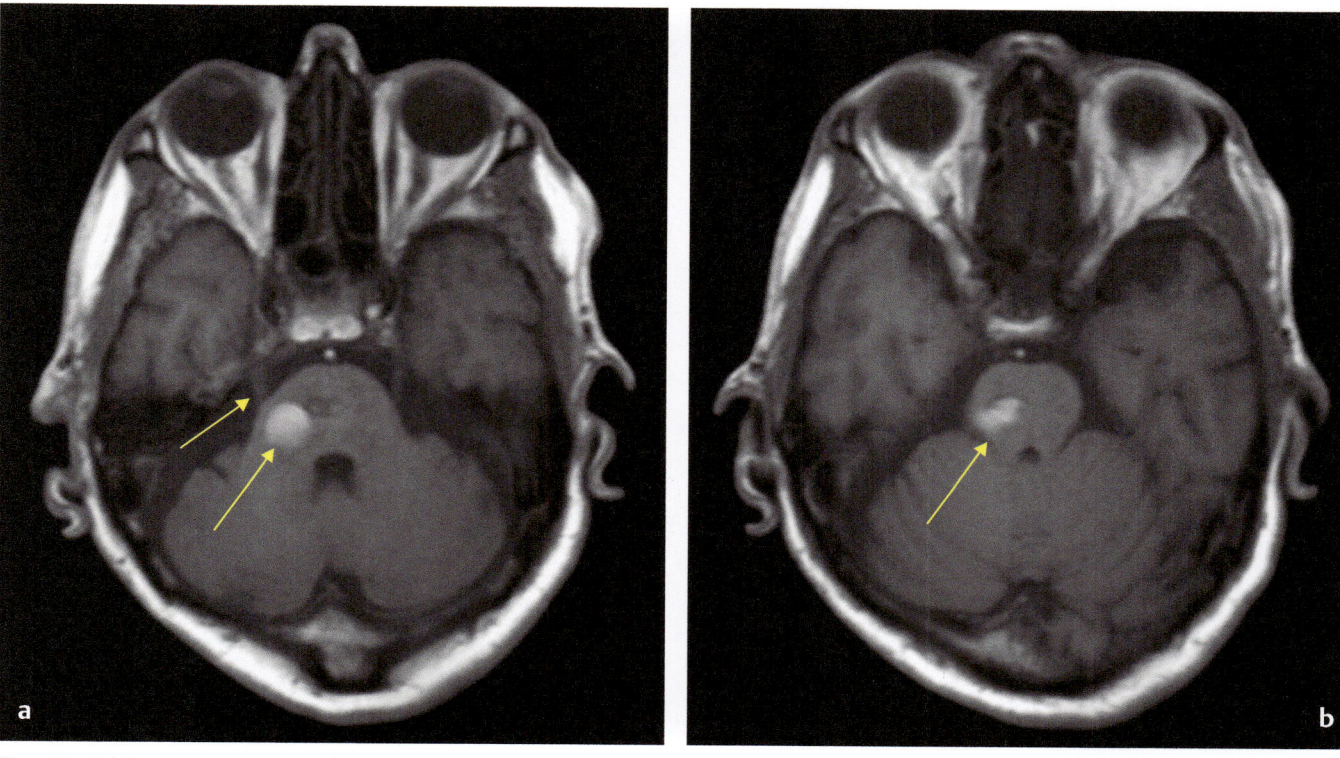

Fig. 11-3. (a) Temos um corte axial de ressonância magnética (RM) em T1, onde se observa uma área de hipersinal (seta amarela) em topografia de pedúnculo cerebelar médio (observa-se a emergência do V para a frente – ponta de seta amarela). (**b**) Observamos que, no corte axial, a lesão também ocupa a ponte (seta amarela), do lado direito. (Fonte: Acervo pessoal do Prof. Samir Ale Bark.)

CASO CLÍNICO

Paciente masculino, 71 anos, admitido no pronto-socorro por perda de força súbita em dimídio esquerdo e "fala arrastada" de início há 7 dias. Não apresentava comorbidades e não fazia uso de medicação. Ao exame estava consciente, pupilas isocóricas e fotorreagentes, paresia facial à direita (sétimo nervo craniano) e parestesia em face do mesmo lado (quinto nervo craniano), discreta hemiparesia em dimídio esquerdo (trato corticoespinhal). Ressonância magnética evidenciou hemorragia do lado direito da ponte. Conforme se observou no exame físico, existiam alterações motoras à esquerda e acometimento de nervo craniano à direita, o que nos leva a pensar em uma típica topografia de lesão do tronco encefálico, a chamada paralisia alterna (paralisa ou paresia em um hemicorpo e lesão de nervo craniana contralateral). O paciente evoluiu bem com recuperação parcial dos déficits neurológicos (Fig. 11-3).

BIBLIOGRAFIA

Fernández-Gil MA, Palacios-Bote R, Leo-Barahona M, Mora-Encinas JP. Anatomy of the brainstem: a gaze into the stem of life. Semin Ultrasound CT MR. 2010 Jun;31(3):196-219.

Karakis I. Brainstem mapping. Journal of Clinical Neurophysiology: Official Publication of the American Electroencephalographic Society, [S. l.]. 2013 Dec 30;597-603.

Latarjet M, Liard AR. Anatomia humana, vol I. 2. ed. São Paulo: Panamericana; 1993.

Machado A, Haertel LM. Neuroanatomia funcional. 2. ed. São Paulo: Atheneu; 2014.

Matsushima K, Yagmurlu K, Kohno M, Rhoton AL Jr. Anatomy and approaches along the cerebellar-brainstem fissures. J Neurosurg. 2016 Jan;124(1):248-63.

Mercier P, Bernard F, Delion M. Microsurgical anatomy of the fourth ventricle. Neurochirurgie. 2021 Feb;67(1):14-22.

Mussi AC, Matushita H, Andrade FG, Rhoton AL. Surgical approaches to IV ventricle--anatomical study. Childs Nerv Syst. 2015 Oct;31(10):1807-14.

Nuñez MA, Miranda JCF, De Oliveira E, Rubino PA, Voscoboinik S, Recalde R, et al. Brain stem anatomy and surgical approaches. Comprehensive overview of modern surgical approaches to intrinsic brain tumors. Academic Press; 2019. p. 53-105.

Párraga RG, Possati LL, Alves RV, Ribas GC, Türe U, De Oliveira E. Microsurgical anatomy and internal architecture of the brainstem in 3D images: surgical considerations. J Neurosurg. 2016 May;124(5):1377-95.

Perrini P, Tiezzi G, Castagna M, Vannozzi R. Three-dimensional microsurgical anatomy of cerebellar peduncles. Neurosurg Rev. 2013 Apr;36(2):215-24; discussion 224-5.

CAPÍTULO 12

ANATOMIA MICROSCÓPICA DO TRONCO ENCEFÁLICO

Felipe Salvagni ▪ Victor Matheus Olaves Marques ▪ Gustavo Rassier Isolan

O tronco encefálico é dividido didaticamente em três segmentos: mesencéfalo, ponte e bulbo. Filogeneticamente, é a estrutura mais antiga do cérebro, por ele passa uma grande quantidade de fibras nervosas e fibras reticulares ascendentes, além de possuir uma série de núcleos, e ser a origem de 10 dos 12 nervos cranianos (Fig. 12-1).

O bulbo cerebral é a estrutura mais inferior do tronco encefálico e é contínuo com a medula espinhal, por isso pode ser denominado de **medula oblonga**. O limite entre medula e bulbo não possui demarcação exata, então utilizamos como *landmark* anatômico a raiz de C1 no nível do forame magno, enquanto o limite superior está no **sulco bulbopontino** (ventral), até 3 cm superiormente (Fig. 12-1).

A ponte está em uma topografia intermediária entre o bulbo e o mesencéfalo, conforme o texto acima, seu limite inferior está no sulco bulbopontino (ventral) e o limite superior no sulco ponto-mesencefálico. Na prática, a ponte foi assim batizada por conectar os dois hemisférios do cerebelo por fibras horizontais, e sabemos que estamos no seu limite superior por nele estarem posicionados os pedúnculos cerebelares (Fig. 12-2).

O mesencéfalo conecta o tronco encefálico ao córtex cerebral, e está separado deste por uma linha imaginária entre os corpos mamilares e a comissura posterior, ambas estruturas do diencéfalo. Conecta-se com a ponte por meio dos pedúnculos cerebrais. Um pequeno canal, denominado aqueduto cerebral ou de Silvio, cruza o mesencéfalo conectando o III e o IV ventrículo (Fig. 12-3). Ao traçarmos uma linha transversal no nível do aqueduto cerebral, a porção anterior é denominada pedúnculo cerebral, que se subdivide em tegmento (anterior) e bases (posterior) através da substância negra (Fig. 12-3).

A visão dorsal do tronco encefálico apresenta limites imprecisos entre os segmentos, o bulbo é contínuo com a medula oblonga em sua porção inferior, a ponte está anterior ao IV ventrículo e ao cerebelo, e a porção mais inferior do mesencéfalo é reconhecida através dos pedúnculos cerebrais.

No mesmo sentido, existe uma divisão clássica da fossa posterior em três andares e cada estrutura possui um correspondente: uma fissura, três nervos cranianos, uma artéria e um pedúnculo cerebral.

No andar mais superior, temos a fissura cerebelomesencefálica, o nervo oculomotor (III NC), o troclear (IV NC), o trigêmeo (V NC), a artéria cerebelar superior e o pedúnculo cerebelar superior e a superfície tentorial do cerebelo (Fig. 12-2).

No andar intermediário, temos a fissura cerebelopontina, o nervo abducente (VI NC), o nervo facial (VII NC), o vestibulococlear (VIII NC), a artéria cerebelar anteroinferior (AICA) e o pedúnculo cerebelar médio e a superfície petrosa do cerebelo (Fig. 12-2).

No andar inferior, temos a fissura cerebelobulbar, o nervo glossofaríngeo (IX NC), o vago (X NC) e o acessório (XI NC), a artéria cerebelar posteroinferior e o pedúnculo cerebelar inferior e a superfície suboccipital do cerebelo (Fig. 12-2).

Na superfície anterior ou ventral do tronco encefálico, podemos identificar algumas estruturas importantes (Fig. 12-2). No sulco bulbopontino, limite inferior da ponte, temos a origem aparente do nervo abducente (VI NC).

A fissura entre a ponte e o cerebelo, denominada fissura cerebelopontina, possui um braço mais superior e outro inferior, e os nervos relacionados são os nervos facial (VII NC) e o vestíbulo coclear (VIII NC). O flóculo cerebelar está intimamente relacionado com a fissura cerebelopontina, e, ao deslocarmos essa estrutura, temos acesso ao complexo VII e VIII nervos cranianos; acima disso, temos o nervo trigêmeo e, abaixo, os nervos IX, X e XI.

O bulbo, em sua porção anterior, possui um sulco único, mediano, chamado fissura mediana anterior que apresenta uma cavidade em sua extremidade superior chamado forame cego e outro sulco bilateral, contínuo ao sulco lateral anterior (medula cervical), que, no bulbo, leva o nome de sulco

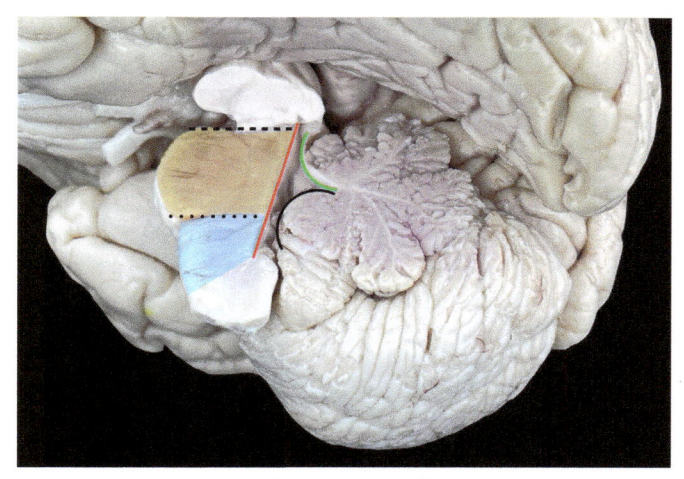

Fig. 12-1. Divisões e limites do tronco encefálico. Corte sagital do tronco encefálico na linha média, vista em perfil. Superior para inferior temos mesencéfalo (branco), ponte (laranja), bulbo (azul). O IV ventrículo é formado por um assoalho (linha vermelha) e um teto em formato de tenda, subdividido em 1/2 superior (linha verde) e 1/2 inferior (linha preta), e tanto o IV ventrículo quanto o cerebelo são posteriores a ponte. Os sulcos pontilhados são o sulco pontomesencefálico (acima) e bulbopontino (abaixo). (Fonte: dissecções do Dr. Felipe Salvagni Pereira.)

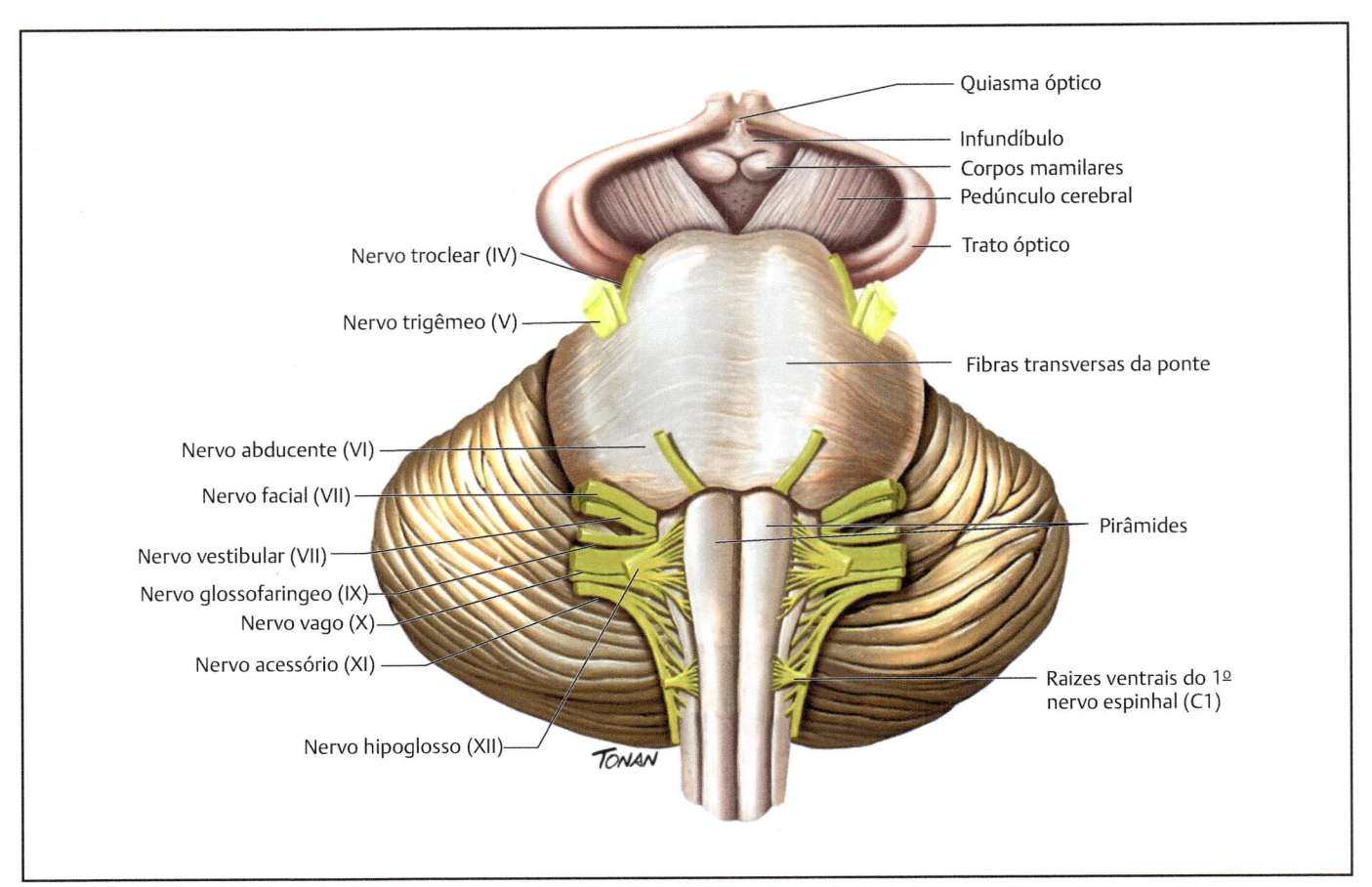

Fig. 12-2. Visão ventral do tronco encefálico, com limites precisos entre o bulbo e a ponte (sulco bulbopontino) e a ponte e o mesencéfalo (sulco pontomesencefálico). Vale ressaltar a origem dos nervos cranianos. (Foto do acervo de ilustrações médicas Tonan/Centro Avançado de Neurologia e Neurocirurgia – CEANNE.)

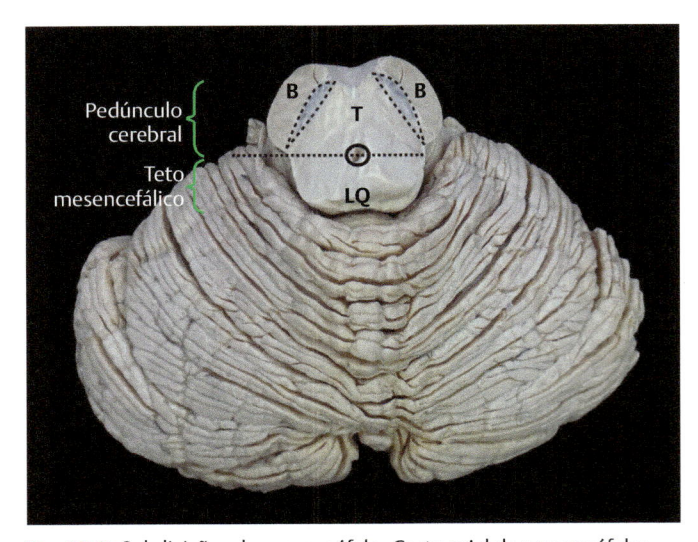

Fig. 12-3. Subdivisões do mesencéfalo. Corte axial do mesencéfalo: uma linha imaginária transversal ao centro do aqueduto cerebral (círculo preto contínuo) divide o mesencéfalo em pedúnculo cerebral (anterior) e teto mesencefálico (posterior). O pedúnculo é dividido pela substância negra (pontilhado preto) em bases e tegmento. A fissura entre o cerebelo e o mesencéfalo leva o nome de fissura cerebelomesencefálica. B: base, T: tegmento, LQ: lâmina quadrigêmea. (Fonte: dissecções do Dr. Felipe Salvagni Pereira.)

pré-olivar, local da origem aparente das raízes motoras. O sulco lateral posterior está em posição retrobulbar e está associado a raízes sensitivas.

Existem alguns *landmarks* anatômicos muito importantes nesse contexto, pois auxiliam o cirurgião ou mesmo o anatomista a se localizar em uma topografia tão complexa. O reconhecimento dessas estruturas são como *checkpoints* para uma navegação segura da fossa posterior. Uma das ferramentas para dissecção do tronco encefálico na fossa posterior, por exemplo, é a localização do quarto nervo craniano. O nervo troclear é o limite entre o mesencéfalo e a ponte na fossa posterior, objetivamente, acima dele, temos o teto do mesencéfalo com a lâmina quadrigêmea e o sulco lateral mesencefálico; abaixo do nervo troclear, temos a ponte, com o pedúnculo cerebelar superior, véu medular e o sulco interpeduncular (Fig. 12-4).

O pedúnculo cerebelar superior é uma continuidade direta do mesencéfalo, o pedúnculo cerebelar médio, da ponte, e o pedúnculo cerebelar inferior, do bulbo. Apenas o pedúnculo cerebelar médio não faz parte do quarto ventrículo. Caso fosse possível atribuir graus de importância aos pedúnculos, certamente o pedúnculo cerebelar superior possuiria maior importância clínica, pois este carrega as fibras do núcleo denteado, cujo a lesão inadvertida pode levar ao quadro de mutismo acinético (Fig. 12-5).

O IV ventrículo é uma cavidade rombencefálica, localizada entre a ponte e o bulbo (anteriormente) e o cerebelo (posteriormente). Ele se comunica com o III ventrículo, superiormente, pelo aqueduto cerebral e com o canal raquiano, inferiormente, pelo forame de Magendie. Há comunicação com o espaço subaracnóideo por dois orifícios laterais chamados forames de Luschka. O recesso lateral do IV ventrículo e a sua abertura lateral tem por limites os pedúnculos cerebelares superior, médio e inferior, o lábio romboide e o flóculo. Podemos dividir essa estrutura em teto e assoalho (Fig. 12-6).

O teto do IV ventrículo possui uma porção superior e outra inferior. A metade superior do teto do IV ventrículo e formada por pedúnculo cerebelar superior e véu medular superior, a metade inferior do teto do IV ventrículo por nódulo cerebelar, véu medular inferior e tela coroide com plexo coroide.

O assoalho do IV ventrículo possui uma depressão em sua linha média chamada sulco mediano do quarto ventrículo. Chama-se mediano e não medial por ser ímpar. Possui uma segunda depressão, agora bilateral, chamada sulco limitante. O espaço entre ambos se chama eminência medial. Lateral ao sulco limitante, temos a área vestibular seguida do tubérculo coclear (Fig. 12-6).

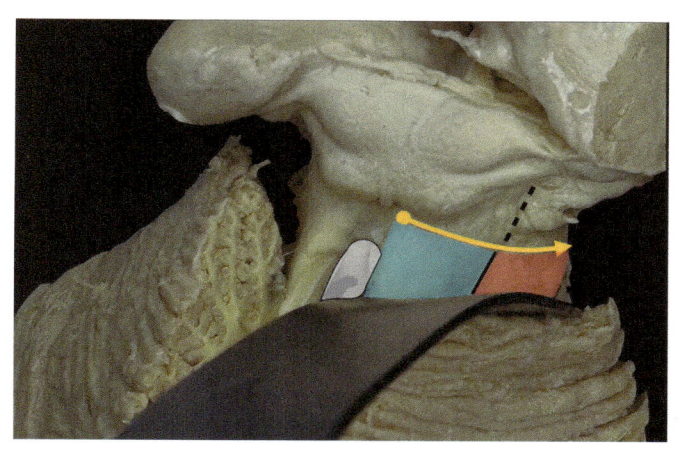

Fig. 12-4. Nervo troclear como principal *landmark* da fossa posterior. Vista posterolateral da região pontomesencefálica. O principal marco anatômico da fossa posterior é o nervo troclear (seta amarela), que separa, acima, o mesencéfalo da ponte, abaixo. Acima, temos o sulco lateral mesencefálico (pontilhado preto) e, abaixo, temos o sulco interpeduncular (linha preta continua) separando o pedúnculo cerebral superior (azul) do pedúnculo cerebral médio (vermelho). Nota-se ainda a porção superior do IV ventrículo (branco). (Fonte: dissecções do Dr. Felipe Salvagni Pereira.)

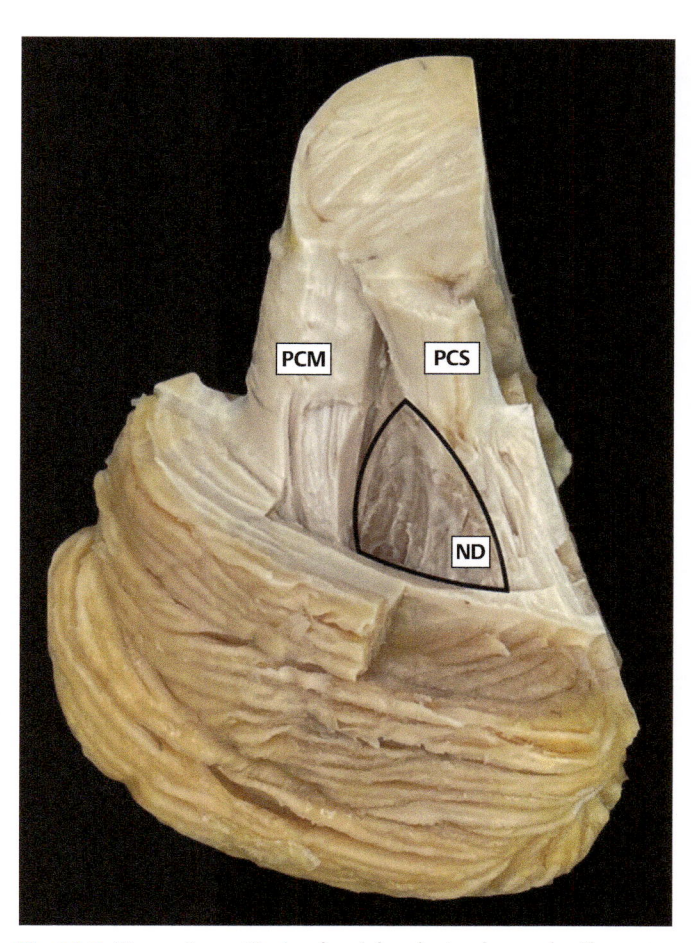

Fig. 12-5. Dissecção anatômica do núcleo denteado: recebe fibras do pedúnculo cerebelar superior (PCS) que, se lesadas, podem levar a mutismo. O pedúnculo cerebelar médio (PCM) não faz parte do IV ventrículo. (Fonte: dissecções do Dr. Gustavo Biondi.)

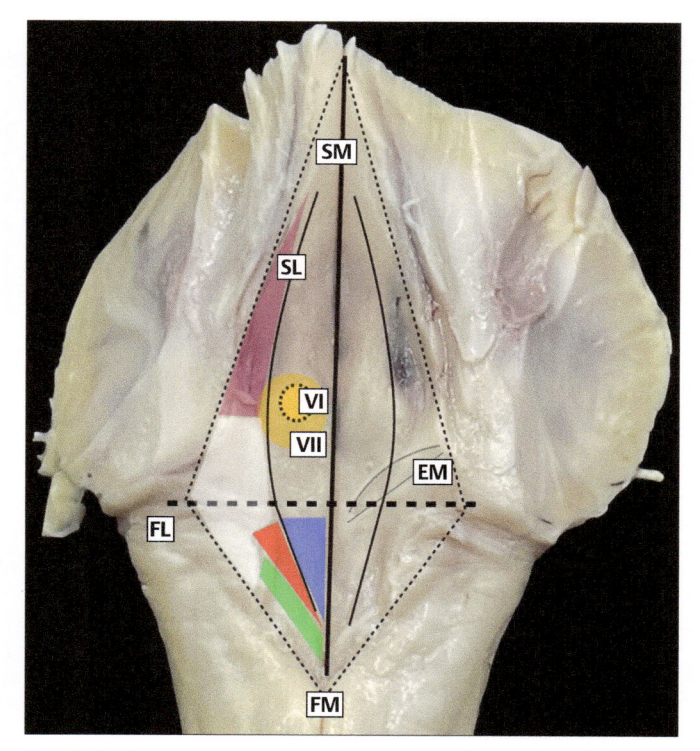

Fig. 12-6. Vista posterior do assoalho do IV ventrículo após retirada do cerebelo. Em formato de losango (linha pontilhada), o IV ventrículo possui dois orifícios laterais (forame de Lushcka – FL) e um medial inferior (forame de Magendie). Apresenta uma linha central, o sulco mediano (SM), e outras duas depressões que são os sulcos laterais (SL). Medial ao sulco lateral temos a eminência mediana formada pelo colículo facial (VII) e o núcleo do abducente (VI), reconhecidos, pois estão acima das estrias medulares (EM). Lateral ao SL temos o *locus ceruleos* (rosa) e área vestibular (branco), e, na metade inferior do assoalho, temos, de medial para lateral, o trígono do hipoglosso (azul), o trígono do vago (vermelho) e a área postrema (verde). Núcleo do VI: círculo pontilhado, núcleo do VII: cor amarela. (Fonte: dissecções do Dr. Felipe Salvagni Pereira.)

Tudo que é motor no tronco é medial. Na eminência medial, temos o folículo facial, o conjunto de fibras do nervo facial (NC VII) contornando em forma de joelho o núcleo do nervo abducente (NC VI). As estrias medulares podem variar de 1 a 4, tem origem no sulco mediano do quarto ventrículo e dirigem-se para área vestibular. São a principal referência anatômica para encontrar o folículo facial, que se encontra imediatamente acima destas.

Abaixo das estrias medulares, temos dois triângulos delimitados pelo sulco mediano do quarto ventrículo e o sulco limitante, e outro entre o sulco limitante e o pedúnculo cerebelar inferior. Ao primeiro, medial, chamamos de trígono do nervo hipoglosso. O segundo, lateral, chamamos de trígono do nervo vago. Lateral e inferior a ambos está a área postrema.

ANATOMIA FUNCIONAL

No tronco encefálico, temos quatro estruturas importantes: núcleos dos nervos cranianos (substância cinzenta); tratos descendentes, ascendentes e de associação (substância branca); núcleos próprios do tronco encefálico (substância cinzenta); e redes de fibras e corpos celulares entre tratos e núcleos (formação reticular e sistemas de projeção difusa).

Nos próximos parágrafos, vamos tentar descrever a anatomia e funcionalidade de todas essas estruturas.

Núcleos dos Nervos Cranianos
Bulbo (Figs. 12-7 e 12-8)
Núcleo do Hipoglosso (Fig. 12-8)

Núcleo motor cujas fibras eferentes viscerais especiais inervam a musculatura da língua. Localiza-se no trígono do hipoglosso (Fig. 12-6). A trajetória das fibras é ventral, e elas emergem no sulco lateral anterior (pré-olivar).

Núcleo Ambíguo (Fig. 12-7)

Suas fibras eferentes viscerais gerais e especiais alcançam os nervos cranianos IX, X e XI, os quais inervam a musculatura da faringe e da laringe.

Núcleo do Trato Solitário (Fig. 12-7)

É um núcleo sensitivo; portanto, recebe fibras aferentes viscerais especiais dos nervos cranianos VII, IX e X. Está relacionado com a gustação.

Núcleo do Trato Espinhal do Nervo Trigêmeo (Fig. 12-7)

Recebe fibras aferentes somáticas gerais que conduzem informações de sensibilidade dos nervos V, VII, IX e X. A sensibilidade geral do pavilhão auditivo e do conduto auditivo externo é transmitida pelos nervos VII, IX e X.

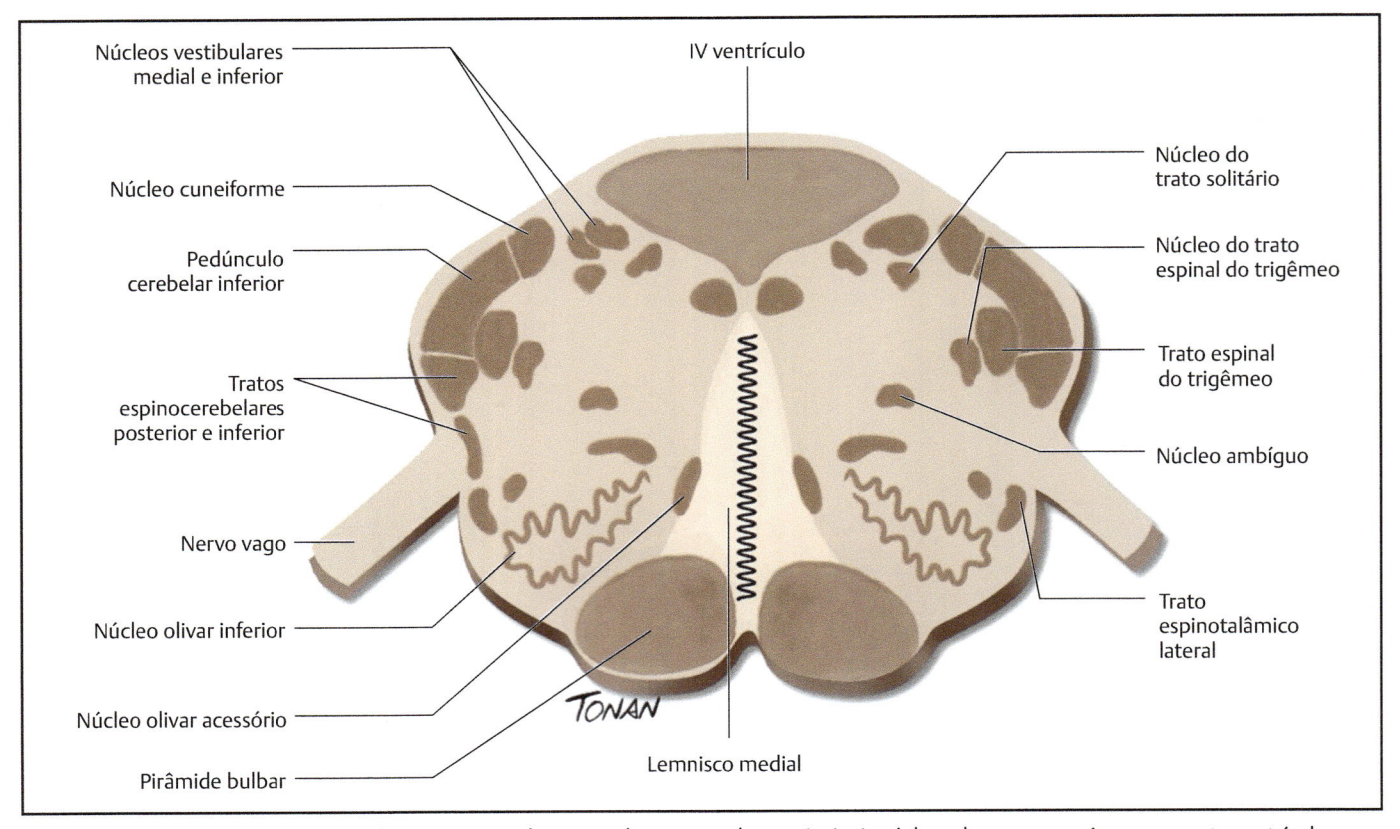

Fig. 12-7. Corte transversal do bulbo aberto. Imagem ilustrativa demonstrando os principais núcleos de nervos cranianos, o quarto ventrículo e os tratos ascendentes do bulbo. (Foto do acervo de ilustrações médicas Tonan/Centro Avançado de Neurologia e Neurocirurgia – CEANNE.)

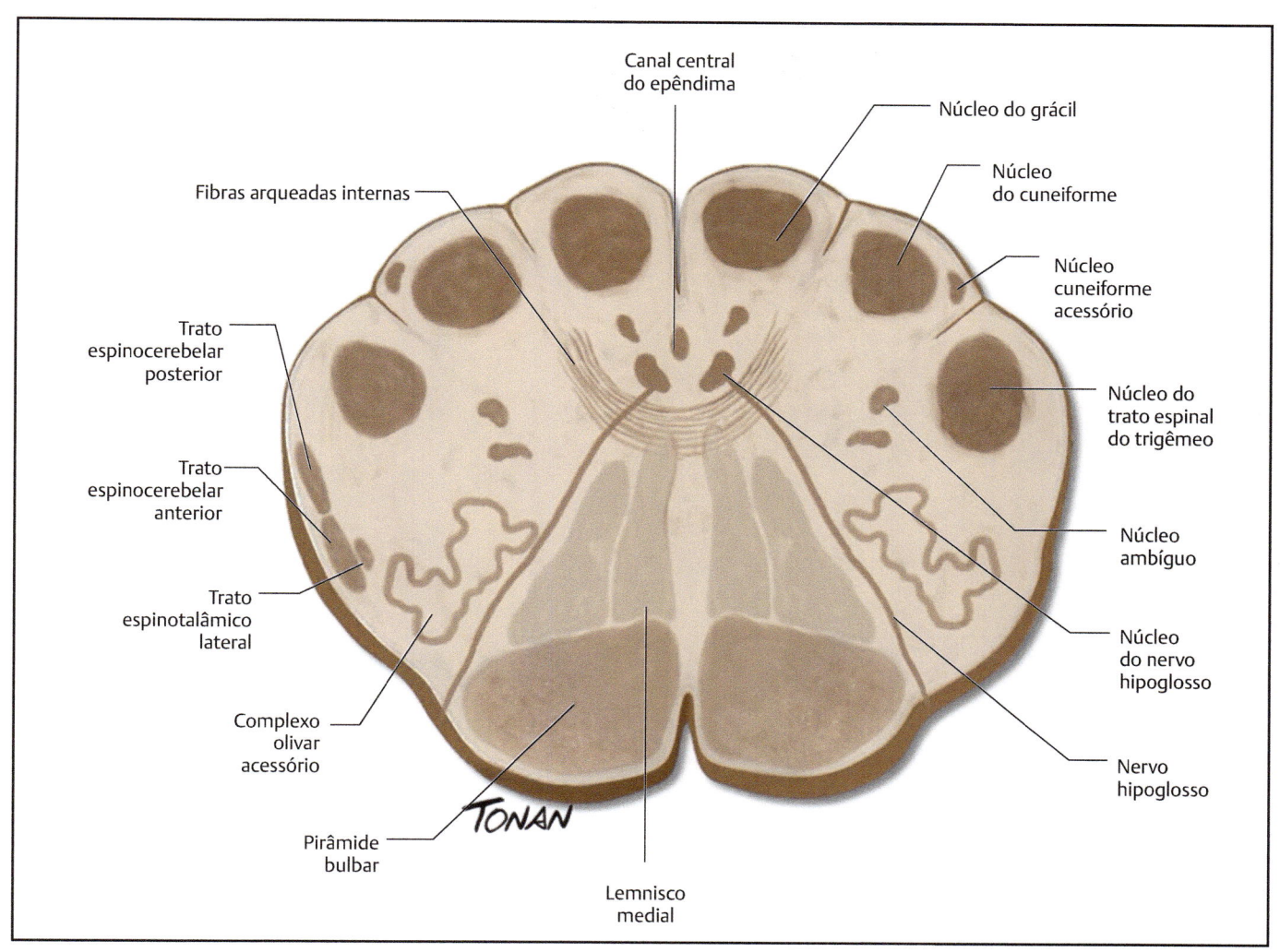

Fig. 12-8. Corte transversal do bulbo fechado. Imagem ilustrativa do bulbo com os núcleos grácil e cuneiforme na sua porção mais posterior, os tratos ascendentes e os núcleos de nervos cranianos, com especial destaque para o núcleo do hipoglosso e o nervo hipoglosso. (Foto do acervo de ilustrações médicas Tonan/Centro Avançado de Neurologia e Neurocirurgia – CEANNE.)

Núcleos Vestibulares Medial e Inferior

Recebem fibras sensitivas do VIII nervo craniano, mais especificamente da sua parte vestibular. Eles se situam na região vestibular do assoalho do quarto ventrículo (Fig. 12-6).

Núcleo Dorsal do Vago

Localiza-se no trígono do vago, no assoalho do quarto ventrículo (Fig. 12-6), e possui neurônios pré-ganglionares motores com função parassimpática.

Núcleo Salivatório Inferior

Emite fibras pré-ganglionares, pelo IX nervo craniano, para inervar a glândula parótida.

Ponte

Núcleos do Nervo Trigêmeo (Figs. 12-7 e 12-8)

São formados pelos núcleos sensitivo principal e motor. Juntamente a estes, o núcleo do trato espinhal, no bulbo, e o núcleo do trato mesencefálico, no mesencéfalo, formam a coluna trigeminal. Os músculos mastigadores são inervados por fibras eferentes do núcleo motor. O núcleo sensitivo principal, que está medial em relação ao núcleo motor, ascende em direção ao mesencéfalo por meio do núcleo mesencefálico. Além disso, forma-se outra estrutura, o lemnisco trigeminal, pelo trajeto cranial de fibras aferentes somáticas de uma área significativa da cabeça na coluna trigeminal.

Núcleos Salivatórios Superior e Inferior

Pertencem ao sistema nervoso parassimpático. Fibras pré-ganglionares desses núcleos originam-se do nervo intermediário para inervar glândulas salivares (submandibular, sublingual e lacrimal).

Núcleos Cocleares

São os denominados núcleos dorsal e ventral, nos quais chegam fibras sensitivas da estrutura coclear (gânglio espiral) do nervo vestibulococlear (VIII NC). A maioria dos prolongamentos que emerge desses núcleos cruzam para o lado oposto, resultando no corpo trapezoide (referência anatômica

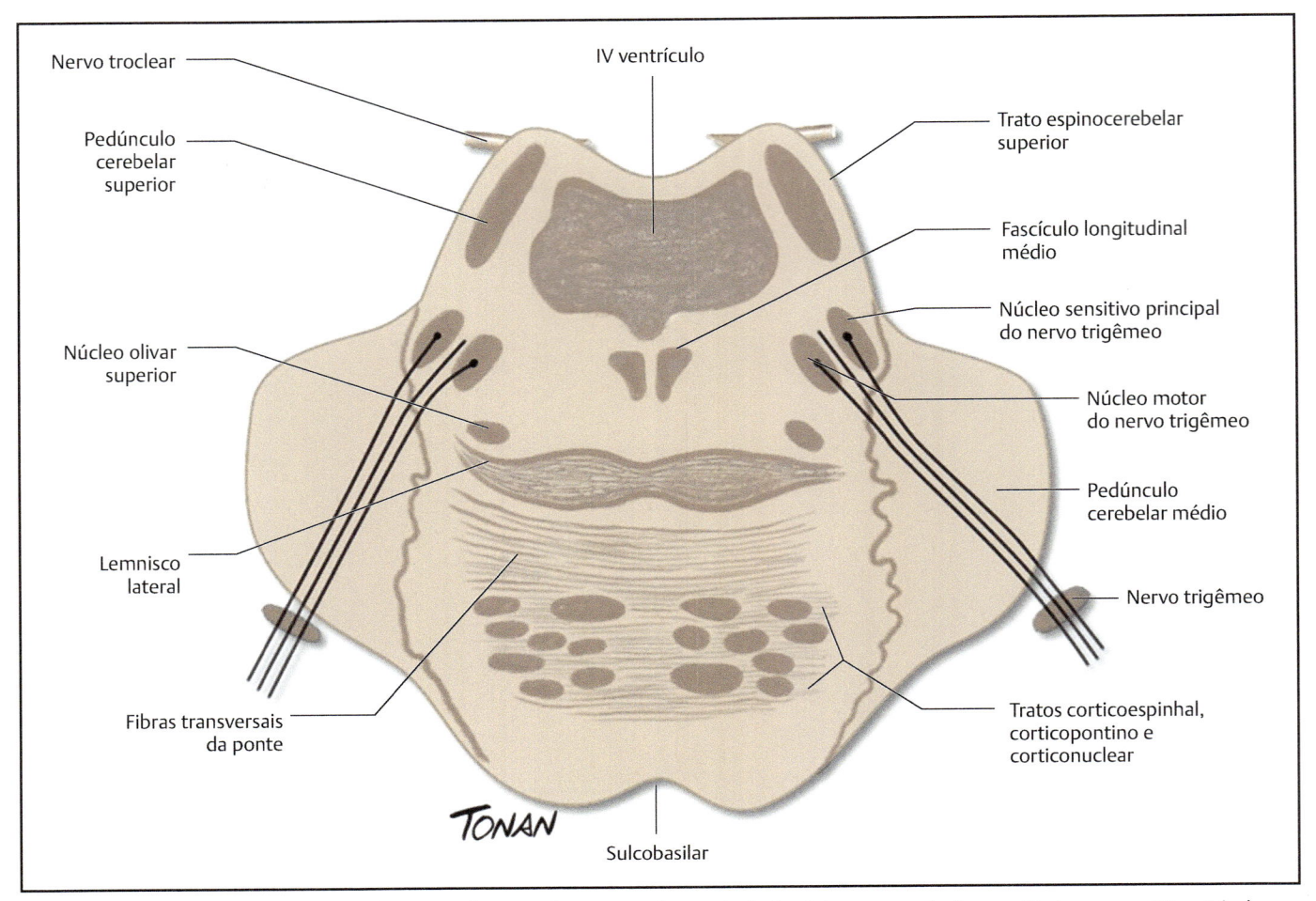

Fig. 12-9. Corte axial da ponte. Imagem ilustrativa da ponte demonstrando os principais núcleos, suas relações anatômicas com o IV ventrículo e as vias e os núcleos do nervo trigêmeo. (Foto do acervo de ilustrações médicas Tonan/Centro Avançado de Neurologia e Neurocirurgia – CEANNE.)

utilizada como limite para as regiões da base e do tegmento). Cranialmente, as fibras infletem-se e formam o lemnisco lateral (Fig. 12-9), alcançando o colículo inferior (Fig. 12-9) e formando a via auditiva.

Núcleos Vestibulares Lateral e Superior

Eles recebem impulsos da estrutura vestibular da orelha interna: informam acerca da posição e dos movimentos da cabeça. As fibras emergentes do gânglio vestibular que alcançam os núcleos vestibulares formam o nervo vestibular.

Núcleos dos Nervos Facial e Abducente (Fig. 12-6)

Fibras provenientes do núcleo facial possuem trajeto dorsomedial e este forma um feixe abaixo do assoalho do quarto ventrículo. Logo depois, possuem um trajeto lateral na região dorsal do núcleo do nervo abducente, o qual constitui uma protuberância no assoalho do quarto ventrículo, o colículo facial. Portanto, as fibras do nervo facial possuem relações próximas com o núcleo do nervo abducente.

Mesencéfalo

Núcleo do Nervo Oculomotor (Fig. 12-10)

Forma o complexo oculomotor (localizado próximo ao colículo superior), o qual é composto por vários núcleos. Ele é composto por duas partes: a somática e a visceral. A somática inerva os músculos reto superior, reto inferior, reto medial e levantador da pálpebra. Seu prolongamento forma o nervo oculomotor ao emergir na fossa interpeduncular, após trajeto ventral. Já a parte visceral é formada pelo núcleo de Edinger-Westphal, que é composto por neurônios pré-ganglionares parassimpáticos. São responsáveis pela inervação do músculo ciliar e do músculo esfíncter da pupila e, consequentemente, possuem função essencial para a ocorrência do reflexo fotomotor.

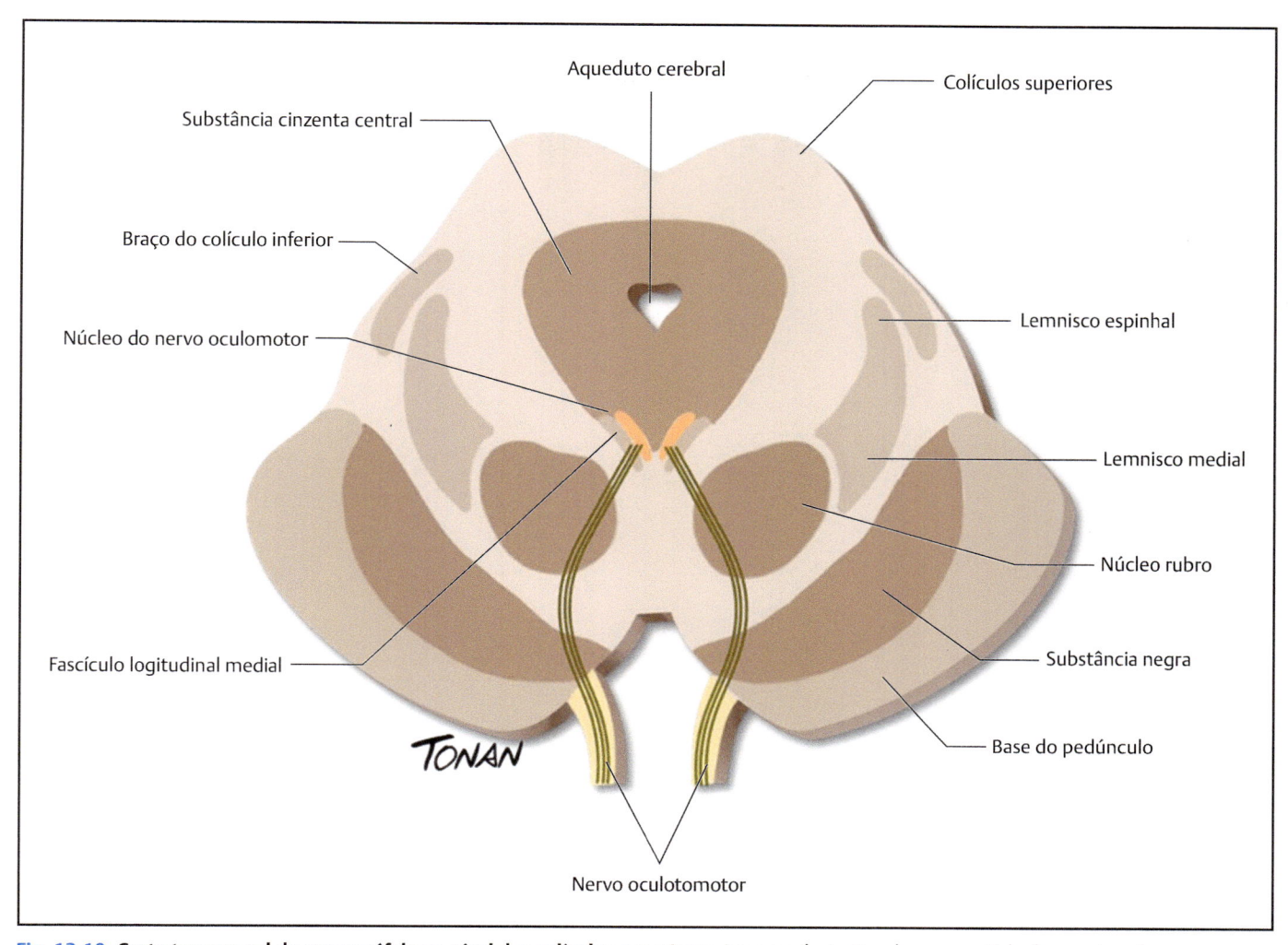

Fig. 12-10. Corte transversal do mesencéfalo ao nível dos colículos superiores. Imagem ilustrativa do mesencéfalo demonstrando o nervo oculomotor e suas relações com o aqueduto cerebral, os colículos superiores e o pedúnculo cerebral. (Foto do acervo de ilustrações médicas Tonan/Centro Avançado de Neurologia e Neurocirurgia – CEANNE.)

Núcleo do Nervo Troclear (Fig. 12-11)

Sua função é inervar o músculo oblíquo superior. As fibras desse núcleo cruzam para o lado oposto e emergem inferiormente ao colículo inferior. Esse trajeto faz com que esse seja o único nervo craniano cuja origem aparente é dorsal ao tronco encefálico. O núcleo é próximo ao colículo inferior, ventral à substância cinzenta central e dorsal ao fascículo longitudinal medial.

Núcleos Próprios do Tronco Encefálico
Bulbo
Núcleos Grácil e Cuneiforme (Fig. 12-8)

Os feixes grácil e cuneiforme realizam a sua primeira sinapse nesses núcleos, durante o seu trajeto ascendente no funículo posterior. Após a sinapse, formam-se as fibras arqueadas (decussação sensitiva), que constituem o lemnisco medial.

Núcleo Cuneiforme Acessório (Fig. 12-11)

Essa estrutura, localizada lateralmente ao núcleo cuneiforme, conecta-se ao cerebelo por meio do trato cuneocerebelar, o qual, em certo segmento do seu trajeto, constitui as fibras arqueadas dorsais externas.

Complexo Nuclear Olivar Inferior (Fig. 12-11)

É apresentado como uma lâmina de substância cinzenta pregueada. Ele é constituído por três núcleos: núcleo olivar inferior principal, núcleo olivar acessório medial e núcleo olivar acessório dorsal. Os feixes desse complexo que alcançam o cerebelo estão envolvidos no processo de aprendizagem motora.

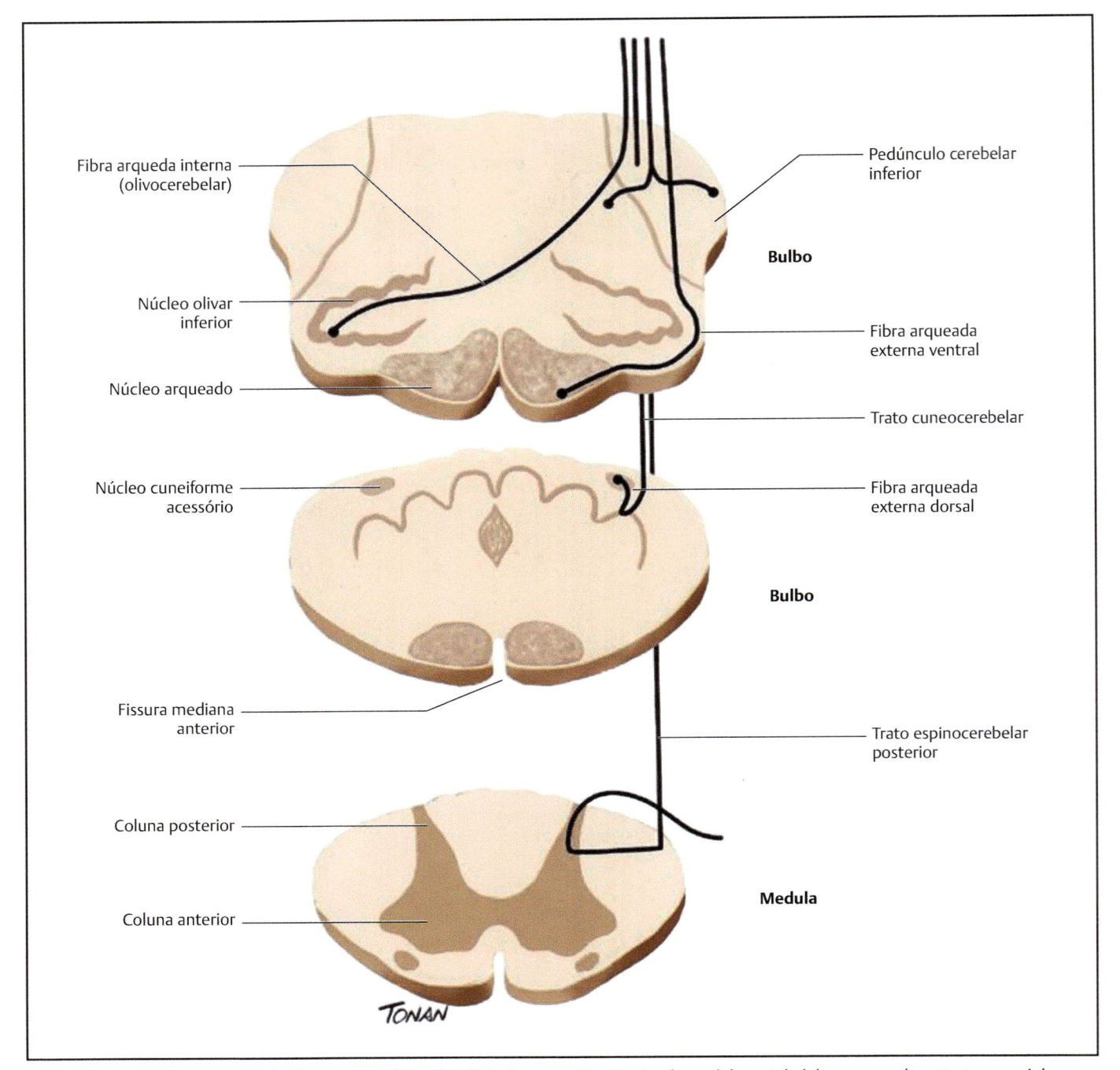

Fig. 12-11. Corte transversal do bulbo. Imagem ilustrativa do bulbo e porção superior da medula espinhal demonstrando os tratos, os núcleos e as fibras arqueadas. (Foto do acervo de ilustrações médicas Tonan/Centro Avançado de Neurologia e Neurocirurgia – CEANNE.)

Ponte

Núcleos Pontinos (Fig. 12-12)

Estruturas na base pontina que recebem projeções do feixe corticopontino proveniente do córtex cerebral. Após a sinapse feita com os núcleos pontinos, o feixe-se nas fibras transversais da ponte. Ao cruzarem o plano mediano, penetram no cerebelo por meio dos pedúnculos cerebelares médios, formando a conexão corticopontocerebelar.

Núcleo Olivar Superior (Fig. 12-9)

Está relacionado com a via auditiva, e é constituído pelos núcleos do corpo trapezoide e do lemnisco lateral.

Mesencéfalo

Núcleo Rubro (Fig. 12-10)

Aglomerado de células que se estende da margem caudal do colículo superior até o diencéfalo. As aferências dos núcleos cerebelares e do córtex cerebral são as mais importantes. Suas fibras eferentes cruzam na decussação ventral do tegmento e atingem a medula espinhal. Diz-se que o trato rubroespinhal está relacionado com o tônus muscular flexor.

Substância Negra (Fig. 12-10)

Localiza-se ventralmente ao tegmento e dorsalmente ao pedúnculo cerebral. Sua coloração é escura devido ao

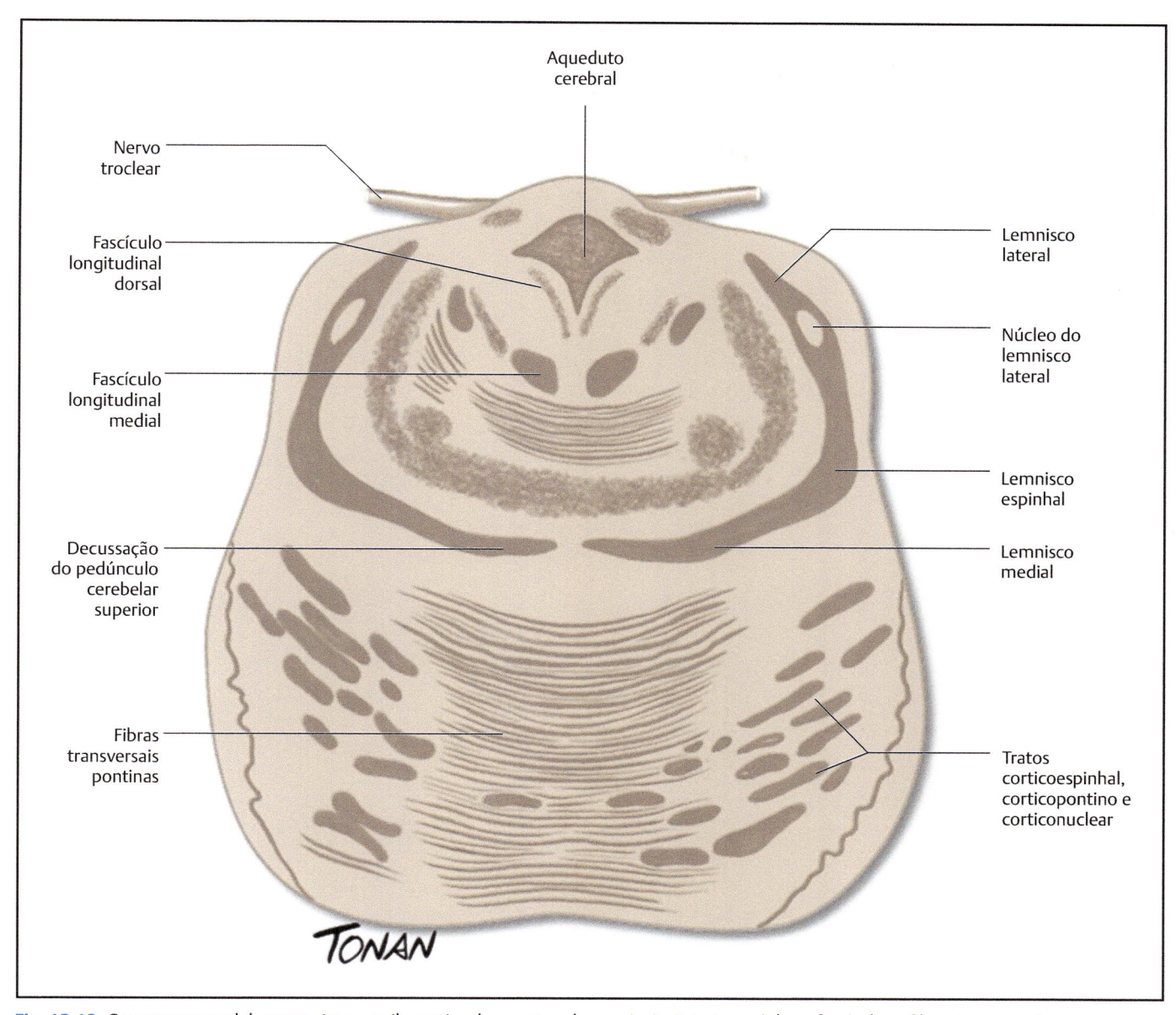

Fig. 12-12. Corte transversal da ponte. Imagem ilustrativa demonstrando os principais tratos, núcleos, fascículos e fibras transversais que passam nessa topografia, com destaque para o nervo troclear (IV), único nervo craniano de origem dorsal ao tronco encefálico. (Foto do acervo de ilustrações médicas Tonan/Centro Avançado de Neurologia e Neurocirurgia – CEANNE.)

acúmulo de melanina. Há duas regiões: a parte compacta, rica em células grandes e pigmentadas, e a parte reticular, pobre em células grandes e próxima ao pedúnculo. A maior parte dos neurônios da parte compacta são dopaminérgicos. A maior parte das fibras são nigroestriatais. As eferências nigrais são provenientes da parte compacta, e possuem feixes diversos: fibras nigroestriatais (neurônios dopaminérgicos), fibras nigrotalâmicas e nigrotegmentares (neurônios GABAérgicos). A doença de Parkinson é causada pela degeneração de neurônios dopaminérgicos da substância negra.

Núcleo do Colículo Inferior (Fig. 12-13)

Está localizado na porção caudal do teto mesencefálico, formado por substância cinzenta. Divide-se em núcleo central,

pericentral e externo. O lemnisco lateral envia feixes para ele, e este emite projeções para o corpo geniculado medial.

Substância Cinzenta Central ou Periaquedutal (Fig. 12-13)

Massa de substância cinzenta que circunda o aqueduto mesencefálico. Possui função importante na regulação da dor.

Núcleo Pré-Tectal ou Área Pré-Tectal

Essa estrutura está próxima da comissura posterior, rostralmente ao colículo superior. Está relacionado com o sistema visual, recebendo projeções do trato óptico, do córtex visual e do corpo geniculado lateral.

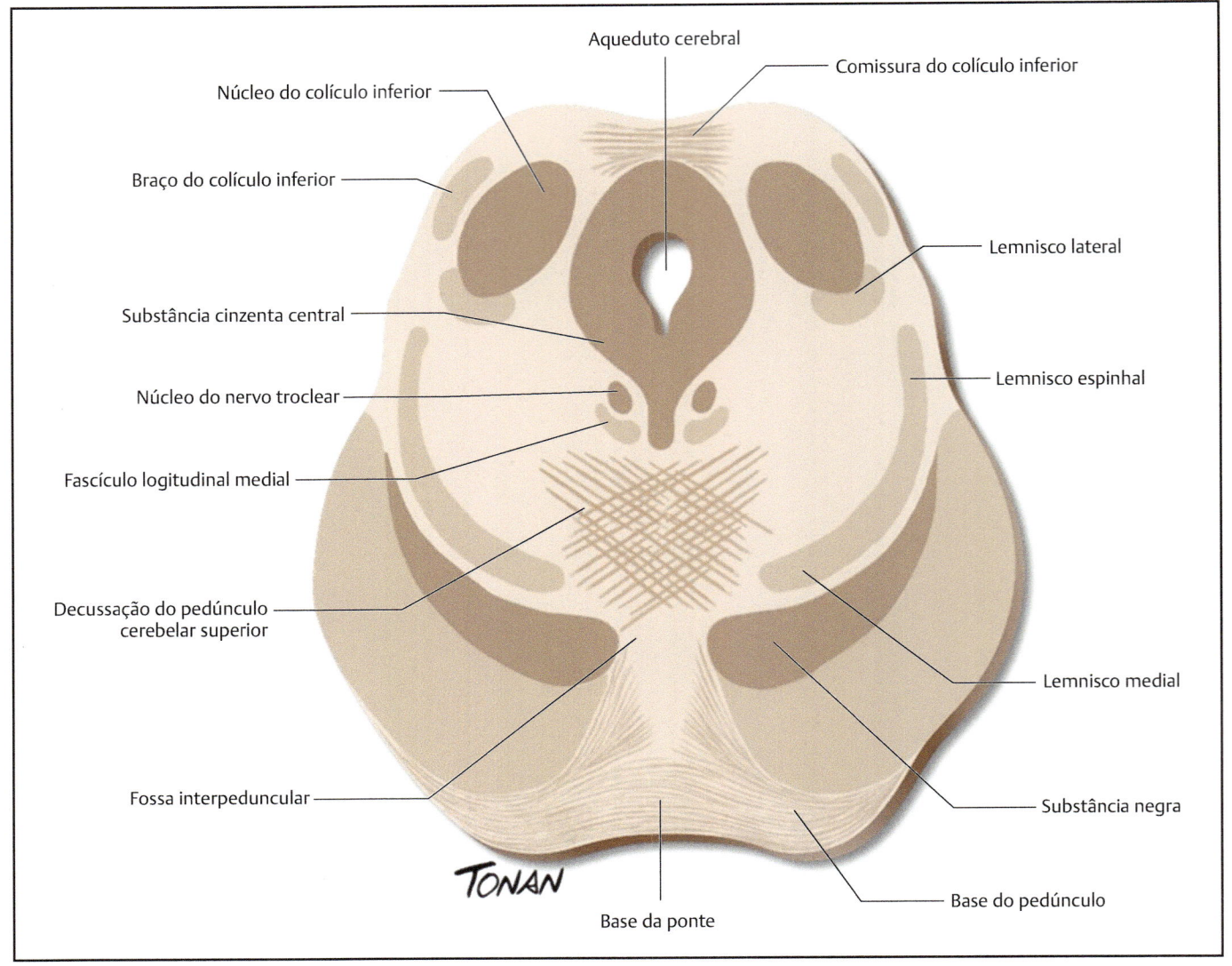

Fig. 12-13. Corte transversal da transição entre a ponte e mesencéfalo. Imagem ilustrativa demonstrando as fibras da base da ponte (anterior e inferior) e os colículos inferiores (posterior e superior). (Foto do acervo de ilustrações médicas Tonan/Centro Avançado de Neurologia e Neurocirurgia – CEANNE.)

Colículos Superiores (Fig. 12-10)

São eminências com camadas alternadas de substância branca e cinzenta. Eles recebem fibras da retina, do córtex cerebral, do tronco encefálico e da medula espinhal. Têm função relevante no movimento vertical do globo ocular: sua lesão pode provocar a síndrome de Parinaud, que é conhecida pela perda da capacidade de movimentar verticalmente o olho.

Tratos Ascendentes

Discutiremos sobre os seguintes feixes nervosos: trato espinocerebelar anterior, trato espinocerebelar posterior, pedúnculo cerebelar inferior, trato espinotalâmico anterior, trato espinotalâmico lateral, lemnisco espinal, lemnisco lateral, pedúnculo cerebelar superior, trato grácil e trato cuneiforme.

Trato Espinocerebelar Anterior (Fig. 12-7)

É constituído por neurônios de projeção na coluna posterior e na substância cinzenta intermédia, atingindo o funículo lateral do lado oposto. Esse feixe transmite impulsos proprioceptivos inconscientes quando chega ao cerebelo, após percorrer a ponte e o pedúnculo cerebelar superior.

Trato Espinocerebelar Superior

Situa-se na área lateral do bulbo. Transmite impulsos proprioceptivos inconscientes de fusos neuromusculares e órgãos neurotendinosos. Ele ascende até o pedúnculo cerebelar inferior após se originar na coluna posterior da medula.

Pedúnculo Cerebelar Inferior (Fig. 12-11)

É constituído por feixes ascendentes do bulbo e da medula. As fibras olivocerebelares são o maior componente dele.

Trato Espinotalâmico Anterior (Fig. 12-14)

Tem como função transmitir impulsos de pressão e de tato protopático ou grosseiro. Está localizado no funículo anterior da medula espinhal.

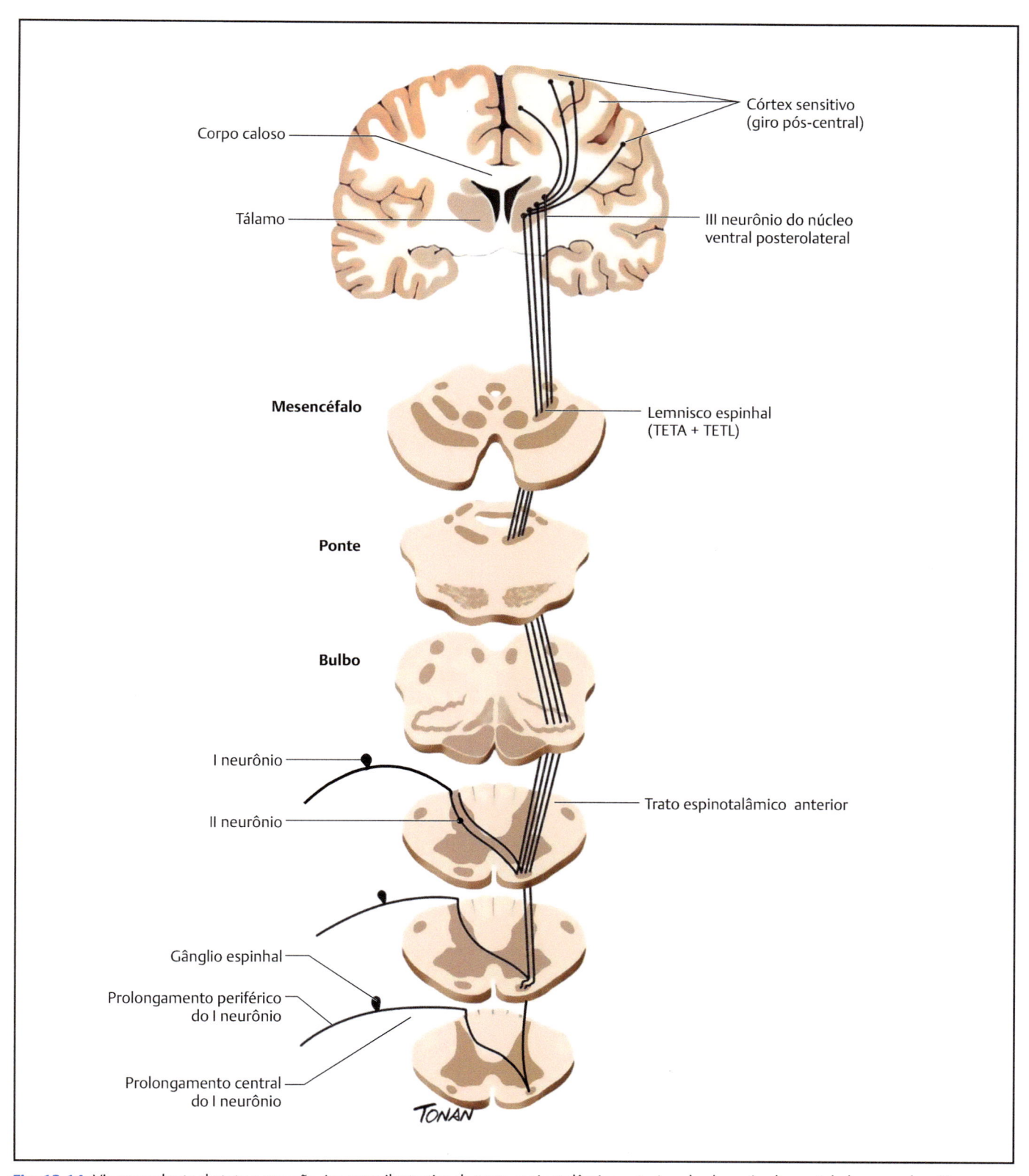

Fig. 12-14. Via ascendente de tato e pressão. Imagem ilustrativa do trato espinotalâmico anterior, desde o gânglio espinhal, cruzando o H medular, ascendendo ao tálamo e finalmente ao giro pós-central (lobo parietal) para a área somatossensorial primária. (Foto do acervo de ilustrações médicas Tonan/Centro Avançado de Neurologia e Neurocirurgia – CEANNE.)

Trato Espinotalâmico Lateral (Fig. 12-7)

Juntamente ao trato espinotalâmico anterior, forma o lemnisco espinhal. Conduz estímulos térmicos e dolorosos. Ele se localiza no funículo lateral e cruza o plano mediano após ascender.

Lemnisco Espinhal (Fig. 12-10)

É formado pela junção dos dois tratos espinotalâmicos na zona bulbopontina.

Lemnisco Lateral (Fig. 12-10)

Conduz sensibilidade auditiva para o colículo inferior.

Pedúnculo Cerebelar Superior (Fig. 12-9)

Sua função é conduzir fibras eferentes do núcleo denteado do cerebelo para o núcleo rubro contralateral. Forma a decussação dos pedúnculos cerebelares superiores logo abaixo do núcleo rubro.

Tratos Grácil e Cuneiforme (Fig. 12-15)

Tais feixes ascendem ipsilateralmente na medula espinhal sem realizar conexões, atingindo os núcleos grácil e cuneiforme por fim. Nesses núcleos, formam-se as fibras arqueadas internas, as quais formam o lemnisco medial após contornarem anteromedialmente a substância cinzenta e decussar entre elas. O lemnisco medial é o responsável pela transmissão da sensibilidade (propriocepção consciente, tato epicrítico e sensibilidade vibratória) de um hemicorpo para o giro pós-central contralateral.

Vias Transversais

Bulbo

Existem as fibras arqueadas internas e as externas.

As internas são compostas por dois grupos. Um é formado por feixes dos núcleos grácil e cuneiforme, além do lemnisco medial. O outro é constituído de fibras olivocerebelares, as quais cruzam o plano mediano e atingem o pedúnculo cerebelar inferior contralateral.

As externas atingem o cerebelo pelo pedúnculo cerebelar inferior, e possuem fibras dorsais e ventrais.

Ponte

Fibras pontocerebelares atingem o cerebelo pelo pedúnculo cerebelar médio contralateral. Elas têm um trajeto na parte anterior da ponte e originam-se dos núcleos pontinos. Estes recebem o feixe corticopontino, criando a via corticopontocerebelar.

Mesencéfalo

A decussação do pedúnculo cerebelar superior e a comissura do colículo inferior formam as vias transversais dessa região (Fig. 12-13).

TRATOS DE ASSOCIAÇÃO

O fascículo longitudinal medial conecta os núcleos vestibulares e os da motricidade ocular: isso é a causa da coordenação entre o movimento dos olhos e o da cabeça. Ele está por todo o tronco encefálico e localiza-se anterior ao núcleo do hipoglosso, ao nível do bulbo; no assoalho do quarto ventrículo, ao lado da rafe mediana, ao nível da ponte; e anterior ao aqueduto de Sylvius, ao nível do mesencéfalo.

FORMAÇÃO RETICULAR (FIG. 12-16)

É constituída por neurônios, núcleos e fibras entre as fibras longitudinais e transversais do tronco encefálico. Ela possui três áreas de funcionamento:

- *Lateral*: integração de aferências corticais e sensoriais (despertar generalizado).
- *Medial*: regulação de funções vitais, motricidade somática e atenção.
- *Média*: modulação da transmissão de informações álgicas, atividade motora somática e nível de consciência.

Além dessa classificação, há outra divisão em relação ao aspecto funcional:

- *Núcleos da rafe*: ricos em serotonina, são nove núcleos posicionados longitudinalmente na rafe mediana por todo o tronco encefálico.
- *Locus ceruleus*: grupos de células ricas em noradrenalina localizados no assoalho do quarto ventrículo.
- *Área tegmental ventral*: situada medialmente à substância negra e rica em neurônios dopaminérgicos, origina a via mesolímbica. Possui aferências para o corpo estriado ventral, sistema límbico e córtex frontal; essas conexões são importantes para a regulação do comportamento emocional.
- *Substância cinzenta periaquedutal*: está relacionada com a regulação da dor e localiza-se nas proximidades do aqueduto mesencefálico.

Funções da Formação Reticular

1. *Controle da atividade cortical*: estimulação do córtex cerebral por meio de fibras ascendentes, o sistema ativador reticular ascendente (SARA). O "SARA" é formado por fibras noradrenérgicas (*locus ceruleus*), fibras serotoninérgicas (núcleos da rafe) e fibras colinérgicas (formação reticular pontina). Ele é dividido em ramos dorsal e ventral. A parte dorsal termina no tálamo (núcleos intralaminares) e o núcleo ventral, no hipotálamo lateral. A atividade elétrica do córtex pode ser medida pelo eletroencefalograma (EEG). Neste exame, os traçados, enquanto o indivíduo está dormindo, estão sincronizados; durante o estado de vigília, dessincronizam-se.
O ciclo vigília-sono é controlado por neurônios hipotalâmicos através do sistema ativador ascendente. Quando se dá o início do sono, há uma diminuição dos impulsos sensitivo-talâmicos. No entanto, ao despertar, o sistema ativador descendente reativa os núcleos talâmico-sensitivos.

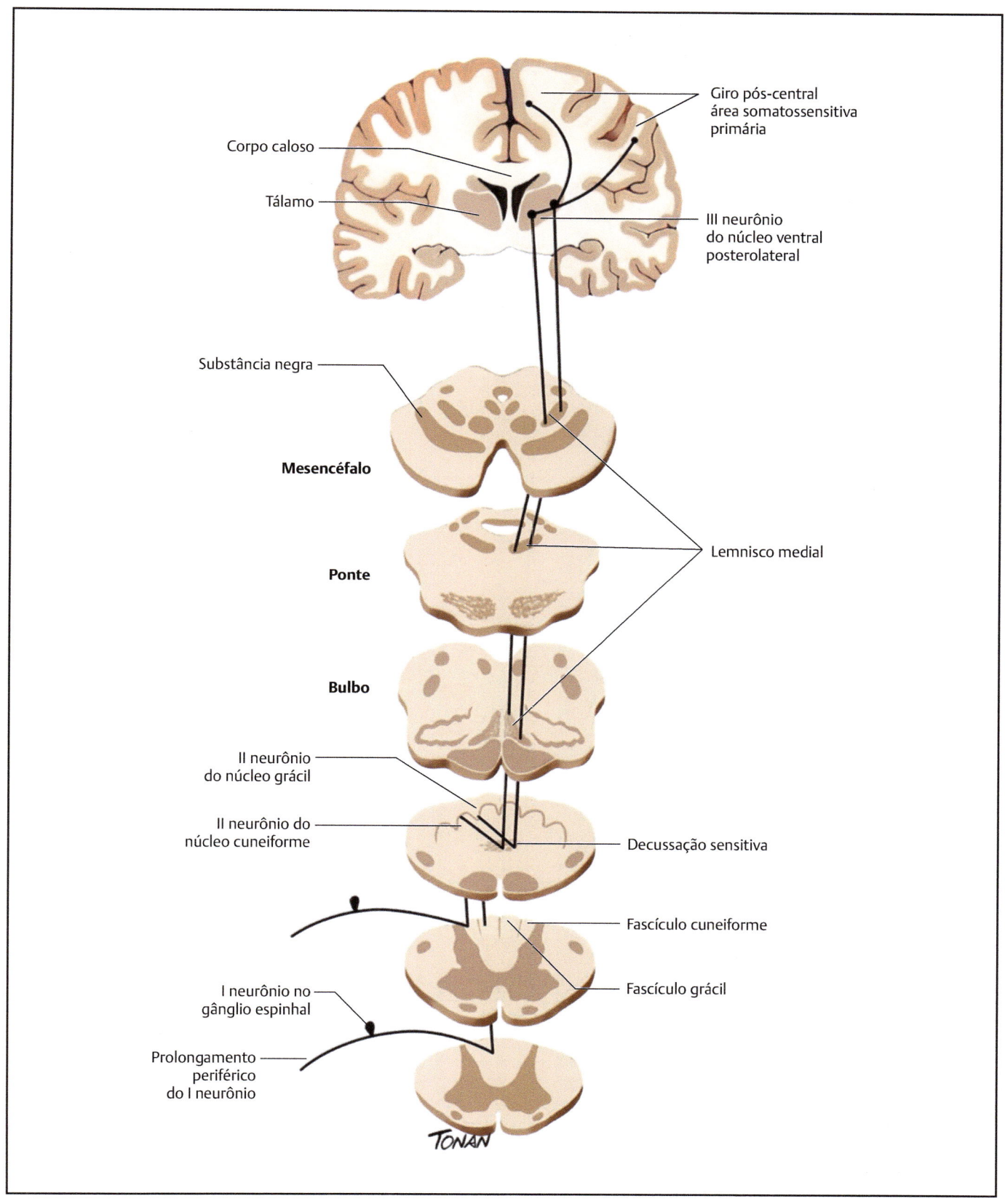

Fig. 12-15. Via ascendente de propriocepção e sensibilidade vibratória. Imagem ilustrativa do fascículo grácil e cuneiforme desde a sensibilidade periférica, passando pelo corno posterior da medula, cruzando ao lado contralateral, núcleo talâmico e finalmente ao giro pós-central (lobo parietal). (Foto do acervo de ilustrações médicas Tonan/Centro Avançado de Neurologia e Neurocirurgia – CEANNE.)

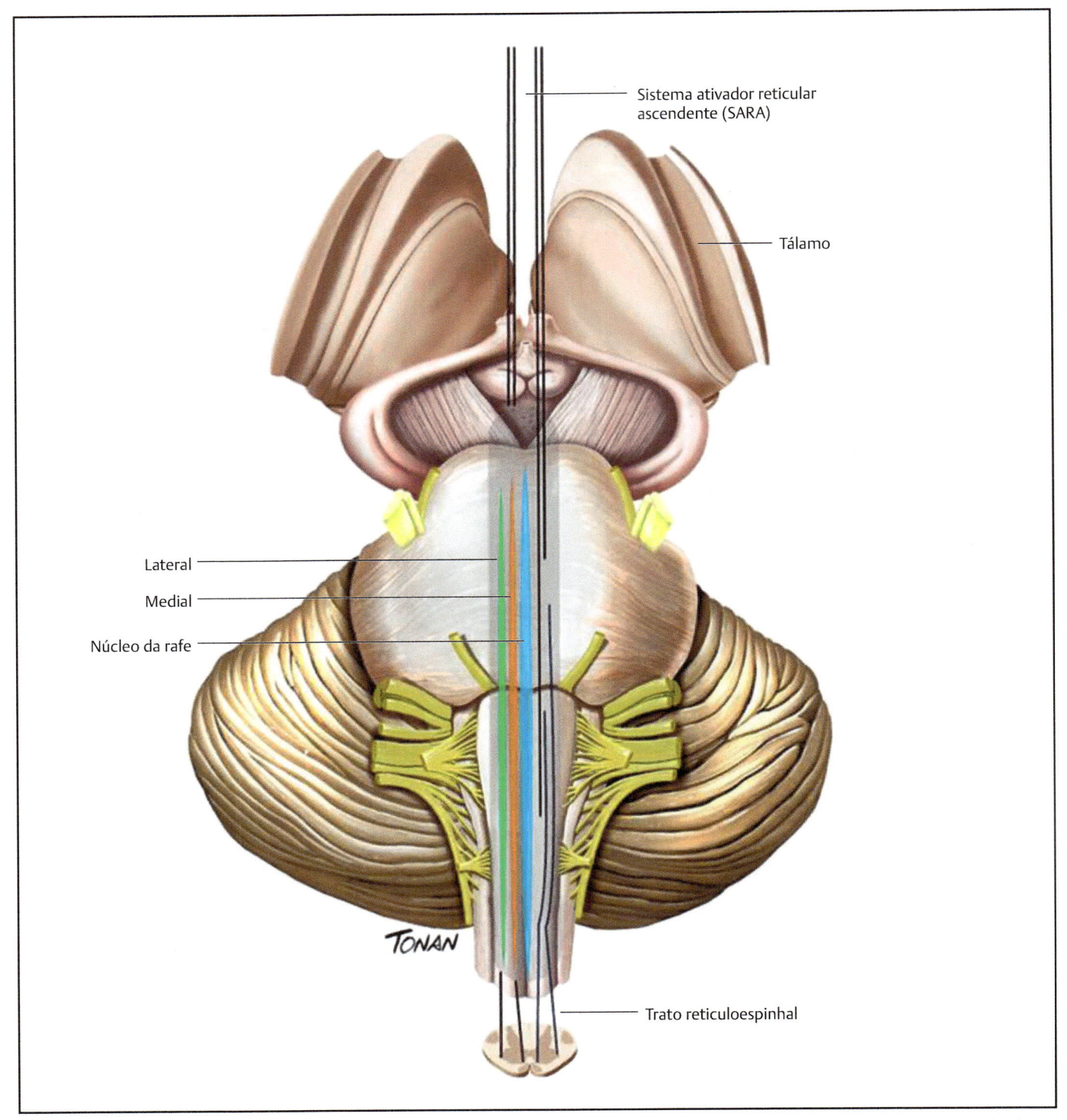

Sistema ativador reticular ascendente (SARA)

Tálamo

Lateral

Medial

Núcleo da rafe

Trato reticuloespinhal

Fig. 12-16. Sistema ativador reticular ascendente. Imagem do SARA, via responsável por manter o nivel de consciência, ou seja, reponsável pelo ciclo sono-vigilia. (Foto do acervo de ilustrações médicas Tonan/Centro Avançado de Neurologia e Neurocirurgia – CEANNE).

Devido à heterogeneidade do EEG no período do sono, dividimos este em sono REM e não REM (dividido em quatro períodos). No sono REM ("sono paradoxal"), há um movimento rápido dos olhos (*rapid eye movement*), durante o qual o EEG apresenta padrão de vigília.

2. *Controle da motricidade somática*: os tratos reticuloespinhal, pontino e bulbar controlam a postura e a motricidade axial voluntária e apendicular proximais.

3. *Controle do sistema nervoso autônomo*: o sistema límbico e o hipotálamo associam-se ao sistema de formação reticular para regular o sistema nervoso autônomo.

4. *Controle eferente da sensibilidade e da dor*: as vias eferentes que controlam a sensibilidade são importantes para selecionarmos entre as várias informações sensitivas transmitidas.

5. *Controle neuroendócrino*: a secreção de hormônios da hipófise também é influenciada pela formação reticular por meio dos núcleos hipotalâmicos.

6. *Centro respiratório e centro vasomotor*: na formação reticular bulbar, há duas porções (dorsal, que controla a inspiração, e ventral, que controla a expiração). A partir desta região, emergem fibras reticuloespinhais para os nervos frênico e intercostais. Em relação ao centro vasomotor, este controla o calibre da vasculatura regulando a pressão arterial e ritmo cardíaco. É imprescindível lembrar que tais centros estão sob controle hipotalâmico, sendo influenciados pelas emoções.

SISTEMAS DE PROJEÇÃO DIFUSA

Os neurônios monoaminérgicos e colinérgicos atuam por todo o sistema nervoso central para modular a excitabilidade neuronal.

- *Neurônios dopaminérgicos*: essas entidades se localizam majoritariamente no mesencéfalo, especificamente na área tegmentar e na substância negra. Na primeira, é originada a via dopaminérgica mesolímbica, que está associada ao sistema de recompensa. Na substância negra, existe a via nigroestriatal, que participa do controle da atividade motora.

- *Neurônios histaminérgicos*: integram o sistema motor ascendente juntamente às fibras serotoninérgicas e noradrenérgicas. Localizam-se no hipotálamo (núcleo tuberomamilar).

- *Neurônios colinérgicos*: há duas regiões com esses neurônios. A formação reticular da junção pontomesencefálica está relacionada com o sono REM e a atonia muscular. O prosencéfalo basal tem como seu principal componente o núcleo basal de Meynert, o qual está relacionado com a doença de Alzheimer.

- *Neurônios serotoninérgicos*: a maior parte se localiza na formação reticular dos núcleos da rafe. Participa da modulação das atividades afetiva, digestória, termorreguladora, sexual, do tônus muscular e da ativação cortical da vigília.

- *Neurônios noradrenérgicos*: grande parte está localizada nos núcleos do bulbo e da ponte. O *locus ceruleus* é o mais importante, situando-se no assoalho do quarto ventrículo e projetando-se para todo o sistema nervoso central. Está associado com o controle da vigília, memória, aprendizado, humor, ansiedade e atenção seletiva.

Neste capítulo, tentamos descrever e ilustrar de forma bastante abrangente as principais estruturas do tronco encefálico, associado à descrição funcional de cada estrutura anatômica.

BIBLIOGRAFIA

Barnes CD. Brainstem control of spinal cord function. Elsevier; 2012.

Barraco RA. Nucleus of the solitary tract. CRC Press; 2019.

Caplan LR, Hopf HC. Brain-stem localization and function. Springer Science & Business Media; 2012.

Fisch AJ. Neuroanatomy. Oxford University Press; 2017.

Hannsjörg Schröder AIR, Huggenberger S, Müller-Thomsen L, Rozemuller A, Hedayat F, et al. The human brainstem. Springer Nature; 2023.

Jallo GI, Hassan M, Shimony N. Brainstem tumors. Springer Nature; 2020.

Jotz, GP, et al. Neuroanatomia clínica e funcional. Rio de Janeiro: Elsevier; 2017. 764 p.

Machado A, Haertel LM. Neuroanatomia funcional. 3. ed. São Paulo: Atheneu; 2014. 340 p.

Netter FH. Atlas of human anatomy. 7th ed. Philadelphia, Pa: Elsevier; 2019.

Rhoton AL. Rhoton cranial anatomy and surgical approaches. New York: Oxford University Press; 2020.

Strausfeld NJ. Functional neuroanatomy. Springer Science & Business Media; 2012.

CAPÍTULO 13

NERVOS CRANIANOS

Carolina Madsen Beltrame ▪ Jander Moreira Monteiro ▪ Rafaela Fernandes Gonçalves
Guilherme Nobre Nogueira ▪ Gustavo Rassier Isolan

INTRODUÇÃO

Os nervos cranianos são um conjunto de nervos que emergem do encéfalo, cursam por forames da base do crânio e atuam, primariamente, como vias aferentes e/ou eferentes de estruturas cefálicas (com algumas exceções, que veremos a seguir). São em número de 12 pares, sendo numerados em ordem craniocaudal. Apresentam núcleos de substância cinzenta no tronco encefálico, um local de emergência no tronco, um trajeto cisternal intracraniano e cruzam um forame da base do crânio por onde saem cursando até seu órgão-efetor.

ASPECTOS GERAIS

Os dois primeiros nervos cranianos, nervo olfatório (NC I) e nervo óptico (NC II), são os únicos que não estão relacionados com o tronco encefálico, mas sim ao telencéfalo e ao diencéfalo, respectivamente, sendo, portanto, considerados uma extensão do Sistema Nervoso Central (SNC).[1-3] O nervo oculomotor (NC III) e o nervo troclear (NC IV) originam-se da fossa interpeduncular do mesencéfalo, sendo o NC IV o único que emerge da porção posterior do tronco cerebral. O nervo trigêmeo (NC V) emerge da face lateral da ponte sendo o principal nervo sensitivo da cabeça, enquanto o nervo abducente (NC VI), o nervo facial (NC VII) e o nervo vestibulococlear (NC VIII) surgem da junção pontomedular, sendo os NC VII e NC VIII mais laterais. Os nervos glossofaríngeo (NC IX), vago (NC X) e acessório (NC XI) aparecem por radículas laterais à oliva, ao passo que o nervo hipoglosso (NC XII) emerge medialmente à oliva (Fig. 13-1).[4] O local de emergência no tronco encefálico e o forame de saída do crânio encontram-se no Quadro 13-1 e nas Figuras 13-1 e 13-2.

Há uma relação entre a posição de emergência e a função dos nervos, sendo que nervos emergentes próximos à linha média são exclusivamente motores (NC III, IV, VI e XII) e os que estão mais laterais são mistos (NC V, VII, IX e X) ou exclusivamente sensitivos (NC VIII).[4] Isso é decorrente do processo de desenvolvimento embriológico em que os núcleos motores se desenvolvem medialmente aos núcleos sensitivos.[5]

Os nervos cranianos diferem dos nervos espinhais pelo fato de alguns serem compostos apenas por fibras motoras, outros somente por fibras sensoriais e, alguns possuírem os dois tipos de fibras. Além disso, eles também podem ter fibras parassimpáticas.[4]

Cada par de nervos cranianos dispõe de um ou mais componentes funcionais, sendo eles aferente (sensitivo) ou eferente (motor).[1,6] Assim, temos:

- *Fibras eferentes somáticas*: para os músculos estriados esqueléticos que derivam dos somitos.
- *Fibras eferentes viscerais especiais*: para os músculos branquioméricos – derivados dos arcos faríngeos.
- *Fibras eferentes viscerais gerais*: para músculo liso, cardíaco e glândulas.
- *Fibras aferentes viscerais gerais*: sensibilidade das vísceras.
- *Fibras aferentes viscerais especiais*: receptores da gustação e olfato.
- *Fibras aferentes somáticas gerais*: sensibilidade geral.
- *Fibras aferentes somáticas especiais*: sentidos especiais como visão, audição e equilíbrio.

EMBRIOLOGIA

Os nervos cranianos são formados durante a quinta e sexta semanas de desenvolvimento. Eles são divididos em três grupos a partir da origem embriológica: nervos cranianos somáticos eferentes, nervos dos arcos faríngeos e nervos sensoriais especiais. Durante a neurulação, as metades direita e esquerda da placa neural fundem-se para formar o tubo neural que, por sua vez, origina os gânglios sensitivos, anexos aos nervos espinhais e os futuros nervos cranianos (V, VII, IX e X do tronco encefálico). Durante a formação do tubo, há um desprendimento de células que migram para as laterais do tubo neural e formam a crista neural.[5]

No tubo neural em desenvolvimento, os componentes motores estão na porção ventral (lâmina basal) e componentes sensoriais na porção dorsal (lâmina alar).[4]

Nervos Cranianos Somáticos Eferentes

Os nervos troclear, abducente, hipoglosso e grande parte do oculomotor são equivalentes das raízes ventrais dos nervos espinhais. As células de origem desses nervos estão localizadas na coluna somática eferente do tronco encefálico. Seus axônios estão distribuídos para os músculos derivados dos miótomos da cabeça (pré-óptico e occipital).[5]

O NC XII é formado pela fusão de fibras das raízes ventrais de três ou quatro nervos occipitais. Os cinco arcos branquiais consistem em cristas da passagem do mesoderma ventral-dorsal em cada lado do intestino anterior na extremidade da

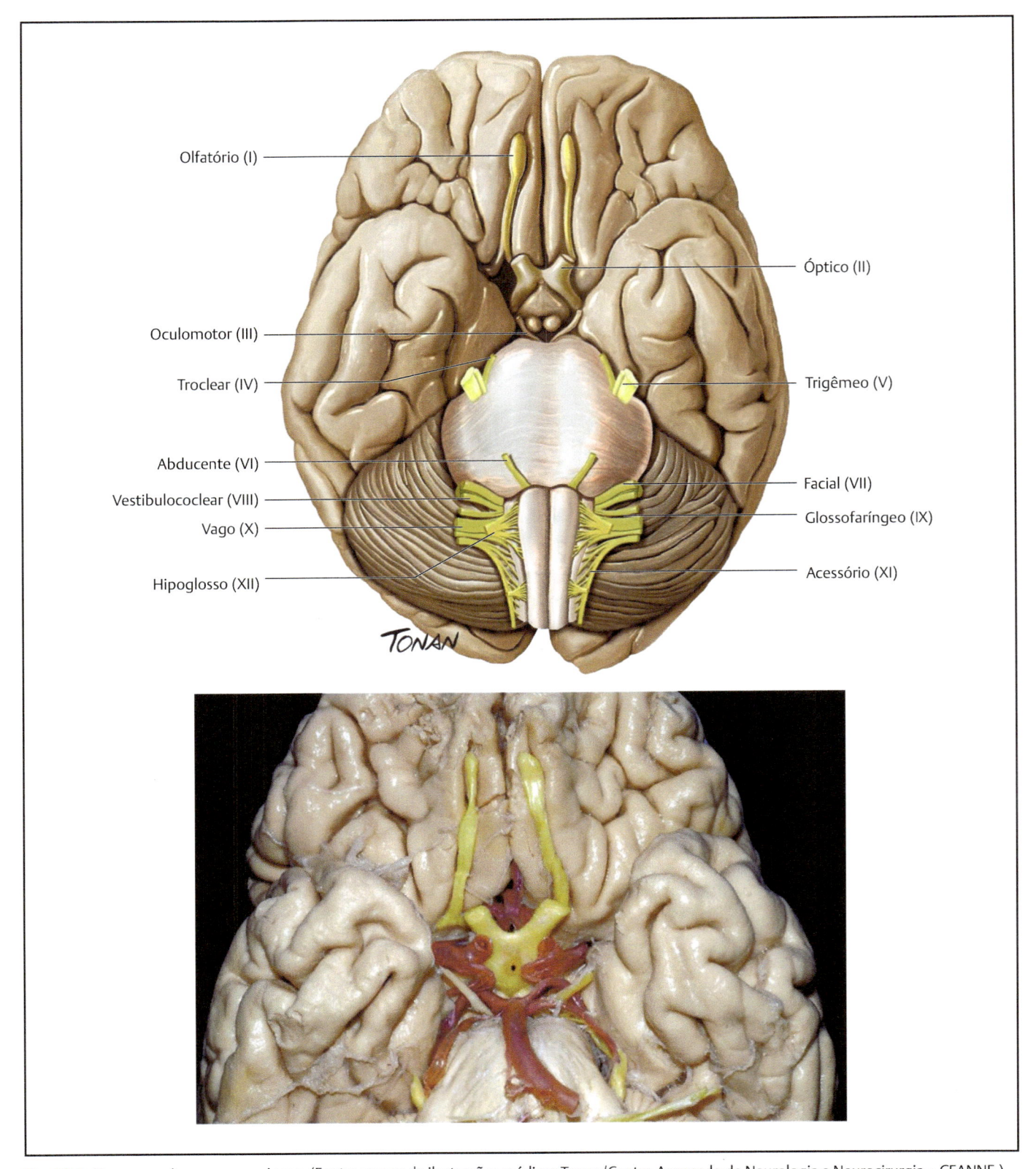

Olfatório (I)

Óptico (II)

Oculomotor (III)

Troclear (IV)

Trigêmeo (V)

Abducente (VI)

Facial (VII)

Vestibulococlear (VIII)

Glossofaríngeo (IX)

Vago (X)

Hipoglosso (XII)

Acessório (XI)

TONAN

Fig. 13-1. Nervos cranianos e suas origens. (Fonte: acervo de ilustrações médicas Tonan/Centro Avançado de Neurologia e Neurocirurgia – CEANNE.)

Quadro 13-1. Origem aparente dos nervos cranianos

Nervo	Nome	Origem aparente do encéfalo	Ponto de saída do crânio
I	Olfatório	Bulbo olfatório	Lâmina crivosa do osso etmoide
II	Óptico	Retina	Canal óptico
III	Oculomotor	Fossa interpeduncular	Fissura orbital superior
IV	Troclear	Véu medular superior	Fissura orbital superior
V	Trigêmeo	Face ventrolateral da ponte	Fissura orbital superior (V1), forame redondo (V2), forame oval (V3)
VI	Abducente	Sulco bulbopontino	Fissura orbital superior
VII	Facial	Sulco bulbopontino	Penetra no meato acústico interno e deixa o crânio pelo forame estilomastóideo
VIII	Vestibulococlear	Sulco bulbopontino	Meato acústico interno (sem sair do crânio)
IX	Glossofaríngeo	Sulco posterolateral do bulbo	Forame jugular
X	Vago	Sulco posterolateral do bulbo	Forame jugular
XI	Acessório	Sulco posterolateral do bulbo	Forame jugular
XII	Hipoglosso	Sulco anterolateral do bulbo	Canal do hipoglosso

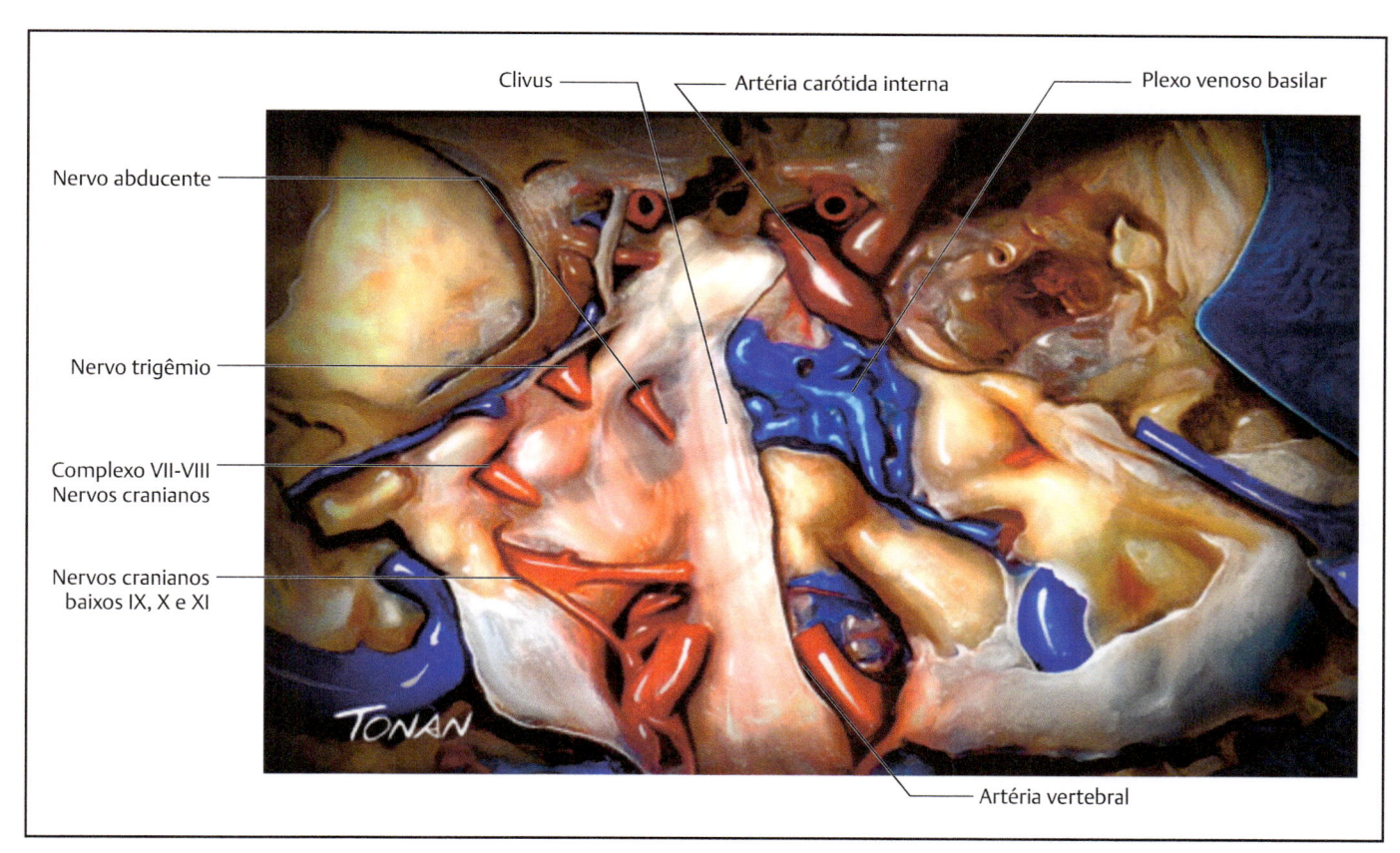

Fig. 13-2. Nervos cranianos e suas relações com os forames da base do crânio. (Fonte: acervo de ilustrações médicas Tonan/Centro Avançado de Neurologia e Neurocirurgia – CEANNE.)

cabeça do embrião. Cada arco branquial dá origem a estruturas esqueléticas, músculos, nervos e artérias, os músculos de um arco sendo inervados pelo nervo desse arco.[4,5]

O nervo abducente surge de células nervosas das placas basais do metencéfalo. O nervo troclear surge de células nervosas da coluna somática eferente na parte posterior do encéfalo médio e o nervo oculomotor inerva a maioria dos músculos do olho que se acredita sejam originários dos primeiros miótomos pré-ópticos.[5]

Nervos dos Arcos Faríngeos

Os NC V, VII, IX e X inervam os arcos faríngeos do embrião, e, dessa maneira, as estruturas derivadas desses arcos são inervadas por esses nervos cranianos.[4]

O nervo trigêmeo é o nervo do primeiro arco faríngeo, mas ele possui uma divisão oftálmica que não é um componente do arco faríngeo. As células do grande gânglio trigêmeo derivam da parte mais anterior da crista neural. Os prolongamentos centrais das células desse gânglio formam a grande raiz sensitiva do NC V, que penetra a porção lateral da ponte.[5] As fibras motoras do NC V originam-se de células na porção mais anterior da coluna visceral eferente especial do metencéfalo. O núcleo motor do NC V fica no nível médio da ponte. O núcleo mesencefálico do NC V origina-se de células do encéfalo médio que se estendem rostralmente a partir do metencéfalo.[5]

O nervo facial é o nervo do segundo arco faríngeo. Ele se desenvolve em associação com a vesícula óptica, com a primeira bolsa branquial (endodérmica) e a primeira fenda branquial (ectodérmica).[5]

O nervo glossofaríngeo é o nervo do terceiro arco faríngeo. Suas fibras motoras originam-se das colunas viscerais eferentes especiais e, uma menor parte, das eferentes gerais, da parte anterior do mielencéfalo. O NC IX é formado a partir de várias radículas que saem do bulbo. As fibras sensitivas do NC IX estão distribuídas como fibras sensitivas gerais e fibras aferentes viscerais especiais (fibras gustativas) para a região posterior da língua.[5]

O nervo vago é formado pela fusão dos nervos do quarto e sexto arcos faríngeos. Ele tem grandes componentes eferente visceral e aferente visceral. O nervo espinhal acessório emerge como uma série de pequenas raízes dos cinco ou seis segmentos cervicais craniais da medula espinhal.[5]

Nervos Sensoriais Especiais

O nervo olfatório surge do bulbo olfatório. As células olfatórias são neurônios receptores que se diferenciam de células do revestimento epitelial do saco nasal primitivo. As fibras nervosas que formam o nervo olfatório são amielínicas e terminam no bulbo olfatório.[5]

O nervo óptico é formado por mais de um milhão de fibras que chegam ao cérebro provenientes de neuroblastos situados na retina primitiva. Como o nervo óptico se origina de uma evaginação da parede do encéfalo anterior, na realidade, ele representa um trato de fibras encefálicas.[5]

O nervo vestibulococlear é constituído por dois tipos de fibras sensoriais. O nervo vestibular origina-se nos canais semicirculares e o nervo coclear vem do canal coclear, no qual se forma o órgão espiral (de Corti).[5]

Abaixo seguem a descrição dos nervos cranianos. A origem e trajetória dos nervos bem como seus aspectos clínicos podem ser consultados nos Quadros 13-1 e 13-2, respectivamente.

Nervo Olfatório (I)

É um par de fibras aferentes viscerais especiais, pois é responsável pelo olfato (Fig. 13-3).[1] É o menor dos nervos cranianos e possui origem nas células sensoriais bipolares da mucosa das fossas nasais que atravessam a lâmina crivosa do osso etmoide e encontram-se formando o bulbo olfatório, local em que é iniciado o processamento da informação olfativa.[7] As fibras seguem como trato olfatório pela base posterior do lobo frontal em direção ao lobo temporal, formando a estria olfatória lateral, enquanto a estria olfatória medial segue até a área septal. No lobo temporal, encontra-se o córtex olfatório primário, e a área do circuito de memória, no úncus e no giro para-hipocampal.[3,4]

Lesões deste nervo podem acontecer por trauma, infecções ou tumores na região e causam hiposmia (diminuição do olfato) ou anosmia (perda do olfato) ipsilateral. Se acontecer uma alteração cortical, pode gerar ainda uma parosmia (perversão da olfação). Lesões no úncus podem fazer alucinações olfativas e ainda pode acontecer a síndrome de Foster Kennedy que consiste em anosmia ipsilateral, atrofia óptica ipsilateral e papiledema contralateral, geralmente causada por meningiomas da fossa anterior.[2,6,8]

O teste clínico consiste em vedar os olhos do paciente e apresentar-lhe odores comuns como café ou álcool em cada narina.[6]

Quadro 13-2. Funções e manifestações clínicas dos nervos cranianos

Nervo	Tipo	Função	Clínica
Olfatório (I)	Sensitivo	Olfação	Anosmia, hiposmia ou parosmia ipsilateral
Óptico (II)	Sensitivo	Visão	Amaurose, neurite óptica ou hemianopsia e quadrantanopsia
Oculomotor (III)	Motor	Movimento ocular, constrição pupilar e acomodação visual	Diplopia, ptose e midríase
Troclear (IV)	Motor	Movimento ocular	Dificuldade de olhar para baixo e de abdução do olho, diplopia vertical
Trigêmeo (V)	V1 – olfatório (sensitivo) V2 – maxilar (sensitivo) V3 – mandibular (misto)	V1 – tato epicrítico ou delicado, dor e temperatura que são originados do couro cabeludo, da parte superior da mucosa da cavidade bucal, nasal e seios paranasais, e, também, faz a sensibilidade da córnea (reflexo corneano), da conjuntiva bulbar e do globo ocular V2 – sensibilidade da pele e mucosa da região maxilar suprindo desde a pálpebra inferior e porção inferior da cavidade nasal até o lábio superior, palato duro e mole, úvula e tonsilas V3 – motor para os músculos da mastigação, músculo milo-hióideo, ventre anterior do músculo digástrico e músculo tensor do tímpano da orelha média. Sensibilidade da região inferior da face, ⅔ anteriores da língua, arcada dentária inferior e maior parte da dura-máter craniana	Paralisia dos músculos da mastigação, perda da capacidade de perceber sensações táteis, térmicas e dolorosas na pele, perda do reflexo corneano, hipoacusia e neuralgia
Abducente (VI)	Motor	Movimento ocular	Estrabismo convergente e diplopia
Facial (VII)	Misto	Motor – músculos da expressão facial, músculo estilo-hióideo e para o ventre posterior do músculo digástrico Parassimpático – glândulas lacrimal, submandibular e sublingual Sensitivo – gustação dos ⅔ anteriores da língua, sensibilidade da parte posterior das fossas nasais e face superior do palato mole, parte do pavilhão auditivo e do meato acústico externo	Paralisia facial, mudanças na salivação e espasmos faciais
Vestibulococlear (VIII)	Sensitivo	Equilíbrio e pela audição	Perda auditiva, zumbido, vertigem e nistagmo
Glossofaríngeo (IX)	Misto	Motor – músculo constritor superior da faringe e estilofaríngeo. Parassimpático – glândula parótida Sensitivo – gustação do ⅓ posterior da língua, sensibilidade do ⅓ posterior da língua, faringe, úvula, tonsilas, tuba auditiva, seio e corpo carotídeos, parte do pavilhão auditivo e do meato acústico externo	Disfagia e distúrbios da sensibilidade gustativa
Vago (X)	Misto	Motor – músculos da faringe e da laringe Parassimpático – vísceras torácicas e abdominais Sensitivo – gustação da epiglote, sensibilidade de parte da faringe, laringe, traqueia, esôfago e vísceras torácicas e abdominais, parte do pavilhão auditivo e do meato acústico externo	Disfagia, disfonia, paresia e paralisia das musculaturas faríngea e laríngea, ausência do reflexo do vômito e queda do palato mole ipsilateral e desvio da úvula contralateral (sinal da cortina)
Acessório (XI)	Motor	Músculos esternocleidomastóideo e trapézio	Dificuldade na elevação dos ombros e na rotação da cabeça
Hipoglosso (XII)	Motor	Músculos intrínsecos e extrínsecos da língua	Atrofia e desvio da língua

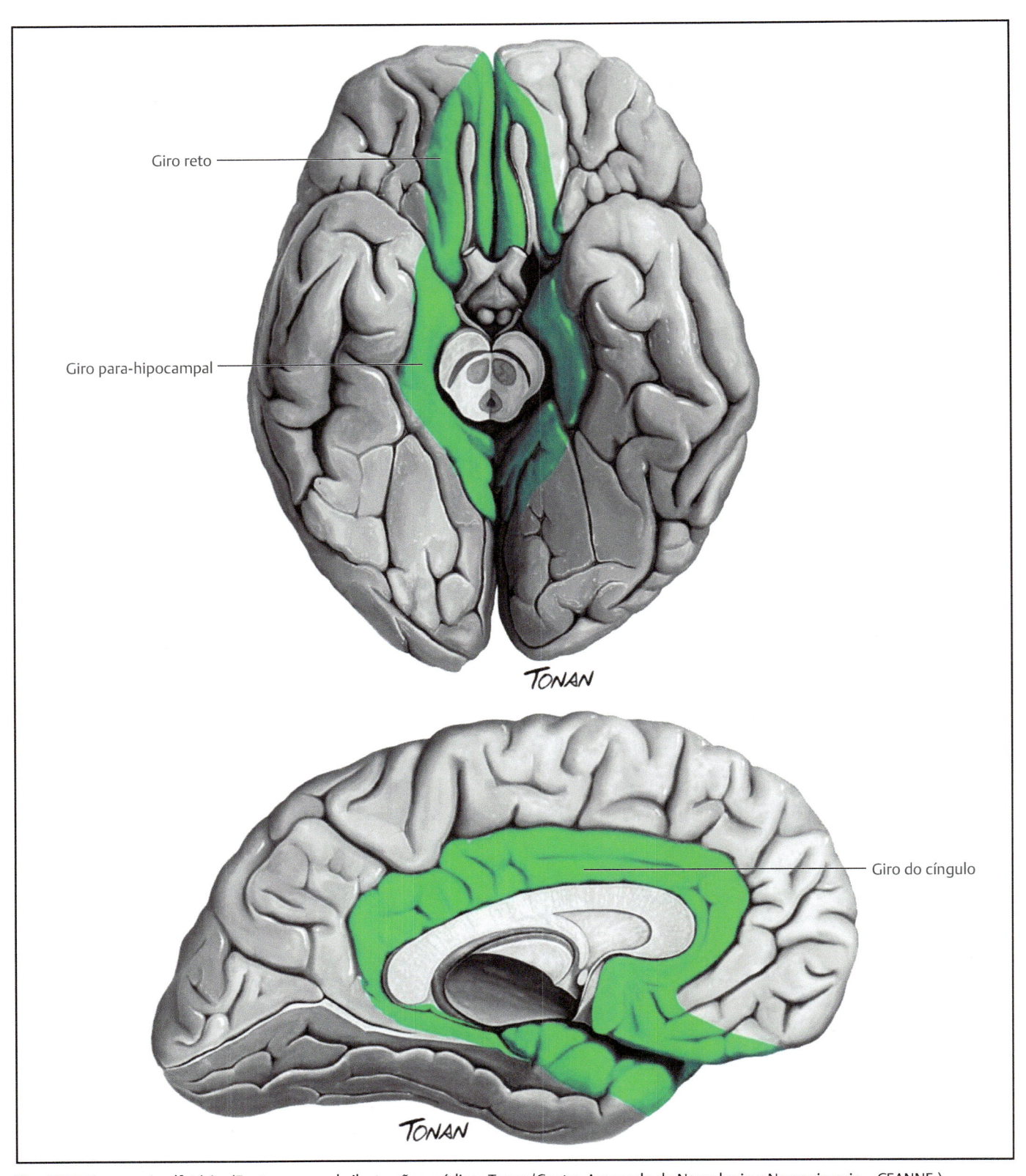

Fig. 13-3. Nervo e via olfatória. (Fonte: acervo de ilustrações médicas Tonan/Centro Avançado de Neurologia e Neurocirurgia – CEANNE.)

Nervo Óptico (II)

O nervo óptico é formado por um conjunto de fibras nervosas aferentes somáticas especiais responsável pela visão. Suas fibras se originam de axônios de células ganglionares na retina que passam posteriormente ao globo ocular e adentram o crânio através do canal óptico, passando acima da artéria oftálmica. Os sinais elétricos dos axônios de cada nervo óptico se unem em uma estrutura em "X" que está localizada no assoalho do terceiro ventrículo: o quiasma óptico. Este é o local em que ocorre o cruzamento das fibras originadas da retina nasal (medial), enquanto as fibras originadas da retina temporal (lateral) seguem em seus respectivos tratos ópticos sem cruzar a linha média. Assim, ocorre uma combinação entre informações provenientes dos dois campos visuais (Figs. 13-3 a 13-5). Após a união, essas fibras continuam como trato óptico em que informações provenientes das retinas nasais seguem pelo trato óptico contralateral, ao passo que as informações advindas das retinas temporais seguem pelo trato óptico ipsilateral. As fibras do trato óptico contornam os pedúnculos cerebrais e alcançam o corpo geniculado lateral, local em que todas as fibras da percepção consciente da visão fazem sinapse. Em seguida, algumas fibras continuam como radiações ópticas as quais seguem posteriormente à cápsula interna e ao núcleo lentiforme, passam ao redor do corno inferior do ventrículo lateral e finalizam seu trajeto no córtex visual primário no lobo occipital.[2,4,9]

O NC II pode ser testado pela acuidade visual (solicitando a leitura de letras pequenas), por meio de exame de confrontação de campo visual, reflexos pupilares, avaliação da cor e pelo exame de fundo de olho. Alterações no nervo óptico podem levar à amaurose (cegueira) ou a alterações de campo visual do tipo hemianopsia e quadrantanopsia.[2]

Para determinar o local de uma lesão é importante saber se o defeito é monocular ou binocular. Se for apenas em um olho, a lesão está comprometendo a retina ou o nervo óptico daquele lado. Caso afete os dois olhos, a lesão estará localizada posterior ao quiasma óptico. Defeitos de campo bitemporal (hemianopsia heterônima) são mais frequentemente devido a uma lesão de massa compressiva afetando o quiasma óptico, por exemplo, tumores de hipófise. Hemianopsias e quadrantanopsias binasais podem ocorrer devido à doença intraocular bilateral da retina ou do nervo óptico. Hemianopsias homônimas, ou seja, que fazem perda da visão de um lado dos dois campos visuais (p. ex., temporal direito e nasal esquerdo), aparecem com lesões na região retroquiasmática, no trato óptico, corpo geniculado lateral, radiações ópticas ou lobo occipital. Esse defeito é comum de acontecer em casos de acidente vascular encefálico, traumas ou processos expansivos.[8]

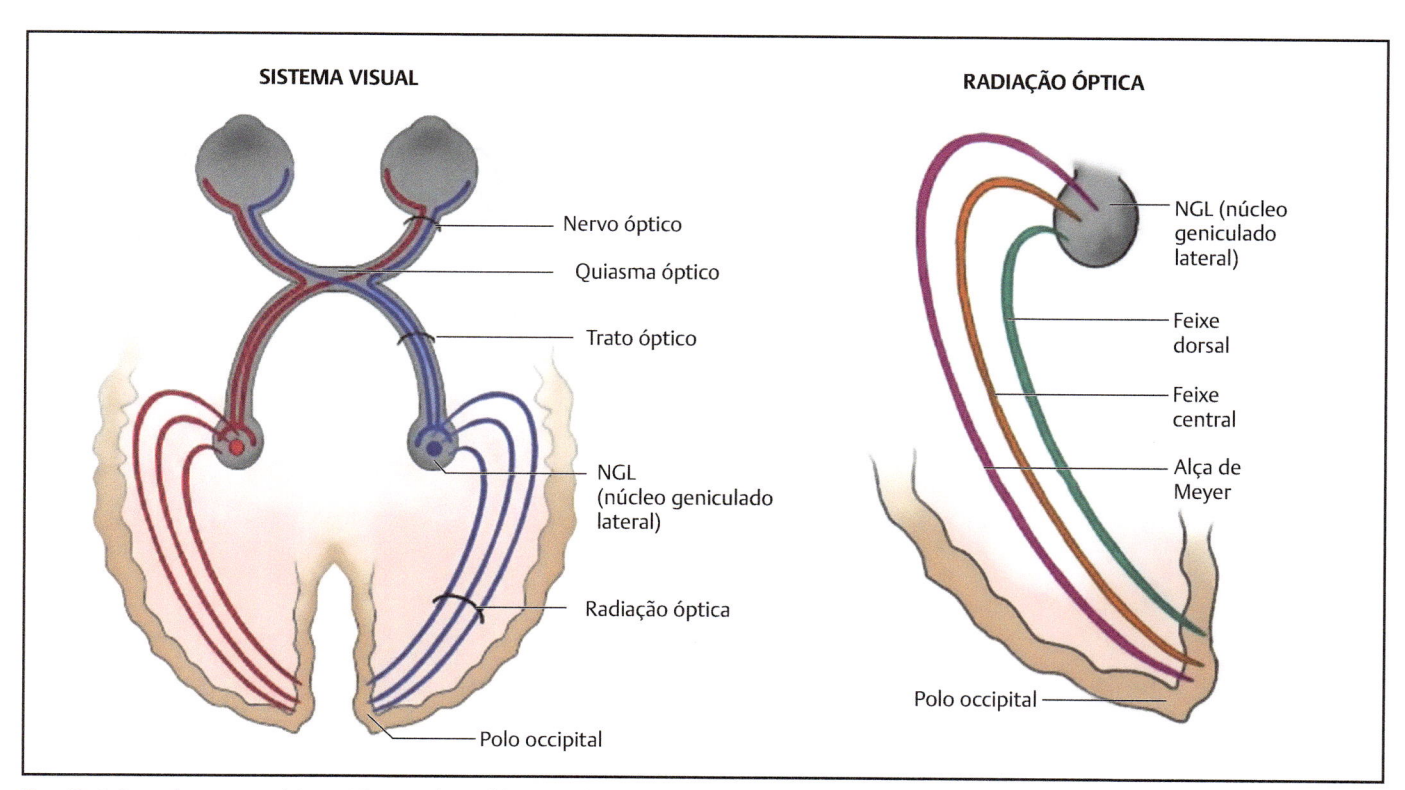

Fig. 13-4. Desenho esquemático evidenciando os diferentes feixes das radiações ópticas. (Fonte: acervo de dissecções Prof. Dr. Gustavo Rassier Isolan.)

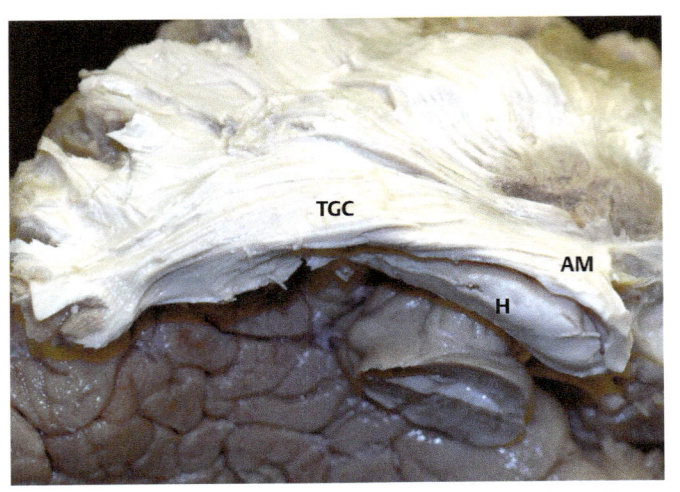

Fig. 13-5. Visão inferior da dissecção de fibras brancas do hemisfério direito evidenciando a radiação óptica (TGC – trato geniculocalcarino) e a alça de Meyer (AM) revestindo as paredes superior e lateral do corno temporal do ventrículo lateral, no qual se encontra o hipocampo (H). (Fonte: acervo de dissecções Prof Dr Gustavo Rassier Isolan.)

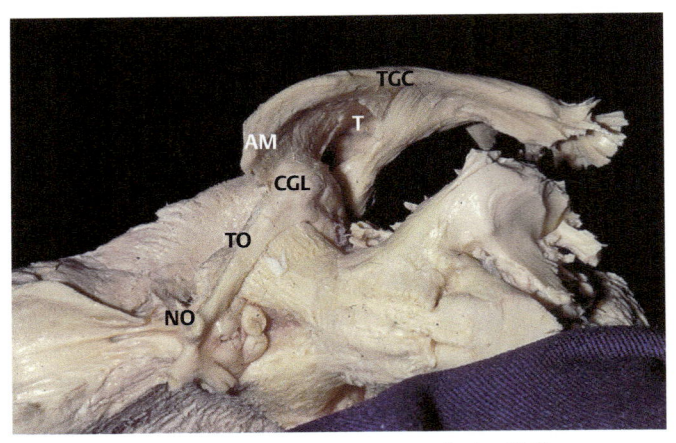

Fig. 13-6. Visão inferior da via óptica. O nervo óptico (NO) cruz no quiasma óptico e se continua como trato óptico (TO), que se dirige posteriormente em direção ao corpo geniculado lateral (CGL). Do CGL saem as fibras que formarão a radiação óptica, também conhecida como trato geniculocalcarino (TGC). Alça de Meyer (AM). (Fonte: acervo de dissecções Prof. Dr. Gustavo Rassier Isolan.)

Nervo Oculomotor (III)

Este par de nervos apresenta duas funções:

1. *Eferente somática*: responsável pela inervação de alguns músculos extrínsecos do olho, como reto superior (eleva, aduz e roda internamente o globo ocular), reto inferior (abaixa, aduz e roda externamente o globo ocular), reto medial (adução), oblíquo inferior (abdução, elevação e rotação externa do globo ocular) e levantador da pálpebra.
2. *Eferente visceral geral do parassimpático*: responsável pela inervação pré-ganglionar dos músculos intrínsecos do bulbo ocular: músculo ciliar (controle do cristalino) e músculo esfíncter da pupila (faz miose).

O NC III não apresenta apenas um núcleo, mas sim um complexo de vários núcleos que está situado no colículo superior (Fig. 13-6). O núcleo da porção visceral tem um nome próprio e é denominado de Núcleo de Edinger-Westphal. As fibras partem desse complexo, emergem pela fossa interpeduncular do mesencéfalo, seguem em direção à órbita em um trajeto entre as artérias cerebelar superior e cerebral posterior. O NC III segue sob a artéria comunicante posterior, penetra no seio cavernoso e fica em posição lateral e superior à artéria carótida interna até deixar o crânio e entrar na órbita através da fissura orbital superior.[3,7]

A análise da funcionalidade normal deste nervo é realizada com um teste simples: o examinador desenha um H com o dedo na frente do paciente e este deve ser capaz de acompanhar o movimento para todos os lados. O mesmo teste avalia também a funcionalidade do nervo troclear e do nervo abducente. Além disso, para determinar a função parassimpática do nervo, pode ser utilizada uma lanterna no olho e avaliar se as duas pupilas fazem constrição, a fim de analisar a funcionalidade do reflexo fotomotor direto e consensual (contração da pupila do outro olho). A lesão do III nervo pode causar paralisia ipsilateral impedindo o movimento de adução e abaixamento do globo ocular (mantendo o olho em estrabismo divergente), fazendo ptose palpebral ipsilateral, e

o comprometimento das fibras parassimpáticas pode causar midríase ipsilateral e alteração do reflexo fotomotor. Pode também gerar diplopia (visão dupla).[2,8]

Troclear (IV)

Par de nervos estritamente motor, portanto, com fibras eferentes somáticas para o músculo oblíquo superior que é responsável pelo movimento de rotação inferomedial do olho. Seu núcleo está situado no colículo inferior, logo abaixo do núcleo do oculomotor.[7] Único par que emerge da região posterior do tronco do encéfalo, com saída aparente através do véu medular superior do mesencéfalo. Perfura a dura-máter ao lado da tenda do cerebelo, segue pela parte posterior da parede lateral do seio cavernoso, passa lateralmente ao NC III, abaixo da clinoide anterior até atingir a parte medial da órbita. Atravessa a fissura orbital superior chegando na órbita e cruza com o NC III passando medialmente a este até atingir o músculo oblíquo superior.[1,8,9]

A lesão isolada do nervo troclear causa incapacidade de olhar para baixo e de abdução do olho contralateral, além de diplopia vertical.[10]

Trigêmeo (V)

Este é um nervo misto já que possui fibras aferentes somáticas gerais e fibras eferentes viscerais especiais (motoras branquiais). Apresenta um núcleo motor e três núcleos sensitivos. O núcleo motor é também chamado de mastigatório e está situado na ponte. O núcleo sensorial principal é responsável por transmitir informações do tato epicrítico. O núcleo do trato espinhal é composto por fibras que carregam informações de dor e temperatura desde a ponte, passando pelo bulbo até a parte alta da medula espinhal, onde se continua com a substância gelatinosa. O núcleo do trato mesencefálico do trigêmeo estende-se ao longo de todo o mesencéfalo e a parte superior da ponte, sendo o único núcleo do sistema nervoso central composto por neurônios unipolares.[7] Recebe impulsos dos dentes e do periodonto a fim de regular a mastigação. A origem aparente do nervo trigêmeo é na face lateral da ponte próximo ao pedúnculo cerebelar médio, sendo composto por uma grande raiz sensitiva e uma pequena raiz motora. As fibras sensitivas dos três ramos formam o gânglio trigeminal (gânglio de Gasser) o qual está situado na cavidade trigeminal (também denominada de *cavum* de Meckel) sobre o osso temporal.[2,3] Seus três ramos estão discriminados abaixo e há a representação das áreas sensitivas inervadas por eles (Fig. 13-7):

1. *Nervo oftálmico (V1)*: composto por fibras aferentes somáticas gerais com função do tato epicrítico ou delicado, dor e temperatura que são originados do couro cabeludo, da parte superior da mucosa da cavidade bucal, nasal e seios paranasais e, também, faz a sensibilidade da córnea (reflexo corneano juntamente ao nervo facial), da conjuntiva bulbar e do globo ocular. Sai do crânio através da fissura orbital superior.[6]

2. *Nervo maxilar (V2)*: composto por fibras aferentes somáticas gerais que fazem a sensibilidade da pele e mucosa da região maxilar suprindo desde a pálpebra inferior e porção inferior da cavidade nasal até o lábio superior, palato duro e mole, úvula e tonsilas. Sai do crânio através do forame redondo.[2,6]

3. *Nervo mandibular (V3)*: único ramo com raízes motoras (eferentes branquiais) para os músculos da mastigação (temporal, masseter e pterigóideos lateral e medial), músculo milo-hióideo, ventre anterior do músculo digástrico e músculo tensor do tímpano da orelha média. As fibras aferentes somáticas gerais fazem a sensibilidade da região

inferior da face, ⅔ anteriores da língua, arcada dentária inferior e maior parte da dura-máter craniana. Ainda, é responsável pela propriocepção dos músculos mastigadores e articulação temporomandibular. Sai do crânio através do forame oval do osso temporal.[3,4]

Pode ser explorado por meio de contato de algodão com a córnea (reflexo corneano), movimentos da mandíbula e sensibilidade da face ao calor, frio, dor, tato e pressão.[2,9]

Lesões nos ramos do trigêmeo podem ocorrer por traumas na base do crânio, tumores, meningite crônica ou doenças desmielinizantes. Pode haver vários sinais e sintomas dependendo do local e do ramo acometido, entre eles estão: paralisia dos músculos da mastigação (desvio da mandíbula ipsilateral à lesão), perda da capacidade de perceber sensações táteis, térmicas e dolorosas na pele, perda do reflexo corneano, hipoacusia e neuralgia (crises dolorosas intensas refratárias a analgésicos comuns). A dor referida nas neuralgias é severa e lancinante e é deflagrada em pontos de excitação, por exemplo, ao lavar a face.[4,6] Em muitos pacientes, a neuralgia do trigêmeo é causada por um "conflito" neurovascular no qual uma artéria (mais comum) ou veia pode pressionar o nervo trigêmeo e levar a dor (Fig. 13-8).

Abducente (VI)

É composto por fibras eferentes somáticas para o músculo extrínseco do olho chamado de reto lateral (função de abdução do olho). Seu núcleo está situado no colículo facial do tronco encefálico, próximo ao assoalho do IV ventrículo. Ele aparece através do sulco bulbopontino e passa pela parte medial da crista petrosa do osso temporal entre duas camadas de dura-máter onde está o canal de Dorello. Continua pelo seio cavernoso medialmente ao nervo oftálmico até adentrar a fissura orbital superior e encontrar o músculo reto lateral na órbita. Lesão deste nervo causa estrabismo convergente, ou seja, impossibilidade de olhar para fora e, também, diplopia horizontal.[4,7,8]

Facial (VII)

Este nervo emerge do sulco bulbopontino a partir de três núcleos: um núcleo motor, um núcleo salivatório e um núcleo geniculado com a porção sensitiva. Esta última porção é denominada de nervo intermédio e sai separada da raiz motora a qual representa a maior parte do nervo facial. Na parte petrosa do osso temporal, o nervo facial penetra na região anterossuperior do meato acústico interno onde forma o gânglio geniculado (sensitivo) e emite importantes ramos, sendo eles o nervo petroso superficial maior, que contém fibras secretomotoras para as glândulas lacrimais e nasais, o nervo para o músculo estapédio, responsável por controlar ruídos auditivos protegendo a orelha média e interna, e o nervo corda do tímpano que apresenta fibras gustativas para os ⅔ anteriores da língua e fibras secretoras e vasodilatadoras pré-ganglionares. Em seguida, sai do crânio através do forame estilomastóideo e atravessa o corpo da glândula parótida (porém sem fazer a inervação dela) e, posteriormente, emite seus ramos terminais: temporal, zigomático, bucal, marginal da mandíbula, cervical (Figs. 13-9 e 13-10).[1,3,6,8]

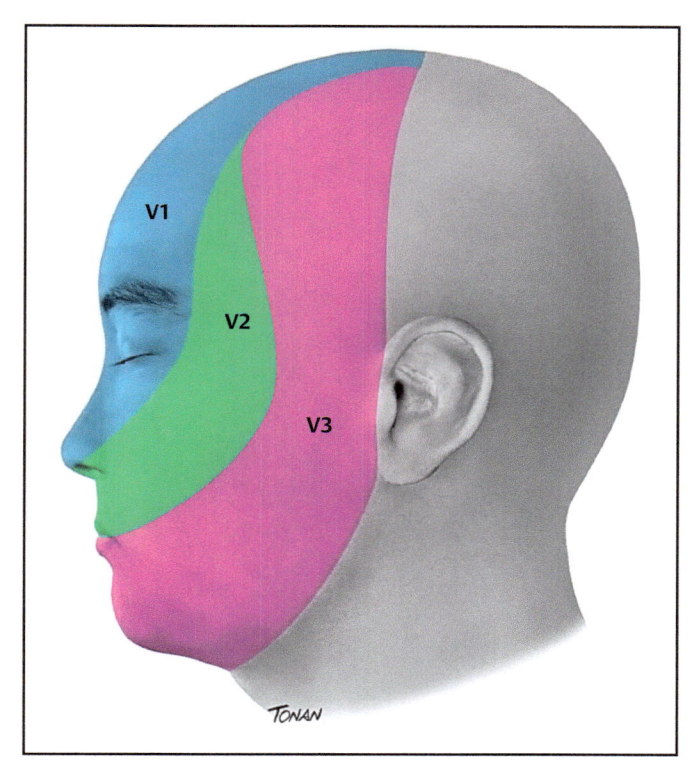

Fig. 13-7. Áreas sensitivas inervadas pelos ramos V1 (azul), V2 (verde) e V3 (rosa) do nervo trigêmeo. (Fonte: acervo de ilustrações médicas Tonan/Centro Avançado de Neurologia e Neurocirurgia – CEANNE.)

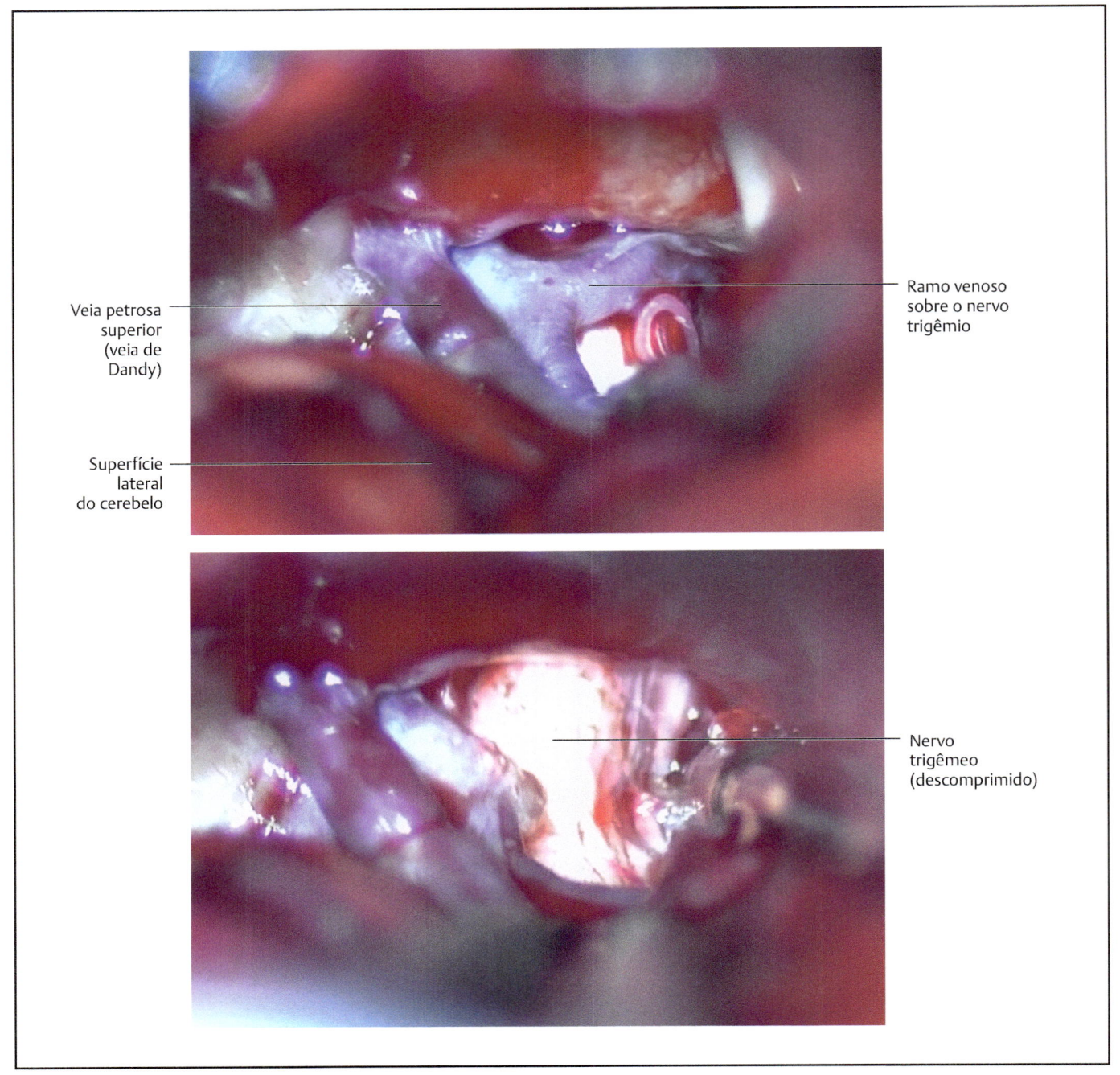

Veia petrosa superior (veia de Dandy)

Superfície lateral do cerebelo

Ramo venoso sobre o nervo trigêmio

Nervo trigêmeo (descomprimido)

Fig. 13-8. Visão intraoperatória de uma das veias petrosas superiores (veia de Dandy) comprimindo o nervo trigêmeo (imagem à esquerda). Após a separação da veia do nervo, ele é descomprimido, cessando as dores dos pacientes no pós-operatório imediato. (Fonte: acervo pessoal do Prof. Dr. Gustavo Rassier Isolan.)

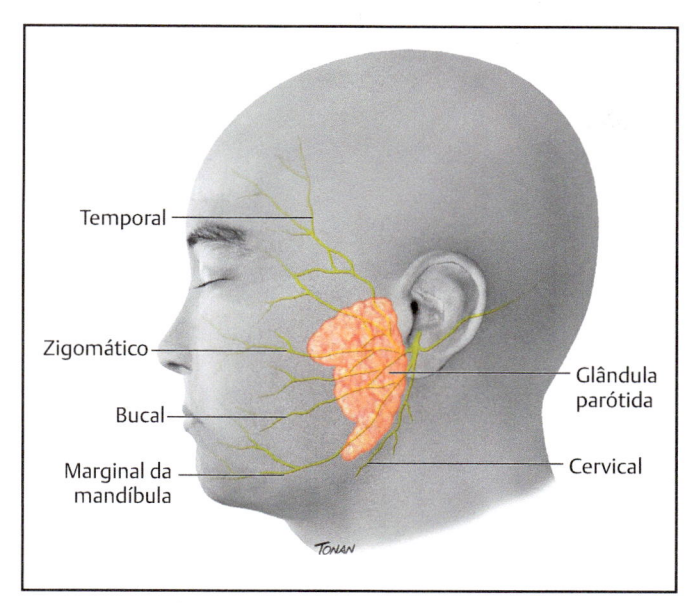

Fig. 13-9. Desenho esquemático dos ramos do nervo facial. (Fonte: acervo de ilustrações médicas Tonan/Centro Avançado de Neurologia e Neurocirurgia – CEANNE.)

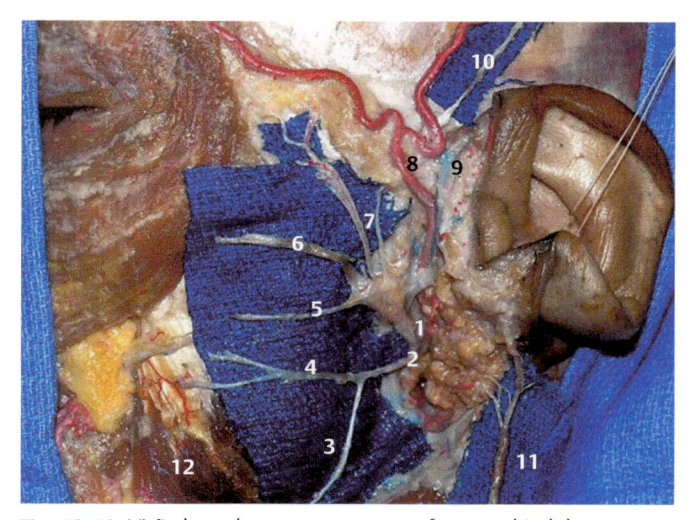

Fig. 13-10. Visão lateral que mostra o ramo fronto-orbital do nervo facial. O estudo anatômico da exata posição dos ramos fronto-orbitais do nervo facial é importante durante a craniotomia pterional para evitar lesão ou tração destes nervos. A glândula parótida foi removida para expor ramos do nervo facial: *1*. nervo facial (tronco superior); *2*. nervo facial (tronco inferior); *3*. ramo cervical; *4*. ramo mandibular; *5*. ramo bucal; *6*. ramo zigomático; *7*. ramo fronto-orbital; *8*. a artéria temporal superficial; *9*. veia temporal superficial; *10*. nervo auriculotemporal; *11*. nervo auricular magno; *12*. músculo masseter.

O nervo facial tem os seguintes componentes e funções:

- *Fibras eferentes viscerais especiais*: função motora para os músculos da mímica facial, o músculo estilo-hióideo e para o ventre posterior do músculo digástrico.
- *Fibras eferentes viscerais gerais (parassimpático):* inervação das glândulas lacrimal, submandibular e sublingual, presente somente na porção intracraniana.
- *Fibras aferentes viscerais especiais*: unem-se ao nervo lingual e fazem a gustação dos ⅔ anteriores da língua.
- *Fibras aferentes viscerais gerais*: sensibilidade da parte posterior das fossas nasais e face superior do palato mole.
- *Fibras aferentes somáticas gerais*: sensibilidade de parte do pavilhão auditivo e do meato acústico externo.

A fim de avaliar a funcionalidade do NC VII, podem ser realizados testes clínicos para função motora, como pedir para o paciente sorrir e fechar os olhos com força, avaliar o paladar dos ⅔ anteriores da língua, reflexos corneano e o teste de Schirmer que avalia a função da glândula lacrimal. Lesão central do nervo facial (acidente vascular encefálico, por exemplo) gera paralisia facial apenas do quadrante inferior da face contralateral, visto que a parte superior da face recebe inervação bilateral (Fig. 13-11). Já uma lesão periférica (no trajeto do nervo) faz uma paralisia de toda a hemiface ipsilateral ao nervo acometido que pode estar associada à perda do reflexo córneo-palpebral, ageusia (perda do paladar) e hiperacusia (aumento dos sons).[3,4,8,10]

Vestibulococlear (VIII)

É um nervo exclusivamente sensitivo, portanto apresenta apenas fibras aferentes somáticas especiais, responsáveis pelo equilíbrio e pela audição. É dividido em duas partes: uma porção vestibular (mais posterior) composta por fibras do gânglio vestibular que percebem as mudanças no movimento da cabeça e, por isso, são responsáveis pelo equilíbrio, e uma porção coclear (mais anterior) que é formada por fibras do gânglio espiral que carregam informações sobre a audição até o órgão de Corti na orelha interna. Ele aparece no sulco bulbopontino atrás do nervo facial e ocupa o meato acústico interno acompanhando o nervo facial e os vasos labirínticos.[3,6] A distribuição dos nervos no meato acústico interno segue a seguinte disposição: o nervo facial é anterossuperior, o nervo vestibular superior é posterossuperior, o nervo coclear é anteroinferior e o nervo vestibular inferior é posteroinferior. Os núcleos vestibulares estão conectados com os núcleos dos nervos oculomotor, troclear e abducentes através do fascículo longitudinal medial no tronco cerebral. Isso está relacionado com o movimento da cabeça de forma coordenada para manter fixação visual, mas também é necessário para o olhar conjugado.[9]

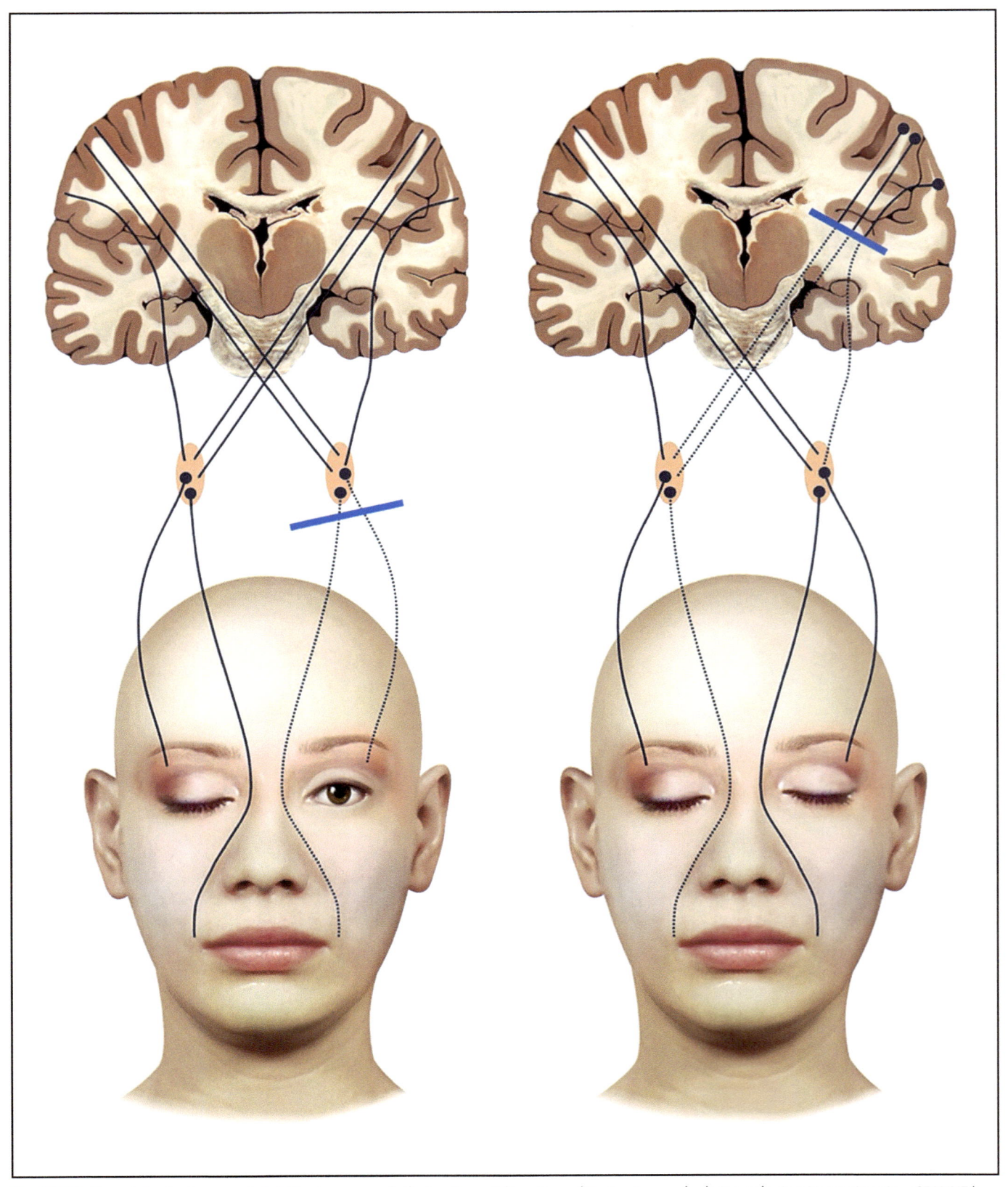

Fig. 13-11. Tipos de lesão do nervo facial. (Fonte: acervo de ilustrações médicas Tonan/Centro Avançado de Neurologia e Neurocirurgia – CEANNE.)

Lesões no nervo vestibulococlear podem causar perda auditiva, zumbido, vertigem e nistagmo (movimento oscilatório dos olhos). Ele pode ser avaliado por meio da voz e, se houver algum tipo de anormalidade, podem ser utilizados os testes de Rinne e Weber com o uso de diapasão para fazer a distinção entre perda auditiva neurossensorial ou condutiva.[1,2,6,10]

O teste de Weber é realizado com o toque do diapasão vibrando na porção superior e média da cabeça. Em geral, o som é escutado semelhantemente em ambas as orelhas. Se houver uma perda auditiva condutiva, a vibração será mais alta no lado com a perda auditiva condutiva.[1,2,6,10]

O teste de Rinne compara a condução aérea com a condução óssea. O diapasão vibrando deve ser colocado na mastoide do paciente e, quando este não escutar mais o som, colocar o diapasão próximo à orelha sem encostar. O normal é ouvir por mais tempo na condução aérea do que óssea. Se a condução óssea for igual ou maior que a condução aérea, há uma deficiência auditiva condutiva desse lado. Se houver uma perda auditiva neurossensorial, então a vibração é ouvida por mais tempo no ar, porém está diminuída em ambas as posições.[1,2,6,10]

A Figura 13-12 ilustra o caso de um paciente com tumor da bainha (células de *Schwann*) do nervo vestibular inferior (schwannoma vestibular, popular e equivocadamente chamado de neurinoma do acústico).

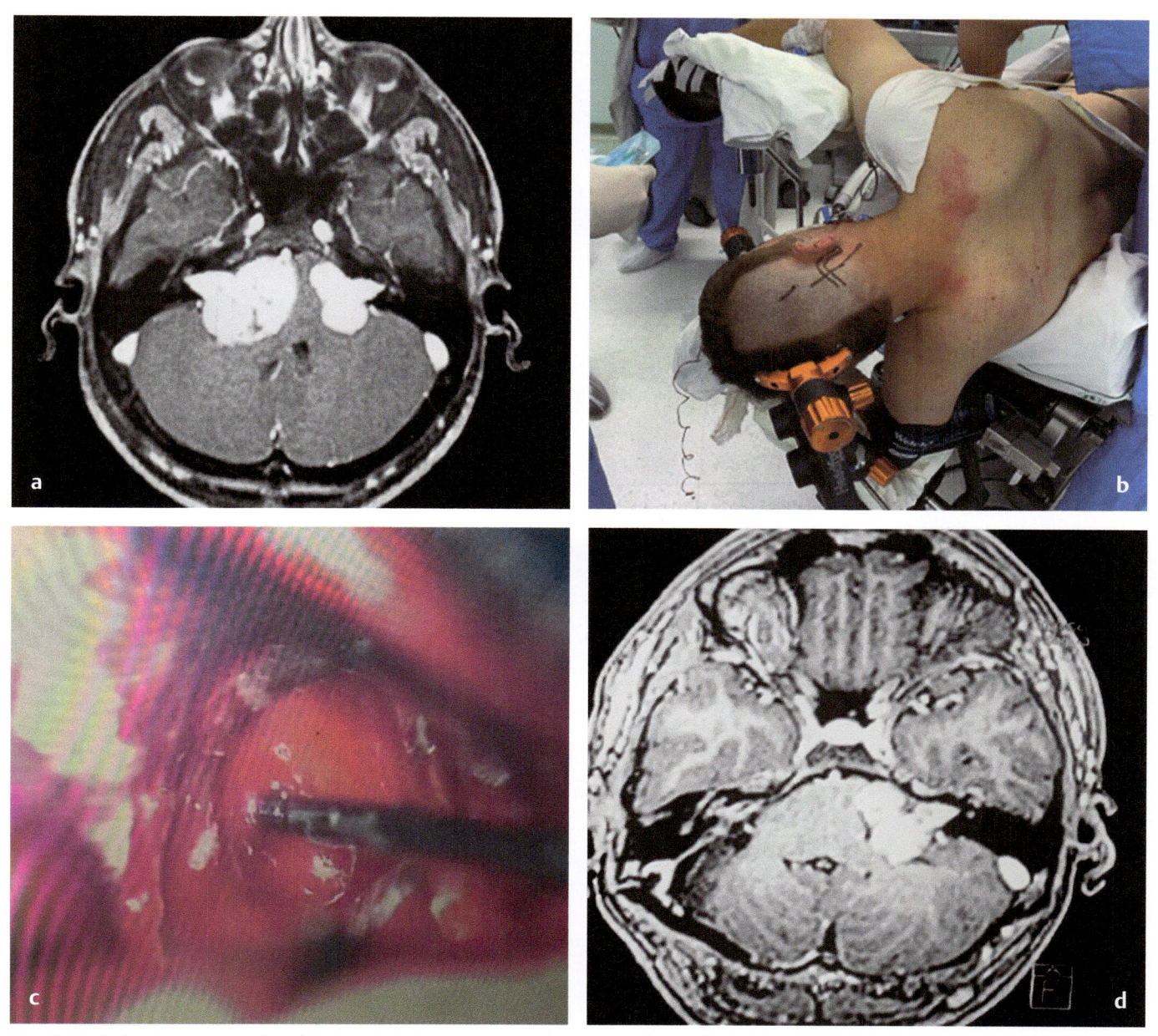

Fig. 13-12. A abordagem retrossigmoide é a principal via de acesso para tumores de ângulo pontocerebelar. Caso ilustrativo de paciente portador de neurofibromatose tipo 2. (**a**) Ressonância magnética de crânio em corte axial em T1 evidenciando tumor bilateral com invasão no meato acústico interno no ângulo pontocerebelar compatível com *schwannoma* vestibular. (**b**) Cirurgia realizada na posição de Park-Bench. (**c**) Após drilagem da parede posterior do meato acústico interno e ressecção do componente intrameatal do tumor o nervo facial intrameatal é identificado com estimulação neurofisiológica. *(Continua.)*

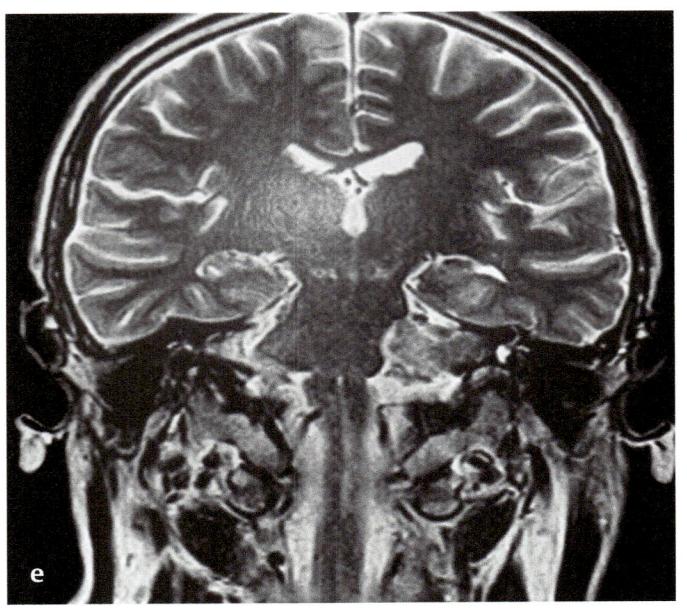
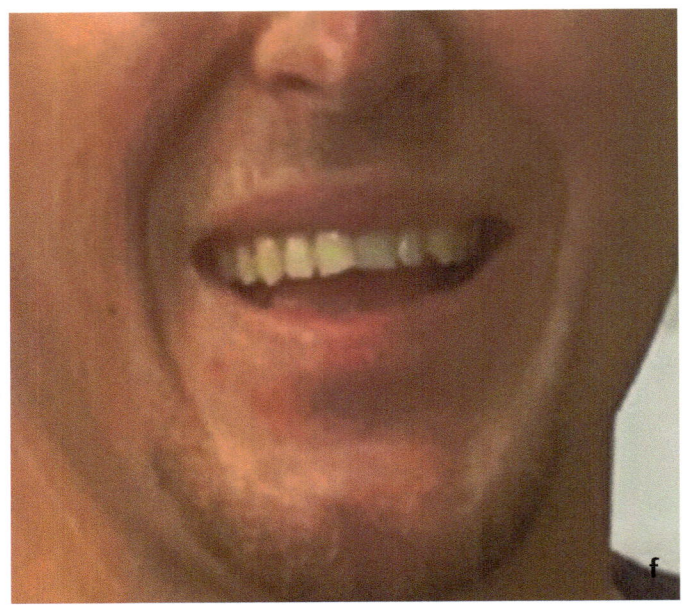

Fig. 13-12. *(Cont.)* (**d**, **e**) Ressonância magnética três meses após a cirurgia evidenciando remoção total do tumor à direita com preservação total do nervo facial (**f**). (Fonte: acervo pessoal do Prof. Dr. Gustavo Rassier Isolan.)

Glossofaríngeo (IX)

Este é um nervo misto composto por:

- *Fibras eferentes viscerais especiais*: função motora para os músculos constritor superior da faringe e estilofaríngeo.
- *Fibras eferentes viscerais gerais (parassimpático)*: inervação da glândula parótida.
- *Fibras aferentes viscerais especiais*: gustação do ⅓ posterior da língua.
- *Fibras aferentes viscerais gerais*: sensibilidade do ⅓ posterior da língua, faringe, úvula, tonsilas, tuba auditiva, seio e corpo carotídeos.
- *Fibras aferentes somáticas gerais*: sensibilidade de parte do pavilhão auditivo e do meato acústico externo.

A porção motora inicia-se no núcleo ambíguo, enquanto as fibras parassimpáticas têm origem no núcleo salivatório inferior. As fibras que fazem a gustação terminam no núcleo do trato solitário e as fibras de sensibilidade aferente visceral geral no núcleo do nervo trigêmeo. Suas fibras passam entre o pedúnculo cerebelar inferior e a oliva, superiormente ao nervo vago, e emergem do sulco posterolateral do bulbo, saindo do crânio pelo forame jugular onde estão seus dois gânglios sensitivos: superior e inferior. No forame jugular, ele passa entre a artéria carótida interna e a veia jugular interna. Segue até a raiz da língua e faringe onde faz ramificações para inervar as porções descritas acima.[2,3]

Uma lesão deste nervo pode desencadear neuralgia causando distúrbios dolorosos, além de disfagia e distúrbios da sensibilidade gustativa. Porém, a lesão isolada do nervo glossofaríngeo é rara, já que suas funções são supridas bilateralmente. É explorado pelo uso de substâncias (doce, ácido, amargo e salgado) no ⅓ posterior da língua e, também, pelo reflexo do vômito que testa o glossofaríngeo e o vago.[1,2,6]

Vago (X)

É considerado o maior dos nervos cranianos e é um nervo misto por possuir as seguintes fibras e funções:

- *Fibras eferentes viscerais especiais*: função motora para os músculos da faringe e da laringe (nervo laríngeo externo).
- *Fibras eferentes viscerais gerais (parassimpático)*: inervação das vísceras torácicas e abdominais.
- *Fibras aferentes viscerais especiais*: gustação da epiglote.
- *Fibras aferentes viscerais gerais*: sensibilidade de parte da faringe, laringe (nervo laríngeo interno), traqueia, esôfago e vísceras torácicas e abdominais.
- *Fibras aferentes somáticas gerais*: sensibilidade de parte do pavilhão auditivo e do meato acústico externo (nervo auricular).

As fibras motoras do NC X têm origem no núcleo ambíguo e as fibras parassimpáticas no núcleo dorsal do vago no bulbo. Ainda, recebe as fibras de sua parte aferente somática geral no núcleo sensorial do nervo trigêmeo e as fibras viscerais gerais no núcleo do trato solitário. As radículas vagais entram no compartimento subdural chamado de meato vagal e prosseguem até sua origem aparente no sulco posterolateral do bulbo, dorsalmente à oliva inferior. O NC X sai do crânio pelo forame jugular, percorrendo longo caminho, passando pelo pescoço, tórax e chegando no abdome após atravessar o hiato esofágico. Ao nível do pescoço, ele segue pela bainha carotídea, acompanhando a veia jugular interna e as carótidas interna e comum. Apresenta dois gânglios sensitivos: o superior (ao nível do forame jugular) e o inferior (abaixo do forame jugular).[3,9] Ele percorre diferentes caminhos do lado direito e esquerdo.

No lado direito, o nervo vago passa posterior à veia cava superior e anterior à artéria subclávia direita. Nesse ponto, ele emite seu ramo laríngeo que sobe entre a traqueia e o esôfago. O nervo laríngeo recorrente direito, então, passa intimamente relacionado com a artéria tireóidea inferior. Entra na laringe atrás da articulação cricotireóidea e profundamente ao músculo constritor inferior da faringe. O nervo laríngeo recorrente transmite informações sensoriais ao nível das pregas vocais e todos os músculos da laringe nesse lado, exceto cricotireóideo.[6]

O nervo vago esquerdo desce em direção ao tórax passando entre as artérias carótida comum e subclávia esquerda, e passando posteriormente à veia braquiocefálica. Ele dá ramos para o esôfago, pulmões e coração. Em seguida, passa para o lado esquerdo do arco da aorta. A partir daqui, o nervo laríngeo recorrente é emitido e desce abaixo do arco da aorta para subir no sulco entre o esôfago e a traqueia. Ao fazer isso, ele emite ramos para a aorta, coração, esôfago e traqueia.[6]

O tronco vagal anterior desce cruzando com a artéria hepática que irriga o fígado, passa para o estômago e o plexo celíaco. O tronco vagal posterior tem vários ramos para o estômago e plexo celíaco (responsável pela irrigação do abdome).[6]

Lesões em seus ramos podem decorrer de tumores, lesões vasculares e doenças desmielinizantes e causam disfagia, disfonia, paresia e paralisia das musculaturas faríngea e laríngea, ausência do reflexo do vômito, queda do palato mole ipsilateral e desvio da úvula contralateral (sinal da cortina). A avaliação deste nervo pode ser realizada pela análise de desvio ipsilateral do palato mole na inspeção estática e contralateral durante a fonação, porém o simples fato de o paciente falar sem rouquidão já indica que o nervo não está completamente comprometido.[2,3]

Acessório (XI)

É um nervo estritamente motor que apresenta duas raízes: uma craniana e uma espinhal. A raiz craniana tem origem no núcleo ambíguo no bulbo e origem aparente no sulco posterolateral do bulbo. A parte espinhal origina-se dos neurônios motores, situados na coluna ventral da substância cinzenta medular dos níveis C1 a C5, emergindo da face lateral da medula espinhal, entre as raízes dorsais e ventrais e atrás do ligamento denteado. Faz trajeto ascendente para encontrar a raiz craniana após entrar na cavidade craniana pelo forame magno. Depois do encontro, os dois componentes saem juntos do crânio pelo forame jugular, posteriormente aos nervos glossofaríngeo e vago, dividindo-se em ramo interno (segue juntamente ao vago para os músculos da faringe e laringe) e ramo externo que passa pelo trígono posterior do pescoço até alcançar os músculos que inerva: trapézio e esternocleidomastóideo.[3,4]

Lesão do ramo externo pode causar paralisia desses dois músculos, resultando em dificuldade na elevação do ombro e na rotação da cabeça para o lado contralateral à lesão. Lesões no nervo interno provocam paralisia da laringe e geralmente estão associadas à lesão no nervo vago. O teste clínico é realizado pedindo para o paciente erguer os ombros e depois levar o queixo ao ombro, ambos contra resistência.[2,4]

Hipoglosso (XII)

O último dos nervos cranianos é um nervo motor, com fibras eferentes somáticas, que se origina no núcleo do hipoglosso próximo ao assoalho do IV ventrículo e medial ao núcleo do nervo vago.[7] Sua origem aparente é no sulco anterolateral do bulbo ou sulco pré-olivar, segue anterolateralmente através do espaço subaracnóideo, juntamente à artéria vertebral e artéria cerebelar inferior posterior, até encontrar o canal do hipoglosso, por onde sai do crânio. Segue medialmente aos nervos glossofaríngeo, vago e acessório e posteromedial à artéria carótida externa até passar por baixo da origem da artéria occipital. Continua em direção à base da língua onde faz a inervação dos seus músculos intrínsecos e extrínsecos: estiloglosso, genioglosso, gênio-hióideo e hioglosso, longitudinais superior e inferior da língua, transverso da língua e longitudinal da língua. O único músculo da língua que não é inervado pelo nervo hipoglosso é o músculo palatoglosso. O núcleo do NC XII recebe fibras aferentes do núcleo do trato solitário e do núcleo sensitivo do trigêmeo que têm participação na sua função.[3,8]

Lesão desse nervo pode acontecer por siringomielia, poliomielite, processos expansivos e traumatismos da base do crânio ou esclerose lateral amiotrófica, e causa paralisia da metade da língua, que é desviada para o lado lesado ao fazer sua protrusão.[1,3,11]

REGULAÇÃO DA MOVIMENTAÇÃO OCULAR

Há sinergia da movimentação ocular pela presença de um núcleo de associação entre os diversos núcleos oculomotores. Os movimentos voluntários dos olhos são coordenados por dois centros: um localizado na área 6 no lobo frontal e outro no córtex visual no lobo occipital. Lesão em um desses centros resulta em paralisia do olhar conjugado ou paralisia de função com olhar desviado para o lado da lesão. Se o dano estiver no tronco encefálico, o desvio pode ser ipsilateral ou contralateral, a depender da altura do acometimento. Quando a lesão ocorre nas fibras que associam o núcleo do músculo reto lateral do mesmo lado (NC VI) com aquele do músculo reto medial contralateral (NC III) surge a paralisia de lateralidade ocular.[2,4]

Ainda existe um centro mesencefálico que está relacionado com o movimento vertical e o núcleo de Perlia (NC III) que é relacionado com o movimento de convergência ocular. O que conecta todos esses centros é o fascículo longitudinal medial o qual ainda apresenta fibras provenientes dos núcleos vestibulares, dos núcleos auditivos, do cerebelo e do corno ventral da medula que fazem a comunicação necessária para o reflexo do movimento dos olhos nas mudanças de posição da cabeça. Caso aconteça uma lesão no fascículo longitudinal medial, ocorre a chamada oftalmoplegia internuclear em que há movimentos descoordenados dos olhos que geram estrabismo.[2,4] A direção de movimento dos três nervos cranianos relacionados com a movimentação ocular estão na Figura 13-13.

POSIÇÃO DOS PARES CRANIANOS NO SEIO CAVERNOSO

Em vista coronal, o nervo oculomotor está situado na parede superior e lateral do seio cavernoso, e o nervo troclear encontra-se na parede lateral e região inferior ao NC III. As divisões V1 e V2 do nervo trigêmeo também passam pela parede lateral do seio cavernoso, sendo V1 superior à V2 e inferior ao NC IV. O nervo abducente passa medialmente ao V1 e inferior à artéria carótida interna. Na vista superior vemos, de lateral para medial, os nervos V2, V1, NC IV e NC III alinhados, e o NC VI na região mais posterior (Figs. 13-14 e 13-15).[10,12]

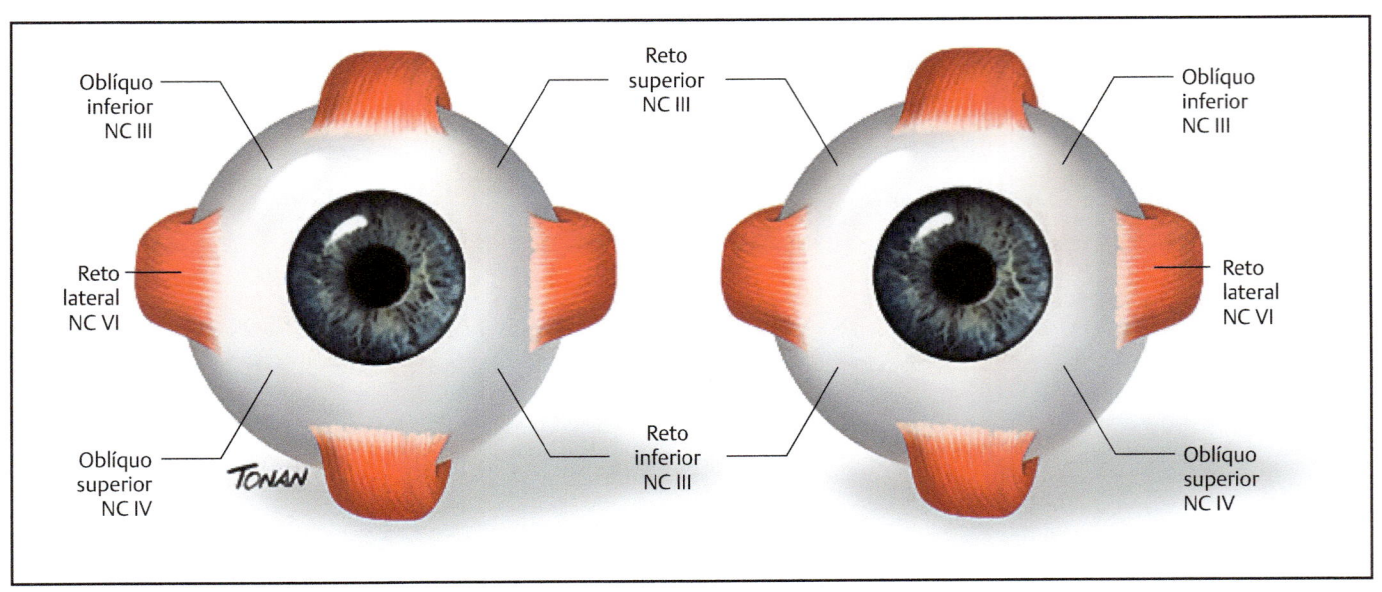

Fig. 13-13. Direção de movimento dos pares cranianos III, IV e VI. (Fonte: acervo de ilustrações médicas Tonan/Centro Avançado de Neurologia e Neurocirurgia – CEANNE.)

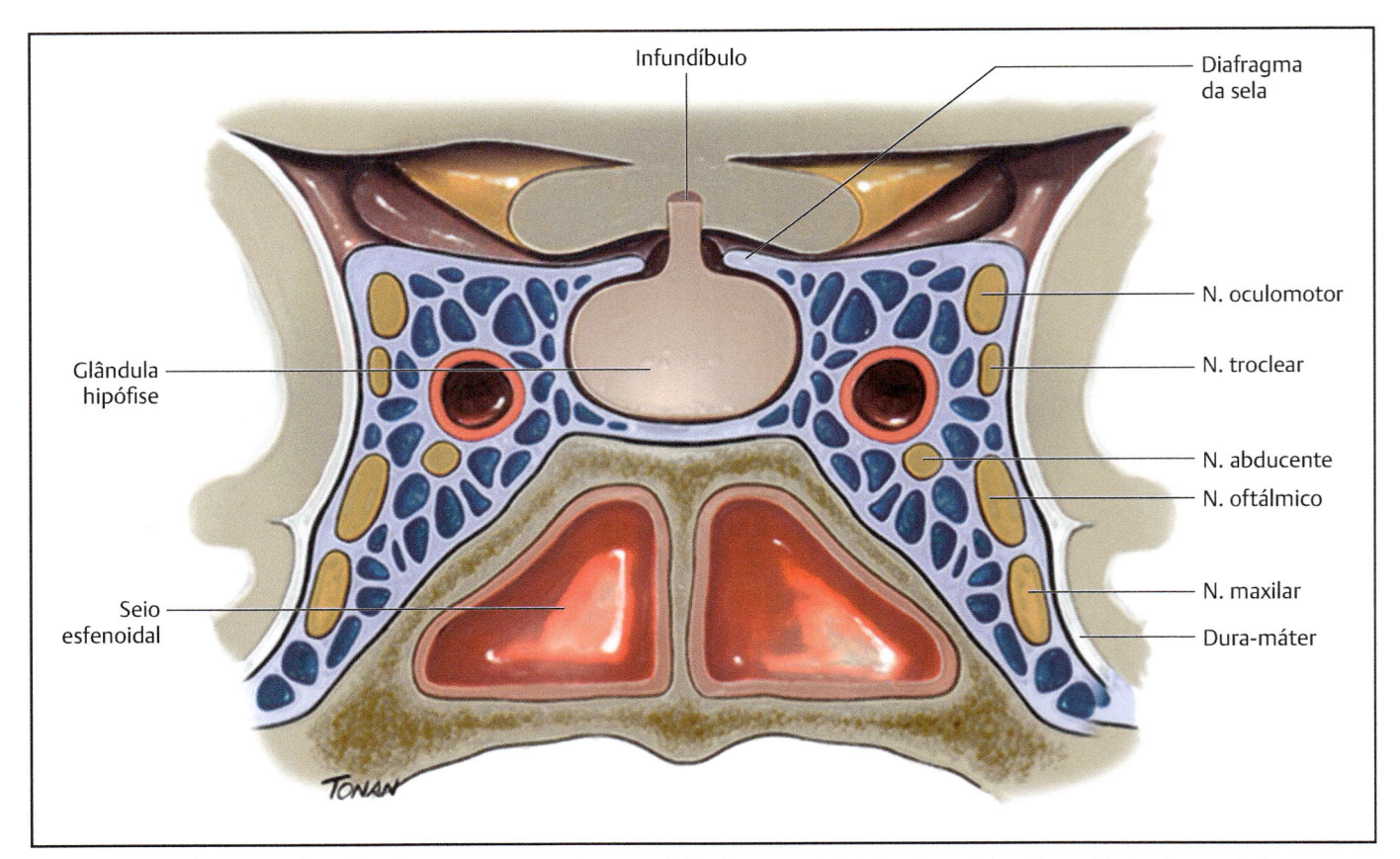

Fig. 13-14. Desenho esquemático do seio cavernoso em corte coronal. (Fonte: acervo de ilustrações médicas Tonan/Centro Avançado de Neurologia e Neurocirurgia – CEANNE.)

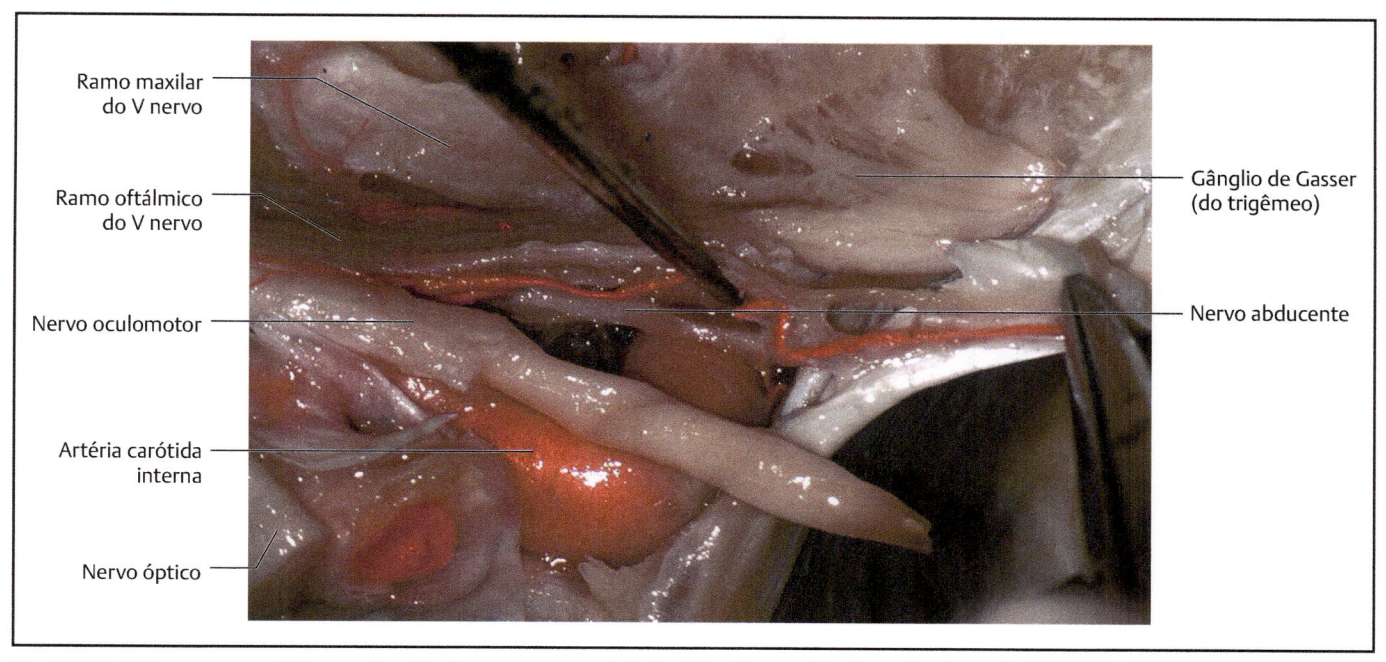

Ramo maxilar do V nervo

Ramo oftálmico do V nervo

Nervo oculomotor

Artéria carótida interna

Nervo óptico

Gânglio de Gasser (do trigêmeo)

Nervo abducente

Fig. 13-15. Seio cavernoso, visão superior. (Fonte: acervo pessoal do Prof. Dr. Gustavo Rassier Isolan.)

ARCOS REFLEXOS DE TRONCO CEREBRAL NO PROTOCOLO DE MORTE ENCEFÁLICA

Existem vários reflexos de tronco cerebral utilizados na clínica diária do consultório neurológico. Alguns reflexos fazem parte de critérios diagnósticos para morte cerebral. Esse diagnóstico deve ser realizado com exame neurológico preciso e é confirmado por estudos complementares (arteriografia, eletroencefalograma ou Doppler transcraniano). A importância de um diagnóstico de MC rápido e preciso reflete diretamente na doação de órgãos.

Um dos exames clínicos que constatam morte encefálica consiste na ausência de reflexos de tronco: fotomotor, córneo-palpebral, oculocefálico, vestíbulo-ocular, de tosse.[13,14]

O reflexo fotomotor é testado ao colocar luz em um dos olhos e não haver resposta do reflexo direto nem do reflexo consensual, com pupila fixa em posição média ou dilatada. Nos casos de pupila miótica, é importante descartar intoxicação por drogas.[13,14]

O reflexo corneopalpebral é testado por meio do contato de um pedaço de algodão na córnea do paciente e a observação da existência de movimento palpebral. Para que ele seja considerado negativo, não pode haver nenhum movimento palpebral.[13,14]

O teste do reflexo oculocefálico é realizado após garantir que não há lesão de coluna cervical. Consiste em girar a cabeça horizontalmente sem que haja resposta do movimento dos olhos em relação ao movimento da cabeça. O teste pode ser acrescido do movimento vertical da cabeça.[13,14]

Antes de testar o reflexo vestíbulo-ocular, é necessário avaliar a permeabilidade dos dois condutos auditivos externos. Então, o reflexo é avaliado deixando a cabeça do paciente angulada em 30° e instilando água gelada (em média 50 mL) no conduto auditivo externo sem que ocorra movimento dos olhos por pelo menos um minuto. Deve ser realizado em ambos os lados com intervalo de cinco minutos entre eles.[13,14]

O reflexo de vômito é estimulado por meio do contato de um abaixador de língua ou cateter de sucção e o reflexo da tosse, pelo contato do tubo endotraqueal profundo ao nível da carina.[13,14]

REFERÊNCIAS BIBLIOGRÁFICAS

1. Machado ABM. Neuroanatomia funcional. 2. ed. São Paulo: Atheneu Editora; 2007. Capítulo 11, Nervos Cranianos. p. 114-21.
2. Sanvito WL. Propedêutica neurológica básica. 1. ed. São Paulo: Atheneu; 2000. Capítulo 20, Nervos Cranianos. p. 113-35.
3. Goulart CAP, Scheer Neto EJ. Nervos cranianos. In: Meneses MS. Neuroanatomia aplicada. 3. ed. Rio de Janeiro: Guanabara Koogan; 2015. p. 132-56.
4. Monkhouse S. Cranial nerves: functional anatomy. New York: Cambridge University Press; 2006. 147 p.
5. Moore KL, Persaud TVN. Embriologia clínica. 8. ed. Costa AMA, tradução. Rio de Janeiro: Elsevier; 2008. Capítulo 17, O sistema nervoso. p. 388-427.
6. Rea P. Clinical anatomy of the cranial nerves. Amsterdã: Elsevier; 2014. 147 p.

7. Casselman J, Mermuys K, Delanote J, Ghekiere J, Coenegrachts K. MRI of the cranial nerves—More than meets the eye: Technical considerations and advanced anatomy. Neuroimaging Clin N Am. 2008;18(2):197-231.

8. Roldan-Valadez E, Martinez-Anda JJ, Corona-Cedillo R. Imaging anatomy of the cranial nerves. In: Tubbs RS, Rizk E, Shoja MM, Loukas M, Barbaro N, Spinner RJ. Nerves and nerve injuries. Cambrigde: Academic Press; 2015. p. 173-93.

9. Romano N, Federici M, Castaldi A. Imaging of cranial nerves: a pictorial overview. Insights into Imaging. 2019;10:(33).

10. Moya MJ. Jorquera Moya M, Menéndez SM, Etessam JP, Vera JE, Fuertes MY. Cranial nerve disorders: clinical manifestations and topography. Radiologia (Engl Ed). 2019;61(2):99-123. .

11. André Texeira Iora M, Rodrigues Teixeira Netto M, Porto Cardoso C, et al. Effectiveness of hypoglossal-facial anastomosis in the rehabilitation of facial paralysis following vestibular schwannoma surgery: A systematic review. Cureus. 2024 Apr 4;16(4):e57625.

12. Isolan GR, Krayenbühl N, de Oliveira E, Al-Mefty O. Microsurgical anatomy of the cavernous sinus: Measurements of the triangles in and around it. Skull Base. 2007 Nov;17(6):357-67.

13. Spinello IM. Brain death determination. Journal of Intensive Care Medicine. 2013;30(6):326-37.

14. Greer DM, Shemie SD, Lewis A, Torrance S, Varelas P, Goldenberg FD, et al. Determination of brain death/Death by neurologic criteria. JAMA. 2020;324(11):1078-97.

CAPÍTULO 14

ANATOMIA DO CEREBELO

Samir Ale Bark ▪ Viviane Aline Buffon ▪ Guilherme Dorabiallo Bark ▪ Bruno Ale Bark
Lais Tomiura ▪ Patryck Garcia do Prado ▪ Jander Moreira Monteiro
Milton Manrique Rastelli Jr. ▪ Gustavo Rassier Isolan

INTRODUÇÃO

O cerebelo é uma estrutura do sistema nervoso central localizada na fossa posterior e apoiada na concha do osso occipital, a denominada fossa cerebelar. Seu nome deriva do latim e significa "pequeno cérebro". É o principal responsável pela coordenação do movimento, manutenção da postura e equilíbrio, tônus muscular e ainda na regulação de funções de competência motora. Pesquisas recentes mostraram que também pode ter funções cognitivas. Métodos de rastreamento transneuronal delinearam conexões cerebelares com várias regiões corticais não motoras, como o córtex pré-frontal, por exemplo. Do ponto de vista anatômico é formado por três porções: o vérmis, mediano, e dois hemisférios, laterais.

LOCALIZAÇÃO E LIMITES

O cerebelo conecta-se com o tronco encefálico por meio dos pedúnculos cerebelares superior, médio e inferior, um de cada lado, sendo a cavidade formada por essa conexão denominada de quarto ventrículo. Superiormente ao cerebelo, encontramos a tenda do cerebelo, que é formada pela dura-máter; posteriormente, tem-se o osso occipital e, inferiormente, o forame magno.

ANATOMIA MACROSCÓPICA

Macroscopicamente, o cerebelo é composto por duas estruturas laterais, denominadas hemisférios cerebelares, unidas por uma estrutura ímpar, mediana, denominada de vérmis cerebelar. A superfície do cerebelo é formada por várias "folhas", e, ao contrário do cérebro em que encontramos os sulcos e giros, o cerebelo possui vários sulcos, sendo alguns mais profundos, chegando até as proximidades da substância branca central, denominados de fissuras. Desta forma, no cerebelo, não existem giros a serem nomeados, e sim um conjunto de folhas que se localizam entre as fissuras cerebelares.

Devido ao seu formato anatômico, na região do vérmis, encontramos a substância branca envolta pelas folhas, formando um arranjo estrutural semelhante a uma árvore, porém, conforme se analisam as porções mais laterais do cerebelo, principalmente os hemisférios, observamos que a quantidade de substância branca acaba não mantendo a mesmo formato.

Sendo assim, o tamanho do conjunto de folhas localizados entre as fissuras é diferente quando observados pelo vérmis ou pelo hemisfério. E é por causa dessa diferença que o mesmo conjunto de folhas recebe dois nomes diferentes: um que se refere à localização do vérmis e outro que se refere à localização no hemisfério, de modo que cada estrutura do vérmis cerebelar terá dois correspondentes no hemisfério, um de cada lado (Fig. 14-1).

Para entendimento e memorização, é recomendável estudarmos estas estruturas por um corte que passa longitudinalmente na linha média, no meio do vérmis, de modo a dividi-lo em duas partes (Fig. 14-2). Ao se estudar o cerebelo ao nível da linha média (vérmis), iremos encontrar logo no seu início uma única folha, ou até mesmo metade dela, que é denominada **língula**. Destaca-se que essa estrutura pode estar ausente em algumas pessoas. Depois da língula, tem-se a fissura pré-central, e, logo após, encontramos um conjunto de folhas denominado **lóbulo central**, seguido por outra fissura denominada fissura pré-culminar. Posteriormente a ela, tem-se a porção mais alta do cerebelo, que é denominada de **cúlmen**, seguido da fissura prima. A seguir, tem-se o **declive** e a fissura pós-clival. Posteriormente, encontramos outra estrutura que, na maior parte dos seres humanos, é formada por uma única folha, denominada de **fólio**. O sulco que está localizado posteriormente ao fólio é denominado de fissura horizontal e praticamente divide o cerebelo em estruturas localizadas superiormente e inferiormente. A próxima estrutura é o **túber**, seguido da fissura pré-piramidal. Depois, tem-se a **pirâmide**, fissura pós-piramidal, **úvula**, fissura posterolateral (que é a primeira fissura a surgir na evolução filogenética) e, por fim, o **nódulo** (Fig. 14-2).

Como dito, quando se observam as mesmas estruturas localizadas no hemisfério, elas acabam mudando de tamanho e recebem outro nome, de modo que:

- A língula só existe no vérmis, e, assim, não tem correspondente no hemisfério.
- O lóbulo central passa a ser denominado de asa do lóbulo central, no hemisfério.
- O cúlmen passa a ser denominado lóbulo quadrangular anterior.
- O declive passa a ser denominado lóbulo quadrangular posterior.

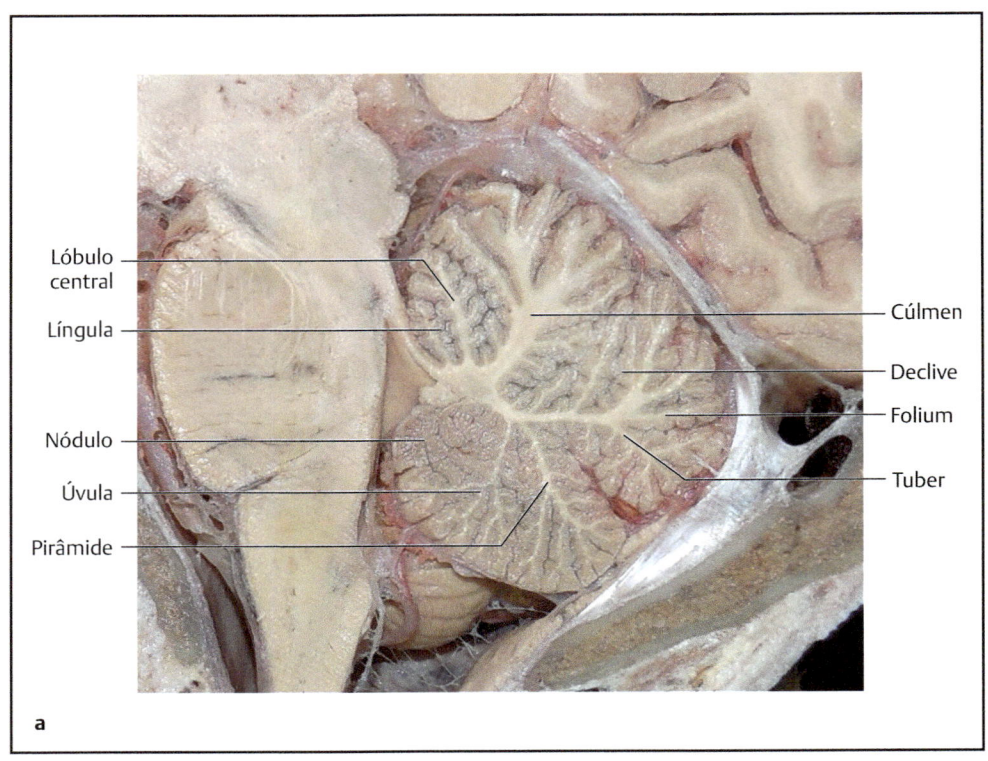

Lóbulo central

Língula

Nódulo

Úvula

Pirâmide

Cúlmen

Declive

Folium

Tuber

a

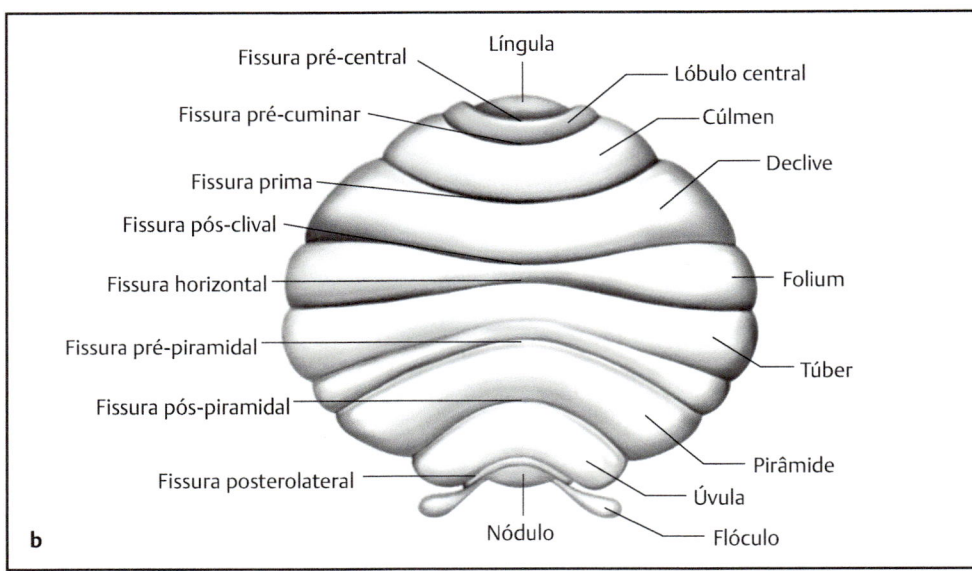

Fissura pré-central

Língula

Lóbulo central

Fissura pré-cuminar

Cúlmen

Fissura prima

Declive

Fissura pós-clival

Fissura horizontal

Folium

Fissura pré-piramidal

Túber

Fissura pós-piramidal

Pirâmide

Fissura posterolateral

Úvula

Nódulo

Flóculo

b

Fig. 14-1. Divisão do cerebelo. (**a**) Corte sagital demonstrando o cerebelo na fossa posterior e sua relação com o 4º ventrículo anteriormente, além de seus lóbulos. (Foto do acervo da Dra. Viviane Buffon.) (**b**) Vérmis cerebelar demonstrando o lobo anterior, formado pela língula, pelo pelo lóbulo central e pelo cúlmen; o lobo posterior formado pelo declive, fólio, túber, pela pela pirâmide e úvula; e o lobo floculonodular; além de suas fissuras. (*Continua.*)

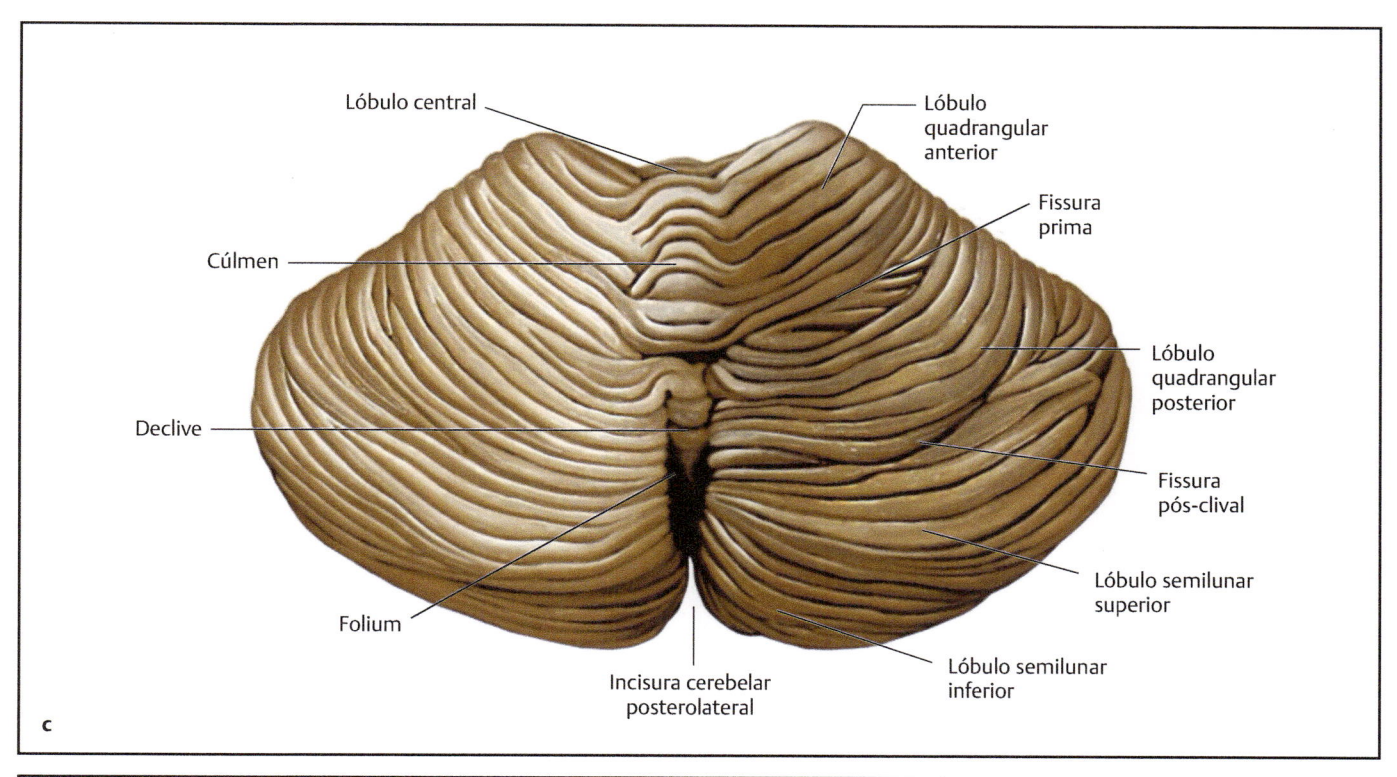

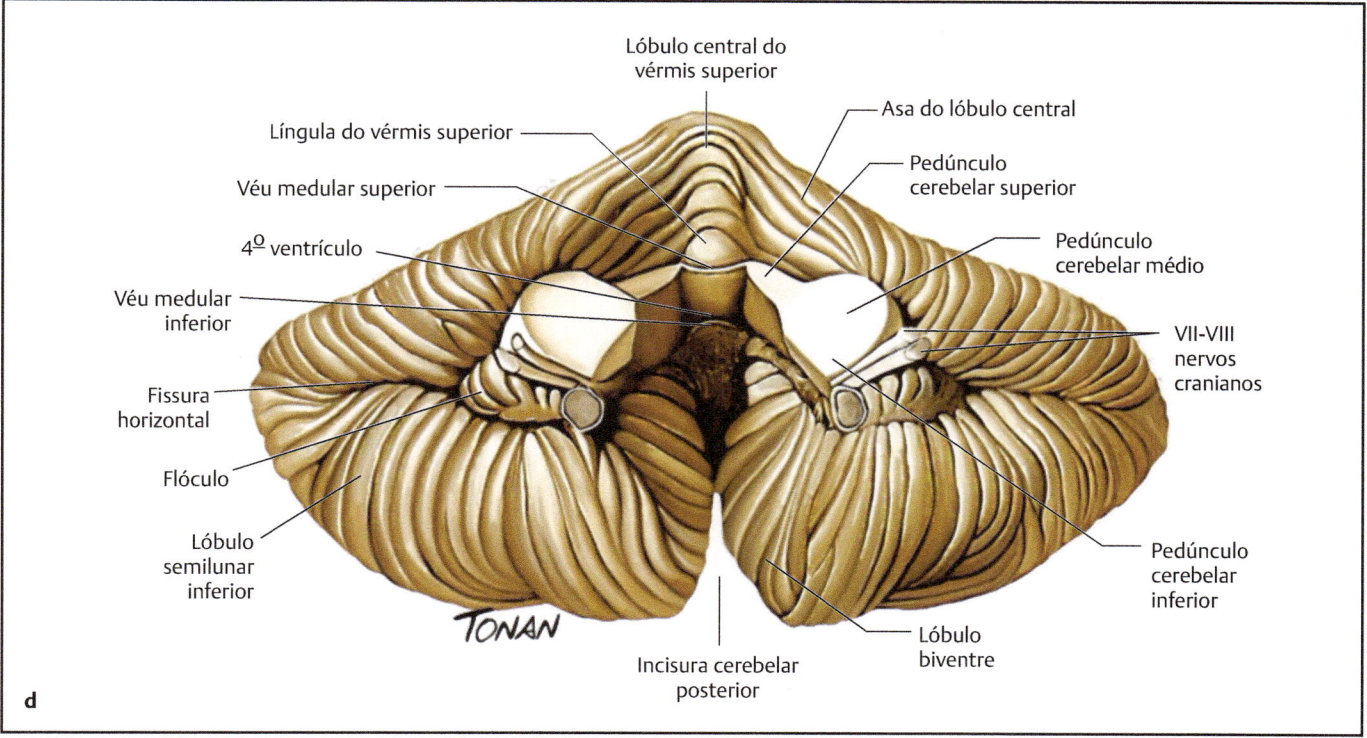

Fig. 14-1. *(Cont.)* (**c**) Superfície superior (ou tentorial) e suas estruturas anatômicas. (**d**) Superfície inferior e suas estruturas anatômicas. (Foto do acervo de ilustrações médicas Tonan/Centro Avançado de Neurologia e Neurocirurgia – CEANNE.)

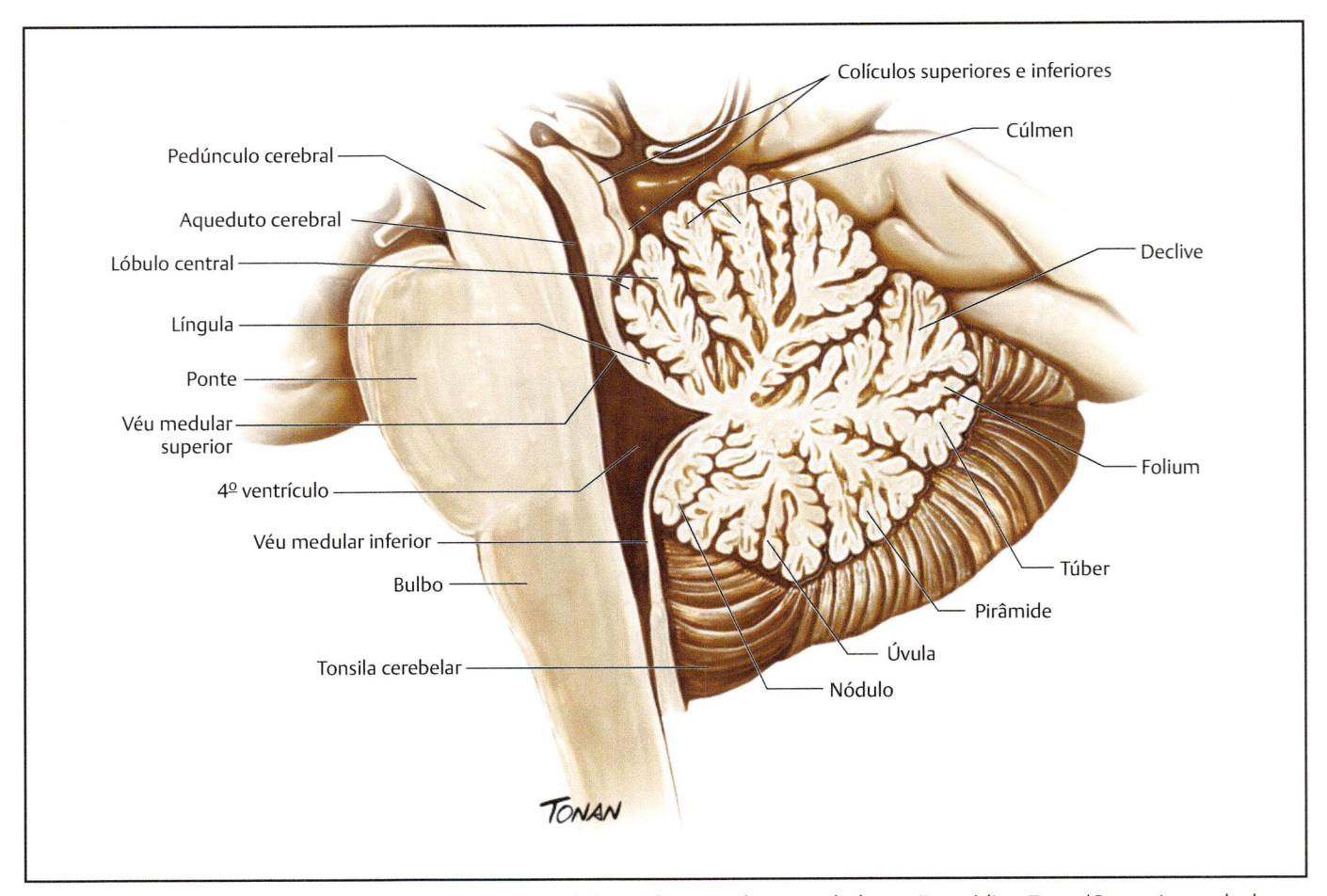

Fig. 14-2. Folhas cerebelares visualizadas após corte sagital na linha média. (Foto do acervo de ilustrações médicas Tonan/Centro Avançado de Neurologia e Neurocirurgia – CEANNE.)

Observa-se que se diferencia um lobo quadrangular do outro por sua posição. Ambos estão localizados na superfície superior do órgão, sendo um localizado anteriormente e o outro posteriormente.

- O fólio passa a ser denominado de lóbulo semilunar superior, e possui um tamanho muito maior que possuía no vérmis.
- O túber passa a ser denominado de lóbulo semilunar inferior.

Aqui, da mesma forma, tem-se duas estruturas com a mesma nomenclatura, mas uma fica localizada na porção superior do órgão (lóbulo semilunar superior) e outra na porção inferior (lóbulo semilunar inferior).

- A pirâmide passa a ser denominada de lóbulo biventre.
- A úvula passa a ser denominada de amígdala ou tonsila. As tonsilas são as estruturas mais proeminentes, que, em casos de hipertensão intracraniana, podem vir a comprimir a parte posterior do tronco cerebral na saída do forame magno, na projeção do centro respiratório, no que é conhecido como hérnia da amígdala.
- O nódulo passa a ser denominado de flóculo, e conecta-se com ele por meio do pedúnculo do flóculo.

Do ponto de vista clínico, essas divisões acima não seguem um padrão de função e, por esse motivo, não são muito utilizadas na prática. Ao contrário do encéfalo, que podemos alocar funções para cada giro, no cerebelo isso não ocorre. Desta forma, outra maneira de estudar o cerebelo é do seu ponto de vista funcional, de modo que usamos a representação lobar para as aferências e a divisão longitudinal para as eferências.

Na segmentação anatomofuncional, o cerebelo é dividido em um lobo anterior, formado pelos lóbulos que se localizam anteriormente à fissura prima, e em um lobo posterior, formado pelos lóbulos que estão localizados posteriormente à fissura prima e anteriormente à fissura posterolateral. E, por fim, o lóbulo floculonodular. Esta divisão anatômica é útil quando se estudam as aferências do cerebelo.

Para o estudo das eferências cerebelares, utiliza-se uma divisão longitudinal do cerebelo: parte medial, composta pelo vérmis; parte intermédia e parte lateral. Esta divisão longitudinal é baseada na distribuição dos núcleos do cerebelo na substância branca.

Pedúnculos Cerebelares

O cerebelo conecta-se ao tronco encefálico por meio dos pedúnculos cerebelares superiores, comunicando-se com o mesencéfalo; pedúnculos cerebelares médios, comunicando-se com a ponte; e pedúnculos cerebelares inferiores, comunicando-se com o bulbo.

Núcleos do Cerebelo

Anatomicamente, o cerebelo contém quadro pares de núcleos que se distribuem de medial para lateral da seguinte forma: fastigial, globoso, emboliforme e denteado.

Porém, do ponto de vista fisiológico, podemos dizer que temos três núcleos: o fastigial com a função de equilíbrio, o globoso e o emboliforme que fisiologicamente são denominados de interpósito, com função de manutenção do tônus muscular e postura, e o denteado, que é o maior núcleo do cerebelo, responsável pelo controle de movimentos mais complexos e assimétricos (Fig. 14-3).

Núcleo Denteado

O núcleo denteado está localizado mais lateralmente. São os maiores núcleos cerebelares e os únicos que podem ser vistos a olho nu. Possui uma forma irregular, semelhante a uma folha dobrada, com um hilo medialmente, do qual passam fibras que formam o tronco do pedúnculo cerebelar superior.

Este núcleo é responsável por receber a maior parte das eferências corticais cerebelares. Suas projeções ascendentes seguem principalmente para o **tálamo**, conectando o córtex cerebelar às projeções talamocorticais, e, assim, aos córtices sensório-motores e áreas de associação. Desse modo, o núcleo denteado está relacionado com o planejamento e coordenação dos movimentos.

Núcleo Interpósito

Os núcleos emboliforme e globoso, juntos, formam o núcleo interpósito. Localizam-se medialmente ao núcleo denteado, recebendo aferências da região paravermiana, e direcionam-se para o **núcleo rubro**, núcleos do tronco cerebral e núcleos talâmicos. Suas fibras eferentes se unem no pedúnculo cerebelar superior. Estes núcleos estão relacionados com o tônus muscular e o controle postural.

Núcleo Fastigial

O núcleo fastigial é o menor e mais antigo em relação aos outros núcleos cerebelares. Localiza-se próximo à linha média em direção ao segmento anterior do vérmis superior, margeando o teto do quarto ventrículo.

O núcleo fastigial possui dois tipos de neurônios: neurônios de projeção e interneurônios, que podem ser GABAérgicos, glutamatérgicos e glicinérgicos. Este núcleo recebe aferências de diversas áreas do SNC, e envia sinais descendentes para

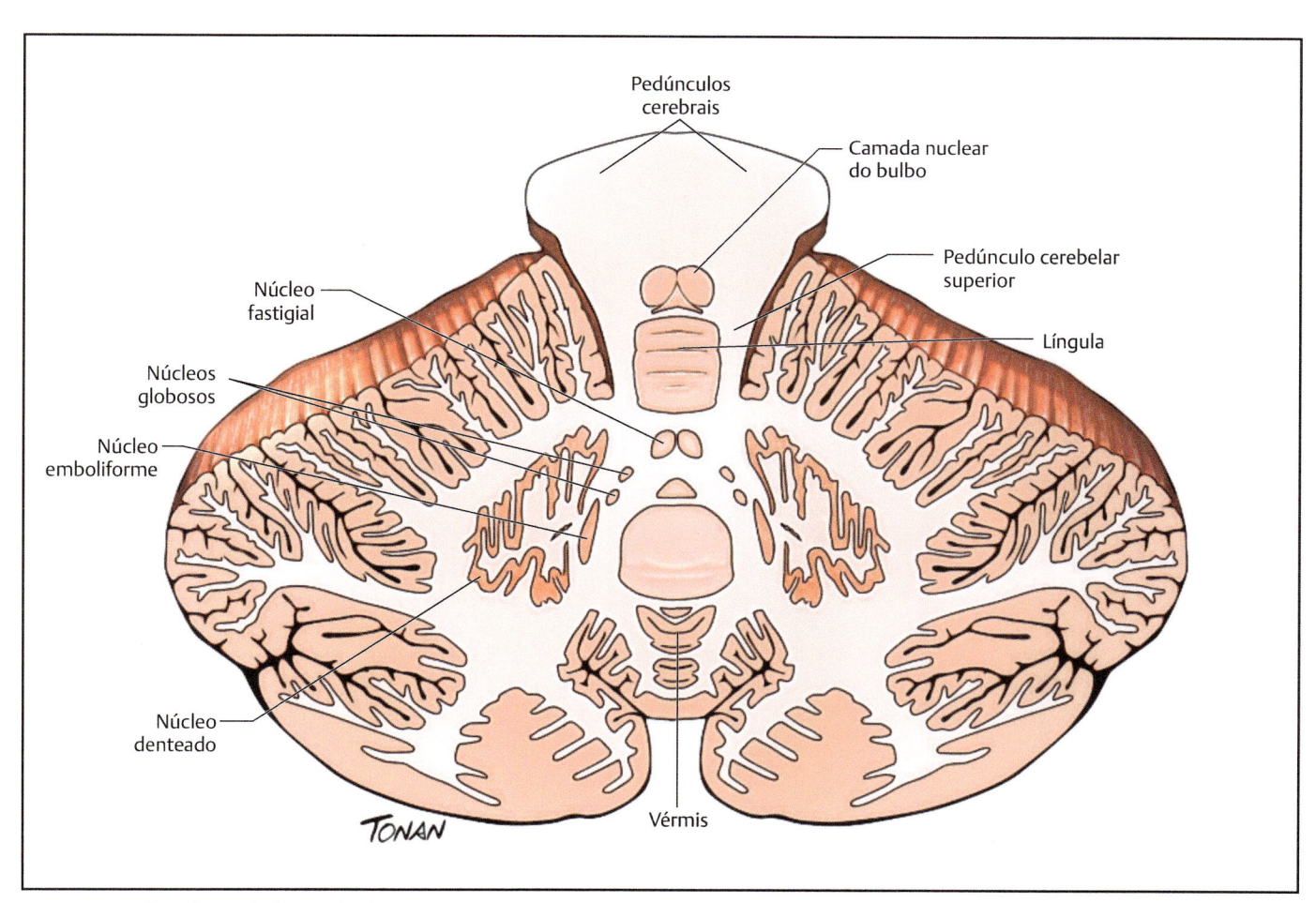

Fig. 14-3. Núcleos do cerebelo visualizados por meio de secção no plano do pedúnculo cerebelar superior. (Foto do acervo de ilustrações médicas Tonan/Centro Avançado de Neurologia e Neurocirurgia – CEANNE.)

diferentes partes do tronco encefálico, que regulam os movimentos da cabeça, face, pescoço e olhos, desse modo, estando relacionado com a manutenção da postura e equilíbrio.

Alguns estudos mostram que o núcleo fastigial envia sinais para regiões não motoras do cérebro, como, por exemplo, para o hipotálamo, que está relacionado com o controle das emoções.

ANATOMIA MICROSCÓPICA

O cerebelo é composto por uma cortical e por um corpo medular. A **região cortical** é composta pela substância cinzenta, a qual se subdivide em três camadas: **camada molecular, camada intermediária de células de Purkinje e camada granular**. O corpo medular, por sua vez, corresponde à substância branca, onde estão localizados os núcleos centrais e as conexões extrínsecas e intrínsecas do cerebelo.

Córtex Cerebelar
Camada Molecular

A camada molecular é composta, em menor quantidade, por neurônios e, em maior quantidade, por fibras nervosas. Neste estrato são encontrados dois tipos celulares: células em cesto e células estreladas.

As células em cesto apresentam dendritos longos e retos que se estendem para cima até a pia-máter com poucos ramos. O axônio principal dessas células corre paralelo às células de Purkinje, emitindo ramificações colaterais descendentes e ascendentes ao longo do seu percurso.

As ramificações colaterais descendentes espessas envolvem o corpo celular das células de Purkinje, formando cestas pericelulares, exercendo controle inibitório às células de Purkinje. Já as ramificações colaterais ascendentes finas são curtas e encontradas nos dois terços internos da camada molecular.

As células estreladas, por sua vez, localizam-se nos dois terços externos da camada molecular, e possuem vários dendritos e axônios irradiando de seus corpos celulares, semelhantemente a uma estrela. Seus dendritos consistem em muitos ramos e um plexo axonal que se ramificam em várias direções dentro da camada molecular; dessa forma, fornecem uma entrada inibitória para os dendritos das células de Purkinje. As células estreladas possuem diferenças morfológicas conforme sua localização: as da camada molecular intermediária possuem axônios colaterais longos e altamente ramificados, enquanto as da camada molecular mais externa possuem axônio e dendritos mais curtos.

Camada Intermediária

A camada intermediária é composta pelas células de Purkinje, que são células grandes e de aspecto piriforme, sendo os maiores neurônios do SNC, estando relacionadas com a coordenação motora, mais precisamente com a correção e ajuste do movimento em andamento. Essas células possuem dendritos planos muito ramificados com aspecto de leque que se ramificam para a camada molecular externa, e, além disso, contam com um axônio único que termina nos núcleos centrais do cerebelo, exercendo função inibitória. Esses axônios compõem as únicas fibras eferentes do cerebelo.

Junto às células de Purkinje, é possível encontrar os astrócitos de Bergmann, que são astrócitos especializados, cujos prolongamentos são lançados paralelamente na camada molecular e terminam na leptomeninge da folha cerebelar.

Camada Granular

A camada granular é composta por dois tipos de neurônios: células granulares ou grânulos do cerebelo, que são células excitatórias, e pelas células de Golgi, que são células inibitórias.

As células granulares são células muito pequenas (são as menores do corpo humano) e correspondem a cerca de 99% dos neurônios cerebelares. Possuem vários dendritos e um axônio que atravessa a camada das células de Purkinje e a camada molecular, onde realiza uma bifurcação em "T". Essa bifurcação gera vários ramos dispostos paralelamente ao eixo da folha cerebelar, recebendo o nome de fibras paralelas. Essas fibras realizam sinapses com os dendritos das células Purkinje; assim, cada célula granular faz sinapse com várias células de Purkinje.

As células de Golgi, por sua vez, são células mais esparsas em relação às células granulares. Seu corpo celular está localizado na porção superficial da camada granular, e possuem uma vasta ramificação, em que seus dendritos se dirigem à camada molecular, onde se ramificam em vários planos. Por meio da sua vasta arborização axonal, cada célula de Golgi se comunica com várias células granulares, exercendo função inibitória sobre estas.

Corpo Medular

O corpo medular do cerebelo é composto pela substância branca e pelas folhas do cerebelo, que juntas compreendem o *arbor vitae* (árvore da vida). Nessa porção, estão presentes os núcleos do cerebelo e as fibras aferentes excitatórias: fibras trepadeiras e musgosas, e inibitórias, axônios das células de Purkinje.

As fibras trepadeiras são axônios de neurônios que estão no complexo olivar bulbar inferior do tronco encefálico. Essas fibras penetram o cerebelo e sobem, atravessando a camada granulosa, e chegam até a camada molecular, onde se enrolam ao redor dos dendritos das células de Purkinje, excitando essas células.

As fibras musgosas, por sua vez, originam-se dos núcleos vestibulares, da medula espinhal e dos núcleos pontinos. Elas penetram o cerebelo e emitem ramos colaterais, os quais irão fazer sinapses excitatórias com neurônios dos núcleos centrais. Em seguida, vão em direção à camada granulosa, onde se ramificam e fazem sinapses excitatórias com diversas células granulares, que, através das fibras paralelas, ligam-se às células de Purkinje. Essas fibras podem comunicar-se com até 1.000 células de Purkinje, enquanto as trepadeiras se comunicam com uma única célula.

Note que a informação que chega ao cerebelo sempre chegará às células de Purkinje, diretamente pelas fibras trepadeiras ou indiretamente pelas fibras musgosas, isso porque essas células são as únicas células eferentes.

Além das fibras trepadeiras e musgosas, também penetram no córtex cerebelar fibras aferentes monoaminérgicas, como as fibras noradrenérgicas e serotoninérgicas que se originam respectivamente no *locus ceruleus* e núcleos da rafe pontina.

Os núcleos centrais do cerebelo originam as fibras cerebelares eferentes, e agem como os locais de saída do cerebelo.

Conexões do Cerebelo

Circuito Intrínseco Cerebelar

O circuito cerebelar básico consiste na chegada das informações de outras áreas do SNC ao cerebelo, através das fibras trepadeiras e musgosas, que estimulam os núcleos centrais cerebelares, e, destes, as informações são direcionadas para a medula espinhal e o encéfalo (Fig. 14-4).

Como pode ser visto nesse quadro, os impulsos nervosos chegam ao córtex cerebelar por meio das fibras musgosas. Essas fibras vão mandar impulsos excitatórios (glutamatérgicos) sucessivamente para os neurônios dos núcleos centrais, para as células granulares e para as células de Purkinje, as quais mandam um impulso inibitório (GABAérgico) para os próprios núcleos centrais. A célula de Purkinje terá sua atividade regulada por impulsos inibitórios das células de Golgi, em **cesto** e **estreladas**, e por impulso excitatório das células granulares.

Vias Aferentes do Cerebelo

As aferências cerebelares podem ser classificadas em centrais, com origem no cérebro e tronco encefálico, e periféricas, com origem na medula espinhal. Para fins didáticos, as vias serão descritas conforme suas origens.

Vias Centrais

Via Corticopontocerebelar

A via corticopontocerebelar conecta o córtex cerebral ao córtex cerebelar e origina-se nos córtices motor, pré-motor e somatossensorial. As fibras corticopontinas passam pela cápsula interna e pela base do pedúnculo cerebral, e realizam sinapses nos núcleos pontinos. Após a conexão com os núcleos pontinos, as fibras pontocerebelares (fibras transversas da ponte) cruzam o plano mediano e entram no hemisfério cerebelar contralateral por meio do **pedúnculo cerebelar médio**. Em seguida, as fibras do núcleo cerebelar denteado vão até o núcleo rubro contralateral, e, então, novos axônios irão em direção do núcleo ventral posterolateral do tálamo, e deste se dirigirão ao córtex motor frontal. Essa via está envolvida no planejamento da ação e na linguagem verbal, resolução de cálculos matemáticos, e reconhecimento de imagens complexas.

Trato Córtico-Olivocerebelar

As fibras córtico-olivares originam-se de neurônios de várias regiões sensório-motoras do córtex cerebral: áreas 5, 6 e 7 de Brodmann. Em seguida, essas fibras descem pela *corona radiata* e cápsula interna e terminam nos núcleos olivares bulbares inferiores homolaterais. Destes núcleos olivares inferiores saem fibras que, durante seu trajeto, cruzam para o lado oposto e adentram o hemisfério cerebelar por meio do **pedúnculo cerebelar inferior.** Estas fibras olivocerebelares tornam-se fibras trepadeiras que seguirão para o córtex cerebelar.

Essa via recebe aferências espinhais (cutâneas e proprioceptivas), bem como do núcleo rubro, dos gânglios basais e núcleos, como do nervo trigêmeo e pré-óptico. A oliva inferior atua nessa via como um "marca-passo" ou cronômetro da sequência de ativação dos músculos agonistas e antagonistas e informa ao cerebelo os erros do movimento para que possam ser corrigidos.

Via Córtico-Retículo-Cerebelar

A via córtico-retículo-cerebelar é composta por fibras que se originam de células gigantes da área 4 de Brodmann e de áreas sensório-motoras. Essas fibras descem através da cápsula interna e terminam seu trajeto nos núcleos da formação reticular na ponte e bulbo. Dos núcleos da formação reticular partem as fibras retículo-cerebelares em direção ao hemisfério cerebelar homolateral por meio do pedúnculo cerebelar inferior.

A conexão entre o cérebro e o cerebelo por essa via é de grande importância na execução de movimentos voluntários, uma vez que as informações sobre o movimento são levadas diretamente do cérebro ao cerebelo, o que facilita a monitoração e reajustes desses movimentos.

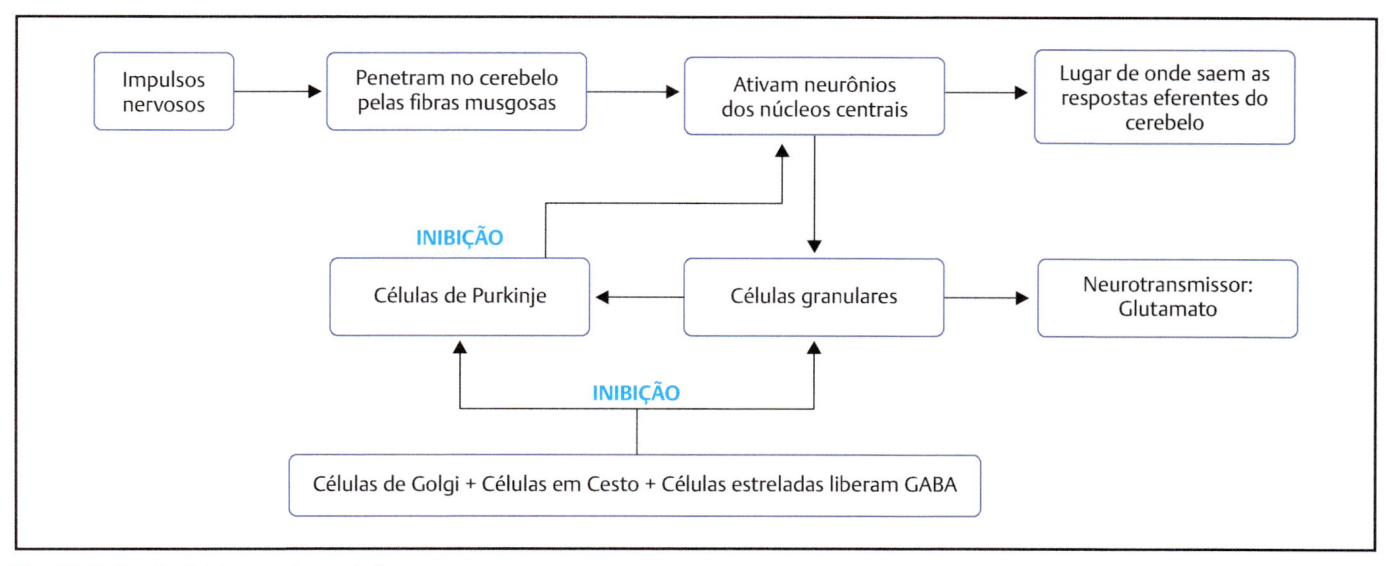

Fig. 14-4. Circuito intrínseco do cerebelo.

Aferências Vestibulares

As fibras originam-se nos núcleos vestibulares e projetam-se para o lobo flóculonodular e núcleo fastigial, e levam informações da porção vestibular do ouvido interno referentes à posição da cabeça para a manutenção do equilíbrio.

Aferências Mesencefálicas

As informações visuais e acústicas podem chegar ao cerebelo de duas maneiras: direta ou indireta. Na direta, as informações chegam através dos colículos superiores pela via tetocerebelar (responsável pelo movimento dos olhos), enquanto, na indireta, as informações chegam através dos colículos inferiores pela via tetopontocerebelar.

Vias Periféricas

As aferências periféricas são responsáveis por levar informações proprioceptivas do tronco, membros superiores e inferiores da medula até o cerebelo, por meio dos órgãos tendíneos de Golgi, fusos musculares, receptores táteis cutâneos e receptores das articulações.

Trato Espinocerebelar Anterior, Trato Espinocerebelar Ventral ou Feixe Cruzado de Gower

O trato espinocerebelar anterior tem origem nas células da medula no segmento torácico. Seus axônios são poucos mielinizados e ascendem pelo funículo lateral da medula, anteriormente ao trato espinocerebelar posterior. Suas fibras são ativadas principalmente pelos sinais motores que chegam à medula pelos tratos corticoespinhal e rubroespinhal, permitindo que o cerebelo avalie o *status* motor nesse trato.

As fibras cruzam a linha média e ascendem na substância branca da medula contralateral, e, antes de atingir o cerebelo por meio do pedúnculo cerebelar superior, cruzam novamente, terminando ipsilateralmente.

Trato Espinocerebelar Rostral

O **trato espinocerebelar rostral** conduz informações proprioceptivas dos órgãos tendinosos de Golgi dos membros superiores e da porção superior do tronco. Assim como o trato ventral, estão relacionados com os sinais motores que chegam aos neurônios das pontas anteriores da medula espinhal, principalmente, na região cervical. Suas fibras viajam ipsilateralmente da região cervical da coluna até o cerebelo, e terminam no lobo cerebelar anterior por meio do pedúnculo cerebelar inferior.

Trato Espinocerebelar Posterior, Trato Espinocerebelar Dorsal ou Feixe Direto de Flechsig

O trato espinocerebelar posterior é uma parte do sistema somatossensorial que envia informações proprioceptivas inconscientes dos órgãos tendinosos de Golgi (receptores localizados na junção miotendínea) e fusos musculares dos membros inferior e parte inferior do tronco para o cerebelo. A informação sensorial da periferia é transmitida para os neurônios na raiz dorsal da medula. O neurônio de primeira ordem transmite a informação para o núcleo de Clarke presente no corno cinzento posterior da medula. Seus axônios são espessos e mielinizados, sobem ipsilateralmente e entram no cerebelo por meio do pedúnculo cerebelar inferior, e terminam como fibras musgosas no córtex cerebelar. As informações proprioceptivas de tônus, contração e posição são transmitidas ao vérmis e paravérmis no lobo anterior, para que o cerebelo possa coordenar o movimento voluntário, conhecendo o sentido de posição do tronco e dos membros inferiores.

Trato Cuneocerebelar

O trato cuneocerebelar origina-se no núcleo cuneiforme acessório (de von Monakow) na porção inferior do bulbo. Este trato recebe aferências dos membros superiores e da porção superior do tronco, e suas fibras atingem o lobo anterior do cerebelo, ipsilateralmente, por meio do pedúnculo cerebelar inferior.

Outras Vias Periféricas

Os sinais da periferia também podem ser transmitidos da coluna dorsal para a coluna dorsal bulbar, e, em seguida, retransmitidos para o cerebelo. Além disso, os sinais ainda podem ser transmitidos por meio dos tratos **espinorreticular** e **espino-olivar,** sendo este partindo da medula e indo até a oliva inferior, e aquele partindo da medula espinhal para a formação reticular do tronco encefálico, em que ambos os tratos terminam no cerebelo.

Vias Eferentes do Cerebelo

Como foi comentado anteriormente, os núcleos centrais são as vias eferentes cerebelares. Eles recebem sinais do córtex cerebelar e de suas vias aferentes. Toda vez que os impulsos chegam ao cerebelo, podem ir diretamente para um núcleo central ou para o córtex cerebelar referente a ele. Nesse último caso, após alguma fração de tempo, o córtex cerebelar retransmite o sinal de saída inibitório para o respectivo núcleo. Dessa forma, todos os sinais que chegam ao cerebelo terminarão nos núcleos centrais, com sinais excitatórios inicialmente, seguidos de sinais inibitórios posteriormente.

Existem três vias eferentes principais, as quais, para fins de didática, serão organizadas conforme às zonas cerebelares que as originam.

Conexões do Vérmis

Têm como origem os axônios das células Purkinje da zona medial do cerebelo (o **vérmis**), os quais passam pelo núcleo fastigial, e, por meio das **fibras fastígio-vestibulares e fastígio-reticulares**, dirigem-se, respectivamente, para os núcleos vestibulares e para formação reticular do tronco encefálico. Em seguida, enviam impulsos para os neurônios motores que controlam a musculatura axial e apendicular, participando da manutenção do equilíbrio e da postura.

Conexões da Zona Intermediária

Originam-se dos axônios das células de Purkinje da zona intermediária, os quais fazem sinapses com o núcleo interpósito (emboliforme + globoso), de onde partem os **feixes interpósito-rubro-espinhal e interpósito-tálamo-cortical,** agindo sobre neurônios motores que controlam a musculatura distal. Essa via atua integrando o movimento dos músculos agonistas e antagonistas dos membros, e, dessa forma, está envolvida na execução de movimentos delicados.

Conexões da Zona Lateral

Tem como origem os axônios das células de Purkinje da zona lateral, os quais fazem sinapse no núcleo denteado, de onde partem, contralateralmente, para o tálamo, projetando-se para o córtex cerebral pela **via dento-tálamo-cortical.** Essa via auxilia a coordenação de atividades sequenciais iniciadas pelo córtex cerebral.

CASO CLÍNICO 1

Paciente masculino, 53 anos, é trazido ao pronto atendimento pelo SAMU, por quadro de vertigem, náuseas, dificuldade de marcha e cefaleia, de início súbito.

Ao exame, o paciente encontra-se consciente, pupilas isocóricas e fotorreagentes, pares cranianos normais, nistagmo horizontal, ataxia de marcha e dismetria a esquerda. A ressonância magnética de crânio evidenciou um acidente vascular cerebral (AVC) isquêmico (Fig. 14-5). A localização do AVC condiz com os sintomas apresentados pelo paciente, uma vez que o acometimento de boa parte do hemisfério cerebelar à esquerda pode causar dismetria ipsilateral à lesão. A isquemia vermiana e da porção intermediária explica o quadro de ataxia. Importante lembrar que os sintomas de tontura, náuseas e vômitos também são muito comuns nas patologias cerebelares.

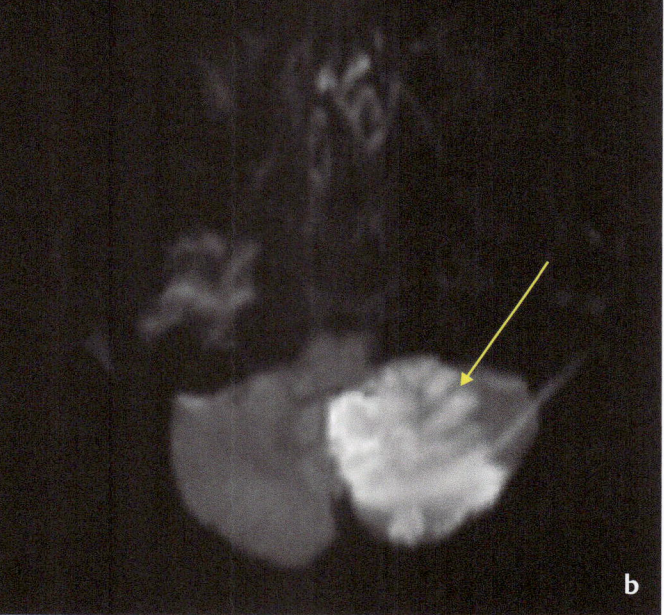

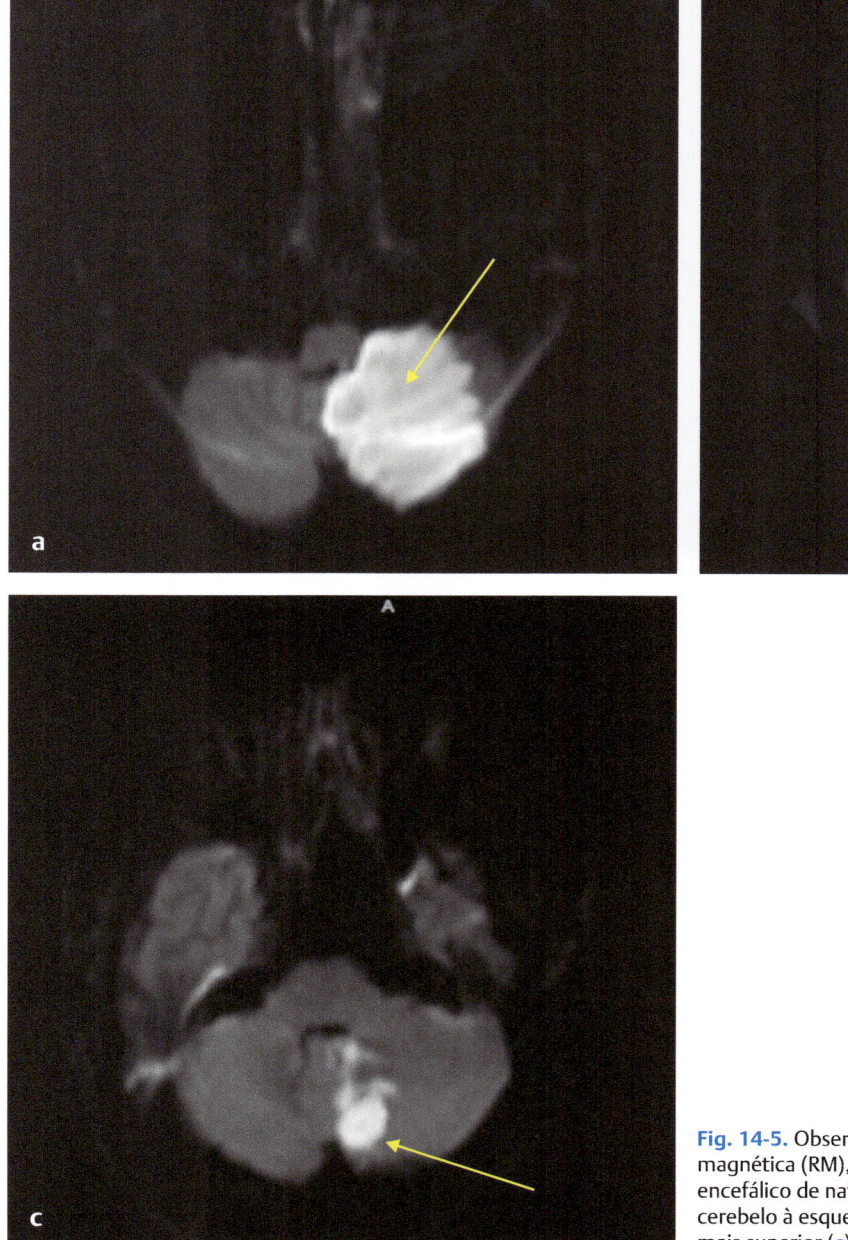

Fig. 14-5. Observa-se área de restrição à difusão na ressonância magnética (RM), cortes axiais, correspondendo a um acidente vascular encefálico de natureza isquêmica, acometendo a porção inferior do cerebelo à esquerda (a, b) e pequena parte do vérmis em uma região mais superior (c). (Fonte: Acervo pessoal do Prof. Samir Ale Bark.)

CASO CLÍNICO 2

Paciente masculino de 37 anos apresentou quadro súbito de vertigem e vômitos seguido de diplopia (visão dupla). Tomografia de crânio revelou pequeno AVC hemorrágico em tronco cerebral ao nível da ponte sugestivo de ser o sangramento de um cavernoma de tronco cerebral. Como o sangramento não tinha critérios para cirurgia de urgência e o paciente começou a melhorar dos sintomas, foi realizada uma ressonância magnética de crânio que identificou o cavernoma ao nível da ponte e insinuando-se no IV ventrículo. Pelo fato do risco de nova hemorragia em cavernomas de tronco cerebral ser alta, foi optado por ressecção microcirúrgica da lesão (Fig. 14-6).

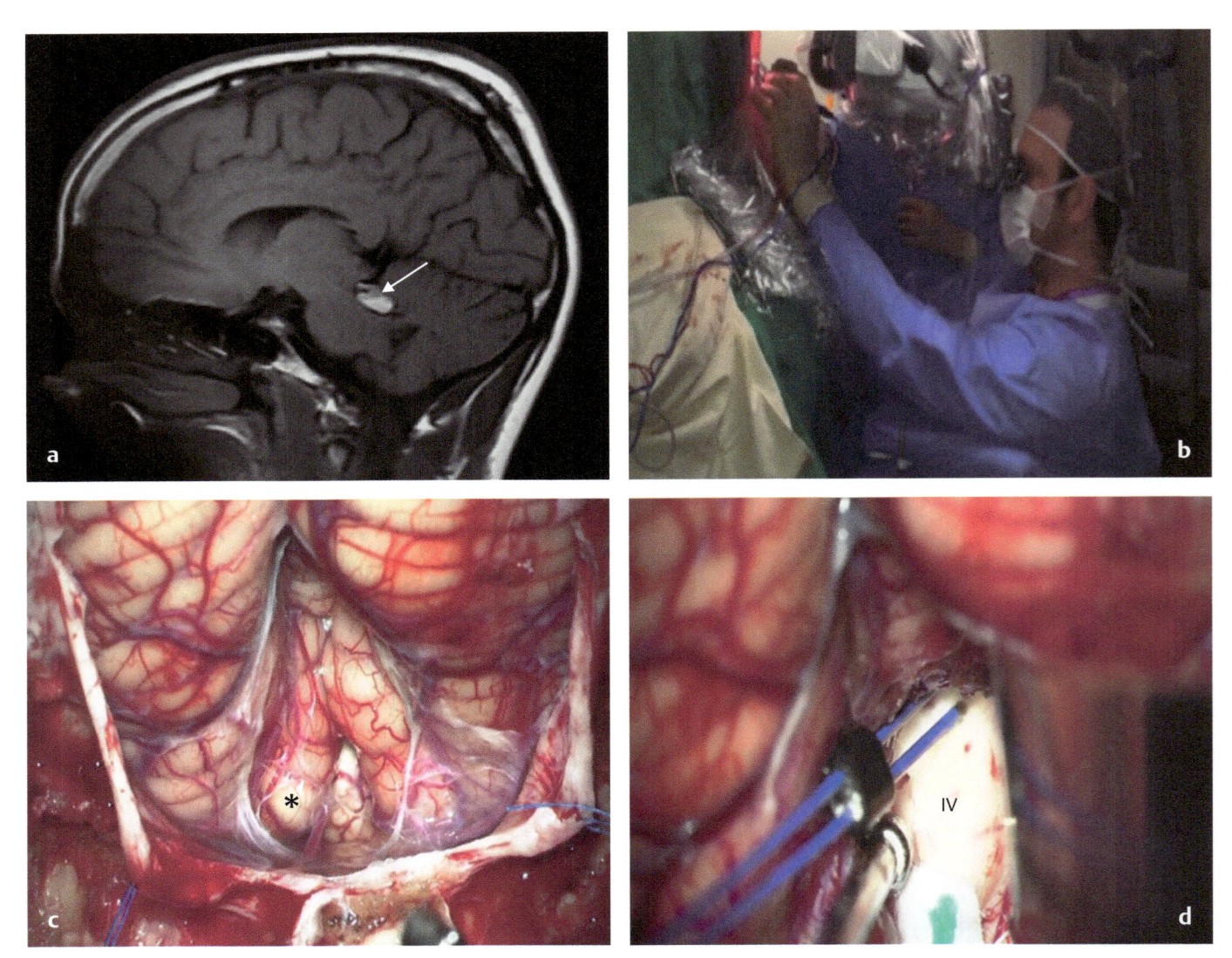

Fig. 14-6. (a) Ressonância magnética em T1 em corte sagital evidenciando a lesão sugestiva de cavernoma (seta branca). **(b)** O paciente é anestesiado e colocado na posição sentada para fornecer acesso cirúrgico ao cirurgião. **(c)** Após a craniotomia de fossa posterior e abertura da dura-máter visualizamos as tonsilas cerebelares, as quais são cuidadosamente dissecadas com o uso do microscópio cirúrgico e retraídas superiormente, dando acesso ao quarto ventrículo. **(d)** O assoalho do IV ventrículo é mapeado com estimulação elétrica para achar a exata posição do colículo facial. *(Continua.)*

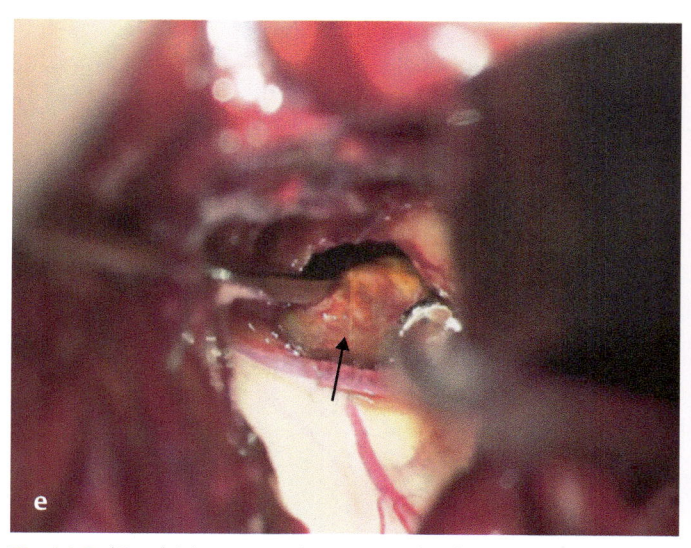 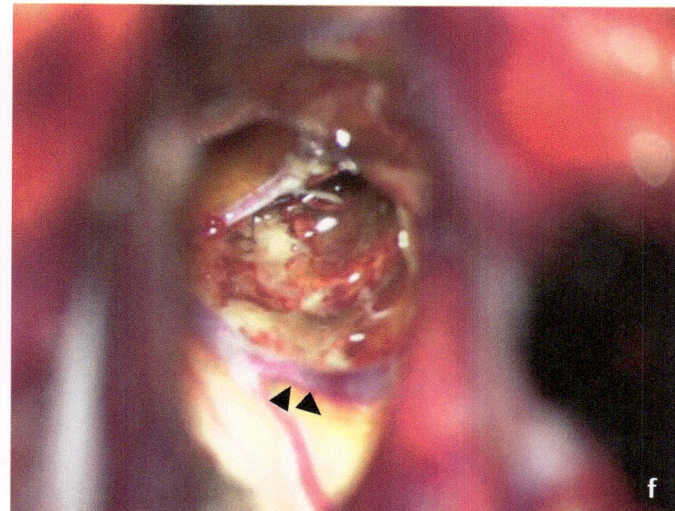

Fig. 14-6. *(Cont.)* (**e**) Pequena abertura é realizada acima do colículo facial e o cavernoma é ressecado. (**f**) Visão do leito cirúrgico após remoção do cavernoma mostrando um angioma venoso (pontas de setas), que é um achado muito comum associado a cavernomas e que não deve ser ressecado. (Fonte: Acervo pessoal do Dr. Gustavo R. Isolan.)

BIBLIOGRAFIA

Akakin A, Peris-Celda M, Kilic T, Seker A, Gutierrez-Martin A, Rhoton A. The dentate nucleus and its projection system in the human cerebellum: the dentate nucleus microsurgical anatomical study. Neurosurgery. 2014 Apr;74(4):401-24; discussion 424-5.

Latarjet M, Liard AR. Anatomia Humana, vol I. 2. ed. São Paulo: Panamericana; 1993.

Machado A, Haertel LM. Neuroanatomia Funcional. 2 ed. São Paulo: Atheneu; 2014.

Matsushima T, Rhoton AL, Lenkey C. Microsurgery of the fourth ventricle: part I – Microsurgical anatomy. Neurosurgery.1982;11(5).

Meneses M. Neuroanatomia aplicada. 3. ed. Rio de Janeiro: Guanabara Koogan; 2015.

Mussi ACM, Matushita H, Andrade FGA, Rhoton AL. Surgical approaches to IV ventricle – Anatomical study. Childs Nerv Syst. 2015;31:1807-14.

Rammani N. The primate cortico-cerebellar system: anatomy and function. Nat Rev Neurosci. 2006 Jul;7(7):511-22.

Ramos A, Chaddad-Neto F, Dória-Netto HL, Campos-Filho JM, Oliveira E. Cerebellar anatomy as applied to cerebellar microsurgical resections. Arq Neuropsiquiatr. 2012 Jun;70(6):441-6.

Roostaei T, Nazeri A, Sahraian MA, Minagar A. The human cerebellum: a review of physiologic neuroanatomy. Neurol Clin. 2014 Nov;32(4):859-69.

Voogd J. The human cerebellum. J Chem Neuroanat. 2003 Dec;26(4):243-52.

CAPÍTULO 15

SISTEMA VENTRICULAR E LIQUOR

Viviane Aline Buffon ▪ Samir Ale Bark ▪ Guilherme Dorabiallo Bark ▪ Felipe Bulka Tkatchuk
Jander Moreira Monteiro ▪ Gustavo Rassier Isolan

INTRODUÇÃO

O sistema ventricular corresponde ao conjunto de cavidades comunicantes entre si, existentes no interior do encéfalo, onde ocorre a produção e armazenamento do líquido cefalorraquidiano (liquor).

Os ventrículos são nada mais que as cavidades das vesículas encefálicas que deram origem ao sistema nervoso central (Fig. 15-1). Deste modo, a cavidade no interior de cada hemisfério cerebral corresponde ao ventrículo lateral, que irá se comunicar através do forame interventricular (ou de Monro) com a cavidade localizada no diencéfalo (entre os dois tálamos) correspondente ao terceiro ventrículo. Este terceiro ventrículo irá se comunicar, por meio do aqueduto cerebral ou de Sylvius (cavidade do mesencéfalo), com a cavidade localizada entre o tronco encefálico e o cerebelo, denominada de quarto ventrículo. O quarto ventrículo se comunica com o espaço subaracnóideo por meio de dois forames laterais (de Luschka) e pelo forame mediano (de Magendie).

VENTRÍCULOS LATERAIS

Os ventrículos laterais são as cavidades em formato de "C" localizadas no interior de cada hemisfério cerebral. Para melhor delimitar o ventrículo lateral, podemos dividi-lo em porções ou cornos: o corno anterior (ou frontal) localizado no lobo frontal; o corpo do ventrículo lateral localizado no lobo parietal; o corno posterior (ou occipital), no lobo occipital; o trígono que é a porção da comunicação entre o corpo, o corno posterior e o corno temporal; e o corno inferior (ou temporal) localizado no lobo temporal.

Corno Anterior

O corno anterior é a parte mais volumosa do ventrículo lateral e está localizado anteriormente ao forame interventricular. Caracteriza-se por não possuir plexo coroide em suas paredes. Seu limite anterior e superior (teto) são as fibras do joelho do corpo caloso; o limite medial é formado pelo septo pelúcido; o limite lateral e inferior é formado pela cabeça do núcleo caudado; e a porção lateral de seu assoalho é formada pelas colunas do fórnix.

O septo pelúcido consiste em duas finas membranas que se fundem logo após o nascimento. Entretanto, quando esta fusão não ocorre, esse espaço entre as duas membranas pode ser ocupado pelo LCR, e será denominado de *cavum* do septo pelúcido, que é uma variante anatômica normal.

Corpo

O corpo é a porção do ventrículo lateral, localizada no interior do lobo parietal, posteriormente ao forame interventricular, tendo como limite posterior o ponto onde o septo pelúcido desaparece e o corpo caloso e o fórnix se encontram, local correspondente ao trígono colateral, que equivale ao ponto em que ocorre a bifurcação em corno posterior e corno inferior. Seus limites são os seguintes: o teto, que é formado pelo corpo caloso, enquanto a parede lateral corresponde ao corpo do núcleo caudado e tálamo; a parede medial, pelo septo pelúcido; e o assoalho, pelo tálamo, fórnix e estria terminal (onde se localiza a veia talamoestriada).

Átrio (ou *Atrium*)

O átrio ou trígono é uma cavidade triangular que corresponde à porção do ventrículo lateral onde ocorre ao ponto de encontro do corpo com os cornos posterior e inferior. Seus limites são os seguintes: o teto, que é formado pelo corpo, e esplênio do corpo caloso. A parede medial tem duas proeminências, sendo uma delas denominada *calcar avis* e que é formada pela projeção do sulco calcarino para dentro do ventrículo. No assoalho, também é encontrada uma área triangular, denominada trígono colateral, formado pela projeção do sulco colateral para dentro do ventrículo.

Corno Posterior

Está localizado no lobo occipital e não possui plexo coroide nas suas paredes. Seus limites são os seguintes: em sua parede medial, também se encontram o corpo caloso e o *calcar avis*; na parede lateral e no teto, tem-se a substância branca do lobo occipital; e, no assoalho, também se encontra o trígono colateral.

Corno Temporal

Tem uma direção inferior, é o mais longo de comprimento, e localiza-se no interior do lobo temporal. Seus limites são os seguintes: Sua parede anterior fica imediatamente atrás da amígdala, já no assoalho, encontramos a eminência colateral e o hipocampo medialmente. No teto, temos a superfície inferior do tálamo e a cauda do núcleo caudado e, na parede medial, a fissura coróidea, onde se encontra aderido o plexo coroide.

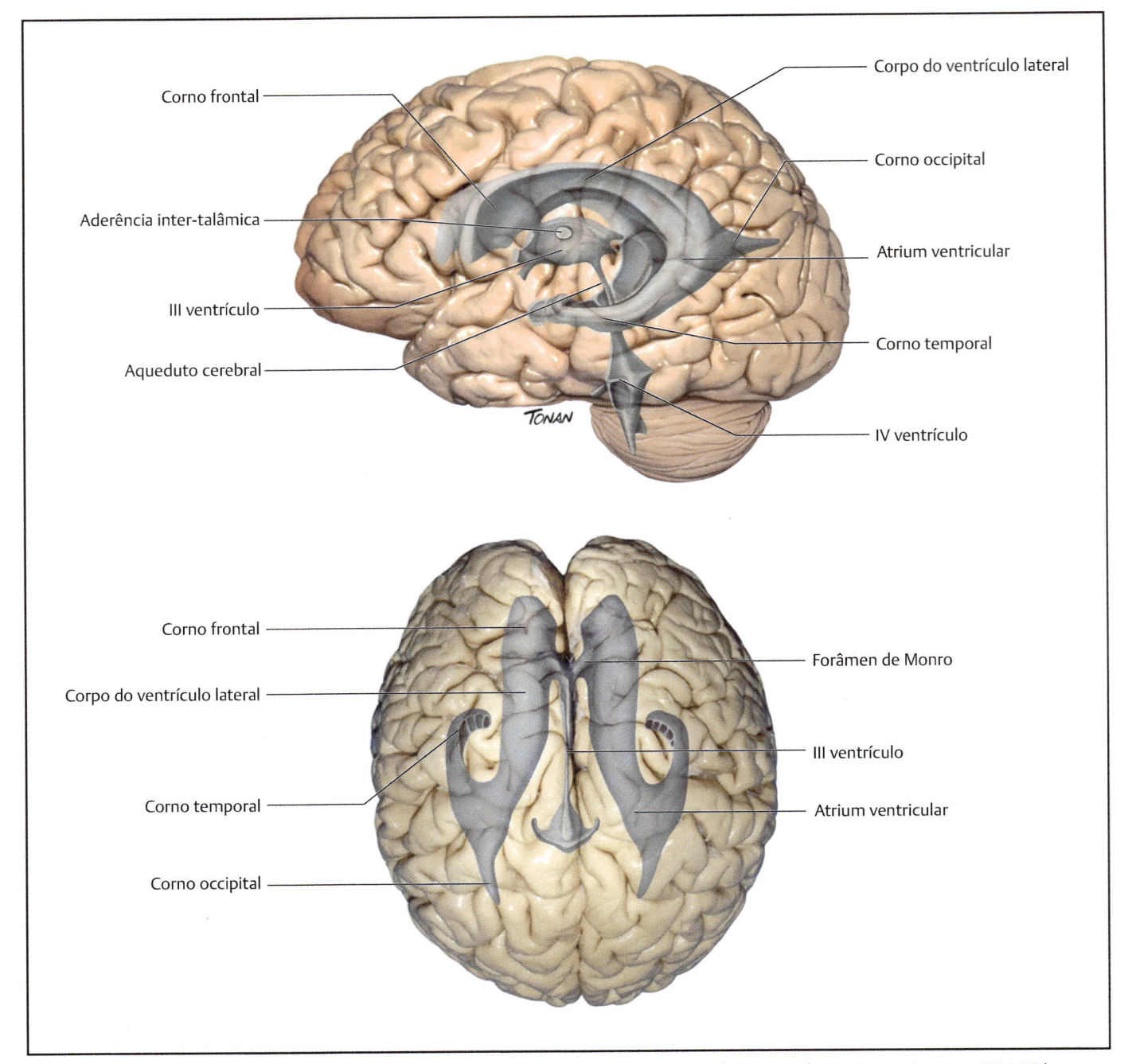

Fig. 15-1. Ventrículos cerebrais. (Foto do acervo de ilustrações médicas Tonan/Centro Avançado de Neurologia e Neurocirurgia – CEANNE.)

FORAME INTERVENTRICULAR

Os forames interventriculares (ou de Monro) realizam a comunicação entre os ventrículos laterais e o terceiro ventrículo (Figs. 15-2 e 15-3).

Limites

Anterossuperiormente encontramos o corpo e a coluna do fórnix e posteriormente, o tálamo. O forame de Monro contém a artéria coroidal posterior medial (ramo da artéria cerebral posterior) que é responsável pela vascularização do plexo coroide dessa região. A veia talamoestriada, a veia septal anterior e o plexo coroide convergem para o forame interventricular, sendo importantes referências para a navegação e localização no interior do sistema ventricular, lembrando que a veia talamoestriada termina no forame de Monro, onde se une com as veias cerebrais internas no teto do terceiro ventrículo.

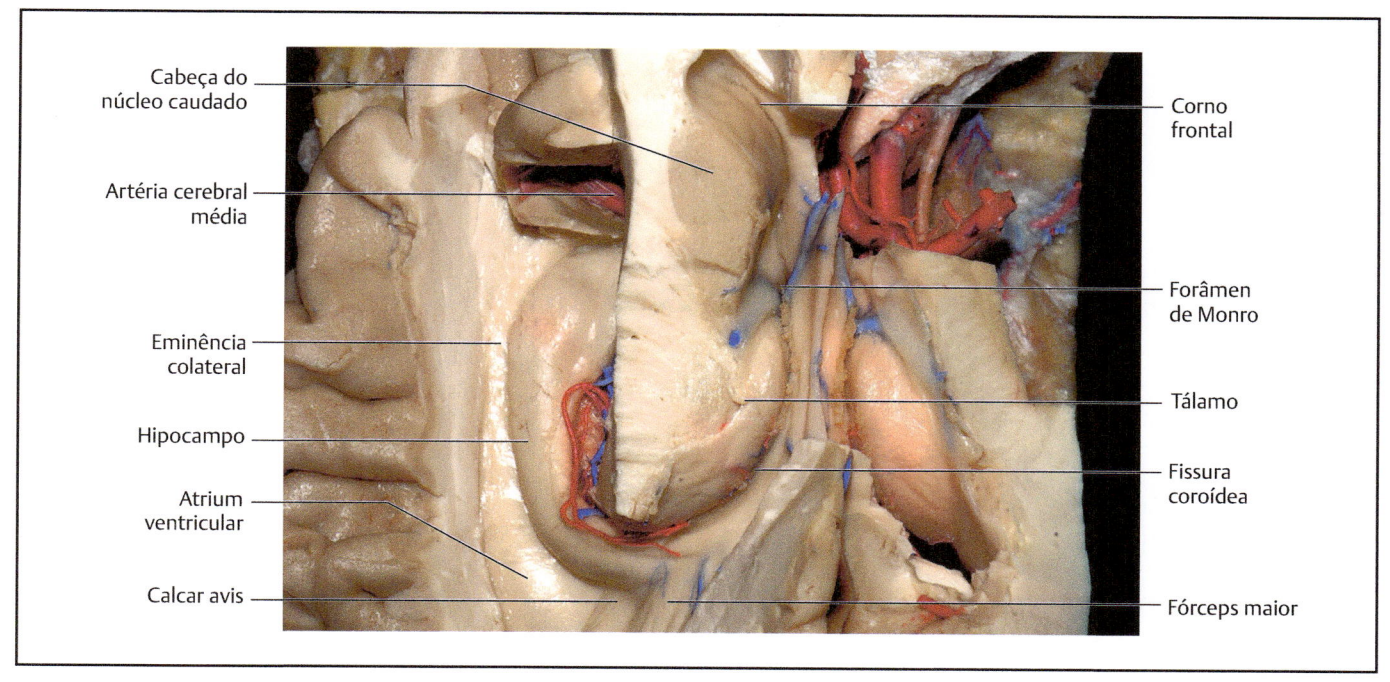

Fig. 15-2. Dissecção anatômica dos ventrículos cerebrais. (Fonte: Acervo pessoal do Prof. Dr. Gustavo Rassier Isolan.)

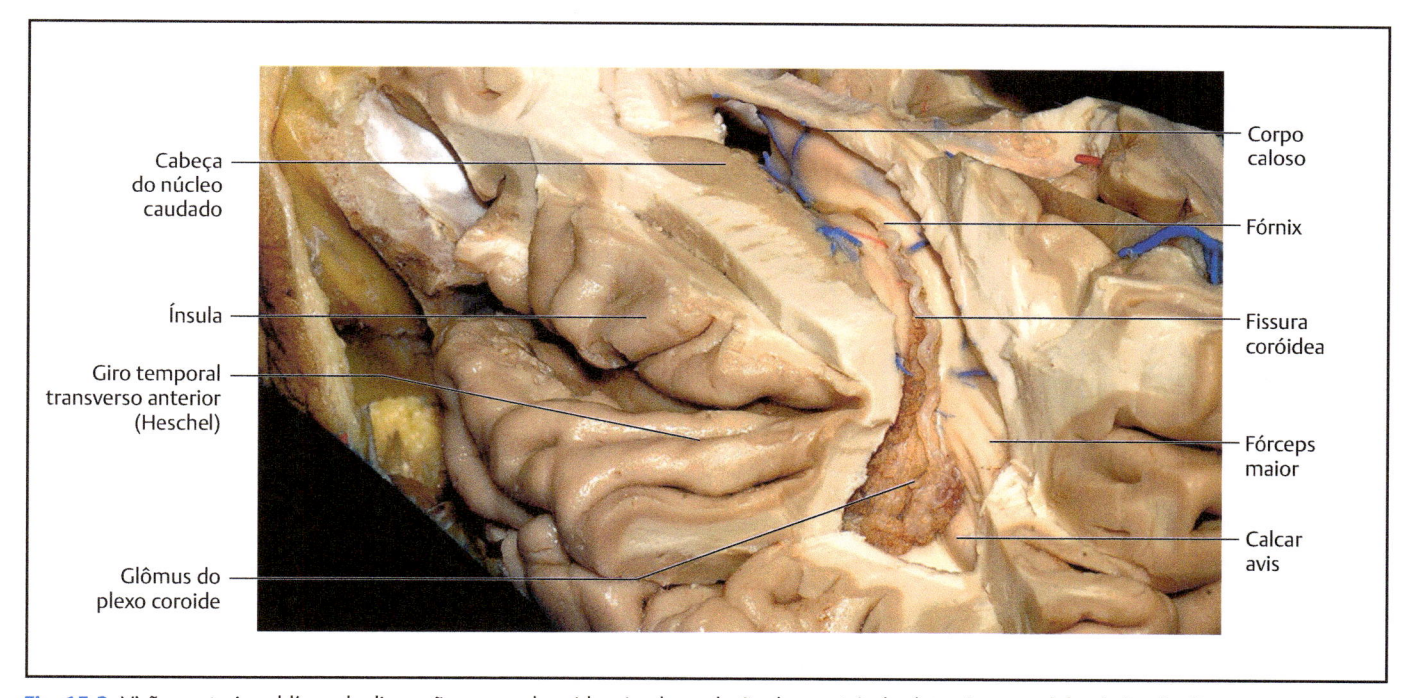

Fig. 15-3. Visão posterior oblíqua de dissecção avançada evidenciando a relação dos ventrículos laterais com o lobo da ínsula. (Fonte: Acervo pessoal do Dr. Gustavo Isolan.)

TERCEIRO VENTRÍCULO

É originário da vesícula diencefálica do período embrionário, estando localizado entre os dois tálamos. Recebe liquor proveniente dos ventrículos laterais pelos forames interventriculares e comunica-se com o quarto ventrículo por meio do aqueduto cerebral (Figs. 15-1, 15-3 e 15-4).

Limites

O teto é formado pelo fórnix e pelo véu interpósito que corresponde ao espaço entre as duas telas corióideas do ventrículo lateral, inicia no forame interventricular e termina no recesso suprapineal. No assoalho, encontramos anteriormente quiasma óptico, recesso infundibular, hipotálamo, túber

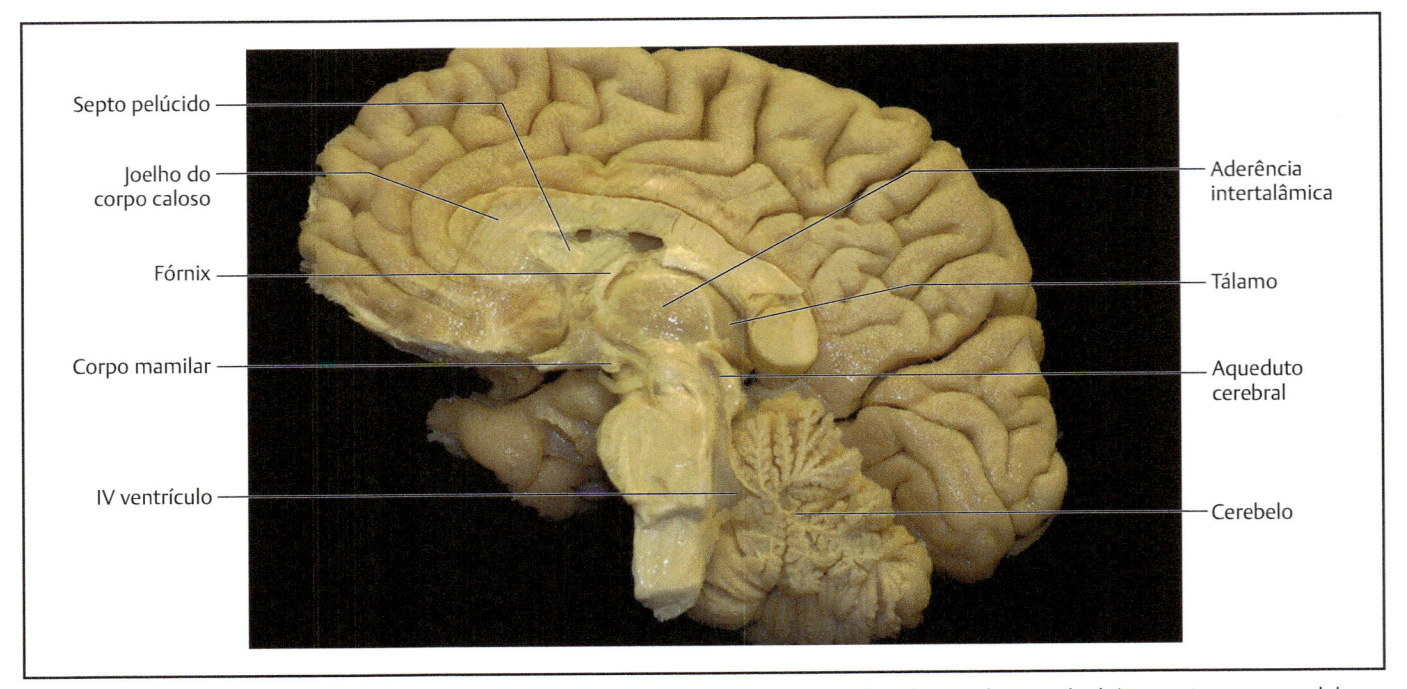

Fig. 15-4. Corte sagital na linha médica evidenciando o III e IV ventrículos e sua comunicação pelo aqueduto cerebral. (Fonte: Acervo pessoal do Prof. Dr. Gustavo Rassier Isolan.)

cinéreo, corpos mamilares, substância perfurada posterior e tegmento do mesencéfalo. Já na parede posterior, encontramos, de cima para baixo: o recesso suprapineal, a comissura das habênulas, o recesso pineal, a comissura posterior e o aqueduto cerebral.

AQUEDUTO CEREBRAL

Também denominado aqueduto mesencefálico ou de Sylvius, é o canal que estabelece a comunicação do terceiro com o quarto ventrículo, sendo resquício da cavidade embriológica do mesencéfalo (Fig. 15-4).

Limites

Superiormente encontramos a lâmina quadrigêmea, inferiormente, o tegmento do mesencéfalo e próximo à porção anterior do aqueduto, os núcleos do terceiro nervo craniano.

Corresponde a um dos pontos mais estreitos do sistema ventricular, de modo que é uma das porções mais suscetíveis a estreitamentos e bloqueios na circulação do liquor.

QUARTO VENTRÍCULO

A cavidade do quarto ventrículo é formada pelo tronco encefálico e pelo cerebelo, estando localizado na porção infratentorial do encéfalo (Fig. 15-4).

O quarto ventrículo recebe liquor do terceiro ventrículo, por meio do aqueduto cerebral e comunica-se com o espaço subaracnóideo por meio de dois forames laterais (de Luschka) e um forame medial (de Magendie). Além disso, ele tem continuidade com o canal central da medula espinhal, que na maior parte da população adulta se encontra praticamente estenosado, não participando da circulação liquórica.

Limites

O assoalho, revestido pelo epêndima, corresponde ao que se conhece por fossa romboide, um espaço com formato de losango onde se tem o aqueduto cerebral no vértice superior, o óbex no vértice inferior e os recessos laterais nos vértices laterais, além de inúmeras estruturas anatomicamente importantes, que refletem a presença de núcleos de nervos cranianos, estudadas no capítulo do tronco encefálico. O teto pode ser dividido em uma porção superior onde encontramos o véu medular superior, uma fina membrana que se encontra entre os dois pedúnculos cerebelares superiores, e em uma porção inferior formada pelos pedúnculos cerebelares inferiores e o véu medular inferior.

FORAMES DE LUSCHKA E MAGENDIE

As aberturas do quarto ventrículo fazem a comunicação do liquor do sistema ventricular com o espaço subaracnoide. As duas aberturas laterais, ou forames de Luschka, estão localizados nos recessos laterais. Já a abertura mediana, conhecida como forame de Magendie, está localizada na porção caudal do teto, no véu medular inferior.

Plexo Coroide

O plexo coroide corresponde a um epitélio formado por células cuboides simples cobertas por cílios (epitélio ependimário) formando projeções, consistindo em um processo viloso composto por um núcleo central envolvendo um capilar e uma pequena quantidade de tecido conjuntivo frouxo, levando a uma grande área de superfície. O endotélio vascular dentro do plexo coroide, ao contrário do resto dos tecidos cerebrais, é fenestrado, e toda essa estrutura tem como principal função a secreção do líquido cefalorraquidiano (liquor).

No ventrículo lateral, o plexo coroide é encontrado na parede inferior dos ventrículos laterais desde o corpo até o trígono do ventrículo, mais especificamente entre uma fenda entre o fórnix e o tálamo, denominada fissura coroide. Essa fissura coroide também tem um formato de "C" e estende-se desde o forame interventricular até seu ponto terminal inferior denominado de ponto coroidal inferior. Também encontramos plexo coroide no teto do corno temporal do terceiro ventrículo, estendendo-se dos forames interventriculares até o recesso suprapineal. Já no quarto ventrículo, tem um formato de "L" invertido", localizado na porção inferior do quarto ventrículo, do recesso lateral à linha média, espaço denominado de tela coroide do quarto ventrículo.

Espaço Subaracnoide

Espaço Subaracnoide e Cisternas

Corresponde ao espaço localizado entre a aracnoide e pia-máter, por onde circula o liquor fora do sistema ventricular.

Nos locais onde ocorre acúmulo de liquor, temos a formação das cisternas, sendo uma delas a cisterna magna, localizada na face inferior do cerebelo. Além dessas cisternas, tem-se a cisterna interpeduncular (localizada entre os pedúnculos cerebrais), a cisterna quiasmática (localizada anteriormente ao quiasma óptico), a cisterna *ambiens* (localizada entre o cerebelo e o esplênio do corpo caloso), fissura silviana (no sulco lateral) e a cisterna carotídea.

GRANULAÇÕES ARACNÓIDEAS

Também denominadas de vilosidades aracnoides, correspondem a invaginação da aracnoide para dentro dos seios venosos durais, principalmente o seio sagital superior (Figs. 15-5 e 15-6).

LIQUOR

O líquido cefalorraquidiano (liquor – LCR) é um fluido incolor, produzido, em sua maior parte, pelo plexo coroide no interior do sistema ventricular, na taxa aproximada de 20 mL/hora ou 500 mL/dia, com taxa de renovação de quatro vezes em 24 horas, tendo circulação craniocaudal, até atingir o espaço subaracnoide e ser absorvido pelas granulações aracnóideas. Estima-se que dentro do compartimento intracraniano permaneça cerca de 140-150 mL de LCR, e que cerca de 20-25 mL circulam no interior do sistema ventricular e o restante, a maior parte, no espaço subaracnoide ao redor do encéfalo e da medula espinhal. Falhas nesse sistema de produção, circulação e absorção são as responsáveis pelas diversas formas de hidrocefalia.

Dentre as várias funções, o LCR é responsável pela proteção mecânica, o amortecedor do sistema nervoso central, protegendo-o de impactos e traumas. Alguns autores comparam a atuação do LCR como um sistema linfático, na medida em que ele permite o movimento de metabólitos, toxinas e nutrientes, além de ter papel na regulação hormonal, homeostase, mecanismo de sinalização e tamponamento químico.

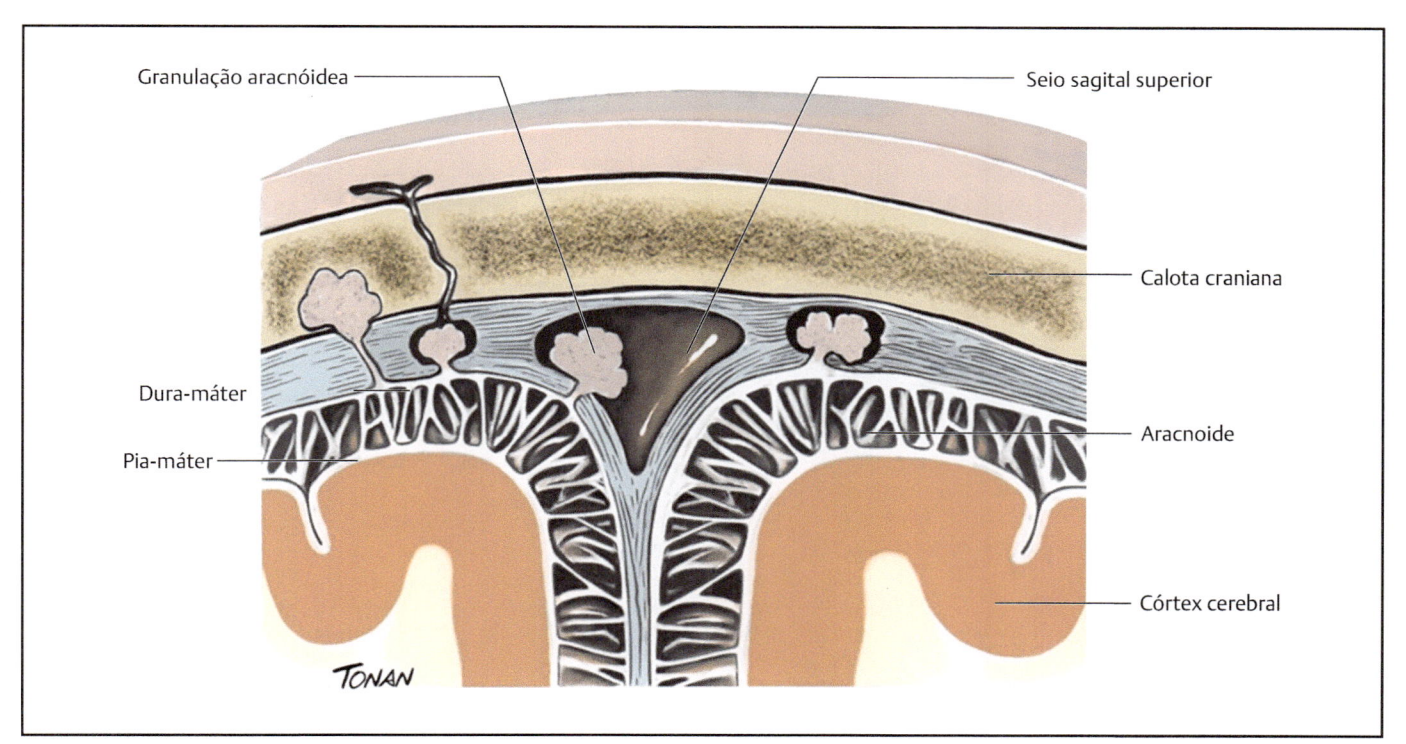

Fig. 15-5. Sistema de drenagem do liquor e granulações aracnóideas. (Foto do acervo de ilustrações médicas Tonan /Centro Avançado de Neurologia e Neurocirurgia – CEANNE.)

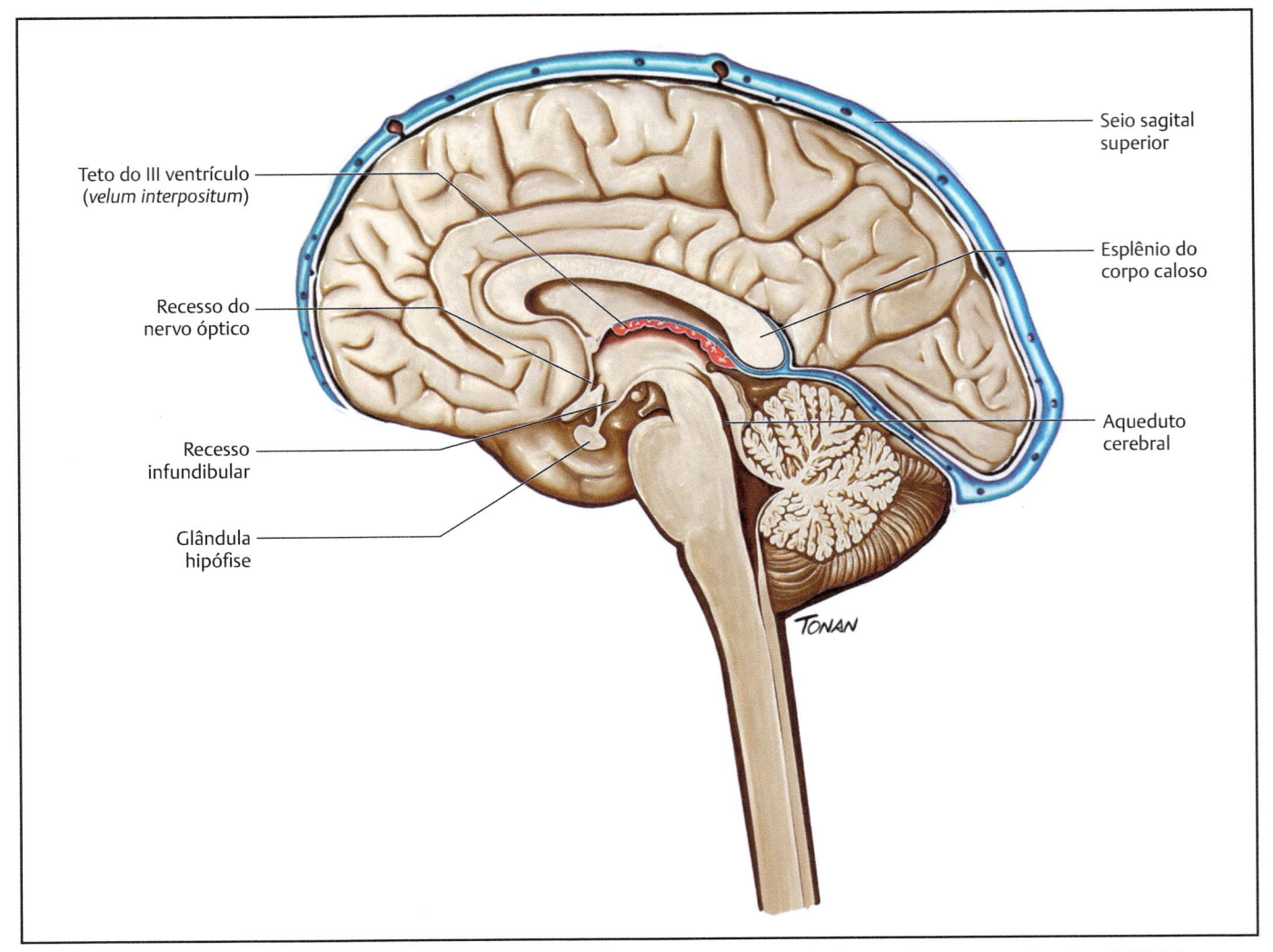

Teto do III ventrículo
(*velum interpositum*)

Recesso do
nervo óptico

Recesso
infundibular

Glândula
hipófise

Seio sagital
superior

Esplênio do
corpo caloso

Aqueduto
cerebral

TONAN

Fig. 15-6. Drenagem do liquor. (Foto do acervo de ilustrações médicas Tonan/Centro Avançado de Neurologia e Neurocirurgia – CEANNE.)

O LCR também desempenha um papel na neurogênese de duas maneiras: ao exercer pressão na parede neuroepitelial dentro dos ventrículos, durante os estágios iniciais do desenvolvimento cerebral, coordena o crescimento das células neuroepiteliais; e também cria um ambiente favorável para a sobrevivência das células-tronco neurais, facilitando sua diferenciação e geração de astrócitos.

A formação do LCR é influenciada pelo fluxo sanguíneo no plexo coroide. Outras substâncias, como diuréticos, acetazolamida e alterações de osmolalidade do LCR, podem reduzir a produção liquórica.

A natureza e a direção do fluxo são influenciadas pelo movimento dos cílios ependimários, por gradientes de pressão entre o espaço subaracnóideo, seios venosos, movimentos do cérebro e da medula com a sístole cardíaca e a respiração. O que também explica o porquê, durante a tosse ou manobra de Valsalva, o LCR flui cranialmente e depois caudalmente.

Correlação Clínica

Distúrbios de produção, circulação ou absorção do liquor levam ao acúmulo dentro do espaço intracraniano, o que denominamos de hidrocefalia.

Se a produção, circulação e absorção do liquor se mantém controladas, o sistema permanece em equilíbrio, da mesma forma que a água que sai pela torneira é capaz de passar pelo cano de absorção.

Quando se abre mais a torneira (aumenta a produção), muda-se a densidade do líquido ou se tem obstrução de parte do sistema, ocorre um desequilíbrio e consequentemente hidrocefalia (Fig. 15-7).

A hidrocefalia pode ser do tipo comunicante ou não comunicante.

A hidrocefalia não comunicante ou obstrutiva ocorre quando há um bloqueio na circulação do LCR no interior do sistema ventricular, acima do quarto ventrículo, levando a um excessivo acúmulo de liquor que irá resultar em aumento do sistema ventricular retrógrado, aumento da pressão intracraniana e compressão do parênquima cerebral. Dentre as causas comuns, pode-se citar a estenose do aqueduto cerebral, obstrução do forame de Monro por cisticerco, tumores ou cicatricial, hemorragias ou tumores bloqueando o terceiro ventrículo ou até mesmo o quarto ventrículo, além de outros fatores.

A hidrocefalia comunicante ou não obstrutiva ocorre por algum motivo que altere a produção ou absorção liquórica.

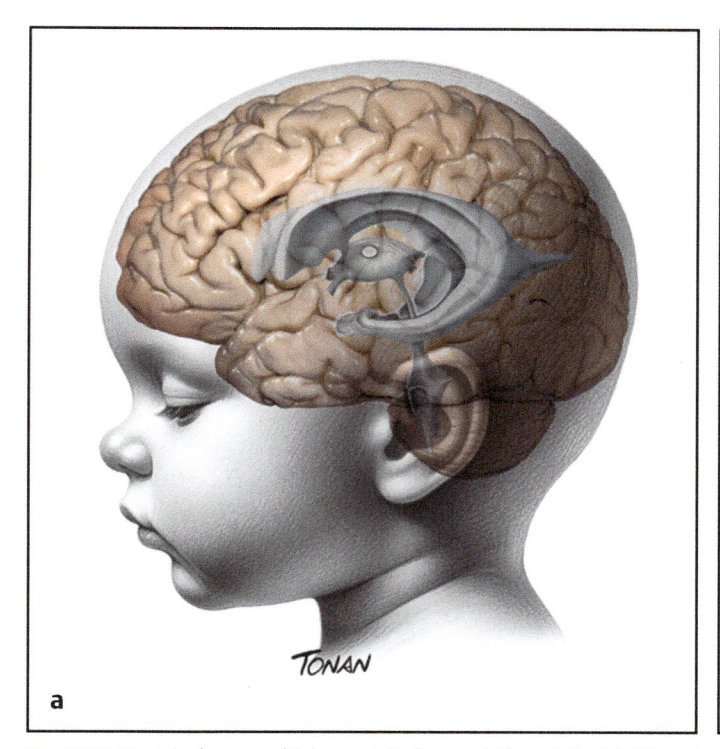
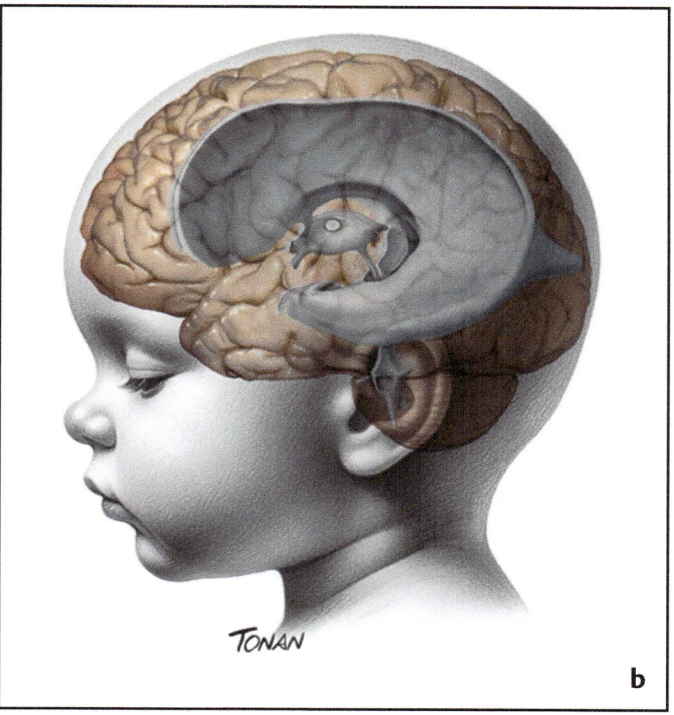

Fig. 15-7. Ventrículo normal (**a**) e ventrículo com hidrocefalia (**b**). (Foto do acervo de ilustrações médicas Tonan/Centro Avançado de Neurologia e Neurocirurgia – CEANNE.)

Dentre as causas, temos os tumores de plexo coroide que podem levar ao aumento da produção liquórica, a alteração da consistência do liquor causada por infecção, inflamação, hemorragia subaracnóidea ou disseminação de células tumorais pelo LCR, que dificultam sua absorção pelas granulações aracnóideas, problemas no sistema venoso como a trombose venosa cerebral que impediria a absorção do LCR pelas granulações aracnóideas que se projetariam para dentro do seio trombosado, dentre outros fatores, inclusive congênitos.

Caso Ilustrativo

D.P.R, 62 anos, com queixa de cefaleia de caráter progressivo associada a períodos de borramento visual (visão turva) e náuseas. Exame de fundo de olho revelou edema da papila do nervo óptico bilateralmente. Em investigação diagnóstica, realizou ressonância magnética encefálica (RM) (Fig. 15-8).

Pelas imagens, é possível observar que há um aumento do sistema ventricular supratentorial, porém observa-se que o

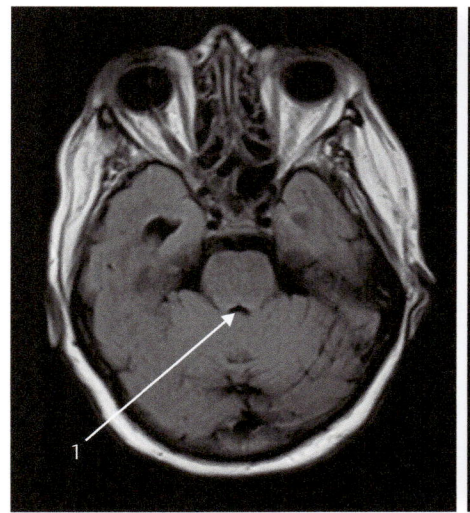
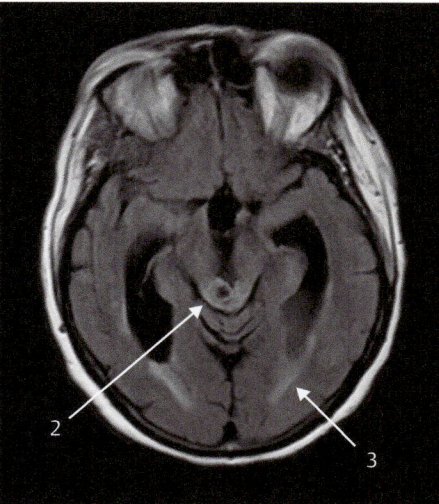
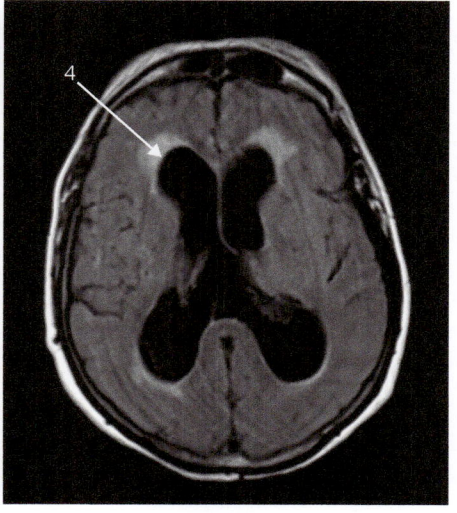

Fig. 15-8. RM de hidrocefalia com presença de IV ventrículo de tamanho normal *(1)* (indicando ser hidrocefalia do tipo "triventricular" obstrutiva) causada por tumor obstruindo o aqueduto cerebral *(2)* e ocasionando dilatação do corno temporal dos ventrículos laterais com transudação ependimária *(3)*, bem como dilatação das demais porções dos ventrículos laterais com transudação ependimária *(4)*. (Fonte: Acervo pessoal do Prof. Samir Ale Bark.)

quarto ventrículo mantém seu tamanho normal. Desta forma, o diagnóstico é hidrocefalia, de provável caráter obstrutivo.

O aumento do volume liquórico, dentro do sistema ventricular, age como se o sistema ventricular exercesse um efeito massa, causando um aumento da pressão intracraniana. Os sintomas dependem da complacência cerebral de cada paciente. Nesse caso, a paciente apresentava cefaleia, alterações visuais e náuseas. Nesta fase, o sistema procura reparar o aumento do volume para tentar manter o equilíbrio, aumentando a drenagem liquórica, nos termos da teoria de Monro-Kellie, onde o sistema busca diminuir o conteúdo venoso e liquórico para compensar, até o ponto em que isso não é mais possível e tem-se um quadro descompensado de hipertensão intracraniana (tríade de cefaleia, náuseas/vômitos e edema de papila), que pode evoluir para sintomas mais graves como rebaixamento do nível de consciência e até mesmo sinais da tríade de Cushing: bradicardia, insuficiência respiratória e hipertensão arterial.

Pela imagem, também é possível observar uma alteração de sinal nas adjacências dos ventrículos, a transudação ependimária, que é um tipo de edema cerebral que ocorre quando há um aumento da pressão intraventricular, caracterizado pelo rompimento do revestimento ependimário, permitindo o extravasamento do LCR para o parênquima cerebral adjacente.

Examinando um corte sagital, observa-se uma lesão de caráter expansivo fazendo a compressão do aqueduto cerebral e consequentemente hidrocefalia, sendo novamente destacado o aumento do sistema ventricular de característica retrógrada à obstrução (Fig. 15-9).

Como tratamento inicial do quadro de hidrocefalia, neste caso, é possível a realização de um novo trajeto para drenagem de LCR, por meio de um procedimento denominado terceiro-ventriculostomia cerebral endoscópica (Fig. 15-10) que abre o assoalho do terceiro ventrículo criando uma comunicação entre o sistema ventricular e as cisternas da base. Esse procedimento é muito útil para hidrocefalias do tipo obstrutivo e evita o paciente colocar uma válvula de drenagem ventriculoperitoneal e ficar dependente dela.

O paciente evoluiu com melhora dos sintomas e o tumor de tecto mesencefálico segue sendo acompanhado com exames de imagem a cada 6 meses.

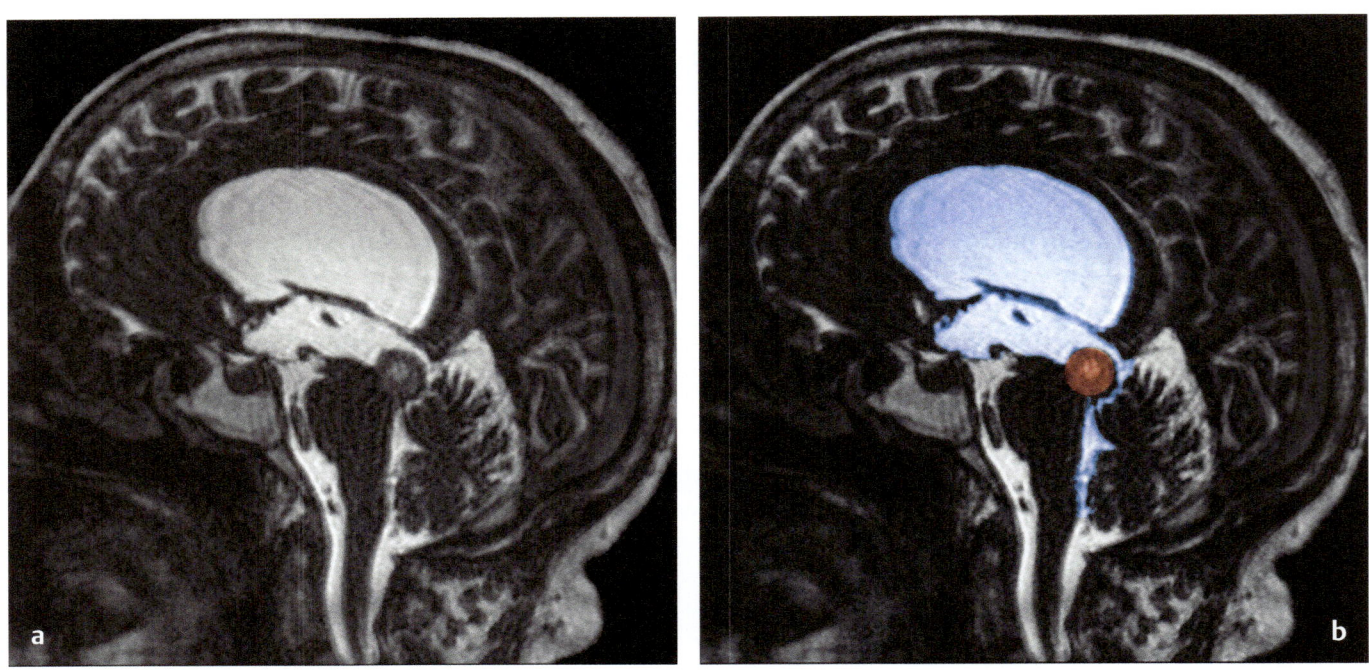

Fig. 15-9. Corte sagital de RM evidenciando dilatação do sistema ventricular acima do ponto de obstrução (em vermelho) e o tamanho normal do quarto ventrículo, caracterizando a hidrocefalia do tipo obstrutiva. A obstrução é causada provavelmente por um glioma do tecto mesencefálico. (Fonte: Acervo pessoal do Prof. Samir Ale Bark.)

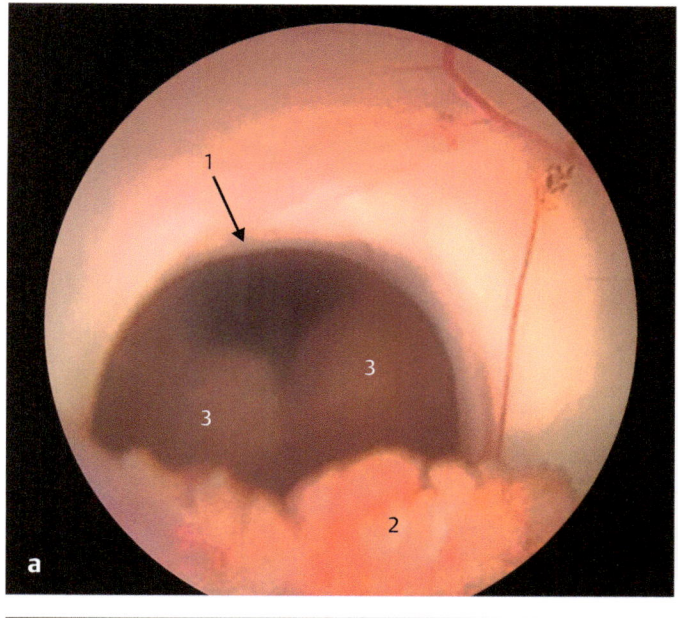

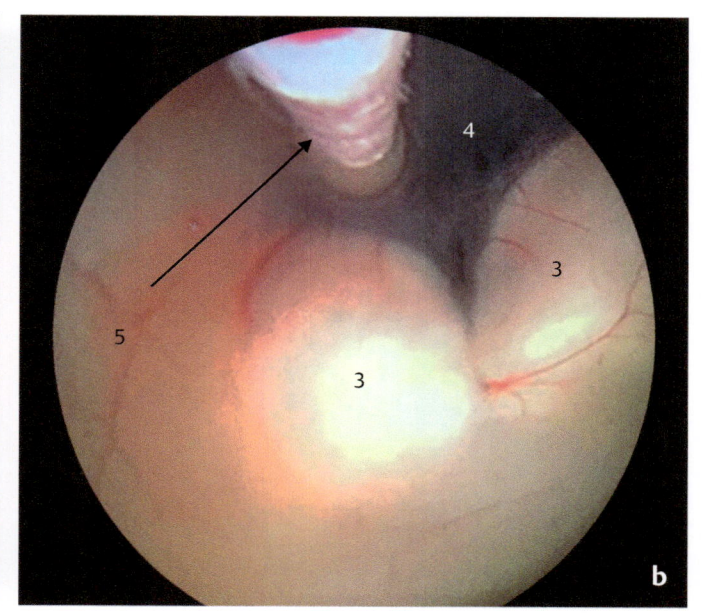

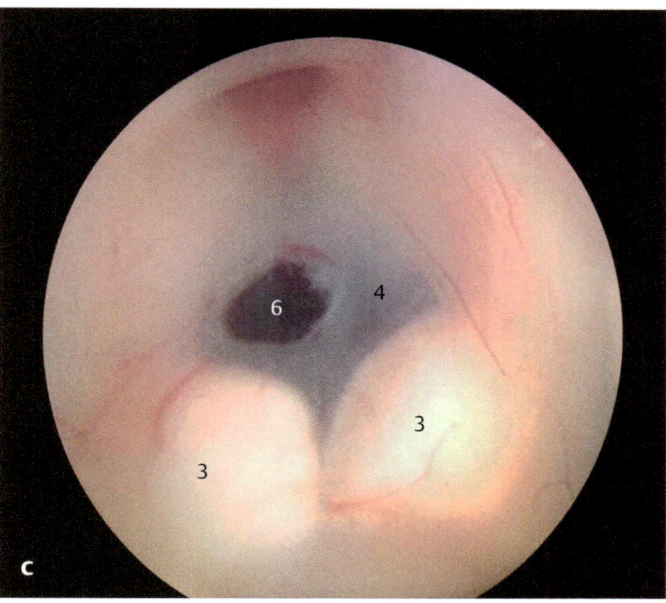

Fig. 15-10. Visão endoscópica no interior do ventrículo lateral (**a**), com visualização do forame intraventricular *(1)*, plexo coroide *(2)* e corpos mamilares *(3)* no interior do III ventrículo. (**b**) Visualização da lâmina terminal *(4)* e a realização da terceiroventriculostomia com cateter de Fogarty *(5)* e (**c**) o resultado da fenestra *(6)* possibilitando um novo trajeto para o fluxo liquórico. (Fonte: Acervo pessoal do Prof. Samir Ale Bark.)

BIBLIOGRAFIA

Brodbelt A, Stoodley M. CSF pathways: A review. British Journal of Neurosurgery. 2007;21(5):510-20.

Dezena A, Juratti TA, Aguiar PHP, Reis RGDR, Oliveira Jr JP, Nyarko OY, et al. Anatomy of the ventricular system: Historical and morphological aspects. Arch Pediatr Neurosurg. 2020;2(1):35-43-11.

Di Stefano N, Ghilardi G, Morini S. The cerebral ventricles in Leonardo's anatomical drawings. The Lancet. 2019;393(10179):1412.

Duque-Parra JE, Barco-Ríos J, García-Aguirre JF. A historical approach to the ventricular system of the brain. Rev Facultad Med. 2017;65(3):473-7.

Mclone DG. The anatomy of the ventricular system. Neurosurgery Clinics of North America. 2004;15(1):33-8.

Mercier P, Bernard F, Delion M. Microsurgical anatomy of the fourth ventricle: Neurochirurgie. 2021 Feb;67(1):14-22.

Rhoton AL Jr. Cerebellum and fourth ventricle: Neurosurgery. 2000 Sep;47(3 Suppl):S7-27.

Rhoton AL Jr. The lateral and third ventricles: Neurosurgery. 2002 Oct;51(4 Suppl):S207-71.

Scelsi CL, Rahim TA, Morris JA, Kramer GJ, Gilbert BC, Forseen SE. The lateral ventricles: A detailed review of anatomy, development, and anatomic variations. Am J Neuroradiol. 2020 Apr;41(4):566-72.

Silva A, Corrêa MJU, Bastos AM. Sistema ventricular. JBNC. 2003;14(2):60-5.

Stratchko L, Filatova I, Agarwal AE, Kanekar S. The ventricular system of the brain: Anatomy and normal variations. Semin Ultrasound CT MR. 2016;37(2):72-83.

Zhang M, Hu X, Wang L. A review of cerebrospinal fluid circulation and the pathogenesis of congenital hydrocephalus. Neuroch Res. 2024;49:1123-36.

CAPÍTULO 16

ANATOMIA DAS ARTÉRIAS INTRACRANIANAS

Saul Almeida da Silva ▪ Eberval Gadelha Figueiredo ▪ Ricardo da Silva Santos ▪ Jorge Mura
Rodrigo Tavares ▪ Gustavo Rassier Isolan

INTRODUÇÃO

As artérias intracranianas desempenham um papel crucial na manutenção do suprimento sanguíneo para o cérebro. Essas estruturas, parte integrante do sistema circulatório cerebral, são responsáveis por fornecer oxigênio e nutrientes essenciais para as células cerebrais. A compreensão detalhada da anatomia dessas artérias é fundamental para diagnosticar e tratar uma variedade de condições neurológicas e cerebrovasculares. Neste capítulo, vamos explorar a anatomia das artérias intracranianas, dividindo-as em dois sistemas principais: circulação anterior (sistema carotídeo) e circulação posterior (sistema vertebrobasilar).

ORIGEM DAS ARTÉRIAS CARÓTIDAS E VERTEBRAIS

As artérias carótidas comuns e vertebrais são fundamentais para o suprimento sanguíneo do encéfalo, desempenhando papéis distintos na vascularização da região. A artéria carótida comum direita tem sua origem no tronco braquiocefálico que nasce diretamente do arco aórtico, enquanto a artéria carótida comum esquerda nasce diretamente do arco aórtico. Ambas as artérias carótidas ascendem pelo pescoço, dividindo-se em artérias carótidas internas e externa ao nível da cartilagem tireoide. As artérias carótidas externas emitem diversos ramos que vão irrigar a região do pescoço e a face bilateralmente, enquanto as artérias carótidas comuns seguem na região cervical sem emitir ramos, adentram no crânio pelo canal carotídeo e vão irrigar as estruturas intracranianas (Fig. 16-1).[1-5]

Por outro lado, as artérias vertebrais direita e esquerda surgem das artérias subclávias bilateralmente, penetrando nas vértebras cervicais através dos forames transversos, e vão ascendendo pelo pescoço para adentrar no crânio através do forame magno. Após isso, elas se unem na base do crânio para formar a artéria basilar, que, por sua vez, é responsável por irrigar áreas cruciais do tronco cerebral e do cerebelo.

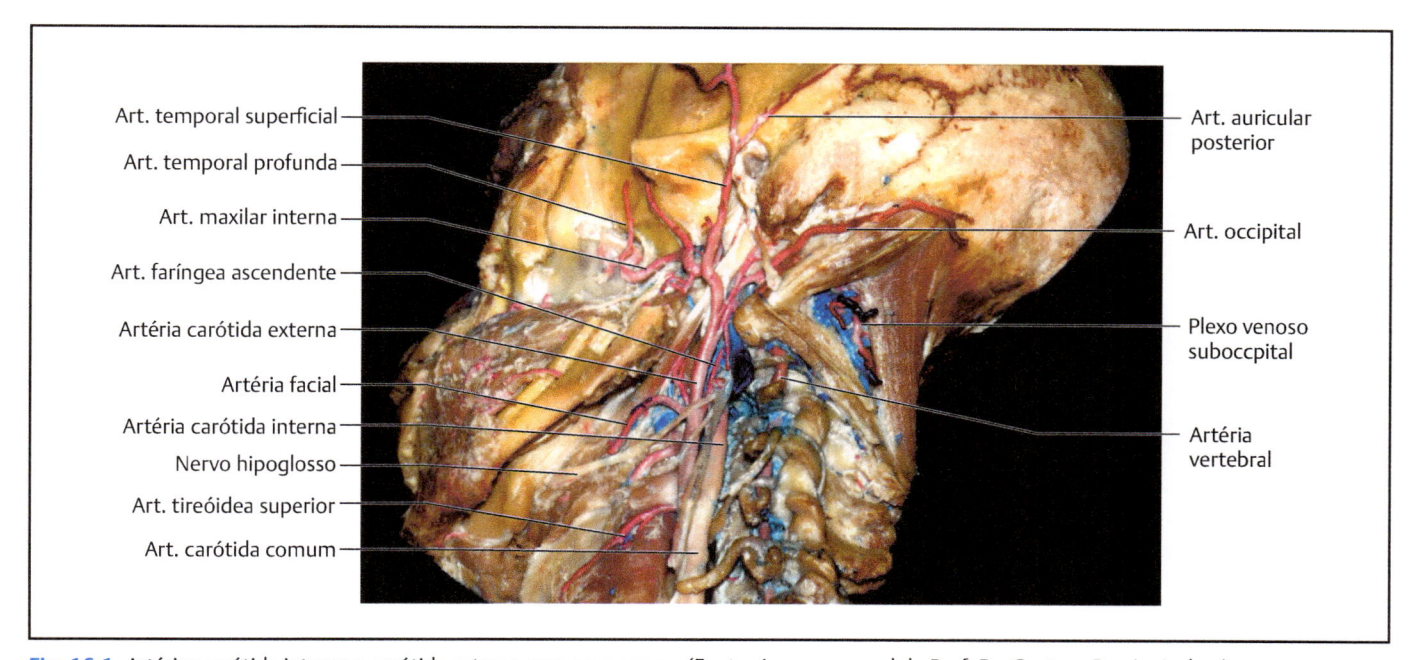

Fig. 16-1. Artérias carótida interna e carótida externa com seus ramos. (Fonte: Acervo pessoal do Prof. Dr. Gustavo Rassier Isolan.)

CIRCULAÇÃO ANTERIOR – SISTEMA CAROTÍDEO

A circulação anterior é predominantemente fornecida pelas artérias carótidas internas, que são ramos diretos das artérias carótidas comuns. Essas artérias são responsáveis por irrigar uma grande parte dos hemisférios cerebrais, incluindo áreas vitais associadas com funções cognitivas e motoras.

Artéria Carótida Interna (ACI)

A artéria carótida interna (ACI) é a principal artéria do sistema carotídeo e é responsável por fornecer sangue para uma ampla área do cérebro, incluindo o córtex cerebral, os gânglios da base e parte do diencéfalo. A ACI é um ramo da artéria carótida comum, originando-se aproximadamente no nível da cartilagem tireoidea. Ela segue um trajeto ascendente, penetrando no crânio através do canal carotídeo do osso temporal.

Após entrar no canal carotídeo, a ACI segue um trajeto intracraniano complexo, formando o sifão carotídeo, uma curva em forma de "S" da artéria dentro do seio cavernoso. A artéria carótida interna emite alguns ramos importantes enquanto mantém uma relação próxima com os nervos cranianos III, IV, V1, V2 e VI, responsáveis por funções visuais, motoras e sensitivas faciais. Após atravessar o seio cavernoso, a artéria carótida interna emite a artéria oftálmica, que segue anteriormente para irrigar o globo ocular e os anexos oculares. Após isso, a artéria segue um trajeto superior e lateral e emite mais dois ramos importantes, a artéria comunicante posterior (que anastomosa com a artéria cerebral posterior) e a artéria coroideia anterior. A artéria carótida interna segue em seu trajeto superior e bifurca-se logo abaixo da substância perfurada anterior, originando as artérias cerebral anterior e cerebral média.[5-9]

Artéria Cerebral Anterior (ACA)

A artéria cerebral anterior (ACA) é um dos ramos terminais da artéria carótida interna e é responsável pela irrigação de partes significativas dos lobos frontais e parietais. Originando-se da ACI, a ACA segue um trajeto medial, passando entre os hemisférios cerebrais através da fissura inter-hemisférica. A ACA faz uma curva e acompanha o corpo caloso em toda sua extensão posterior. Ao longo de seu curso, a ACA emite ramos que fornecem sangue para regiões mediais do córtex cerebral, desde a região frontal até o sulco parietoccipital, contribuindo para funções como a cognição e o controle motor, principalmente, dos membros inferiores (Fig. 16-2).

Artéria Cerebral Média (ACM)

A artéria cerebral média (ACM) é outro ramo terminal da artéria carótida interna e é responsável por irrigar uma porção considerável dos lobos temporais e parietais. Após sua origem na ACI a ACM segue um trajeto lateral, através da fissura silviana e geralmente se bifurca ao nível do limen da ínsula, formando um tronco superior e um inferior. Percorrendo a superfície externa dos hemisférios cerebrais, a ACM emite diversos ramos que penetram profundamente nos sulcos corticais, fornecendo sangue para áreas corticais localizadas na face lateral do encéfalo. Irriga áreas importantes como a área motora, área somestésica e as áreas da fala (Figs. 16-3 a 16-7).

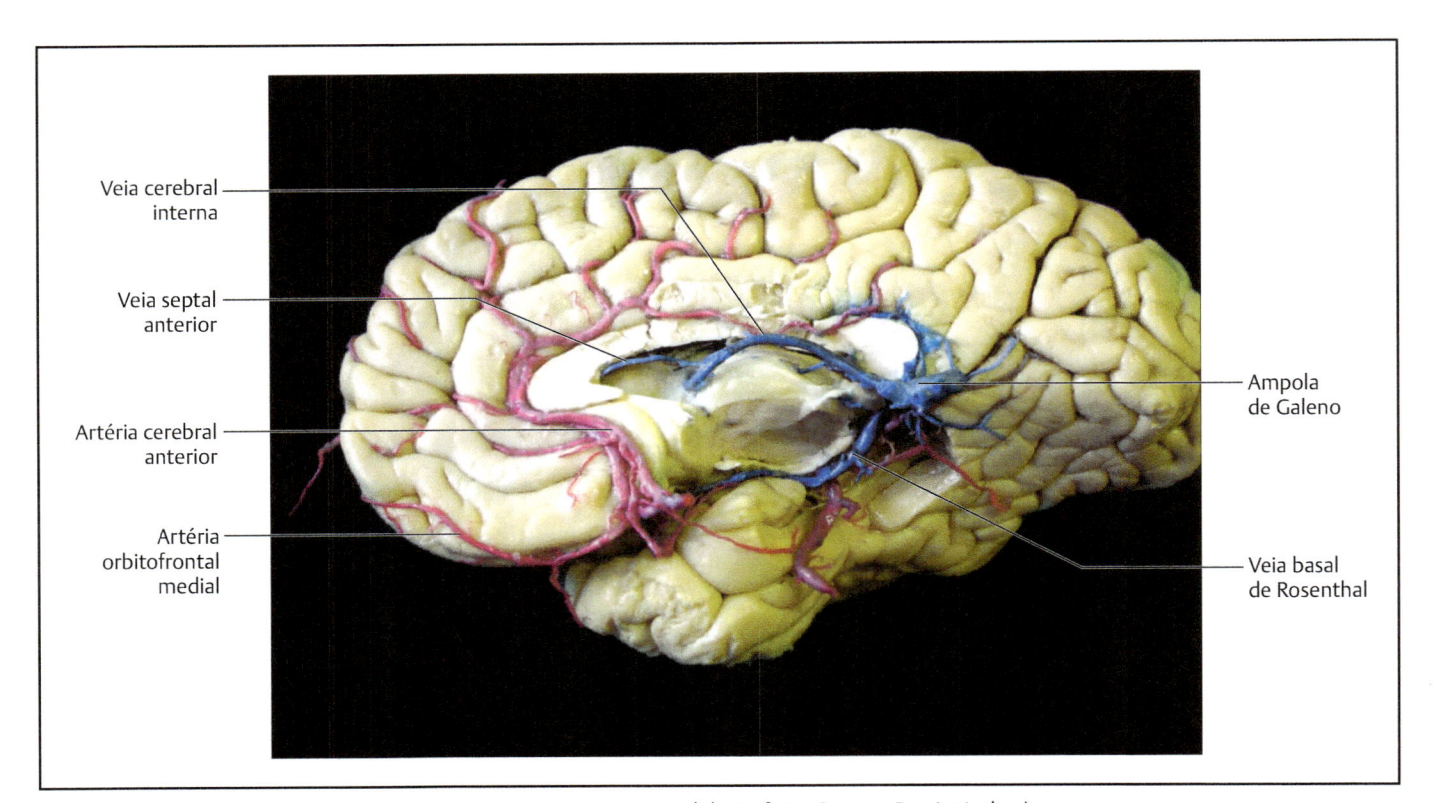

Veia cerebral interna

Veia septal anterior

Artéria cerebral anterior

Artéria orbitofrontal medial

Ampola de Galeno

Veia basal de Rosenthal

Fig. 16-2. Anatomia da artéria cerebral anterior. (Fonte: Acervo pessoal do Prof. Dr. Gustavo Rassier Isolan.)

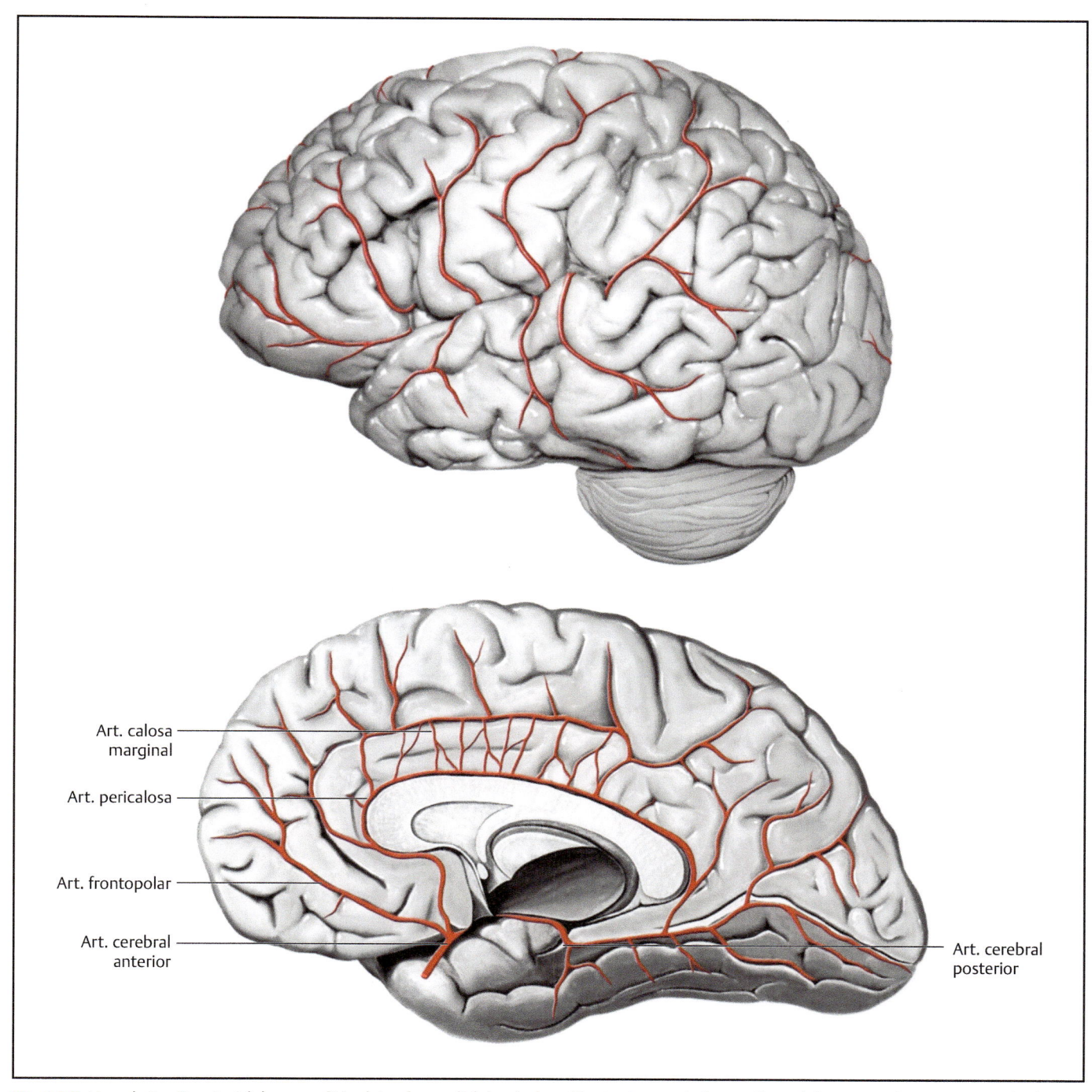

Fig. 16-3. Vascularização arterial das superfícies lateral e medial do cérebro. (Fonte: Acervo de ilustrações médicas Tonan/Centro Avançado de Neurologia e Neurocirurgia – CEANNE.)

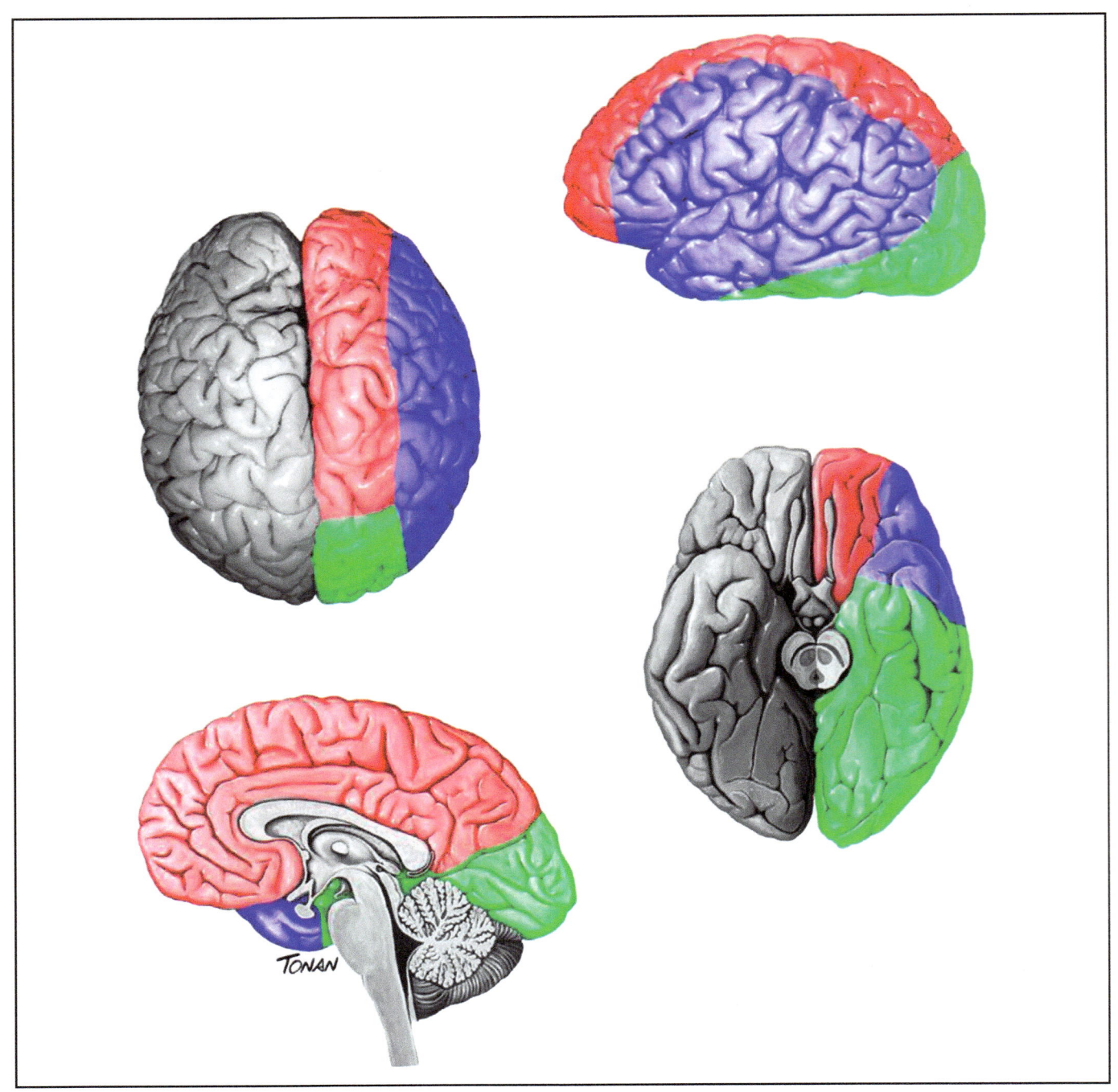

Fig. 16-4. Padrão de vascularização das principais artérias supratentoriais. (Fonte: Acervo de ilustrações médicas Tonan/Centro Avançado de Neurologia e Neurocirurgia – CEANNE.)

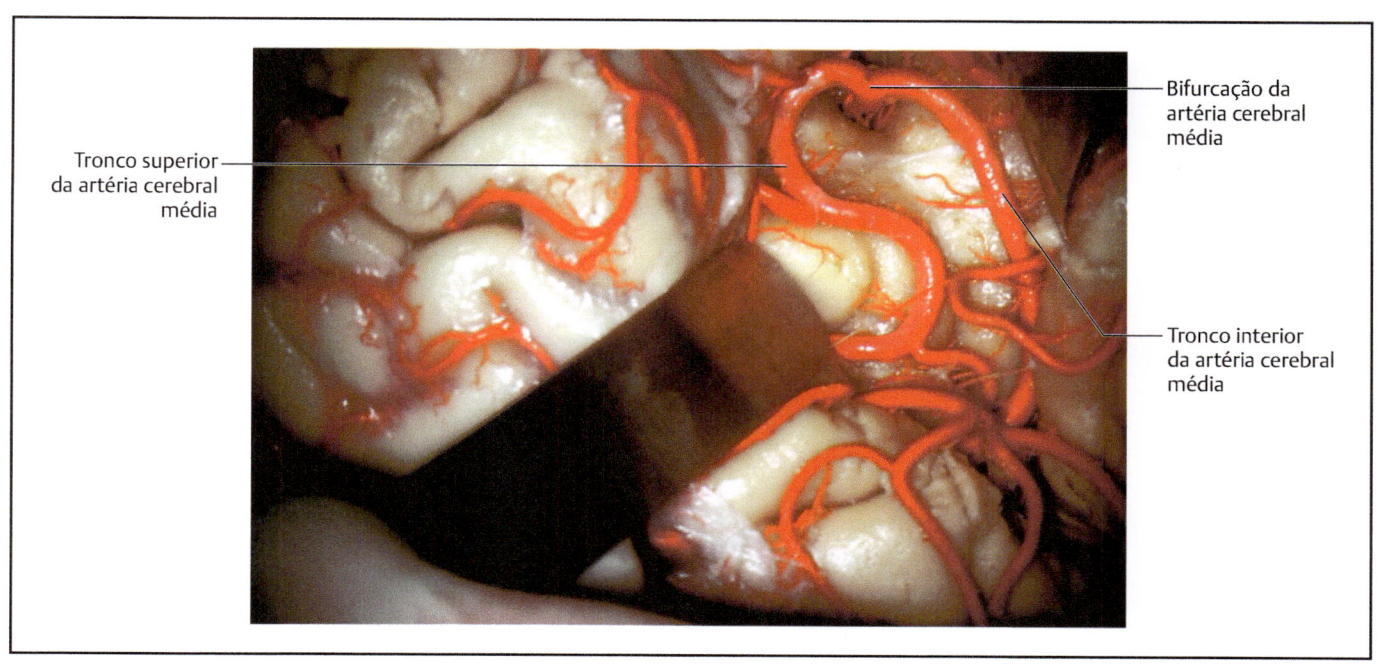

Tronco superior da artéria cerebral média

Bifurcação da artéria cerebral média

Tronco interior da artéria cerebral média

Fig. 16-5. Anatomia microcirurgia da bifurcação da artéria cerebral média. (Fonte: Acervo pessoal do Prof. Dr. Gustavo Rassier Isolan.)

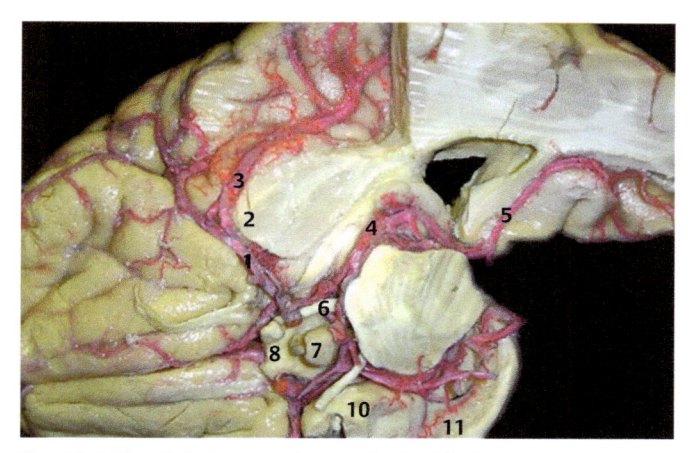

Fig. 16-6. Vista inferior: *1.* artéria cerebral média (segmento M1) com ramos perfurantes (artéria lentículo-estriadas), *2.* limen de insula, *3.* artéria cerebral média (segmento M2), *4.* artéria cerebral posterior, *5.* artéria calcarina, *6.* nervo oculomotor, *7.* glândula pituitária, *8.* quiasma óptico, *9.* artéria carótida interna, *10.* úncus, *11.* giro denteado. (Fonte: Acervo pessoal do Prof. Dr. Gustavo Rassier Isolan.)

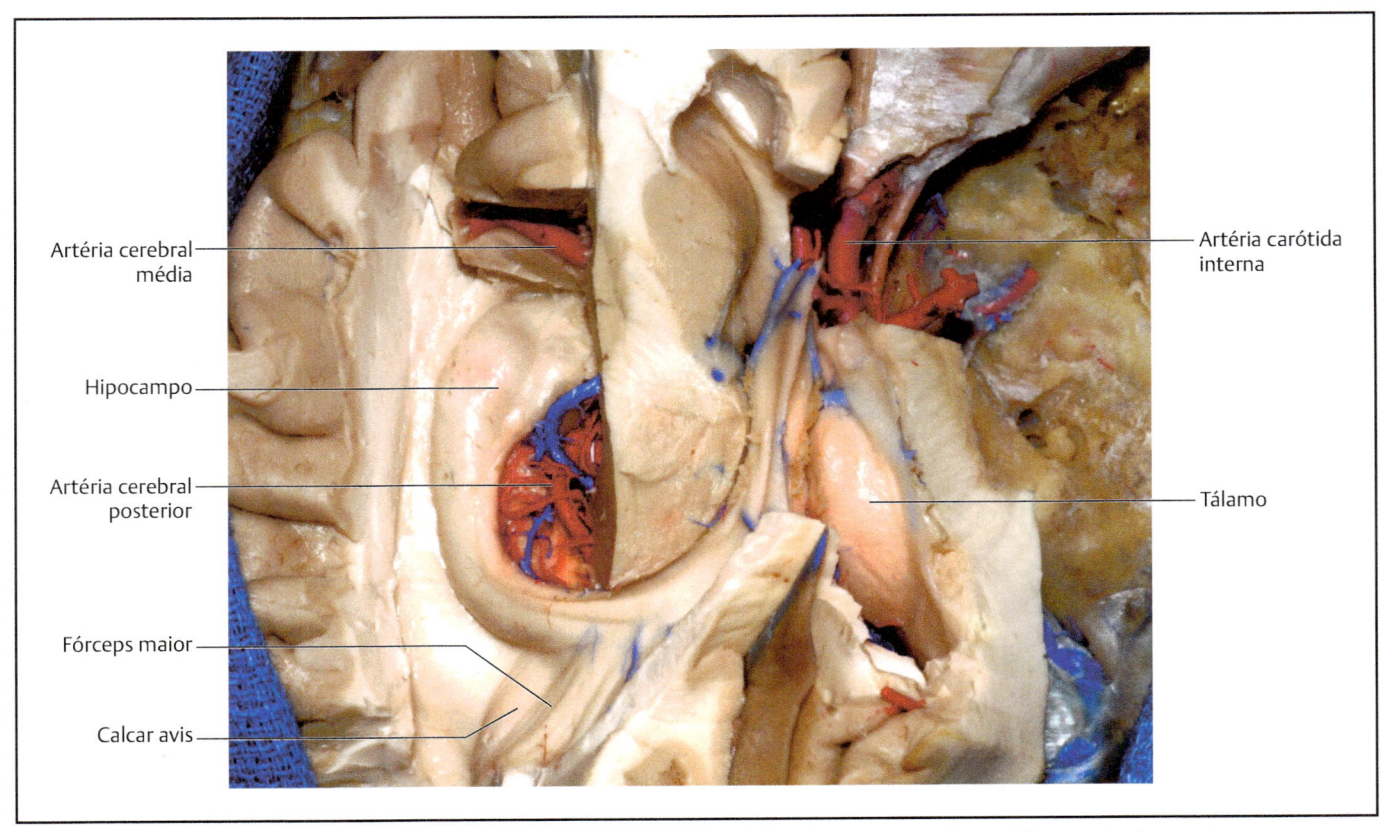

Artéria cerebral média

Hipocampo

Artéria cerebral posterior

Fórceps maior

Calcar avis

Artéria carótida interna

Tálamo

Fig. 16-7. Dissecção avançada das estruturas cerebrais evidenciando as artérias carótida interna, cerebral média e cerebral posterior e suas relações com as estruturas cerebrais. (Fonte: Acervo pessoal do Prof. Dr. Gustavo Rassier Isolan.)

CIRCULAÇÃO POSTERIOR – SISTEMA VERTEBROBASILAR

A circulação posterior é predominantemente fornecida pelas artérias vertebrais, que se fundem para formar a artéria basilar. Essas estruturas são essenciais para fornecer sangue para o tronco encefálico, o cerebelo e partes do lobo occipital.

Artérias Vertebrais

As artérias vertebrais são os principais vasos sanguíneos do sistema vertebrobasilar e são responsáveis por fornecer sangue para uma porção significativa do tronco encefálico e do cerebelo. Elas se originam das artérias subclávias e ascendem pelo pescoço, penetrando nos forames transversos das vértebras cervicais (Fig. 16-8). As artérias vertebrais penetram no crânio através do forame magno, contornam o tronco cerebral lateralmente e fundem-se na linha média para formar a artéria basilar. Os principais ramos emitidos pelas artérias vertebrais são a artéria cerebelar posteroinferior, responsável pela irrigação da face lateral do bulbo e face inferior do cerebelo, e a artéria espinhal anterior, responsável pela irrigação da parte anterior da medula espinhal cervical.

Artéria Basilar

A artéria basilar é o principal vaso sanguíneo do sistema vertebrobasilar e é formada pela fusão das artérias vertebrais (Fig. 16-9), o nível da ponte (Fig. 16-10). Ela se estende ao longo da face anterior do tronco encefálico, fornecendo sangue para estruturas como o bulbo, a ponte e o mesencéfalo. A artéria basilar emite numerosos ramos ao longo de seu curso, que irrigam áreas específicas do tronco encefálico e do cerebelo, desempenhando um papel crucial na regulação das funções vitais e do equilíbrio.

Dentre seus principais ramos estão as artérias cerebelares anteroinferiores, responsáveis pela irrigação da face anterior do cerebelo e parte da ponte, e as artérias cerebelares superiores, responsáveis pela irrigação de parte do mesencéfalo e face superior. Ao final do seu trajeto ascendente, a artéria basilar bifurca-se ao nível da substância perfurada posterior formando as artérias cerebrais posteriores, que se direcionam posteriormente, contornando os pedúnculos cerebrais e mesencéfalo. As artérias cerebrais posteriores são responsáveis pela irrigação da face inferior do lobo temporal e lobo occipital, sendo de suma importância para a área da visão.

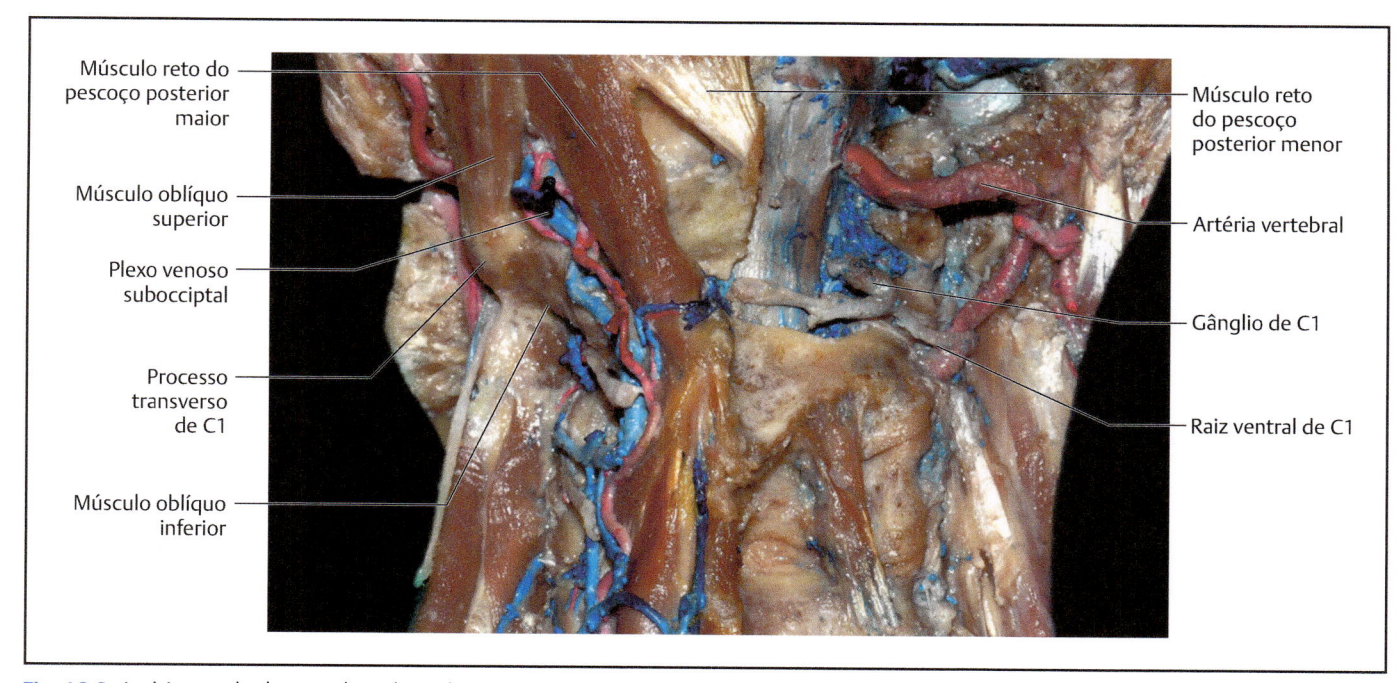

Fig. 16-8. Artéria vertebral entrando na base do crânio. (Fonte: Acervo pessoal do Prof. Dr. Gustavo Rassier Isolan.)

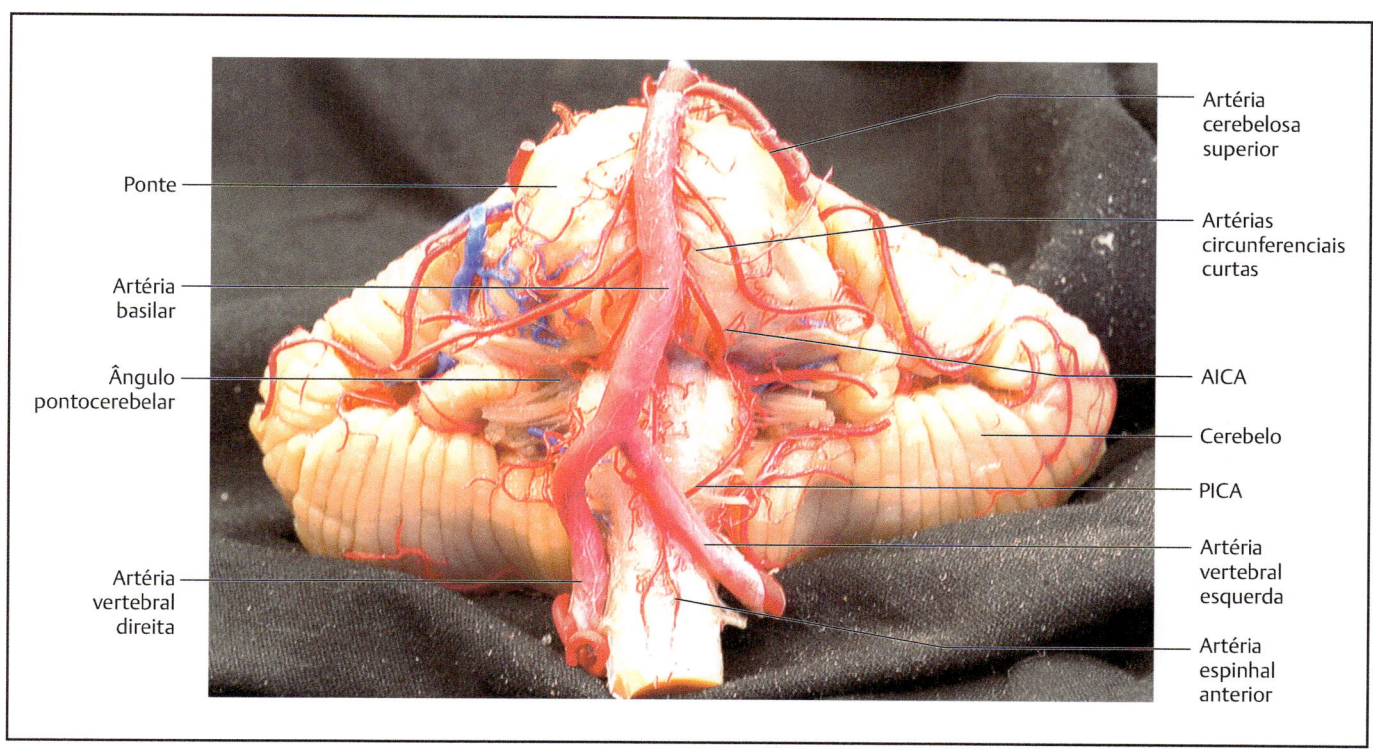

Fig. 16-9. As duas artérias vertebrais formam a artéria basilar na linha média. (Fonte: Acervo pessoal do Prof. Dr. Gustavo Rassier Isolan.)

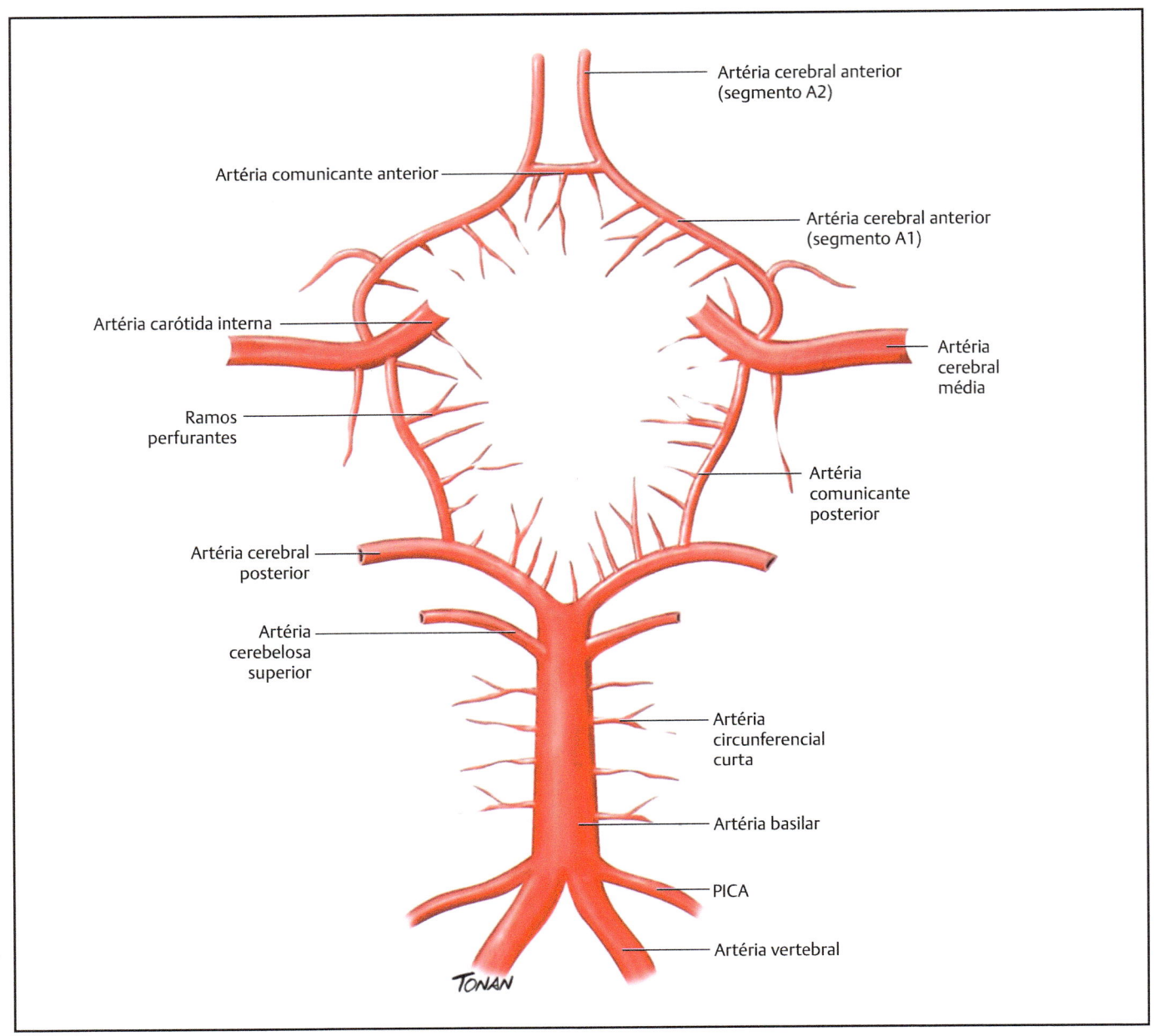

Artéria cerebral anterior
(segmento A2)

Artéria comunicante anterior

Artéria cerebral anterior
(segmento A1)

Artéria carótida interna

Artéria
cerebral
média

Ramos
perfurantes

Artéria
comunicante
posterior

Artéria cerebral
posterior

Artéria
cerebelosa
superior

Artéria
circunferencial
curta

Artéria basilar

PICA

Artéria vertebral

TONAN

Fig. 16-10. O polígono de Willis. (Fonte: Acervo de ilustrações médicas Tonan/Centro Avançado de Neurologia e Neurocirurgia – CEANNE.)

POLÍGONO DE WILLIS

O polígono de Willis (Fig. 16-10), também conhecido como círculo arterial do cérebro ou circulação colateral intracraniana, é uma estrutura vascular intracraniana crucial que consiste em um anel anastomótico de artérias, localizado na base do cérebro. Este polígono é formado pela anastomose (conexão) das seguintes artérias: as artérias cerebrais anteriores, conectadas pela artéria comunicante anterior, e as artérias carótidas internas e cerebrais posteriores, conectadas através das artérias comunicantes posteriores. A função primordial do polígono de Willis é fornecer uma via alternativa para o fluxo sanguíneo cerebral no caso de obstrução em uma das principais artérias cerebrais. Quando há um bloqueio em uma artéria cerebral, o polígono de Willis permite que o sangue seja desviado de forma eficaz para áreas do cérebro que, de outra forma, seriam privadas de oxigênio e nutrientes. Isso ajuda a prevenir danos cerebrais graves em emergências, como acidentes vasculares cerebrais isquêmicos, garantindo assim uma perfusão cerebral adequada e mantendo a função neurológica. Portanto, o polígono de Willis desempenha um papel vital na regulação do fluxo sanguíneo cerebral e na preservação da integridade do tecido cerebral em condições adversas.

CASO ILUSTRATIVO

Paciente feminina, 60 anos, admitida com 6 horas de evolução (fora da janela terapêutica para trombólise endovenosa) com quadro de alteração da fala e perda de força a esquerda. Ao exame, apresentava-se consciente, pupilas isocóricas e fotorreagentes, com disartria, negligência do hemicorpo à esquerda e hemiplégica à esquerda, sem alterações de nervos cranianos. Tomografia de crânio apresentou discreto apagamento dos sulcos cerebrais da ínsula a direita, e ressonância magnética evidenciou restrição à difusão no território irrigado pela artéria cerebral média do lado direito, confirmando o diagnóstico de AVC isquêmico (Fig. 16-11). Paciente evoluiu com piora do quadro clínico, que foi estabilizado com cuidados em unidade de terapia intensiva. Paciente recebeu alta com déficits neurológicos severos e segue fazendo reabilitação em seu domicílio.

Esse caso ilustra o desfecho do AVC isquêmico mais observado na maioria dos pacientes que dão entrada nas emergências dos hospitais. Com as campanhas de prevenção de fatores de risco para AVC (controle da hipertensão arterial, diabetes, obesidade, dislipidemia, tabagismo e sedentarismo) e a criação da unidades de AVC com o uso de trombólise endovenosa para casos de AVC que cheguem ao hospital em até 4,5 horas do início dos sintomas, ou embolectomia (remoção do coágulo de dentro da artéria) por cateterismo arterial (pode ser realizado em até 24 horas, dependendo do caso), o desfecho destes pacientes tem melhorado sensivelmente.

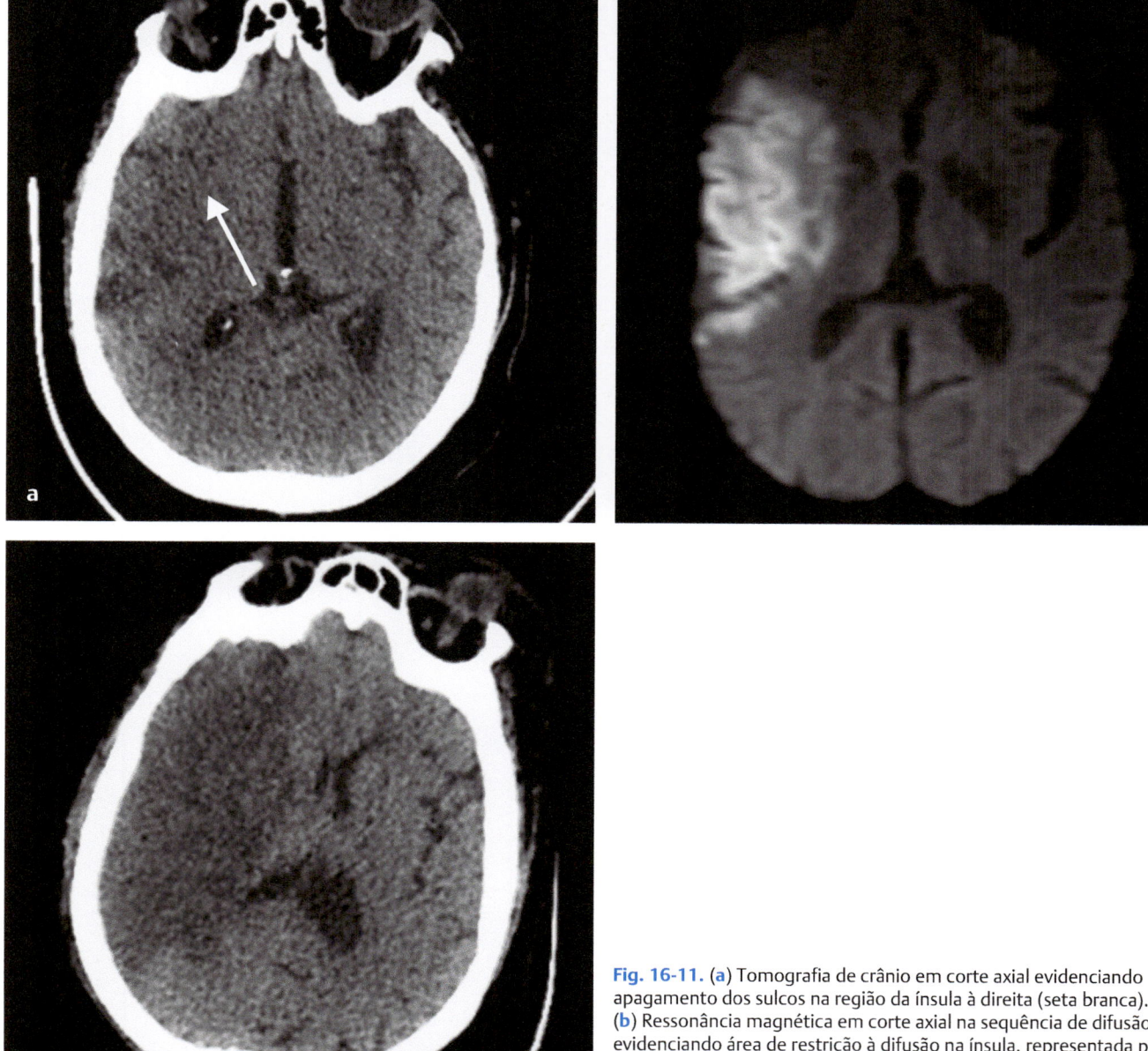

Fig. 16-11. (a) Tomografia de crânio em corte axial evidenciando apagamento dos sulcos na região da ínsula à direita (seta branca). **(b)** Ressonância magnética em corte axial na sequência de difusão evidenciando área de restrição à difusão na ínsula, representada por hipersinal (área mais branca). **(c)** Tomografia de crânio, oito dias após a admissão, observando melhor delimitação da área isquêmica, área hipodensa (mais escura).

CASO ILUSTRATIVO

Paciente masculino de 47 anos de idade com perda visual progressiva da visão no olho direito. Investigação com exames de imagem revelaram aneurisma gigante não roto de artéria carótida interna intracerebral (Fig. 16-12). Foi discutido com equipe multidisciplinar e chegou-se à conclusão de que o aneurisma deveria ser tratado com clipagem microcirúrgica após *bypass* arterial comunicando a carótida externa com a cerebral média, em caso de necessidade de oclusão da ACI no intraoperatório, evitando assim uma isquemia cerebral catastrófica. A cirurgia foi realizada, o aneurisma tratado, e a visão do paciente retornou ao normal.

CONCLUSÃO

A compreensão da anatomia das artérias intracranianas, tanto da circulação anterior quanto da posterior, é essencial para o diagnóstico e tratamento de uma variedade de condições neurológicas e cerebrovasculares.[10,11] Essas estruturas desempenham um papel vital na manutenção do suprimento sanguíneo para o cérebro, garantindo o funcionamento adequado das diversas regiões cerebrais. Portanto, um conhecimento detalhado dessa anatomia é fundamental para os profissionais da área da saúde, especialmente para aqueles envolvidos no cuidado de pacientes com distúrbios cerebrais.

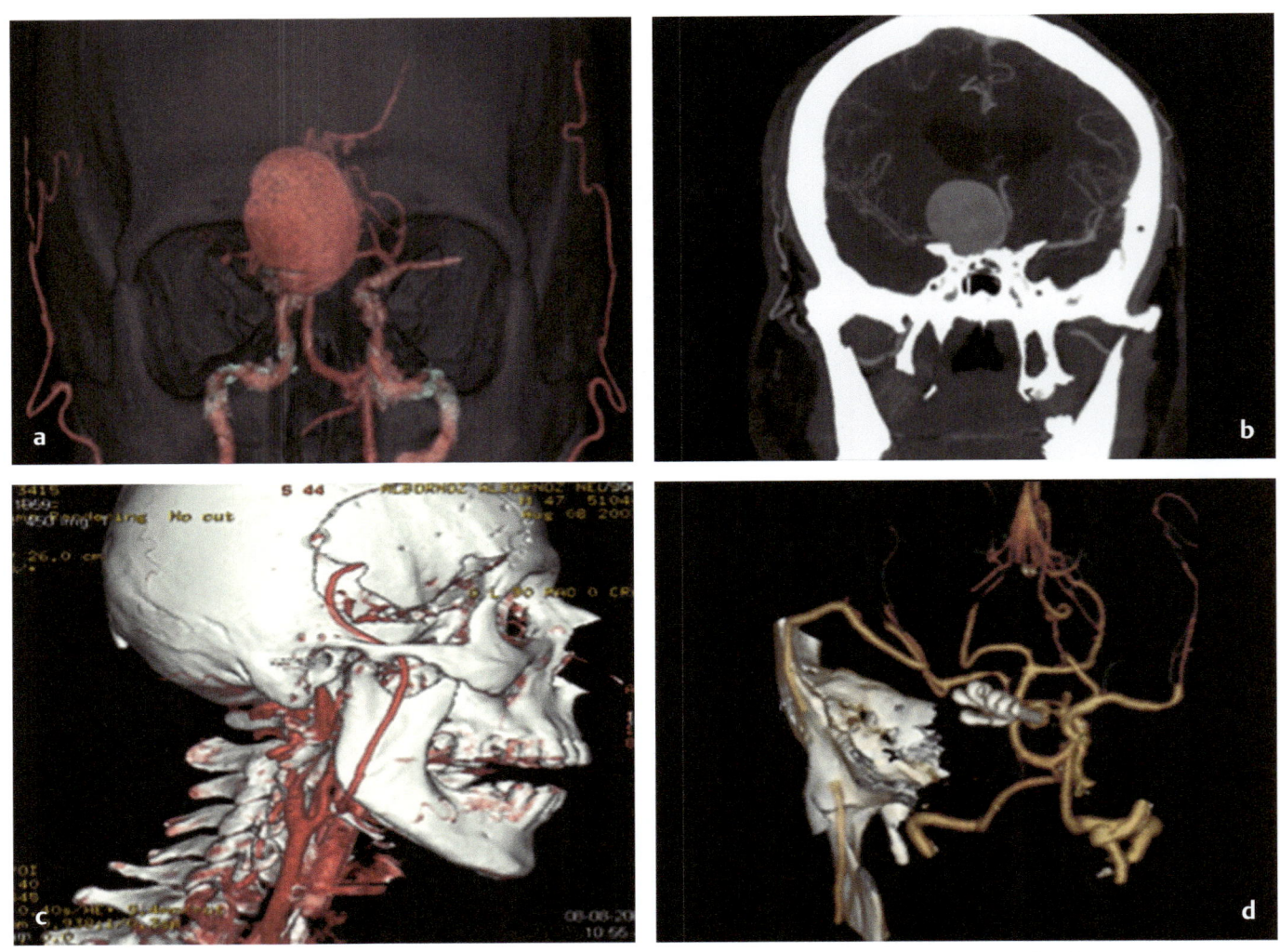

Fig. 16-12. (a,b) Angiotomografia cerebral evidenciando aneurisma gigante de artéria carótida interna. Angiotomografia pós-operatória com reconstrução evidenciando a posição do *bypass* de artéria radial saindo de ramo da artéria carótida externa, passando sob o arco zigomático e adentrando na cavidade craniana (**c**) para anastomosar-se na artéria cerebral média (**d**). Observam-se clipes cirúrgicos com oclusão total do aneurisma. (Fonte: Acervo pessoal do Prof. Dr. Jorge Mura.)

REFERÊNCIAS BIBLIOGRÁFICAS

1. Standring S. (Ed.). Gray's anatomy: The anatomical basis of clinical practice. Elsevier Health Sciences; 2016.
2. Netter FH. Atlas de anatomia humana. 7. ed. GEN Guanabara Koogan; 2018.
3. Moore KL, Dalley AF, Agur AM. Anatomia orientada para a clínica. 8ª ed. Guanabara Koogan; 2019.
4. Machado A. Neuroanatomia funcional. 4. ed. Editora Atheneu; 2022.
5. Isolan GR, Pereira AH, de Aguiar PHP, Antunes ACM, Mousquer JP, Pierobon MR. Anatomia microcirúrgica das artérias infratentoriais: um estudo estereoscópico. J Vasc Bras. 2012;11(2):114-22.
6. Isolan GR, Pereira AH, de Aguiar PHP, Antunes ACM, Mousquer JP, Pierobon MR. Anatomia microcirúrgica da artéria carótida externa: um estudo estereoscópico . J Vasc Bras. 2012;11(1):3-11.
7. Isolan GR, Stefani MA, Schneider FL, Claudino HA, Yu YH, Choi GG, et al. Hippocampal vascularization: Proposal for a new classification. Surg Neurol Int. 2020 Nov 6;11:378.
8. Isolan GR, Marrone ACH, Marrone LCP, Stefani MA, da Costa JC, Telles JPM, et al. Vascularization of the uncus - Anatomical study and clinical implications. Surg Neurol Int. 2021 Aug 9;12:393.
9. Mura J, Cuevas JL, Riquelme F, Torche E, Julio R, Isolan GR. Use of superior thyroid artery as a donor vessel in extracranial-intracranial revascularization procedures: a novel technique. J Neurol Surg B Skull Base. 2014 Dec;75(6):421-6.
10. Yoshikawa MH, Rabelo NN, Telles JPM, Barbosa GB, Barbato NC, Coelho ACSDS, et al. Microsurgery versus embolization: different risk factors for short-and long term outcomes of patients with ruptured aneurysms. Acta Cir Bras. 2022 Nov 28;37(8):e370806.
11. Figueiredo EG, Tavares WM, Rhoton AL Jr, de Oliveira E. Nuances and technique of the pretemporal transcavernous approach to treat low-lying basilar artery aneurysms. Neurosurg Rev. 2010 Apr;33(2):129-35; discussion 135.

CAPÍTULO 17

VASCULARIZAÇÃO VENOSA DO SISTEMA NERVOSO CENTRAL

Jander Moreira Monteiro ▪ Beatriz Silva Iemes ▪ Ricardo da Silva Santos ▪ Gustavo Rassier Isolan

INTRODUÇÃO

A drenagem venosa do sistema nervoso central (SNC) é desempenhada pelo trabalho conjunto de veias profundas e superficiais, que paulatinamente conduzem o sangue venoso até os seios da dura-máter, para que chegue nas veias jugulares internas, saindo da cavidade craniana. Uma parte menor da drenagem venosa do SNC é realizada indiretamente pelas veias da face (oftálmica, maxilar, facial, angular etc.), mas que foge ao escopo desse capítulo.

Os seios da dura-máter estão localizados entre camadas da dura-máter. Pode-se dividir a porção de dura-máter sobrejacente aos hemisférios cerebrais e ao tronco-encefálico em duas camadas distintas: 1. camada meníngea externa (ou perióstica), unida ao osso, e 2. camada meníngea interna (meníngea). Os seios da dura-máter encontram-se entre as camadas perióstica e meníngea da dura-máter. A confluência do sangue venoso primeiramente nos seios da dura-máter é de suma importância, uma vez que eles funcionam como canais de baixa pressão para que o fluxo de sangue venoso possa retornar à circulação sistêmica.

Veias procedentes da região extracraniana também desembocam nos seios da dura-máter, e podem ser responsabilizadas, em certos cenários clínicos, pelo alastramento de infecções para as estruturas intracranianas.

REGULAÇÃO ATIVA DA CIRCULAÇÃO VENOSA

Comumente, as veias encefálicas caracterizam-se por serem mais volumosas do que as artérias, possuindo ainda duas outras peculiaridades: são praticamente desprovidas de camadas musculares e de válvulas.

Assim, devido a tais condições anatômicas, faltam componentes essenciais para a regulação dinâmica da circulação venosa encefálica, em que há a ação de três forças de suma relevância para o seu correto funcionamento:

- *Aspiração da cavidade torácica*: as pressões subatmosféricas da cavidade torácica praticam papel fundamental em tal regulação, sobretudo no início do movimento inspiratório.
- *Força da gravidade*: a força da gravidade configura um mecanismo de auxílio no retorno venoso encefálico, uma vez que o mesmo se faz a favor da gravidade, sendo a razão pela qual a presença de válvulas no interior das veias não serem essenciais nas veias cerebrais.
- *Força pulsátil das artérias*: configura-se como mecanismo morfofuncional de auxílio à circulação venosa encefálica de

retorno de alta eficácia, uma vez que tais artérias encontram-se em pulsação contínua, em um ambiente fechado (neurocrânio). Ao nível do seio cavernoso encontramos uma perspectiva anatômica que torna tal fator ainda mais eficiente: no seio cavernoso acentuam-se as pressões devido à força expansiva da artéria carótida interna, que se encontra no interior dele.

Desta forma, devido a conjunturas anatômicas, como a presença de leito venoso encefálico de maior dimensão em relação ao arterial e maior capacidade de extensão, a circulação venosa encefálica tem um fluxo consideravelmente mais lento do que o fluxo arterial.

As variações anatômicas nas veias do encéfalo são mais frequentes do que no sistema arterial, assim como suas possíveis anastomoses, o que é importante por viabilizar a drenagem em diferentes sentidos no caso da ocorrência de obstruções venosas patológicas.

A drenagem venosa do encéfalo é dividia didaticamente em dois sistemas: o sistema venoso superficial (Figs. 17-1 a 17-5) e o sistema nervoso profundo (Figs. 17-6 a 17-9).

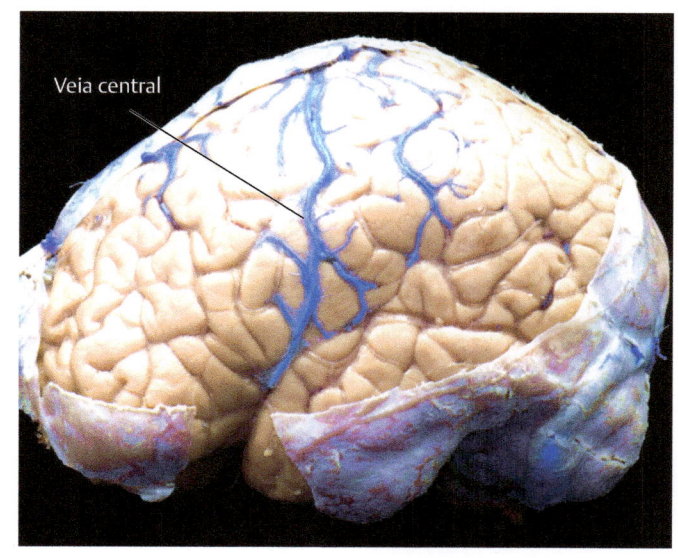

Fig. 17-1. Veias de drenagem da superfície lateral do cérebro com padrão de drenagem venosa pela veia anastomótica superior (Trollard). (Fonte: Acervo pessoal do Prof. Dr. Gustavo Rassier Isolan.)

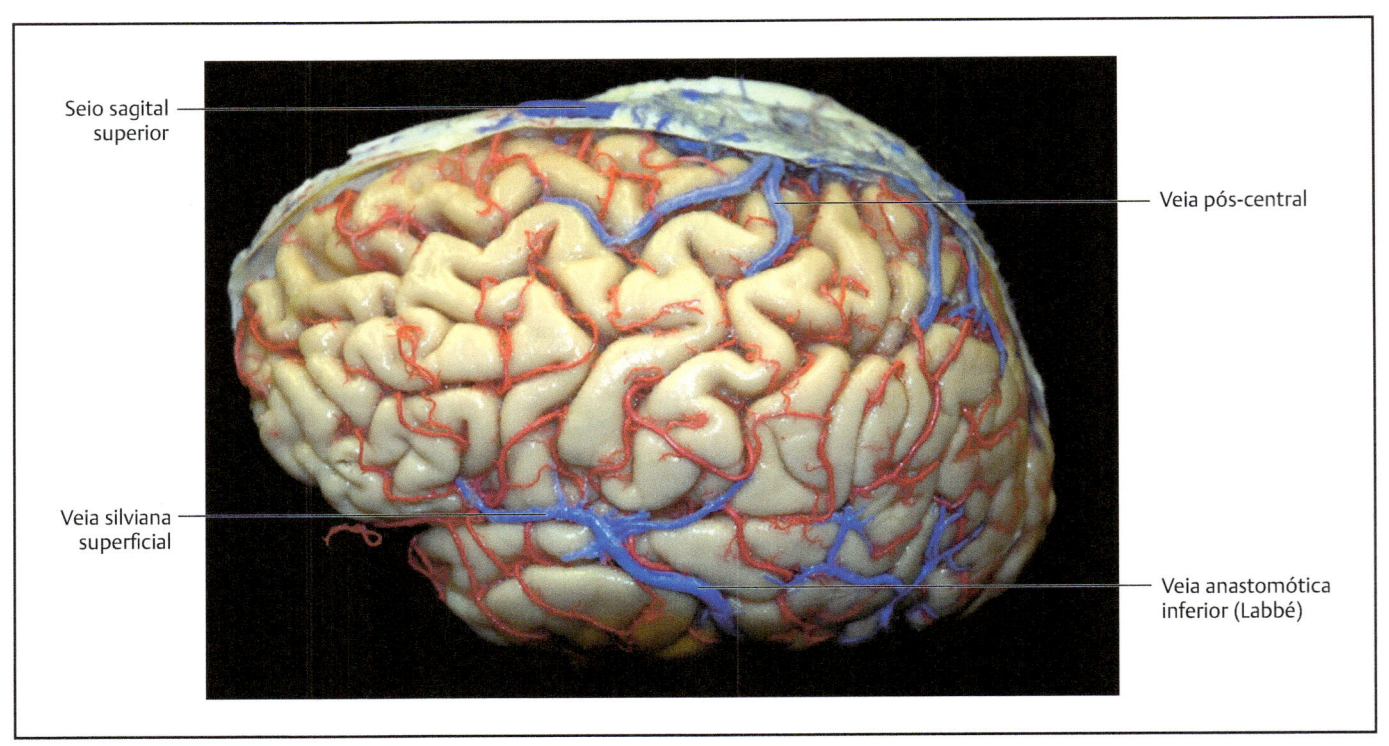

Seio sagital superior

Veia pós-central

Veia silviana superficial

Veia anastomótica inferior (Labbé)

Fig. 17-2. Vascularização venosa do encéfalo (superfície lateral do cérebro). (Fonte: Acervo pessoal do Prof. Dr. Gustavo Rassier Isolan.)

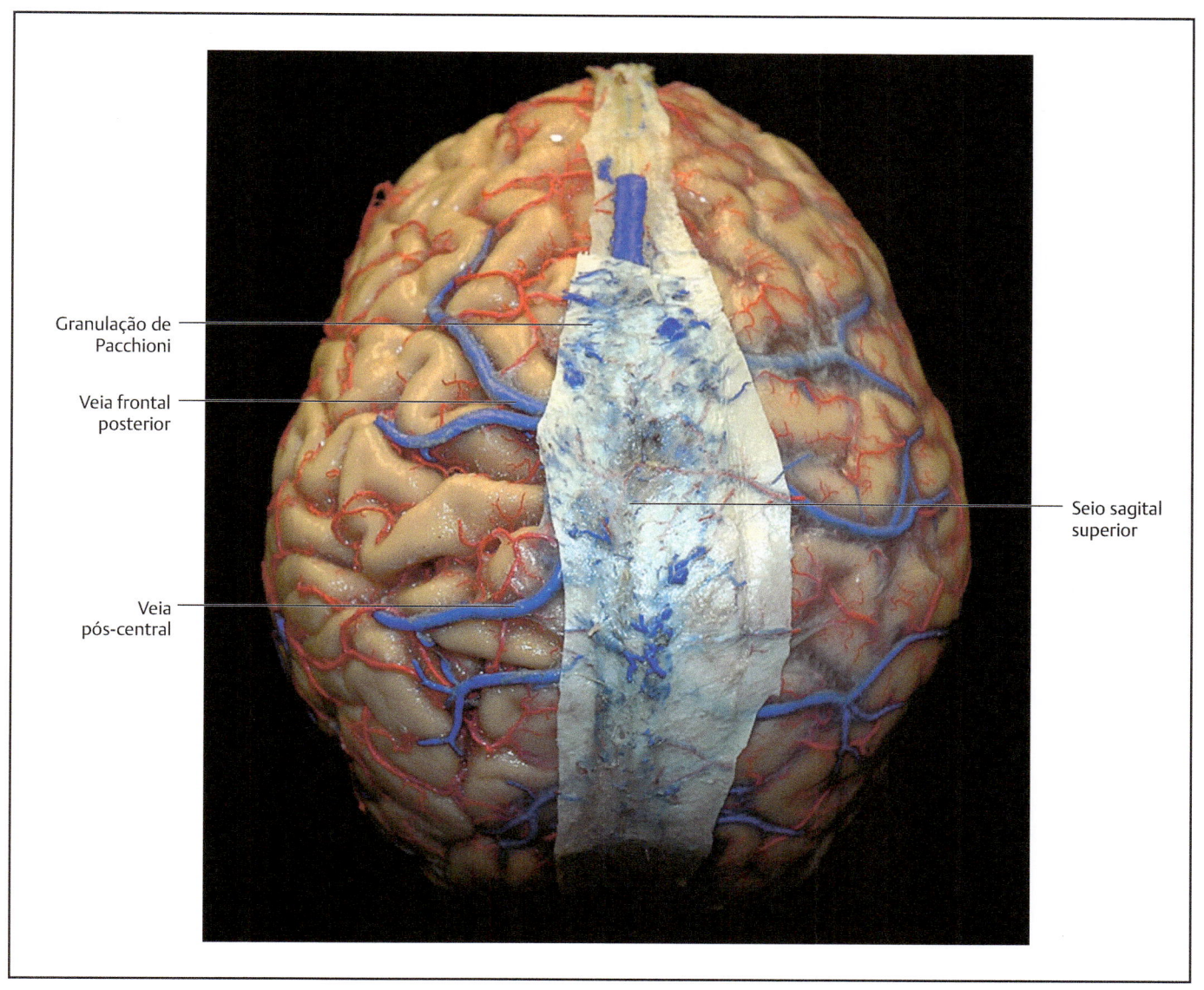

Fig. 17-3. Vascularização venosa do encéfalo (superfície do cérebro, visão superior). (Fonte: Acervo pessoal do Prof. Dr. Gustavo Rassier Isolan.)

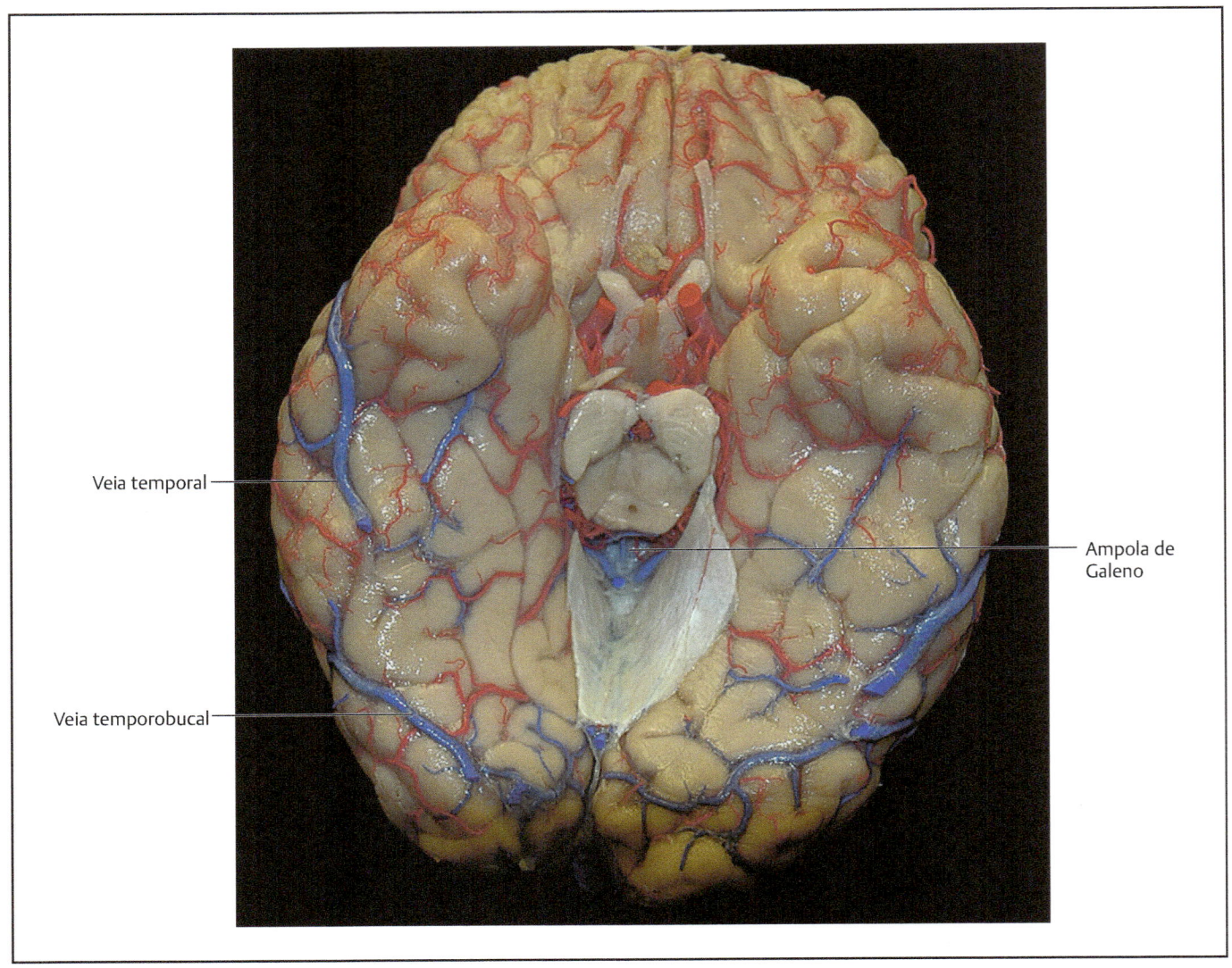

Fig. 17-4. Vascularização venosa do encéfalo (superfície basal do cérebro). (Fonte: Acervo pessoal do Prof. Dr. Gustavo Rassier Isolan.)

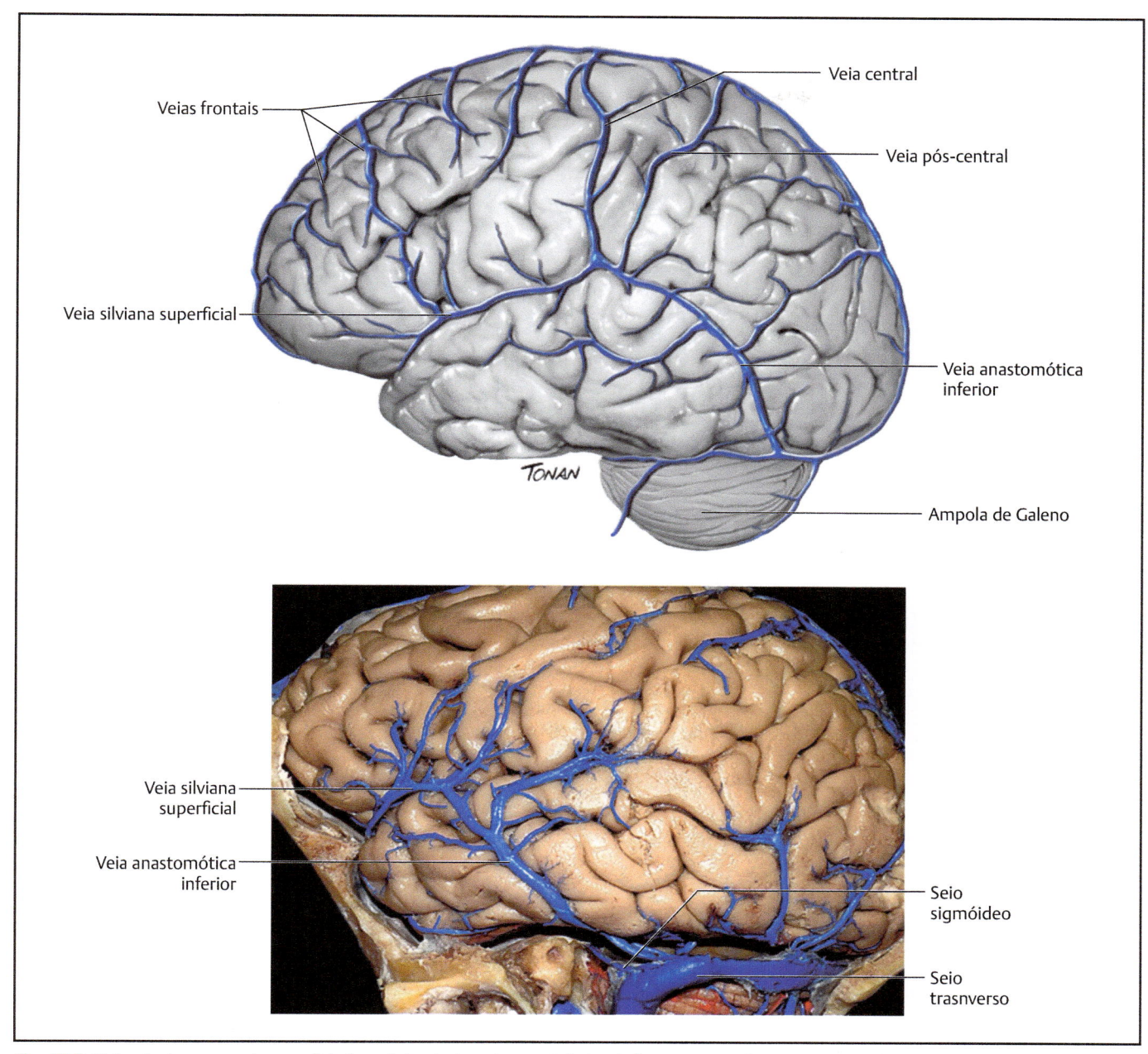

Fig. 17-5. Veias de drenagem da superfície lateral do cérebro. A parte inferior da figura mostra dissecção com padrão de drenagem venosa pela veia anastomótica inferior (Labbé). (Fonte: Acervo pessoal do Prof. Dr. Gustavo Rassier Isolan.)

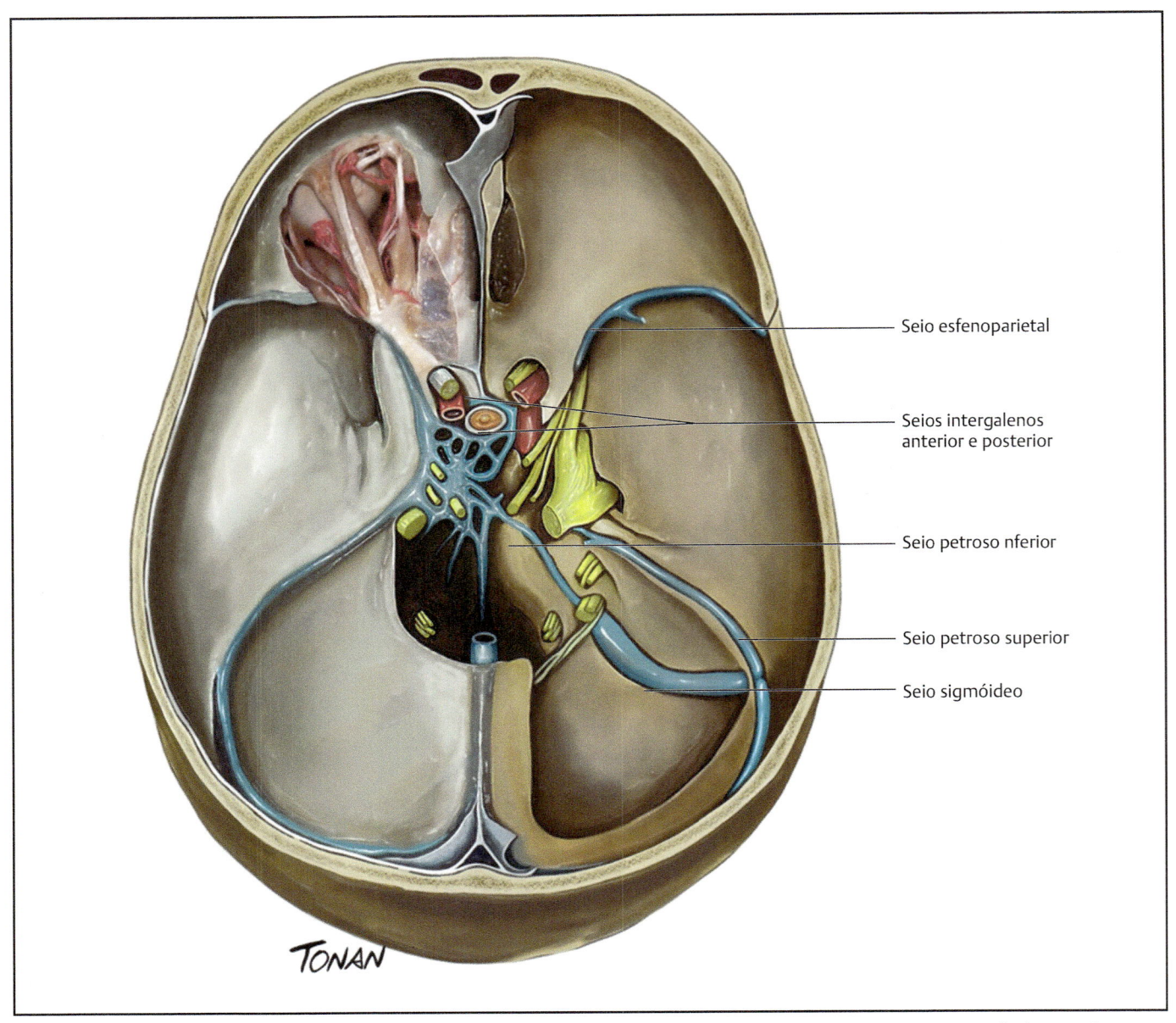

Seio esfenoparietal

Seios intergalenos anterior e posterior

Seio petroso nferior

Seio petroso superior

Seio sigmóideo

Fig. 17-6. Drenagem venosa dos seios durais da base do crânio. (Foto do acervo de ilustrações médicas Tonan/Centro Avançado de Neurologia e Neurocirurgia – CEANNE.)

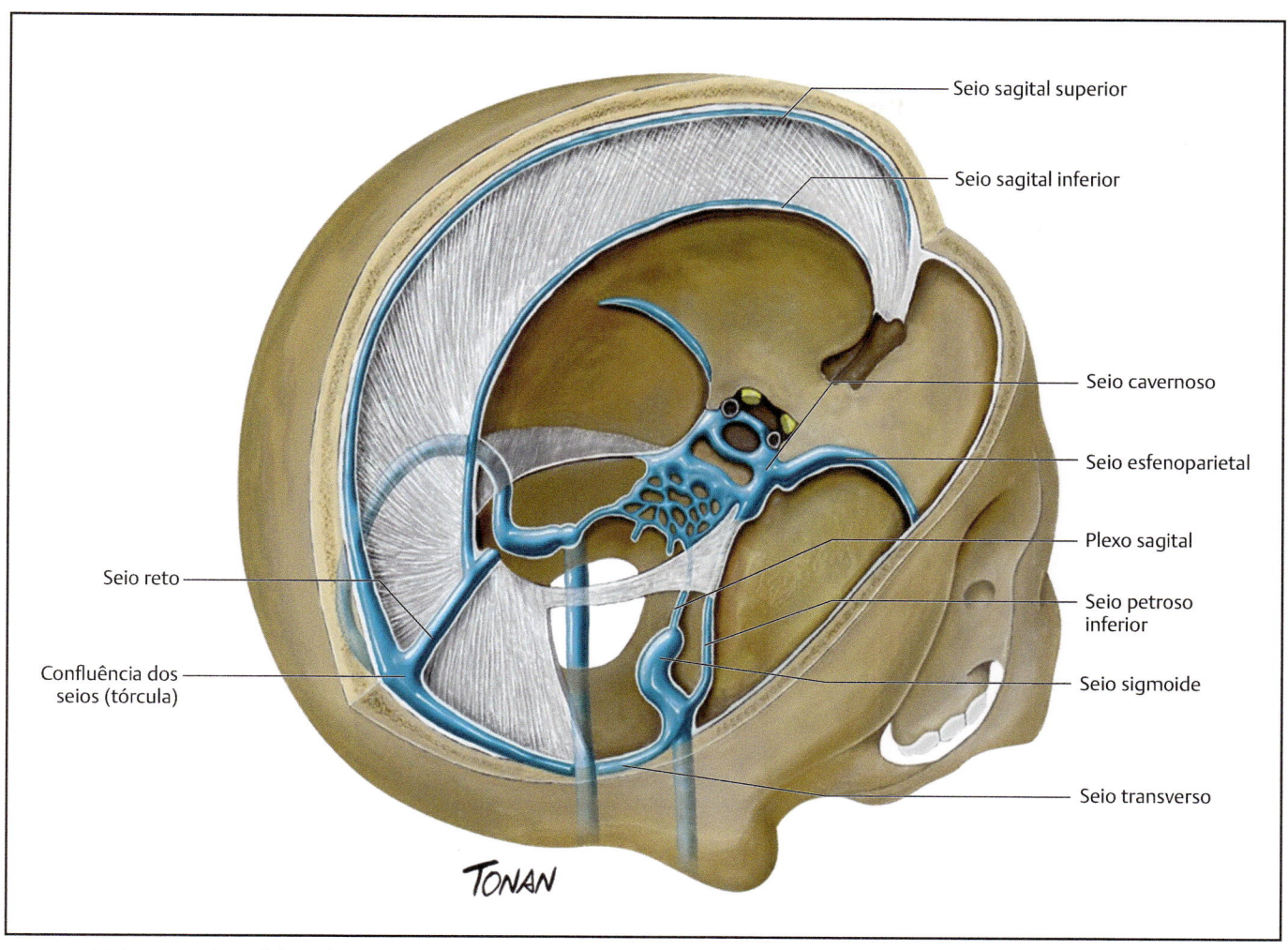

Fig. 17-7. Visão posterolateral do padrão de drenagem venosa dos seios durais. (Foto do acervo de ilustrações médicas Tonan/Centro Avançado de Neurologia e Neurocirurgia (CEANNE).)

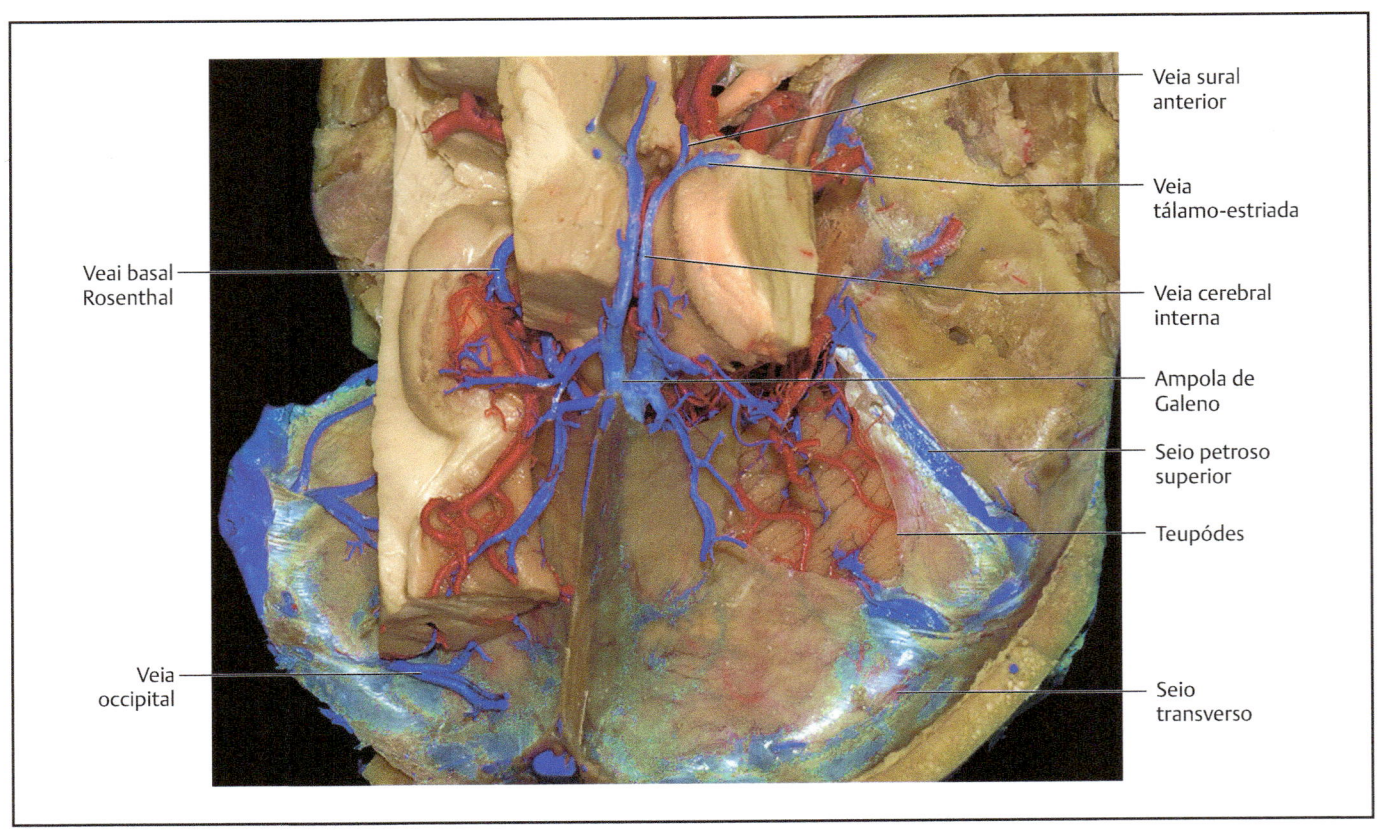

Veia sural anterior

Veia tálamo-estriada

Veia cerebral interna

Ampola de Galeno

Seio petroso superior

Teupódes

Seio transverso

Veai basal Rosenthal

Veia occipital

Fig. 17-8. Dissecção avançada evidenciando a confluência da drenagem cerebral profunda para a ampola de Galeno. (Fonte: Acervo pessoal do Prof. Dr. Gustavo Rassier Isolan.)

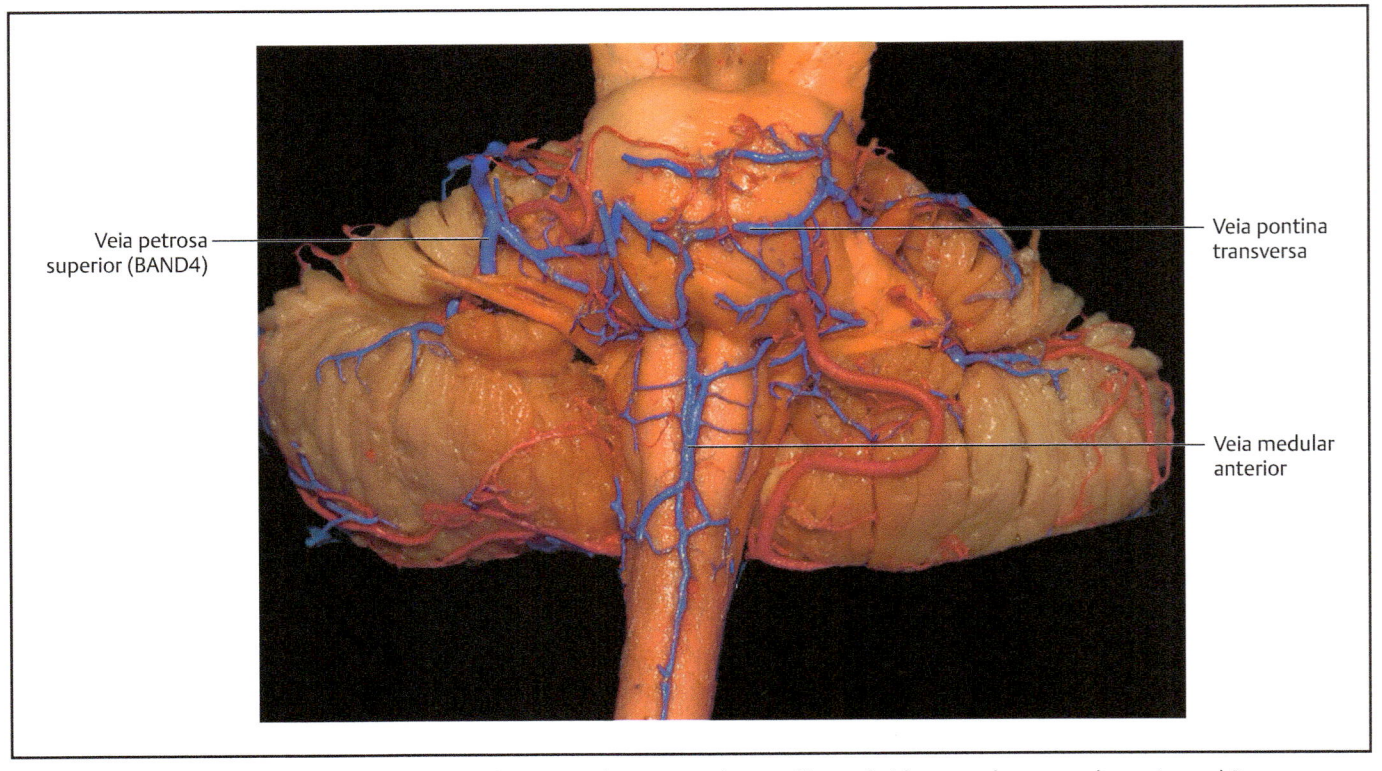

Veia petrosa superior (BAND4)

Veia pontina transversa

Veia medular anterior

Fig. 17-9. Visão anterior do tronco cerebral e cerebelo. As veias foram injetadas com látex colorido em azul para ressaltar o rico padrão anastomótico das veias da fossa posterior. (Fonte: Acervo pessoal do Prof. Dr. Gustavo Rassier Isolan.

SISTEMA VENOSO SUPERFICIAL

As veias cerebrais superficiais drenam os seios sagitais superior e inferior. O seio sagital superior cursa ao longo da linha média, na margem superior da foice do cérebro. Já o seio sagital inferior transcorre ao longo da margem inferior dela. Estas veias são responsáveis pela drenagem sanguínea do córtex e da substância branca subjacente. As veias formadoras de tal sistema, preliminarmente pequenas, agrupam-se por meio de anastomoses na superfície do cérebro, formando estruturas venosas de maior calibre, que desembocam nos seios da dura-máter. As principais veias do sistema venoso superficial são as seguintes:

- *Veias cerebrais superficiais superiores*: variam em número entre 10 e 15, realizam a drenagem da face medial e da metade superior da face dorsolateral de cada hemisfério, dirigindo-se e desembocando no seio sagital superior.
- *Veias cerebrais inferiores*: encontradas em grande número, realizam a drenagem da metade inferior da face dorsolateral e das superfícies basais dos hemisférios, desembocando nos seios petroso superior e cavernoso (seios da base).
- *Veia cerebral média superficial* (*ou silviana superficial*): vaso constante, que se encontra no sulco lateral (fissura silviana) na face lateral do hemisfério cerebral, recebendo tributárias da superfície lateral dos lobos temporal e frontal no seu trajeto até desembocar no seio esfenoparietal ou no seio cavernoso.
- *Veia anastomótica superior* (*de Trolard*): responsável pela comunicação entre a veia cerebral média superficial e o seio sagital superior.
- *Veia anastomótica inferior* (*de Labbé*): responsável pela comunicação da veia cerebral média superficial com o seio transverso.
- *Veias emissárias*: algumas das veias emissárias originam-se no couro cabeludo e na face, atravessam o crânio e atingem o seio sagital superior. Já as veias emissárias parietais e occipitais desembocam na confluência dos seios. Por fim, as veias emissárias mastóideas drenam para o seio transverso. As veias emissárias constituem potenciais vias para o alastramento de processos infecciosos (empiemas ou abscessos cerebrais) que se originam na face e no couro cabeludo.

SISTEMA VENOSO PROFUNDO

As veias cerebrais profundas são responsáveis pela drenagem da substância branca e das estruturas cerebrais profundas, como corpo estriado, cápsula interna e diencéfalo. É formado pelas seguintes veias:

- *Veia talamoestriada*: situada entre o núcleo caudado e o tálamo, dirige-se anteriormente no sulco talamoestriado, e é responsável pela drenagem do sangue proveniente da cápsula interna, do corpo estriado e de parte da comissura do corpo caloso.
- *Veia septal*: formada por alguns ramos vindos do septo pelúcido, é responsável pela drenagem do sangue da área septal.
- *Veia coróidea*: identificada na fissura coróidea (corredor anatômico está entre o tálamo e fórnix) e é responsável pela drenagem do sangue oriundo do plexo coroide do ventrículo lateral.

- *Veia cerebral interna*: formada ao nível do forame interventricular (forame de Monro) pela confluência da **veia talamoestriada**, **veia coróidea** e **veia septal**, e corre posteriormente ao nível do teto do terceiro ventrículo para desembocar na ampola de Galeno (veia cerebral magna).
- *Veia basal* (*de Rosenthal*): responsável pela drenagem da face medial do lobo temporal, realiza anastomose com o sistema venoso superficial pelas veias cerebrais médias profunda e superficial e culmina na **veia cerebral magna**.
- *Veia cerebral magna* (*de Galeno*): considerado o vaso de principal importância do sistema venoso profundo, caracteriza-se como veia ímpar, mediana, e de maior calibre em relação às anteriores, por onde ocorre a afluência de quase todo o sangue do sistema venoso profundo. É formada pela convergência das veias cerebrais internas, veia basal de Rosental e veias occipitais internas, e apresenta trajeto superoposterior, circundando posteriormente o esplênio do corpo caloso e finalizando seu percurso no seio reto, que também recebe o sangue venoso proveniente do seio sagital inferior.

VEIAS INFRATENTORIAIS

As veias infratentoriais drenam as estruturas localizadas abaixo da tenda do cerebelo e possuem uma rica rede anastomótica. As principais são:

- *Veia pré-central do cerebelo*: realiza a drenagem da parte anterior e superior do vérmis cerebelar, desembocando na veia magna.
- *Veias superior e inferior do vérmis*: responsáveis pela drenagem do sangue venoso do vérmis cerebelar ao seio reto.
- *Veias hemisféricas*: incumbidas da drenagem dos hemisférios cerebelares em direção aos seios transverso e reto.
- *Veia petrosa superior* (*veia de Dandy*)/*complexo venoso petroso superior*: drena a superfície superior e lateral do cerebelo e o ângulo pontocerebelar. É uma importante veia a ser preservada nas abordagens cirúrgicas para doenças do ângulo pontocerebelar.
- *Veia mesencefálica lateral*: tem seu trajeto pelo sulco homônimo ao seu nome, e realiza anastomose entre a **veia basal** superiormente e a **veia petrosa** em sua porção inferior.

SEIOS DA DURA-MÁTER (DURAIS)

Caracterizam-se como condutos venosos, de paredes finas, porém rígidas, formados pelos folhetos interno e externo da dura-máter encefálica, revestidos internamente de endotélio. Podem apresentar expansões laterais irregulares, denominados lagos venosos, mais frequentemente encontradas de cada lado seio sagital superior. Constituem suma importância por conta da drenagem do sangue venoso advindo das veias do encéfalo e do globo ocular, com destino nas veias jugulares internas. As veias emissárias comunicam os seios com as veias da superfície externa do crânio. Os principais seios durais são os seguintes:

- *Seio sagital superior*: o maior seio venoso origina-se ao nível da crista etmoidal (ou *crista galli*) do osso etmoide pelo afastamento dos folhetos da dura-máter encefálica, onde recebe vasos venosos de pequeno calibre advindos da porção superior das fossas nasais. Ímpar e mediano, encaminha-se pela margem de inserção da foice do cérebro, recebendo veias corticais, que gradativamente aumentam de calibre. Termina na confluência dos seios, também denominada tórcula de Herófilo.

- *Seio sagital inferior*: identificado ao longo da margem inferior da foice do cérebro e acima do corpo caloso. Em corte transversal, apresenta-se com aspecto arredondado, e tem calibre variável. É responsável pela drenagem do sangue venoso advindo das estruturas cerebrais mediais e da foice do cérebro em fluxo posterior até o seio reto.
- *Seio reto*: localiza-se sobre o tentório e abaixo da foice do cérebro, e recebe em seu trajeto o seio sagital inferior e a veia cerebral magna. Encerra seu curso na confluência dos seios.
- *Seio occipital*: pequeno seio situado ao longo da margem de inserção da foice do cerebelo. Tem o final de seu trajeto também na confluência dos seios e caracteriza-se como irregular.
- *Seios transversos*: seios pares, normalmente assimétricos, que se localizam em ambos os lados ao longo da inserção da tenda do cerebelo.
- *Seios sigmoides*: assim conhecidos pelos seus formatos semelhantes à letra "S", são pares e constituem continuação dos seios transversos. Dirigem-se inferiormente em direção aos forames jugulares equivalentes, onde desembocam diretamente nas veias jugulares internas correspondentes. Os seios sigmoides são responsáveis pela drenagem de quase todo o sangue venoso da cavidade craniana.
- *Seios cavernosos*: localizados lateralmente à sela túrcica e ao seio esfenoide, são cavidades maiores e irregulares, de grande relevância pelo papel de drenagem do sangue venoso advindo das veias oftálmicas superiores e central da retina, além de algumas veias do encéfalo. A veia oftálmica superior apresenta uma anastomose intracraniana com a veia angular do nariz (ramo da veia facial), previamente ao seu encontro com a veia jugular externa, sendo possível fonte de propagação de infecções superficiais da face para o interior do seio cavernoso (tromboflebite do seio cavernoso). O seio cavernoso ainda se comunica bilateralmente com os seios petrosos superior e inferior, além de, ao nível do diafragma selar, formar um anel venoso constituído por duas comunicações, nominadas seios intercavernosos, que permitem a comunicação entre os seios cavernosos direito e esquerdo. Ainda em relação a sua anatomia, o seio cavernoso abriga o sifão carotídeo formado pelas duas porções verticais e pela porção horizontal da artéria carótida interna. Transitam ainda pela parede dural lateral dos seios cavernosos os nervos cranianos troclear, oculomotor e o ramo oftálmico do trigêmeo e, no seu interior, transita o nervo abducente.

- *Seio petroso superior*: localizado na extensão da inserção da tenda do cerebelo, é responsável pela drenagem do seio cavernoso para o seio sigmoide.
- *Seio petroso inferior*: realiza a anastomose do seio cavernoso com o bulbo da veia jugular interna, encontrado ao longo do sulco petroso inferior, entre o seio cavernoso e o forame jugular.
- *Seio esfenoparietal*: responsável pela drenagem do sangue advindo das veias diploicas do osso temporal e veia silviana superficial. Cursa na borda da asa do osso esfenoide e desemboca no seio cavernoso.

BIBLIOGRAFIA

Duvernoy HM. The human brain stem and cerebellum: Surface, structure, vascularization, and three-dimensional sectional anatomy with MRI. Springer Science & Business Media; 2012.

Duvernoy HM. The superficial veins of the human brain. Heidelberg, Germany: Springer-Verlag; 1975.

Meneses MS, Hidden G, Laude M. Veias cerebrais profundas: anatomia normal e anastomoses. Neurobiol (Recife). 1991;54(3):141-6.

Oka K, Rhoton AL, Barry M, Rodrigues R. Microsurgical anatomy of the deep venous system of the brain. Neurosurgery. 1984;17:711-48.

SISTEMA NERVOSO AUTÔNOMO

Rafaela Fernandes Gonçalves ▪ Guilherme Nobre Nogueira
Haniel Bispo de Souza Maranhão ▪ Gustavo Rassier Isolan

INTRODUÇÃO

Morfologicamente, o sistema nervoso é dividido em sistema nervoso central e sistema nervoso periférico. No que se refere ao sistema nervoso periférico, existe ainda uma segunda divisão em sistema somático e sistema visceral.

O sistema nervoso somático ou sistema nervoso da vida de relação possui uma parte aferente sensorial periférica que conduz impulsos do meio ambiente, detectados por receptores periféricos, para os centros nervosos. Já sua parte eferente motora formada, anatomicamente, pela unidade motora, leva comandos dos centros nervosos para os músculos esqueléticos.

O sistema nervoso visceral é responsável pela inervação do músculo liso presente no coração, vísceras, vasos e glândulas e é um dos sistemas responsáveis pelo controle e manutenção da homeostasia. O componente aferente do sistema nervoso visceral é formado pelos mecanorreceptores e viscerorreceptores contidos nas vísceras. Impulsos nervosos originados nesses receptores são conduzidos a áreas específicas do sistema nervoso central, como o sistema límbico, área pré-frontal e hipotálamo. A parte eferente desse sistema é o que chamamos de sistema nervoso autônomo (SNA).

Ela leva impulsos inconscientes de centros nervosos para as estruturas viscerais.

O sistema nervoso autônomo pode ainda ser dividido de acordo com suas diferenças anatomofuncionais em sistema simpático e sistema parassimpático, como exemplificam as Figuras 18-1 e 18-2.

ORGANIZAÇÃO DO SISTEMA NERVOSO AUTÔNOMO

A organização básica do SNA compreende um arco reflexo. Sua atividade tem início com a geração de potenciais de ação em um receptor sensorial das vias autônomas aferentes, que são então transmitidos ao SNC. Por outro lado, os potenciais de ação das vias eferentes são usados para enviar respostas destinadas a regular a atividade dos efetores viscerais.

Estruturalmente, os elementos que compõem a porção eferente do SNA são os neurônios pré-ganglionares e os pós-ganglionares. Centrados no tronco encefálico e na medula espinhal estão os corpos dos neurônios pré-ganglionares, que fazem conexão com os neurônios pós-ganglionares periféricos, localizados em gânglios ou distribuídos em plexos nas paredes das vísceras.

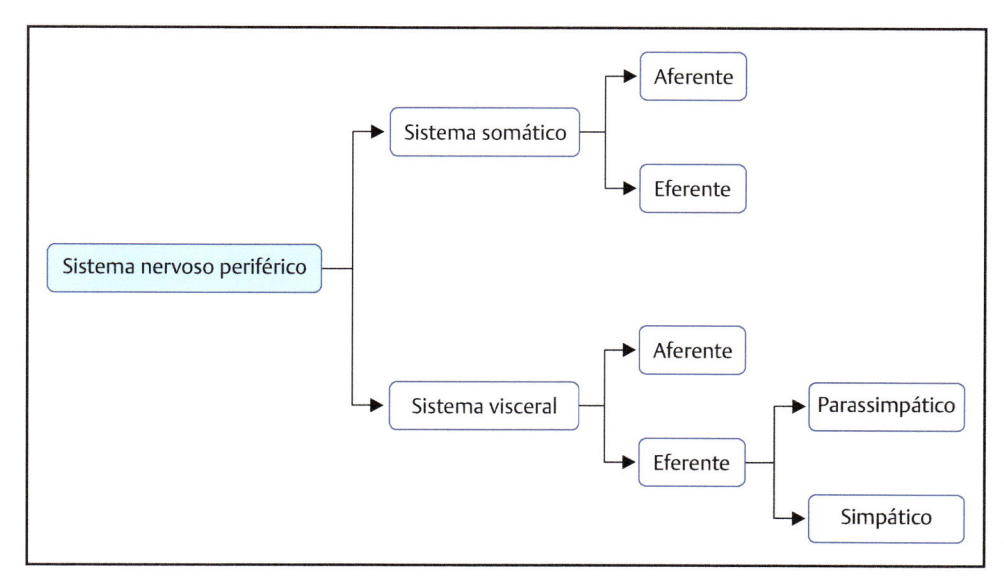

Fig. 18-1. Divisão do sistema nervoso periférico.

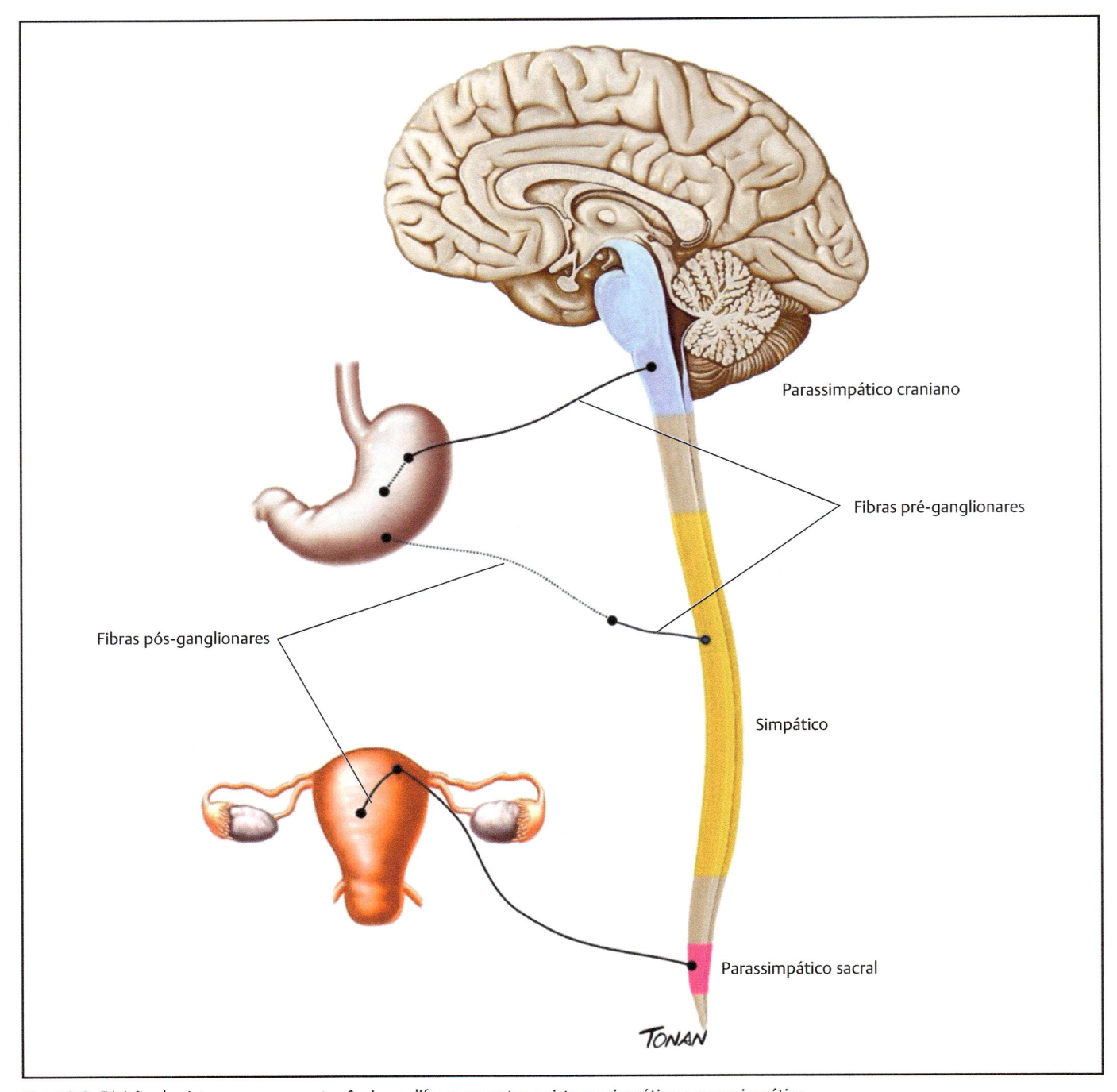

Fig. 18-2. Divisão do sistema nervoso autonômico e diferenças entre o sistema simpático e parassimpático.

DIFERENÇAS ANATÔMICAS DO SNA

O SNA tem dois neurônios entre o órgão efetor e o sistema nervoso central. Os neurônios pré-ganglionares (localizados no SNC), do sistema nervoso simpático, localizam-se na medula torácica e lombar, entre T1 e L2. Já no sistema nervoso parassimpático, os neurônios estão localizados no tronco encefálico e na medula sacral.

Os neurônios pós-ganglionares (gânglio periférico) do sistema nervoso simpático estão localizados próximos da coluna vertebral. Esse neurônio envia seus axônios para as suas respectivas vísceras. Por outro lado, no sistema nervoso parassimpático, os neurônios pós-ganglionares localizam-se dentro ou ao redor das vísceras.

Uma outra diferença fundamental entre os sistemas simpático e parassimpático dá-se no tamanho das suas fibras pré e pós-ganglionares. Na divisão parassimpática, como o gânglio se localiza muito próximo do órgão efetor, o axônio pré-ganglionar é longo e o axônio pós-ganglionar é curto. Já na divisão simpática, a fibra pré-ganglionar é curta e a pós-ganglionar, longa (Figs. 18-3 e 18-4).

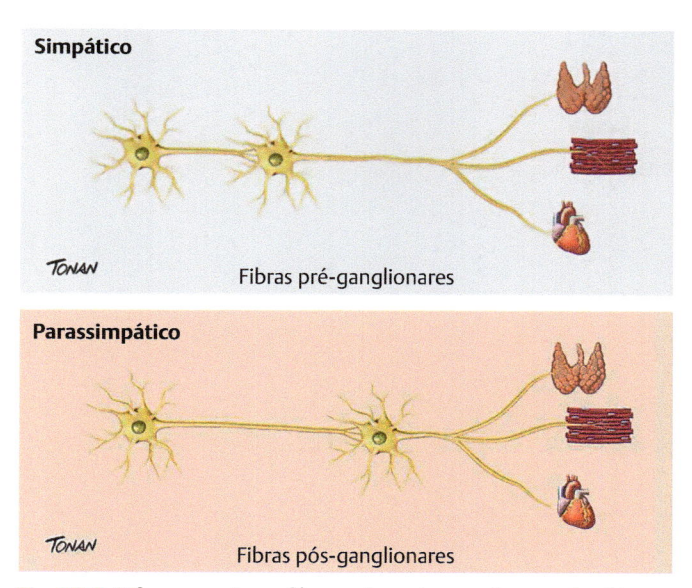

Fig. 18-3. Diferença entre as fibras pré- e pós-ganglionares do sistema nervoso autônomo.

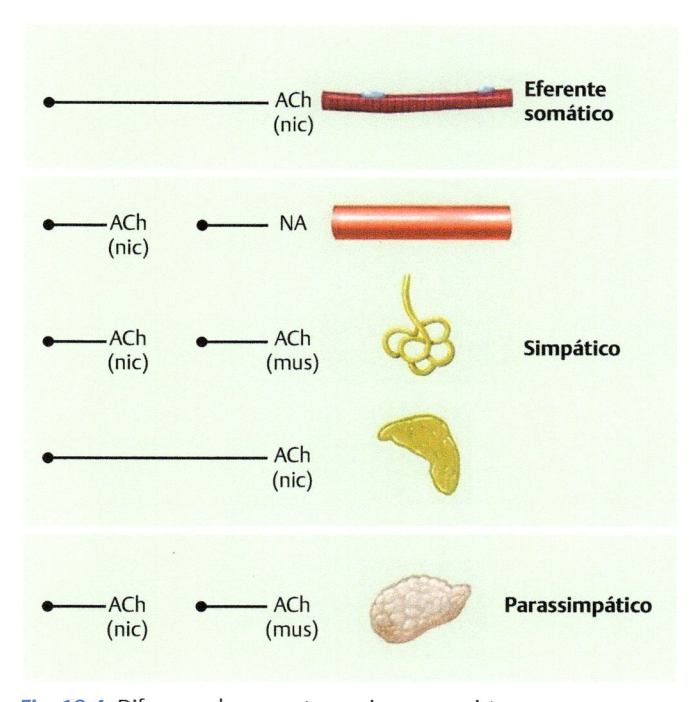

Fig. 18-4. Diferença dos neurotransmissores no sistema nervoso autônomo.

DIFERENÇAS FISIOLÓGICAS DO SNA

Os sistemas simpático e parassimpático exercem suas atividades harmonicamente na coordenação da atividade visceral. Dessa forma, os dois sistemas operam de forma simultânea e interdependente, de acordo com os requisitos de cada órgão. Em grande parte dos órgãos, a inervação autônoma é mista (simpática e parassimpática) e a ação de cada sistema é antagônica (Fig. 18-4).

A primeira grande diferença observada é a da extensão da ação. Enquanto o parassimpático possui ação geralmente localizada no órgão ou em uma região do organismo, o simpático possui uma ação mais difusa e pode atingir vários órgãos e sistemas. Esse fato possui relação direta com a distribuição dos gânglios de cada sistema.

Os gânglios do sistema parassimpático são localizados próximos às vísceras e fazem conexão com poucas fibras pós-ganglionares. Por outro lado, no sistema simpático, os gânglios estão longe das vísceras e uma fibra pré-ganglionar faz sinapse com grande número de fibras pós-ganglionares.

Em determinadas situações, pode ocorrer uma ativação superabundante e isolada do sistema nervoso simpático, gerando uma descarga simpática. Nessas situações, há liberação de noradrenalina no sangue, que age como hormônio, amplificando as ações do simpático. Isso ocorre, pois a medula da suprarrenal recebe inervação simpática pré-ganglionar. Essa resposta autonômica acontece quando há necessidade de uma resposta instantânea da pessoa, como em uma situação de luta ou fuga (a chamada síndrome de emergência de Cannon). No Quadro 18-1, estão sintetizadas as ações de cada sistema e serve como base para memorização.

DIVISÃO SIMPÁTICA

O primeiro neurônio do sistema simpático ou neurônio pré-ganglionar está localizado na medula espinhal, na coluna lateral toracolombar, de T1 até L2. Esses neurônios emitem axônios que seguem em direção à cadeia ganglionar simpática paravertebral chamada de tronco simpático.

O tronco simpático é a principal formação anatômica do sistema simpático. Ele é formado por um par de gânglios de cada lado da coluna, formando uma cadeia interligada ipsilateralmente por fibras interganglionares. Cada tronco simpático estende-se da base do crânio até o cóccix, onde se une ao lado contralateral.

O tronco simpático pode ser dividido em quatro segmentos: cervical, toracolombar (10 a 12 gânglios), sacral (4 a 5 gânglios) e coccígeo (1 gânglio, o gânglio ímpar, onde terminam os dois troncos simpáticos de cada lado). A porção cervical é, classicamente, dividida em cervical superior, cervical médio e cervical inferior.

As fibras pré-ganglionares entram na cadeia ganglionar paravertebral como ramos comunicantes brancos. Esses ramos são constituídos de fibras pré-ganglionares e fibras viscerais aferentes, e sua função primordial é a de ligar a medula ao tronco simpático. As fibras pré-ganglionares que saem de T1 a L2 podem seguir pela cadeia paravertebral cranialmente e fazer sinapse com os gânglios lombares ou sacrais, ou, ainda, podem seguir sem fazer sinapse para formarem os nervos esplâncnicos (torácicos, lombares e pélvicos), fazendo conexão com os neurônios pós-ganglionares localizados na cadeia ganglionar simpática pré-vertebral.

Os nervos esplâncnicos são divididos em maior, menor e imo. Eles se originam da porção torácica do tronco simpático, anteriormente à coluna vertebral e à aorta abdominal, de T6 a T12. Eles são formados pela união de diversas fibras pré-ganglionares e vão em direção à cadeia pré-ganglionar pré-vertebral: o nervo esplâncnico torácico maior (que termina no gânglio celíaco), o nervo esplâncnico torácico menor (que termina no gânglio aorticorrenal) e o nervo esplâncnico imo (que forma o plexo renal).

Quadro 18-1. Esquema da inervação simpática e parassimpática em diferentes órgãos

Órgão	Simpático	Parassimpático
Íris	Dilatação da pupila (midríase)	Constrição da pupila (miose)
Glândula lacrimal	Vasoconstrição; pouco efeito sobre a secreção	Secreção abundante
Glândulas salivares	Vasoconstrição; secreção viscosa e pouco abundante	Vasodilatação; secreção fluida e abundante
Glândulas sudoríparas	Secreção copiosa (fibras colinérgicas)	Inervação ausente
Músculos eretores dos pelos	Ereção de pelos	Inervação ausente
Coração	Aceleração do ritmo cardíaco (taquicardia) e dilatação das coronárias	Diminuição do ritmo cardíaco (bradicardia) e constrição das coronárias
Brônquios	Dilatação	Constrição
Tubo digestivo	Diminuição do peristaltismo e fechamento dos esfíncteres	Aumento do peristaltismo e abertura dos esfíncteres
Fígado	Aumento da liberação de glicose	Armazenamento de glicogênio; aumento de secreção
Glândulas digestivas e pâncreas	Diminuem a secreção	
Bexiga	Facilita o enchimento pelo relaxamento da parede e contração do esfíncter interno	Contração da parede promovendo o esvaziamento
Genitais masculinos	Vasoconstrição; ejaculação	Vasodilatação; ereção
Glândula suprarrenal	Secreção de adrenalina (pelas fibras pré-ganglionares)	Nenhuma ação
Vasos sanguíneos do tronco e das extremidades	Vasoconstrição	Nenhuma ação; inervação ausente
Cristalino	Acomodação para longe	Acomodação para perto
Órgãos linfoides	Imunossupressão	Imunoativação
Tecido adiposo	Lipólise	-

Uma outra estrutura fundamental no entendimento do sistema nervoso simpático são os ramos comunicantes cinzentos. Eles são constituídos de fibras pós-ganglionares amielínicas e dirigem-se à pele para inervar o folículo piloso e as glândulas sebáceas, o que confere controle vasomotor aos vasos nesses locais.

Em resumo, o corpo dos neurônios pré-ganglionares está localizado na coluna lateral da medula de T1 a L2. Daí saem as fibras pré-ganglionares que alcançam a cadeia paravertebral através dos ramos comunicantes brancos que podem fazer sinapse nessa mesma cadeia e originar fibras pós-ganglionares, cujo destino é sempre uma glândula, músculo liso ou cardíaco. Por outro lado, as fibras pré-ganglionares podem fazer conexão apenas na cadeia pré-vertebral por meio dos nervos esplâncnicos.

Divisão Parassimpática

Os neurônios pré-ganglionares do sistema nervoso parassimpático situam-se na porção craniossacral do SNC. Ele possui um componente craniano (o tronco encefálico) e um componente medular (porção sacral da medula espinal) (Fig. 18-5).

A parte craniana do sistema nervoso parassimpático é composta pelos corpos dos neurônios pré-ganglionares, que dão origem aos axônios dos nervos cranianos que possuem um componente visceral, os pares cranianos III (oculomotor), VII (facial), IX (glossofaríngeo) e X (vago). Do gânglio periférico, que se localiza próximo ao órgão efetor, saem as fibras pós-ganglionares.

As fibras pré-ganglionares do nervo oculomotor originam-se no mesencéfalo e dirigem-se para o gânglio ciliar situado na cavidade orbitária, lateralmente ao nervo óptico. Nesse gânglio, as fibras pré-ganglionares fazem sinapse com os neurônios pós-ganglionares e enviam, por meio dos nervos ciliares curtos, fibras pós-ganglionares que vão em direção ao bulbo ocular inervar a musculatura lisa do corpo ciliar e do esfíncter da pupila.

As fibras pré-ganglionares do nervo facial originam-se dos núcleos lacrimal e salivatório superior da ponte. Essas fibras vão em direção à fossa pterigopalatina de encontro ao gânglio pterigopalatino. Daí partem fibras pós-ganglionares para a glândula lacrimal (Quadro 18-2).

O nervo glossofaríngeo emite fibras pré-ganglionares que se originam do núcleo salivatório inferior, localizado no bulbo, para o gânglio ótico, situado junto ao ramo mandibular do trigêmeo, logo abaixo do forame oval. Desse gânglio saem fibras pós-ganglionares para a parótida, através do nervo auriculotemporal (Fig. 18-6).

O nervo vago emite fibras pré-ganglionares que se originam no núcleo dorsal do vago, localizado no bulbo, para o abdome. Suas fibras terminam nos gânglios da parede dos órgãos cervicais, torácicos e abdominais. Todos os órgãos e vísceras torácicas e abdominais recebem inervação parassimpática do nervo vago, com exceção do cólon descendente, sigmoide e ânus.

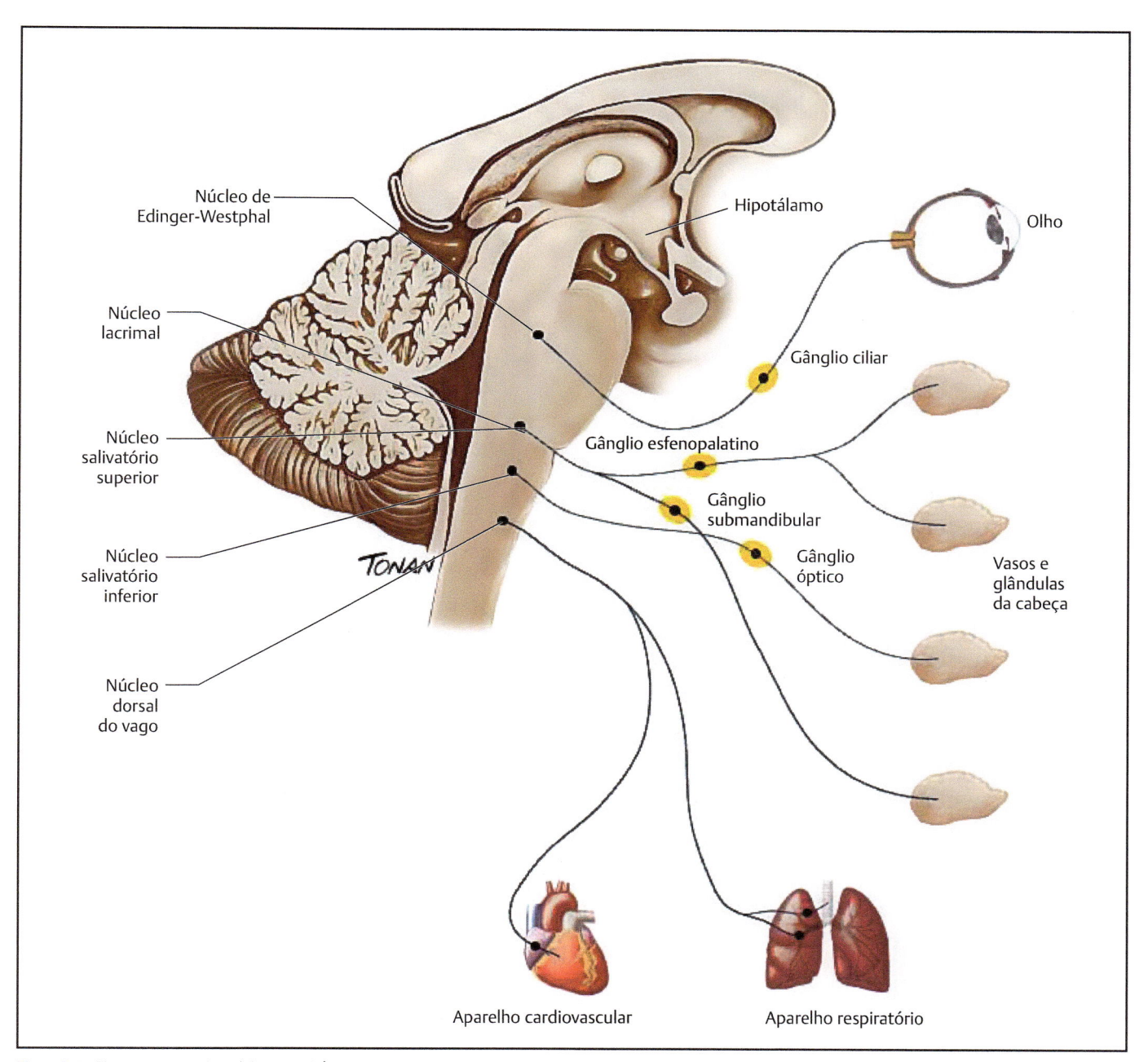

Fig. 18-5. Sistema parassimpático cranial.

Quadro 18-2. Esquema da parte craniana do sistema parassimpático

Posição do neurônio pré-ganglionar	Nervo (fibra pré-ganglionar)	Posição do neurônio pós-ganglionar	Órgão inervado
Núcleo de Edinger-Westphal	III par	Gânglio ciliar	M. esfíncter da pupila e músculo ciliar
Núcleo salivatório superior	VII par (n. intermédio)	Gânglio submandibular	Glândulas submandibular e sublingual
Núcleo salivatório inferior	IX par	Gânglio ótico	Glândula parótida
Núcleo lacrimal	VII par (n. intermédio)	Gânglio pterigopalatino	Glândula lacrimal
Núcleo dorsal do vago	X par	Gânglios nas vísceras torácicas e abdominais	Vísceras torácicas e abdominais

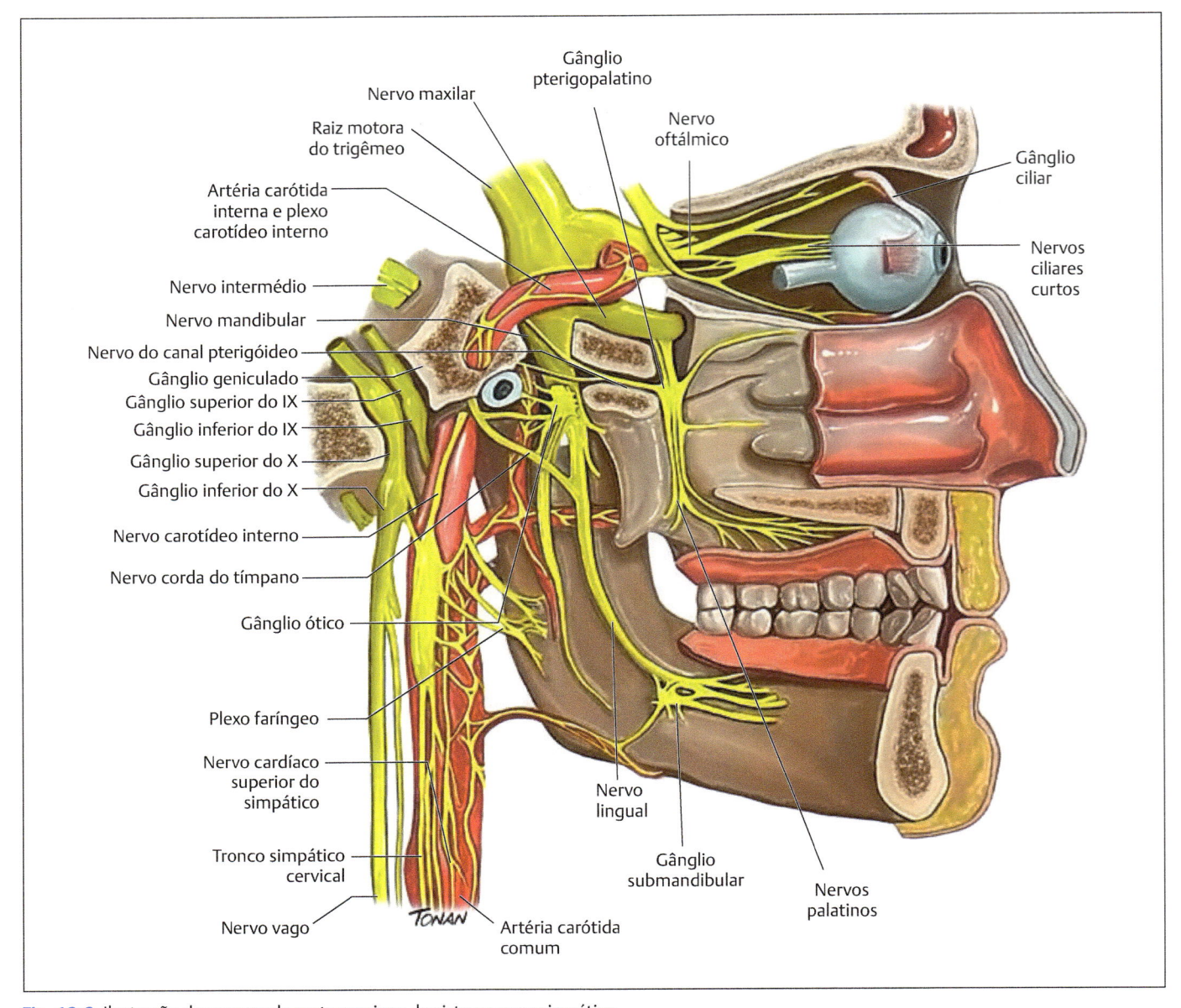

Fig. 18-6. Ilustração dos nervos da parte craniana do sistema parassimpático.

Na parte sacral do sistema nervoso parassimpático, os neurônios pré-ganglionares estão nos segmentos da medula espinal sacral S2, S3 e S4. As fibras pré-ganglionares seguem os nervos sacrais motores correspondentes, ganham o tronco desses nervos e então se destacam para formar os nervos esplâncnicos pélvicos. A partir de então seguem para os órgãos-alvo pélvicos que são bexiga, vagina, útero, vesícula seminal, próstata e corpos eréteis. Além disso, as fibras do plexo pélvico acompanham os nervos hipogástricos em direção aos cólons descendente e sigmoide, ao reto e ânus (Fig. 18-7).

PLEXOS VISCERAIS

Os plexos viscerais são redes complexas de nervos localizadas no interior do corpo humano, responsáveis por regular as funções dos órgãos viscerais, como o coração, os pulmões, o estômago, os rins e o intestino. Esses plexos são compostos por fibras nervosas sensoriais, motoras e autônomas que coordenam uma variedade de atividades, como a contração muscular, a secreção de hormônios e a regulação do fluxo sanguíneo. São cruciais para o funcionamento adequado do sistema nervoso autônomo, que controla as funções involuntárias do corpo, como a respiração, a digestão e a circulação sanguínea. Neste contexto, entender a organização e a função dos plexos viscerais é fundamental para compreendermos a regulação e a manutenção da homeostase do organismo.

Os plexos na cavidade torácica compreendem três principais redes nervosas: o plexo cardíaco, o pulmonar e o esofágico. As fibras parassimpáticas desses plexos têm origem no nervo vago, enquanto as fibras simpáticas derivam dos três gânglios cervicais e dos seis primeiros torácicos.

O plexo cardíaco é particularmente significativo devido à sua extensa inervação autônoma do coração. Destaca-se

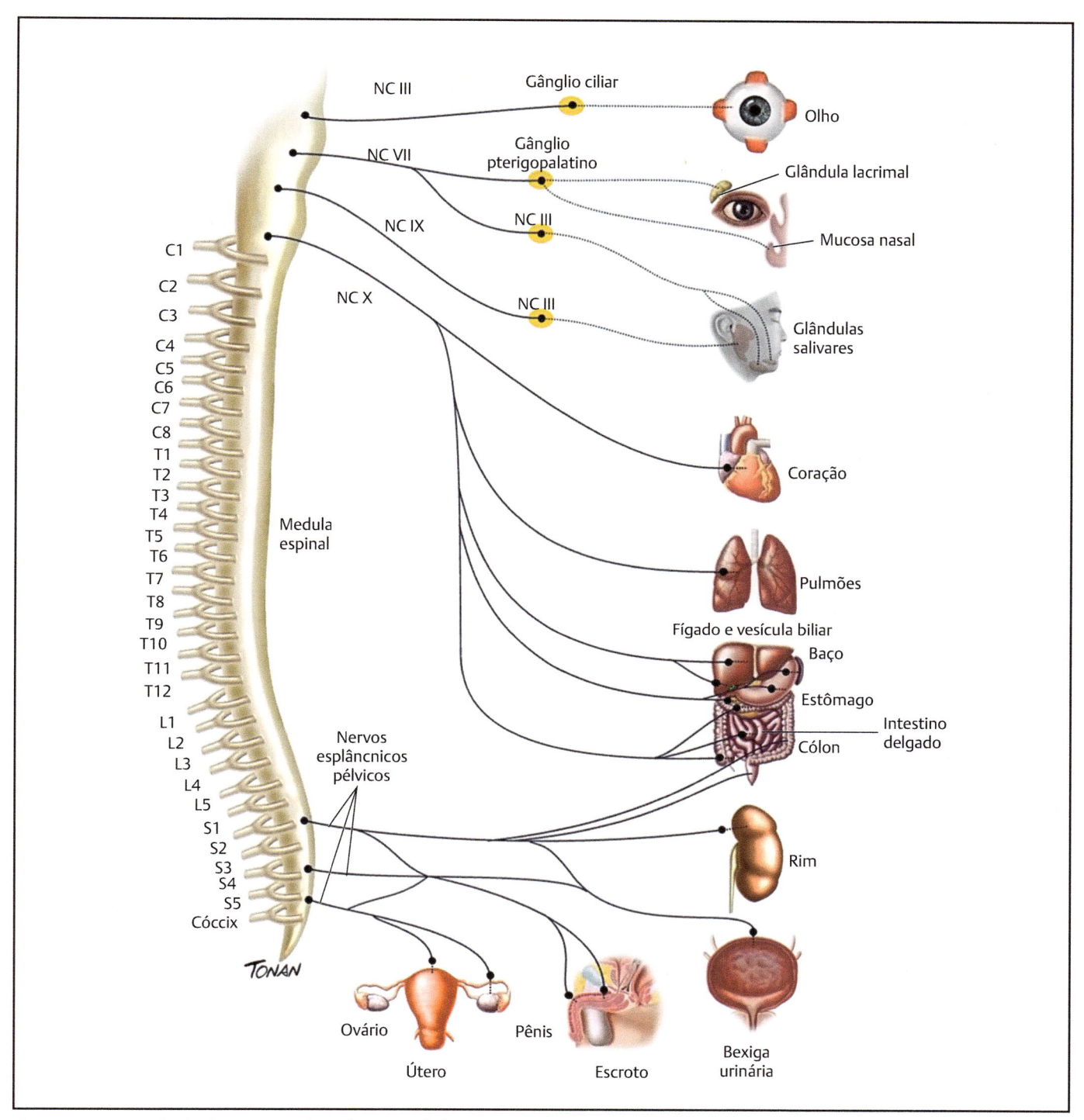

Fig. 18-7. Esquema da divisão parassimpática do SNA. As linhas contínuas representam as fibras pré-ganglionares parassimpáticas, e as linhas pontilhadas representam as fibras pós-ganglionares parassimpáticas.

sua influência na região do nó sinoatrial, onde os sistemas simpático e parassimpático regulam o ritmo cardíaco, induzindo taquicardia e bradicardia, respectivamente.

Na cavidade abdominal, os plexos estão intimamente associados à aorta e a seus ramos. Esses plexos autônomos são subdivididos e nomeados de acordo com a localização ao longo dos ramos da aorta, incluindo o plexo celíaco, o mais

proeminente entre os plexos viscerais, além do plexo mesentérico superior, mesentérico inferior e aórtico.

Por fim, as vísceras, na cavidade pélvica, são inervadas pelos plexos hipogástricos superior e inferior. Destaca-se entre os órgãos mais relevantes inervados pelo plexo pélvico a bexiga, que recebe fibras aferentes tanto do sistema simpático quanto parassimpático, envolvidas no arco reflexo da micção, enquanto as fibras eferentes participam da inervação parassimpática.

O SNA NA PRÁTICA CLÍNICA

As doenças que afetam o sistema nervoso autônomo são divididas em centrais e periféricas. Elas decorrem, principalmente, de lesões às aferências ou eferências desse sistema e são acompanhadas de diversos sinais e sintomas clínicos. As causas dessas doenças são diversas: metabólicas (diabetes, medicamentosa, intoxicação por chumbo), degenerativas (esclerose múltipla), neoplásicas (tumores do hipotálamo, tronco do encéfalo ou medulares), traumáticas (lesão axonal difusa, trauma local), infecciosas e inflamatórias (meningites, encefalites), e epilepsia. A seguir apresentaremos alguns quadros.

Controle e Inervação da Pupila

As fibras simpáticas para a pupila podem ser lesionadas em qualquer parte do seu trajeto, da coluna lateral da medula torácica alta até o bulbo ocular, por processos compressivos ou traumáticos. O parassimpático é responsável pela miose, enquanto o simpático faz a midríase da pupila. Quando, no exame clínico, encontramos uma midríase unilateral, é possível que encontremos uma lesão ipsilateral compressiva com aumento da pressão intracraniana, uma emergência médica.

Por outro lado, na síndrome de Horner, há lesão nas fibras simpáticas próximo a artéria carótida, causando miose, queda da pálpebra, vasodilatação cutânea e deficiência de sudorese na face.

Síndrome de Shy-Drager

Essa síndrome também conhecida como atrofia de múltiplos sistemas com hipotensão ortostática, trata-se de uma lesão degenerativa que leva a danos progressivos no SNC, com predomínio de falha das funções autônomas. Nela podemos observar gliose e perda de neurônios pré-ganglionares na medula espinal e tronco encefálico. Alguns de seus sintomas são: síncopes, hipotensão postural, déficits funcionais, tonturas e lipotimias.

Neuropatia Diabética

A neuropatia diabética é uma complicação do diabetes melito. Sua consequência é a degeneração das fibras simpáticas e parassimpáticas devido aos altos níveis de glicemia. Isso gera sintomas em diversos sistemas orgânicos. No sistema digestório, leva ao retardo do esvaziamento gástrico e episódios recorrentes de diarreia. Podemos encontrar hipotensão postural quando há degeneração das fibras simpáticas pré- e pós-ganglionares que suprem os nervos esplâncnicos do leito mesentérico.

Doença de Chagas

A doença de Chagas é causada pela infecção pelo *Trypanosoma cruzi*. Nessa condição clínica, há o comprometimento de vários órgãos durante a fase aguda e crônica, sendo um dos principais órgãos acometidos o coração. Podemos observar a destruição dos gânglios parassimpáticos do plexo cardíaco, causando denervação parassimpática do coração.

Epilepsia

A epilepsia é uma alteração temporária e reversível do funcionamento do córtex cerebral. Podemos encontrar, junto às crises epilépticas, alterações pupilares com midríase, taquicardia e náuseas. Isso é comum em crises do tipo convulsivas, como as parciais complexas e parciais simples, pois elas envolvem estruturas do sistema límbico.

BIBLIOGRAFIA

Afifi AK, Bergman RA. Neuroanatomia functional. 2. ed. Mexico, D.F.: McGraw-Hill Interamericana; 2006.

Cosenza RM. Fundamentos de neuroanatomia. Rio de Janeiro: Guanabara Koogan; 1990.

Gevirtz R. The role of the autonomic nervous system in headache: Biomarkers and treatment. Curr Pain Headache Rep. 2022;26(10):767-74.

Goldstein B. Anatomy of the peripheral nervous system. Phys Med Rehabil Clin N Am. 2001;12(2):207-36.

Jotz GP. Neuroanatomia clínica e funcional. 1. ed. Rio de Janeiro: Elsevier; 2017.

Karemaker JM. An introduction into autonomic nervous function. Physiol Meas. 2017;38(5):R89-R118.

Lefaucheur JP. Assessment of autonomic nervous system dysfunction associated with peripheral neuropathies in the context of clinical neurophysiology practice. Neurophysiol Clin. 2023;53(2):102858.

Machado A. Neuroanatomia funcional/Angelo Machado, Lúcia Machado Haertel. 4. ed. Rio de Janeiro: Atheneu; 2022.

Martin, John H. Neuroanatomia: texto e atlas. 4. ed. Porto Alegre: AMGH; 2013.

Martinez-Sanchez N, Sweeney O, Sidarta-Oliveira D, Caron A, Stanley SA, Domingos AI. The sympathetic nervous system in the 21st century: Neuroimmune interactions in metabolic homeostasis and obesity. Neuron. 2022;110(21):3597-626.

Nilsson S. Comparative anatomy of the autonomic nervous system. Auton Neurosci. 2011;165(1):3-9.

Roche F, Pichot V, Mouhli-Gasmi L, Monier M, Barthélémy JC, Berger M, et al. Anatomy and physiology of the autonomic nervous system: Implication on the choice of diagnostic/monitoring tools in 2023. Rev Neurol (Paris). 2024;180(1-2):42-52.

Sharkey KA, Mawe GM. The enteric nervous system. Physiol Rev. 2023;103(2):1487-564.

Shields RW Jr. Functional anatomy of the autonomic nervous system. J Clin Neurophysiol. 1993;10(1):2-13.

Waxenbaum JA, Reddy V, Varacallo M. Anatomy, autonomic nervous system. In: StatPearls. Treasure Island (FL): StatPearls Publishing; July 24, 2023.

Wehrwein EA, Orer HS, Barman SM. Overview of the anatomy, physiology, and pharmacology of the Autonomic Nervous System. Compr Physiol. 2016 Jun 13;6(3):1239-78.

FUNÇÕES EXECUTIVAS

Rafaela Fernandes Gonçalves ▪ Guilherme Nobre Nogueira ▪ Amauri Dalla Corte
Marcelo Rohde ▪ Rafaela Lindner ▪ Weinny Cardoso ▪ Gustavo Rassier Isolan

INTRODUÇÃO

O período da vida compreendido do nascimento até o início da infância constitui um momento sensível para o desenvolvimento de diversas habilidades. Nessa fase da vida, há elevada plasticidade cerebral, o que significa grande capacidade de transformação do cérebro devido aos estímulos e experiências vivenciados, ou seja, este é fortemente influenciado pela qualidade e quantidade de experiências que as crianças foram expostas. Neste contexto, surgem as funções executivas.[1]

As funções executivas (FE) compreendem as habilidades cognitivas necessárias para gerenciar os diferentes aspectos a vida, como controlar nossos pensamentos, compreender as nossas emoções, pensar em nossas ações, bem como relacionar-se consigo e com o ambiente. Ela é dividida em três competências:

1. *Autocontrole*: a capacidade de resistir a uma tentação, controlar a impulsividade e a manter a concentração numa tarefa.
2. *Memória de trabalho*: a capacidade de reter as informações e utilizá-las quando necessário.
3. *Flexibilidade cognitiva*: a capacidade de usar o pensamento criativo e ajustar as ideias para adaptarem-se às mudanças.

As funções executivas desenvolvem-se em um período compreendido desde a primeira infância até o início da idade adulta. Nos primeiros meses de vida, a primeira habilidade a surgir é a inibição, que, ao longo dos anos, vai-se aprimorando até chegar entre os quatro e cinco anos, quando a criança é capaz de prestar atenção e ignorar distrações.

Na faixa etária entre 3 e 5 anos, as crianças começam a precisar cada vez menos da presença e manipulação física do objeto para pensar sobre ele, sugerindo o desenvolvimento da memória de trabalho ou operacional, permitindo-se o engajamento em comportamentos mais complexos bem como a tomar decisões próprias.

Ressalta-se a importância de diferenciarmos os tipos de memórias assim como as áreas cerebrais relacionadas com as mesmas e a necessidade de estruturas anatômicas e funcionais prévias íntegras, principalmente do córtex pré-frontal, que organiza esse tipo de memória, selecionando quais informações são relevantes para processamento em áreas especificas, como a área pré-frontal dorsolateral, responsável pelo processamento da memória operacional (Fig. 19-1).

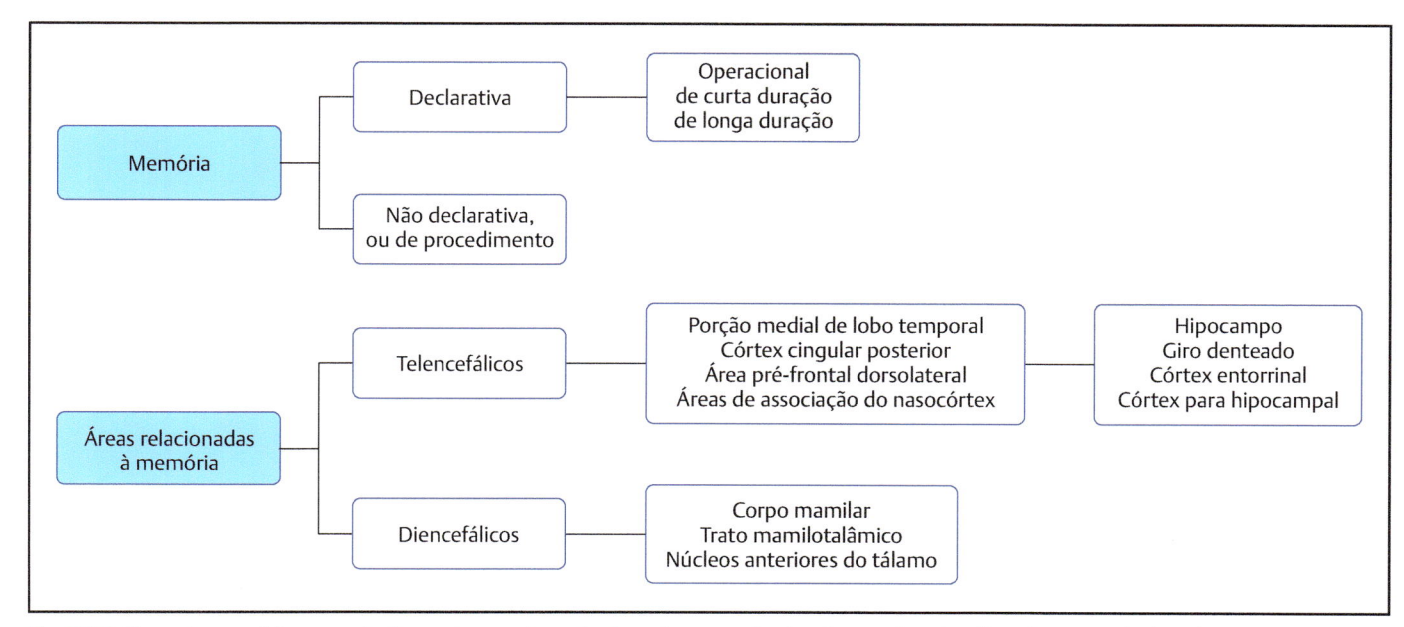

Fig. 19-1. Tipos de memória com relação a natureza do conhecimento memorizado e tempo de retenção e áreas correlacionadas.

Existem evidências que, entre 5 e 7 anos de idade, há o desenvolvimento da flexibilidade, quando a criança trabalha sua adaptação a diferentes pessoas, regras e ambientes, seguindo ao longo da infância até a adolescência.[2]

Estas competências são fundamentais para a formação de um indivíduo e não são independentes entre si, devendo estar em sintonia. O equilíbrio delas permite grande qualidade de vida, por meio de mais saúde física e mental.[3,4]

ASPECTOS ANATÔMICOS E BIOLÓGICOS

Sabe-se hoje que a área do cérebro que atua na formação das funções cognitivas é o córtex pré-frontal, que ocupa quase um terço da massa total do córtex (Fig. 19-2). Esse local mantém conexões múltiplas com inúmeras outras estruturas, como córtex parietal, temporal e occipital, além do tálamo e representações corticais.[4]

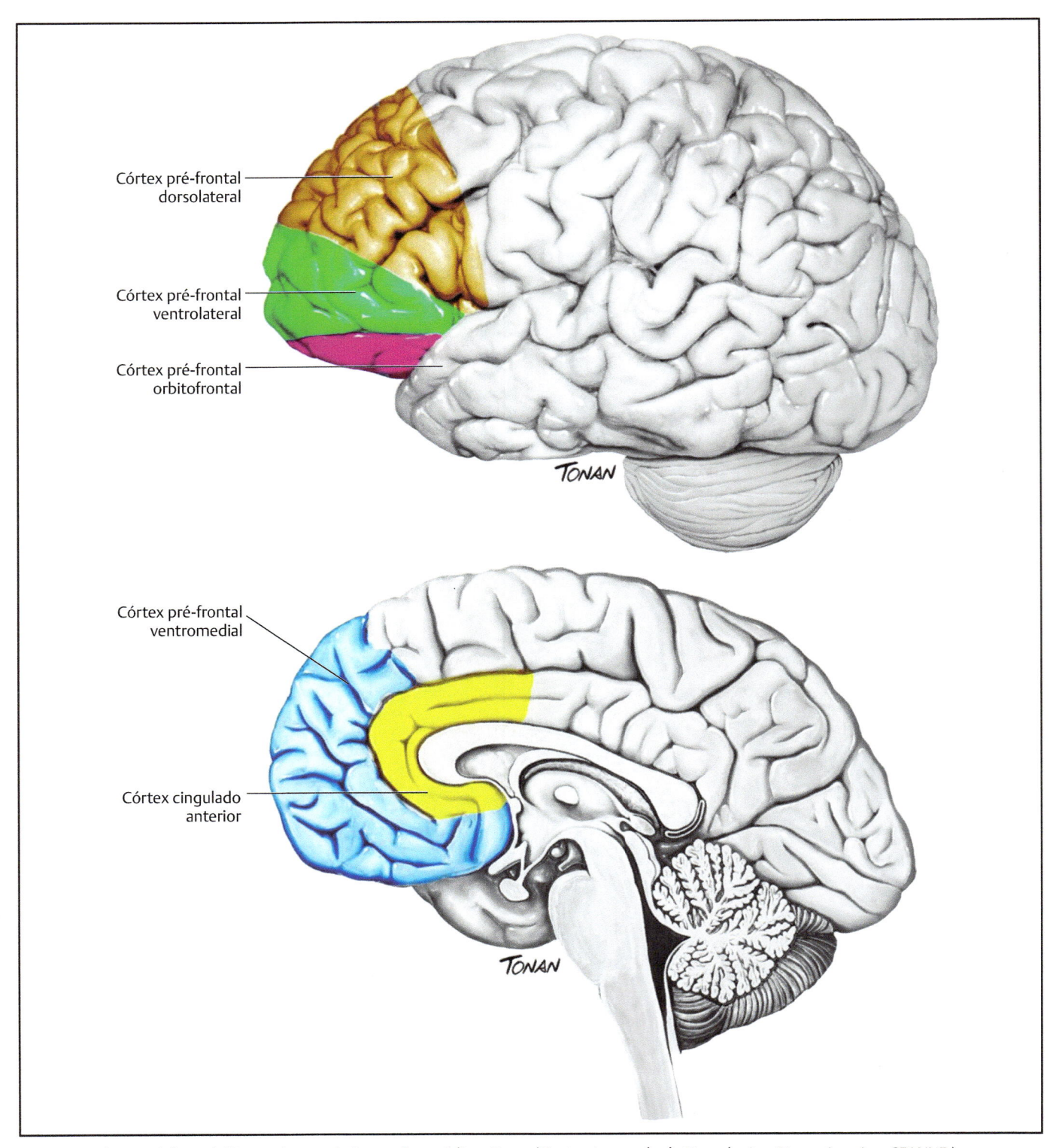

Fig. 19-2. Córtex pré-frontal. (Fonte: Acervo de ilustrações médicas Tonan/Centro Avançado de Neurologia e Neurocirurgia – CEANNE.)

O córtex pré-frontal é responsável pela integração entre diferentes processos cognitivos, como a interface entre a cognição e a emoção. Estudos realizados confirmam sua participação para o controle da atenção, do raciocínio e do comportamento. Didaticamente, o córtex pré-frontal é dividido em três áreas: dorsolateral, ventrolateral e orbitofrontal (Fig. 19-2).[5]

O córtex pré-frontal dorsolateral apresenta correlações com funções executivas de planejamento, memória operacional, pensamento abstrato e resolução de problemas. Já o córtex pré-frontal ventromedial está intimamente ligado a conexões com o sistema límbico, e seu papel está ligado ao controle inibitório de impulsos e à inibição de comportamentos instintivos. Por fim, o córtex orbitofrontal também está diretamente relacionado com as funções de controle inibitório e os comportamentos sociais. Essa região está implicada na inibição de impulsividade e comportamentos antissociais.[6]

As funções executivas correlacionam-se intimamente com as funções conativas e cognitivas, em aspectos variados e complexos, como, por exemplo, durante a curva de aprendizagem humana. Entende-se por funções cognitivas as interligadas ao processamento informativo e, por funções conativas, as que geram a motivação para a ação, e as funções executivas seriam a via que, por meio das habilidades, executa a realização da tarefa.[7-9]

No processo de evolução motora dos hominídeos, é possível perceber que houve grande desenvolvimento do córtex frontal, diferente de muitos animais, demonstrando a evolução da capacidade de pensar, refletir emoções, inibir reações e ajustar-se.

A evolução do ser humano está atrelada ao córtex pré-frontal e ao desenvolvimento das funções executivas, sendo esses importantes mecanismos adaptativos que permitem inicialmente o controle dos impulsos, fator crucial para início do convívio em sociedade e sobrevivência da espécie. Atualmente, abrangem aspectos complexos como o processo de aprendizagem.

DIVISÕES ANATÔMICAS

De acordo com a sua citoarquitetura, o córtex cerebral foi dividido, por Brodmann, em 52 áreas e definido, do ponto de vista estrutural, em dois tipos básicos: alocórtex e isocórtex. O alocórtex corresponde às regiões mais antigas e está localizado no hipocampo (arquicórtex), no úncus e na parte do giro para-hipocampal (paleocórtex). O isocórtex representa o córtex filogeneticamente mais recente (neocórtex) presente em aproximadamente 90% da superfície cortical. No isocórtex, existem seis camadas ou lâminas: molecular (plexiforme), granular externa, piramidal externa, granular interna, piramidal interna e fusiforme ou multiforme. No alocórtex, o número de camadas varia entre três e cinco.

Funcionalmente, as áreas corticais podem ser classificadas em áreas de projeção (primárias) e áreas de associação (secundárias e terciárias), sendo assim definidas (Fig. 19-3):

- *Áreas primárias*: aquelas relacionadas diretamente com a motricidade ou a sensibilidade.

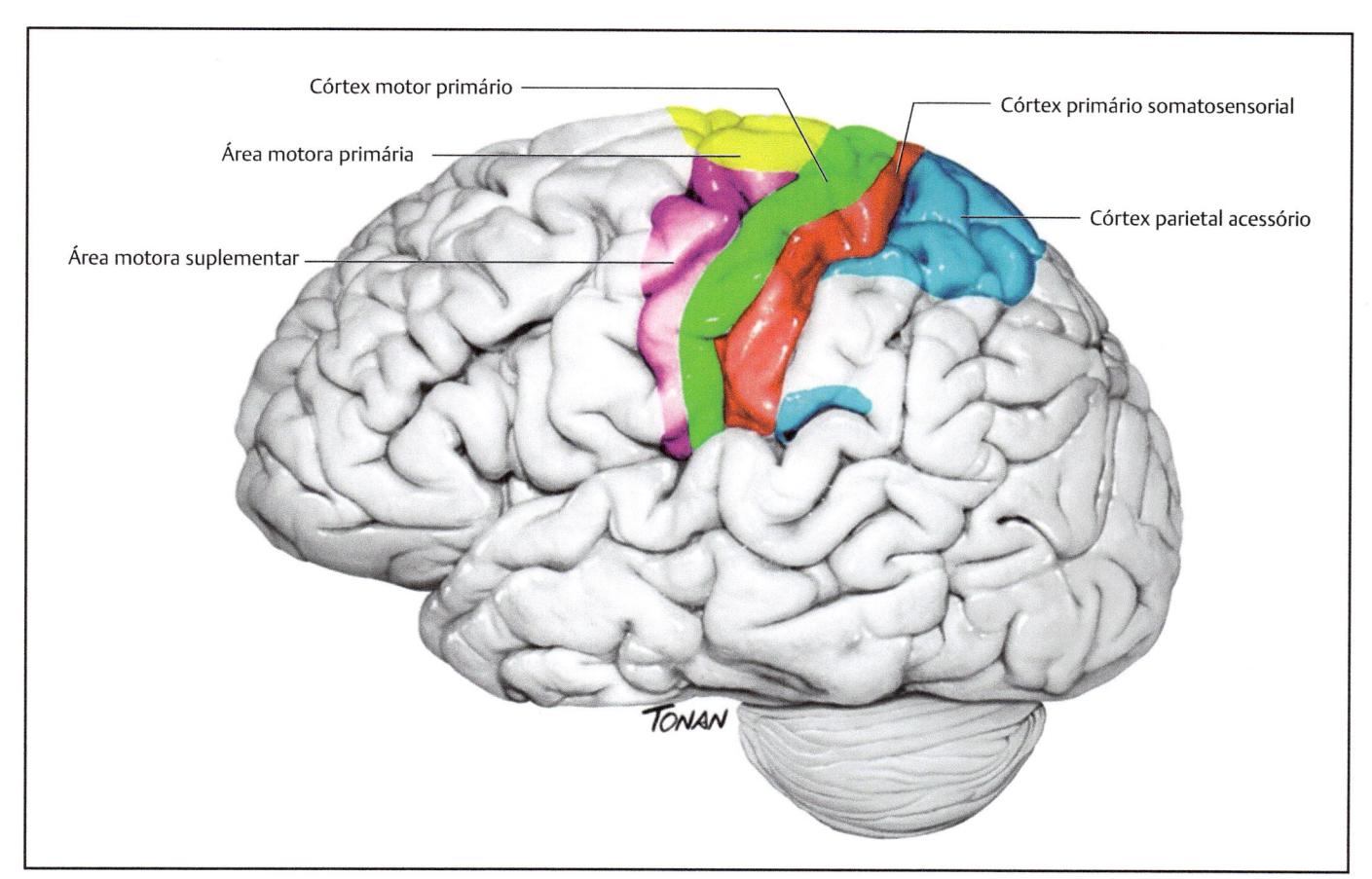

Fig. 19-3. Vista lateral da área motora primária, áreas motoras secundárias, córtex pré-frontal e córtex somatossensorial. (Fonte: Acervo de ilustrações médicas Tonan/Centro Avançado de Neurologia e Neurocirurgia – CEANNE.)

- *Áreas secundárias*: aquelas que possuem conexões majoritariamente com as áreas primárias, localizando-se, geralmente, ao redor da área primária correspondente. São consideradas unimodais, visto que se relacionam com a motricidade ou a sensibilidade.
- *Áreas terciárias*: aquelas conectadas com as áreas secundárias e as áreas límbicas. São consideradas supramodais, ou seja, não se relacionam de maneira direta com as funções motoras e sensitivas, mas com atividades superiores, como o pensamento, o comportamento e a memória.

Córtex Motor Primário

O córtex motor primário (M1) localiza-se no giro pré-central do lobo frontal, posteriormente ao sulco pré-central e corresponde à área 4 de Brodmann. Essa região recebe aferências do tálamo através das fibras talamocorticais, que, por sua vez, recebem informações do cerebelo, dos núcleos da base e das áreas motoras secundárias (pré-motora e motora suplementar) (Figs. 19-3 e 19-4), as quais são responsáveis pelo planejamento motor. Essas vias modulam a atividade cortical motora em relação à preparação, orientação e organização temporal do movimento voluntário. O córtex motor primário é responsável por iniciar o movimento voluntário. Os neurônios do córtex motor primário (neurônios motores superiores ou de primeira ordem) emitem projeções descendentes que fazem sinapse com neurônios motores localizados no corno ventral da medula espinhal (neurônios motores inferiores ou de segunda ordem). A área motora primária determina movimentos dos grupos musculares – especialmente da musculatura distal dos membros – do lado oposto, visto que a grande maioria dos feixes corticoespinhais ou piramidais sofrem decussação, ou seja, cruzam para o lado oposto no tronco cerebral. As fibras do trato corticoespinhal lateral sofrem decussação nas pirâmides bulbares e as do trato corticoespinhal anterior decussam na medula espinhal.

O córtex motor primário apresenta uma organização somatotópica (homúnculo motor) (Fig. 19-4), na qual as áreas da face medial são responsáveis pelo controle motor dos membros inferiores, enquanto as áreas da face lateral estão associadas à motricidade da boca, da face e dos membros superiores. Além disso, a extensão do córtex que representa cada parte do corpo é proporcional à complexidade da sua função motora, não tendo relação com o tamanho anatômico. Um exemplo é a representação do polegar em relação ao antebraço no homúnculo motor, que, embora seja menor anatomicamente, ocupa um espaço cortical muito maior que o antebraço, visto que sua motricidade é mais complexa. Esta organização somatotópica apresenta variações devido à plasticidade cerebral estimulada por lesões e pelo aprendizado motor.

Área Motora Suplementar

Localiza-se na face medial do giro frontal superior, anteriormente ao córtex motor primário, ocupando parte da área 6 de Brodmann (Fig. 19-5). Sua função está relacionada com o planejamento de movimentos complexos que já foram armazenados na memória motora, tendo suas principais conexões com o córtex motor primário, com a área pré-frontal e com os núcleos da base. Diferentemente do córtex pré-motor, que responde a influências externas, a área motora suplementar é ativada em resposta a estímulos internos, como quando o córtex frontal sinaliza para esta área a intenção de realizar um movimento. Lesões nessa região provocam dificuldade em iniciar o movimento contralateral dos membros superiores e inferiores.

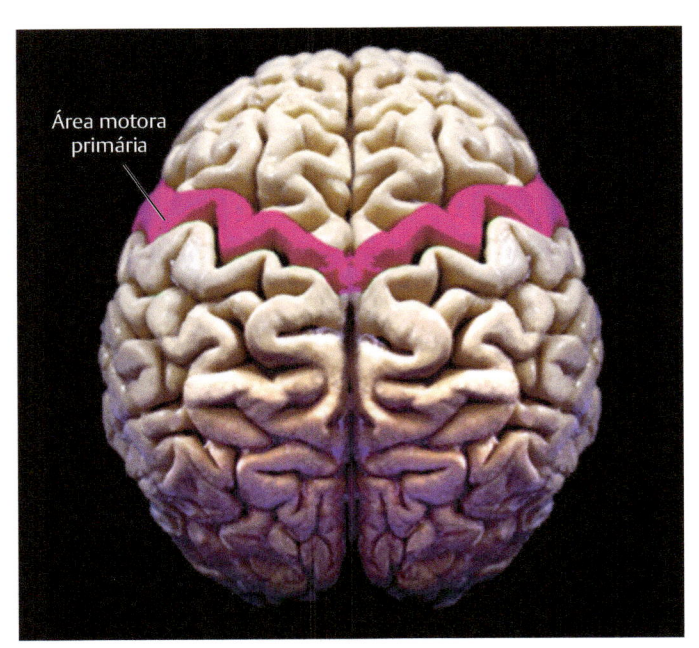
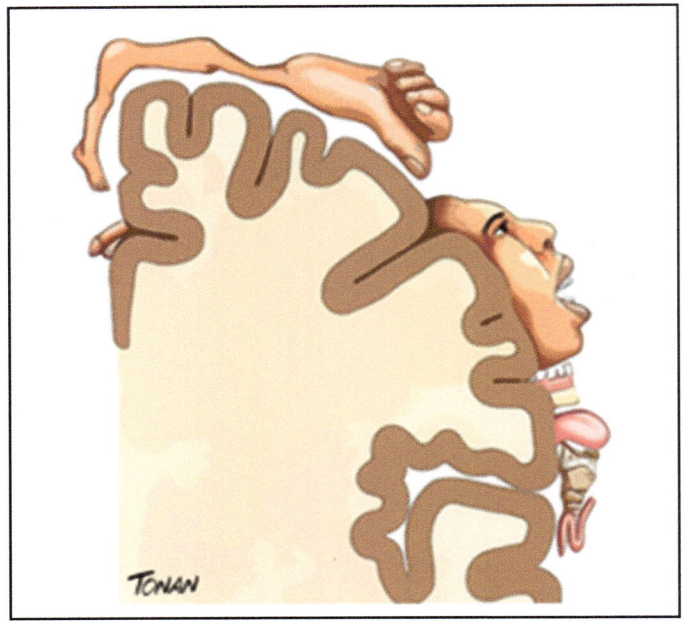

Fig. 19-4. Homúnculo motor (segundo Penfield e Rasmussen) com a representação das partes do corpo na área motora primária. (Fonte: Acervo de ilustrações médicas Tonan/Centro Avançado de Neurologia e Neurocirurgia – CEANNE.)

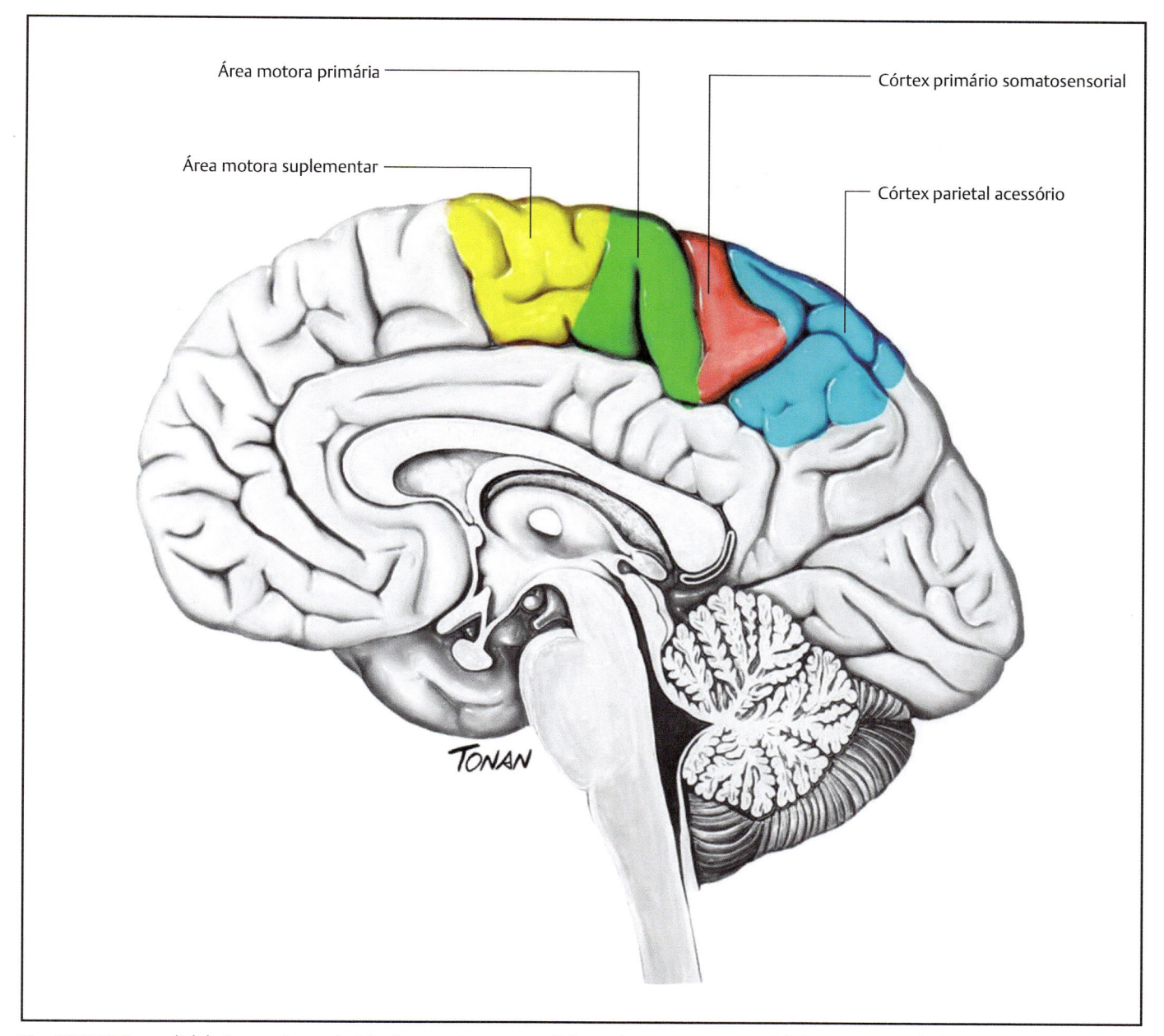

Fig. 19-5. Visão medial da área motora primária, áreas motoras secundárias e córtex somatossensorial. (Fonte: Acervo de ilustrações médicas Tonan/ Centro Avançado de Neurologia e Neurocirurgia – CEANNE.)

Área Pré-Motora

A área pré-motora localiza-se nos giros frontais médio e inferior da face lateral do cérebro, anteriormente ao córtex motor primário, ocupando grande parte da área 6 de Brodmann (Fig. 19-3). Consiste numa área de associação secundária que recebe aferências do córtex pré-frontal sobre a intenção do movimento. Cabe a área pré-motora selecionar o melhor padrão de resposta para a execução do movimento, sendo responsável pelo planejamento motor, preparação (principalmente da musculatura proximal dos membros e do tronco), controle dos movimentos sequenciais e movimento conjugado ocular lateral. Depois, emite projeções ao córtex motor primário para que o planejamento motor seja executado. A área pré-motora recebe também aferências do cerebelo através da via interpósito-tálamo-cortical para a correção do movimento em curso.

Córtex Sensitivo Primário

O córtex sensitivo primário, também referido como área somestésica ou somatossensorial primária (S1), está relacionado com as funções sensitivas básicas, sendo responsável pela sensação do estímulo recebido. Localiza-se no giro pós-central do lobo parietal, posteriormente ao sulco central e corresponde às áreas 1, 2 e 3 de Brodmann. Mais especificamente, a área 3 situa-se no fundo do sulco central, enquanto as áreas 1 e 2 estão na superfície do giro pós-central (Fig. 19-6).

A área somestésica primária recebe fibras de projeção dos núcleos talâmicos ventrais posterolateral e posteromedial,

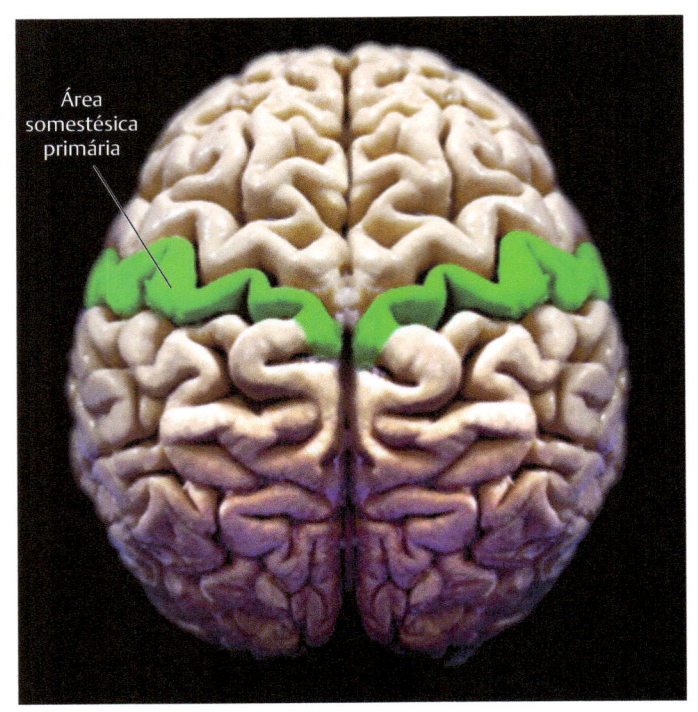
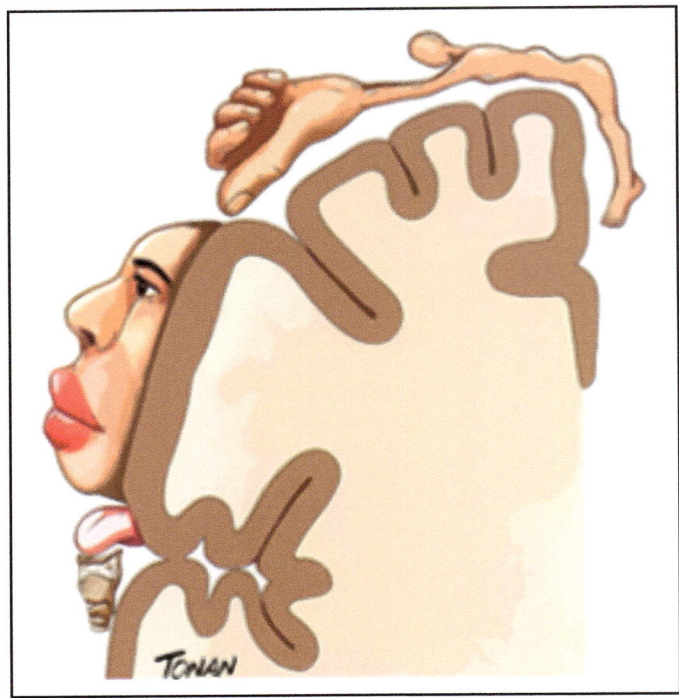

Fig. 19-6. Homúnculo sensitivo (segundo Penfield e Rasmussen) com a representação das partes do corpo na área somestésica primária. (Fonte: Acervo de ilustrações médicas Tonan/Centro Avançado de Neurologia e Neurocirurgia – CEANNE.)

através das quais são transmitidos impulsos nervosos relacionados com dor, pressão, tato e propriocepção consciente do hemicorpo contralateral.

Assim como no córtex motor primário, existe correspondência entre as partes do corpo e as regiões da área somestésica que recebem e processam o estímulo. Esta organização somatotópica do córtex sensitivo primário é chamada de homúnculo sensitivo. Na Figura 19-6, observa-se que a face e a mão, especialmente o dedo polegar, representam áreas corticais maiores, demonstrando que são partes corporais com maior quantidade de receptores sensitivos e maior capacidade discriminativa.

Córtex Sensitivo Secundário

O córtex sensitivo secundário ou área somestésica secundária (S2), localiza-se no lobo parietal superior, posteriormente à área somestésica primária, coincidindo com as áreas 5 e 7 de Brodmann. Está conectado ao córtex sensitivo primário, tendo como funções a coordenação, integração e refino da percepção dos estímulos somatossensoriais.

Linguagem

O processamento da linguagem é uma atividade complexa que envolve tanto zonas corticais como subcorticais. No entanto, principalmente duas regiões do córtex estão relacionadas com a linguagem: uma anterior, conhecida como área de Broca, responsável pela expressão da linguagem; e outra posterior, conhecida como área de Wernicke, que está ligada à percepção da linguagem. Ambas são consideradas áreas terciárias e localizam-se, na maioria dos casos, somente no hemisfério esquerdo. Além disso, estas duas áreas estão interconectadas pelo fascículo arqueado, o que nos permite

compreender o que foi falado e responder de maneira adequada (Fig. 19-7).

A área de Broca está localizada nas partes opercular e triangular do giro frontal inferior (área 44 e parte da área 45 de Brodmann), sendo responsável por programar a atividade motora relacionada com a produção da linguagem, seja ela falada, escrita ou gestual. Lesões nessa área provocam afasia do tipo motora ou de expressão, na qual o paciente consegue compreender o que está lendo ou ouvindo, porém não é capaz de se expressar adequadamente, utilizando geralmente sons monossílabos.

A área de Wernicke situa-se na junção entre os lobos temporal e parietal (parte posterior da área 22 de Brodmann) e está relacionada com a compreensão da linguagem. Lesões nessa área provocam afasia sensitiva, na qual o paciente é incapaz de reconhecer palavras, sejam escritas ou faladas.

As regiões equivalentes às áreas de Broca e Wernicke, localizadas no hemisfério direito, estão relacionadas com outros aspectos da linguagem, como a entonação e a melodia da fala. Além disso, à medida que a informação vai sendo processada nos córtices unimodais, como o auditivo e o visual, até a área de Wernicke, o processo de compreensão da linguagem envolve, primeiramente, o reconhecimento da palavra como categoria; depois, da palavra específica; e, finalmente, do seu significado. No lobo temporal (parte posterior), por exemplo, existem áreas diferentes responsáveis pela nomeação de pessoas e animais e, portanto, se houver lesões nessa área, o paciente apresentará dificuldade em dizer os nomes dessas categorias. Existe ainda um outro trato de fibras da substância branca cerebral chamado fascículo frontoccipital inferior, cuja lesão resulta em um tipo de transtorno de linguagem chamado parafasia. Na parafasia, o paciente reconhece um objeto,

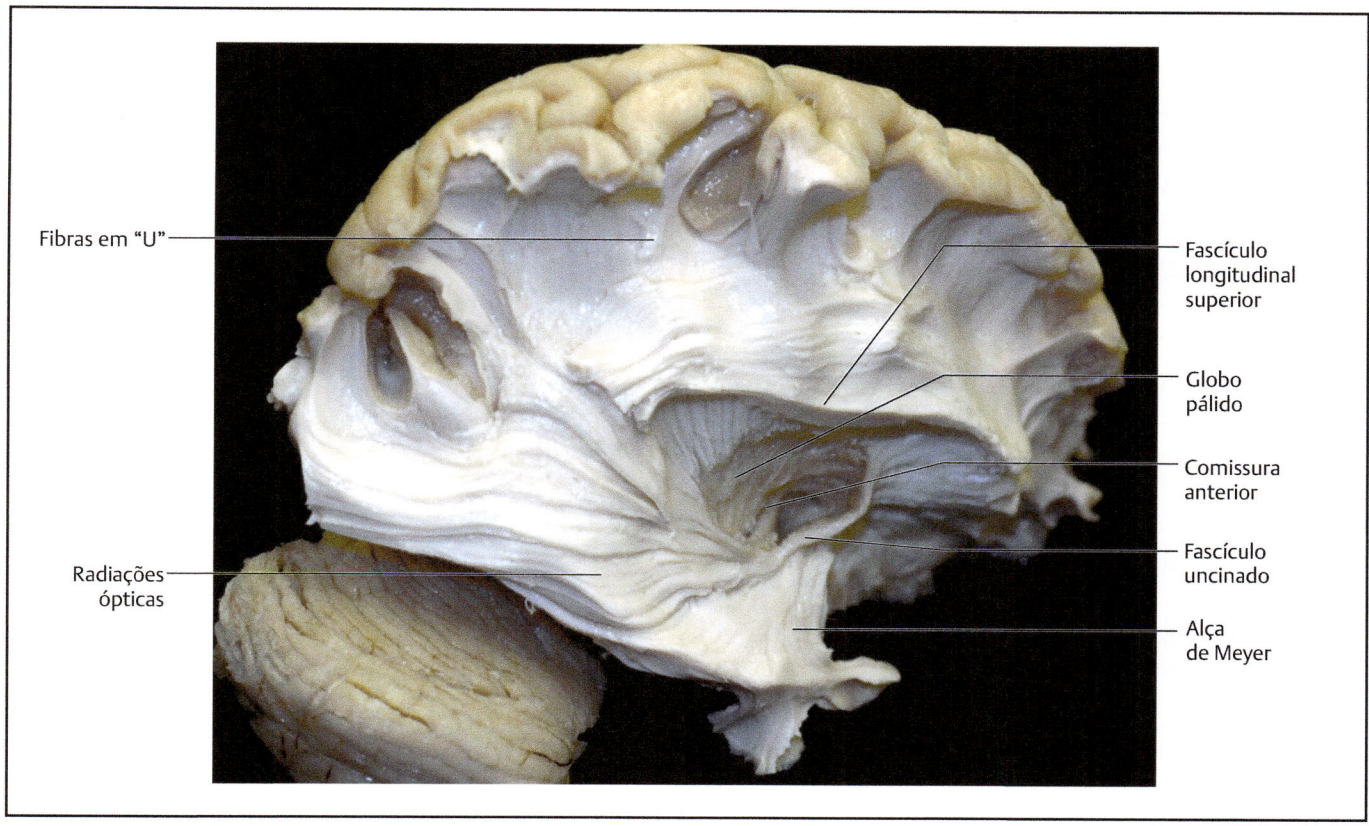

Fibras em "U"

Fascículo longitudinal superior

Globo pálido

Comissura anterior

Fascículo uncinado

Radiações ópticas

Alça de Meyer

Fig. 19-7. Nessa dissecção de fibras brancas pela técnica de Klinger, observa-se o fascículo longitudinal superior que comunica as áreas da linguagem de Broca e Wernicke. Por esse motivo, uma lesão fora destas áreas corticais de linguagem, mas acometendo esse fascículo, irá resultar em transtornos da fala. O fascículo uncinado (apontado na figura) tem algumas fibras misturadas com o fascículo frontoccipital inferior. Observe a visão peculiar da comissura anterior e do globo pálido quando visualizados por meio deste tipo de técnica de dissecção. (Fonte. Acervo pessoal do Prof. Dr. Gustavo Rassier isolan.)

porém o nomeia com o nome de outro objeto associado de alguma maneira ao objeto original. Por exemplo, o paciente vê uma mesa e fala "cadeira".

Lateralização

O conceito de lateralização refere-se à "dominância funcional" de um hemisfério cerebral sobre o outro, pois os hemisférios, tanto do ponto de vista funcional quanto anatômico, não são simétricos. Embora a maioria dos processos cognitivos utilize, de algum modo, ambos os lados, determinadas atividades superiores são realizadas predominantemente, ou até mesmo exclusivamente, por um dos hemisférios cerebrais. Assim, utiliza-se classicamente o conceito de hemisfério dominante para se referir ao lado do cérebro que possui as principais áreas responsáveis pela compreensão (Wernicke) e expressão (Broca) da linguagem. No entanto, é importante destacar que não existe de fato uma dominância hemisférica, mas apenas uma assimetria da função cortical. Nesse sentido, enquanto o lado esquerdo do cérebro está mais relacionado com a linguagem, a solução de problemas e o raciocínio matemático, o lado direito é "dominante" para as habilidades artísticas, percepção de relações espaciais, atenção visuoespacial, entre outros. Cabe ressaltar que a assimetria cortical está presente apenas nas áreas associativas, pois as áreas de projeção (motoras e sensitivas primárias) apresentam

um funcionamento igual em ambos os lados. Um fato interessante é a relação entre a dominância cerebral e a dominância manual. Em cerca de 96% dos indivíduos destros, os centros da linguagem estão localizados no hemisfério esquerdo, enquanto em canhotos ou ambidestros, esse número diminui para 70%. Os 30% restantes dividem-se meio a meio, estando 15% no hemisfério direito e bilateralmente nos outros 15%. Portanto, se ocorrer uma oclusão vascular nos ramos proximais da artéria cerebral média esquerda em um indivíduo destro, provavelmente ocorrerá um distúrbio afásico, enquanto a mesma lesão na artéria cerebral média direita não causará alteração na linguagem. Por fim, a assimetria cortical também é anatômica. Na maioria das pessoas, a região do lobo temporal superior que correspondente à área da linguagem é significativamente maior à esquerda, e o sulco lateral esquerdo é mais longo e menos inclinado que o direito na maioria das pessoas destras.

Córtex Visual Primário

A área visual primária localiza-se nas bordas do sulco calcarino do lobo occipital, correspondendo à área 17 de Brodmann. Essa região recebe as informações visuais provenientes do corpo geniculado lateral por meio do trato geniculocalcarino (radiação óptica). O córtex visual primário de cada hemisfério recebe as informações da metade temporal da retina ipsilateral e da metade nasal da retina contralateral, ou seja, a metade direita do campo visual é representada no córtex visual do hemisfério cerebral esquerdo e vice-versa. Além disso, a distribuição das informações visuais ocorre de maneira retinotópica, pois para cada ponto da retina há uma área correspondente no córtex. Nesse sentido, a parte anterior da retina projeta-se para a porção anterior do sulco calcarino, a parte posterior (onde se localiza a mácula) projeta-se para a parte posterior deste sulco, e os quadrantes superior (representando o campo visual inferior) e inferior (representando o campo visual superior) projetam-se respectivamente para os lábios superior e inferior do sulco calcarino. As lesões no córtex visual primário causam cegueira na parte correspondente do campo visual.

Córtex Visual Secundário

O restante do lobo occipital, representado pelas áreas 18 e 19 de Brodmann, constitui o córtex de associação visual, responsável pela interpretação das imagens. No entanto, o córtex visual secundário não está limitado ao lobo occipital, ocupando também uma grande área do lobo temporal (áreas 20, 21 e 37 de Brodmann) e uma pequena parte do lobo parietal. Há várias áreas visuais secundárias, sendo as mais conhecidas V2, V3, V4 e V5. Estas são unidas por duas vias corticais originadas em V1: a ventral, que conecta as áreas visuais do lobo temporal; e a dorsal, que se projeta para a parte posterior do lobo parietal. A via ventral está relacionada com a percepção de cores, objetos e reconhecimento de faces, enquanto a via dorsal está associada à percepção de movimentos, velocidade e representação espacial. Lesões nessas regiões podem resultar em agnosias, distúrbios em que o paciente é incapaz de identificar pessoas, objetos e suas características, embora ainda consiga visualizá-los, ou também causar acinetopsia, em que há a perda da capacidade de perceber o movimento (Fig. 19-8).

Córtex Auditivo Primário

A área auditiva primária localiza-se na parede inferior do sulco lateral ou, mais precisamente, no giro transverso anterior (giro de Heschl) e corresponde às áreas 41 e 42 de Brodmann (Fig. 19-9). Essa região é responsável pela percepção consciente do som e contém uma representação tonotópica da cóclea. Assim, a porção anterior está relacionada com a recepção de sons de baixa frequência, enquanto a porção posterior está relacionada com sons de alta frequência. Além disso, a representação do som no córtex é bilateral, embora predomine no lado oposto. Isso acontece porque as informações ascendentes da cóclea projetam-se, em sua

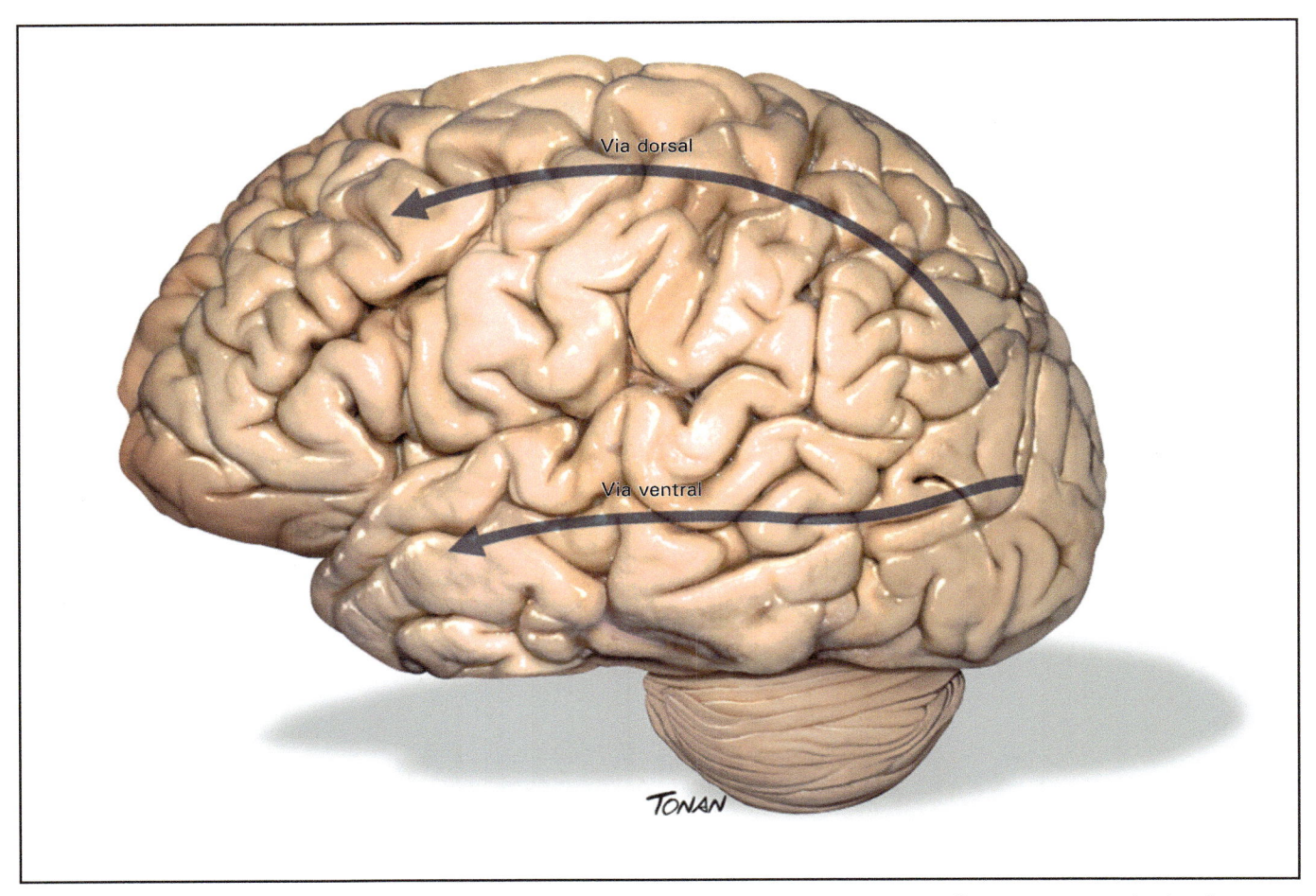

Fig. 19-8. Desenho esquemático representando a área visual primária V1 e as principais áreas visuais secundárias nas vias ventral e dorsal. (Fonte: Acervo de ilustrações médicas Tonan/Centro Avançado de Neurologia e Neurocirurgia – CEANNE.)

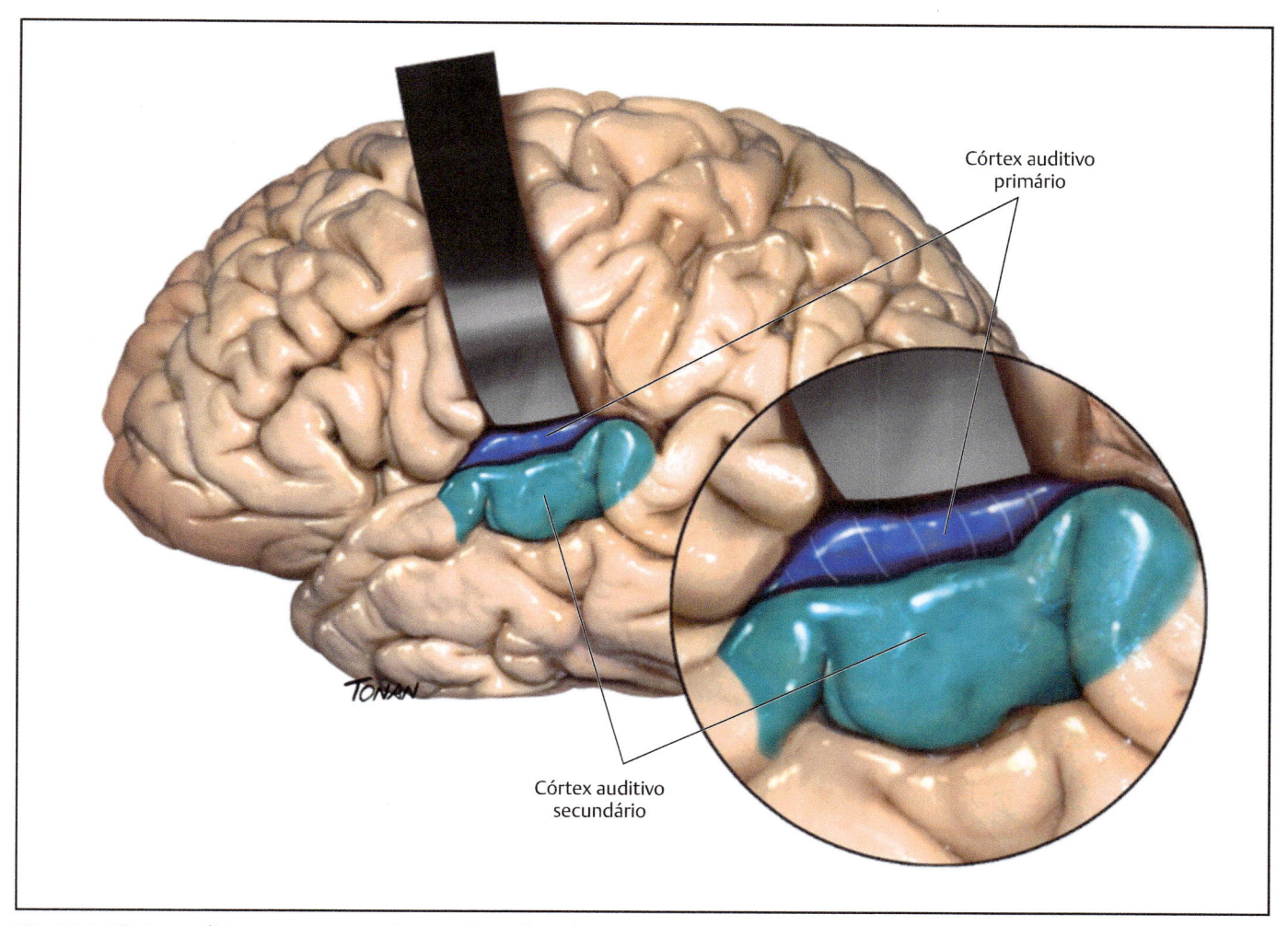

Fig. 19-9. Córtices auditivos e a representação tonotópica da cóclea. (Fonte: acervo de ilustrações médicas Tonan/Centro Avançado de Neurologia e Neurocirurgia – CEANNE.)

grande maioria, para o corpo geniculado medial contralateral e, a partir deste, para o córtex auditivo primário através da radiação auditiva. Dessa forma, lesões unilaterais resultam em déficits auditivos pequenos, enquanto lesões bilaterais podem provocar surdez completa.

Córtex Auditivo Secundário

O córtex de associação auditiva está adjacente à área auditiva primária na face lateral do giro temporal superior, correspondendo à área 22 de Brodmann. Essa região recebe aferências da área auditiva primária e do tálamo, sendo responsável por interpretar e dar significado aos sons. Além disso, no hemisfério dominante, a porção mais posterior da área 22 também é conhecida como área de Wernicke, a qual possui um papel fundamental na compreensão da linguagem.

Córtex Olfativo Primário

O córtex primário do olfato, também chamado de córtex piriforme, localiza-se na parte anterior do giro para-hipocampal e do úncus, e relaciona-se com o sistema límbico. É responsável pela interpretação dos estímulos olfatórios recebidos pelo nervo olfatório. Antes de penetrar no córtex cerebral, o trato olfatório delimita o trígono olfatório, a partir do qual projeta as fibras mediais para o hemisfério contralateral através da comissura anterior (Figs. 19-10 e 19-11). A via olfatória, além de se projetar bilateralmente, constitui-se no único sistema sensorial que não faz sinapse talâmica.

No ser humano, a área cortical relacionada com o olfato é consideravelmente pequena comparada a outros mamíferos, razão pela qual temos esse sentido menos desenvolvido que outras espécies.

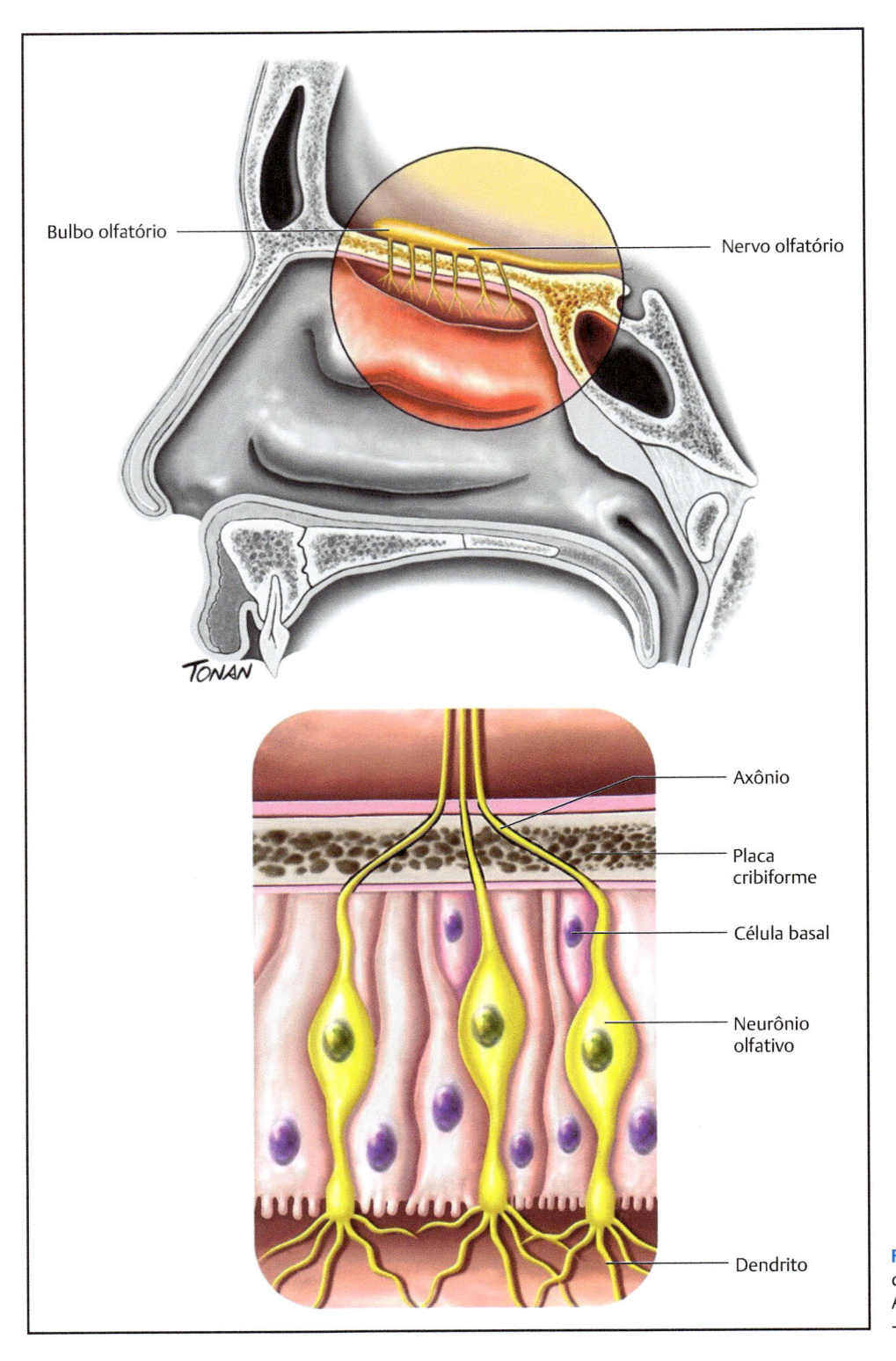

Bulbo olfatório

Nervo olfatório

Axônio

Placa cribiforme

Célula basal

Neurônio olfativo

Dendrito

TONAN

Fig. 19-10. Via olfatória. (Fonte: Acervo de ilustrações médicas Tonan/Centro Avançado de Neurologia e Neurocirurgia – CEANNE.)

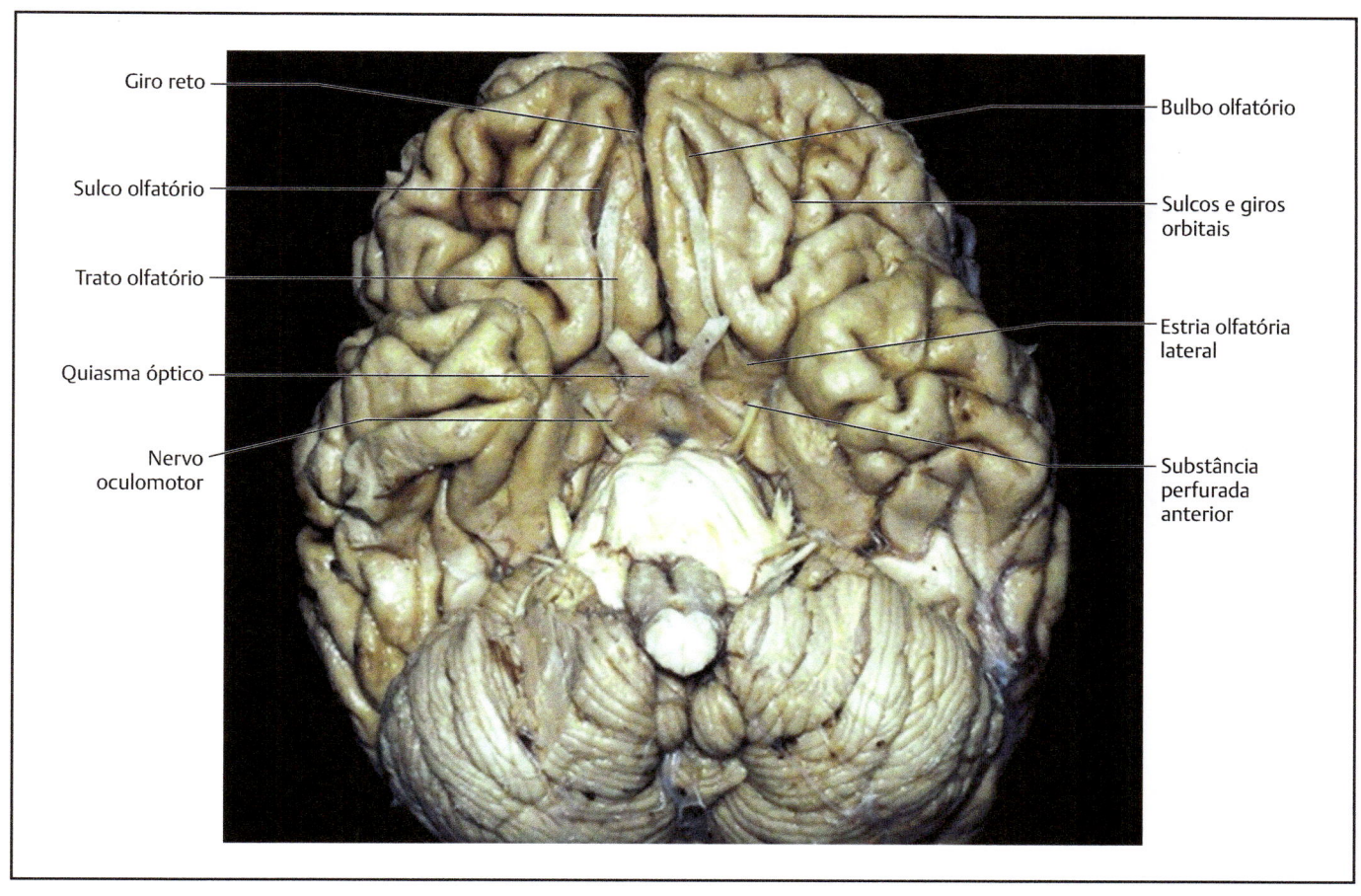

Fig. 19-11. Superfície basal do cérebro evidenciando a via olfatória e estruturas adjacentes. (Fonte: Acervo pessoal do Prof. Dr. Gustavo Rassier isolan.)

Córtex Gustativo

A área gustativa primária localiza-se na parte anterior da ínsula e na extremidade inferior ou opercular do giro pós-central (área 43 de Brodmann) próxima à representação do início da via digestiva do homúnculo sensitivo (faringe e região esofágica superior) (Fig. 19-12). Os nervos cranianos que inervam a língua (facial – VII e glossofaríngeo – IX), a epiglote e a laringe superior (vago – X) transmitem as informações do paladar até o núcleo do trato solitário, no bulbo. Deste, as fibras projetam-se via trato tegmental central para o núcleo ventral posteromedial do tálamo, de onde os neurônios pós-sinápticos emitem aferências para o córtex gustativo primário. É importante destacar que a sensação gustativa de um lado da língua é projetada para os dois hemisférios cerebrais, pois as projeções do núcleo solitário são bilaterais e, portanto, a perda da sensibilidade gustativa bilateral pode ser um indicativo de lesão no sistema nervoso central. Além disso, os neurônios de terceira ordem que partem do tálamo se projetam para o córtex insular anterior, onde estímulos gustativos e olfatórios são integrados, permitindo que o indivíduo identifique e classifique gostos específicos. Ainda, há a projeção de aferências talâmicas para o córtex orbitofrontal, onde são adicionados aspectos emocionais e de tomada de decisão relacionados com o sabor.

O córtex gustativo secundário está localizado na região orbitofrontal da área pré-frontal.

Córtex Vestibular

Não há uma área puramente vestibular como ocorre em outras modalidades sensoriais. As áreas principais relacionadas à função vestibular, isto é, postura e equilíbrio, estão situadas no córtex insular posterior e no lóbulo parietal inferior, acima do giro supramarginal.

Áreas Associativas
Córtex Parietal Posterior

O córtex parietal posterior, também conhecido como córtex parieto-têmporo-occipital, compreende os giros supramarginal (área 40 de Brodmann) e angular (área 39), que juntos formam o lóbulo parietal inferior, além de se estender às margens do sulco temporal superior e parte do lóbulo parietal superior (áreas 5 e 7). Essa região está localizada entre as zonas corticais de associação secundárias visual, auditiva e somestésica, e integra as informações recebidas por essas três áreas, além de possuir conexões com a área pré-frontal e o córtex límbico. Assim, essa área é responsável por reunir as diversas informações a respeito dos objetos, como o som, o tato, a aparência e o nome, formando uma imagem mental completa. Também está relacionada com a atenção e a consciência de si mesmo e do ambiente, processando a posição e o movimento de objetos, pessoas ou do próprio corpo no espaço. Portanto, é responsável por diversas funções como: percepção, atenção espacial e esquema corporal, sendo fundamental para

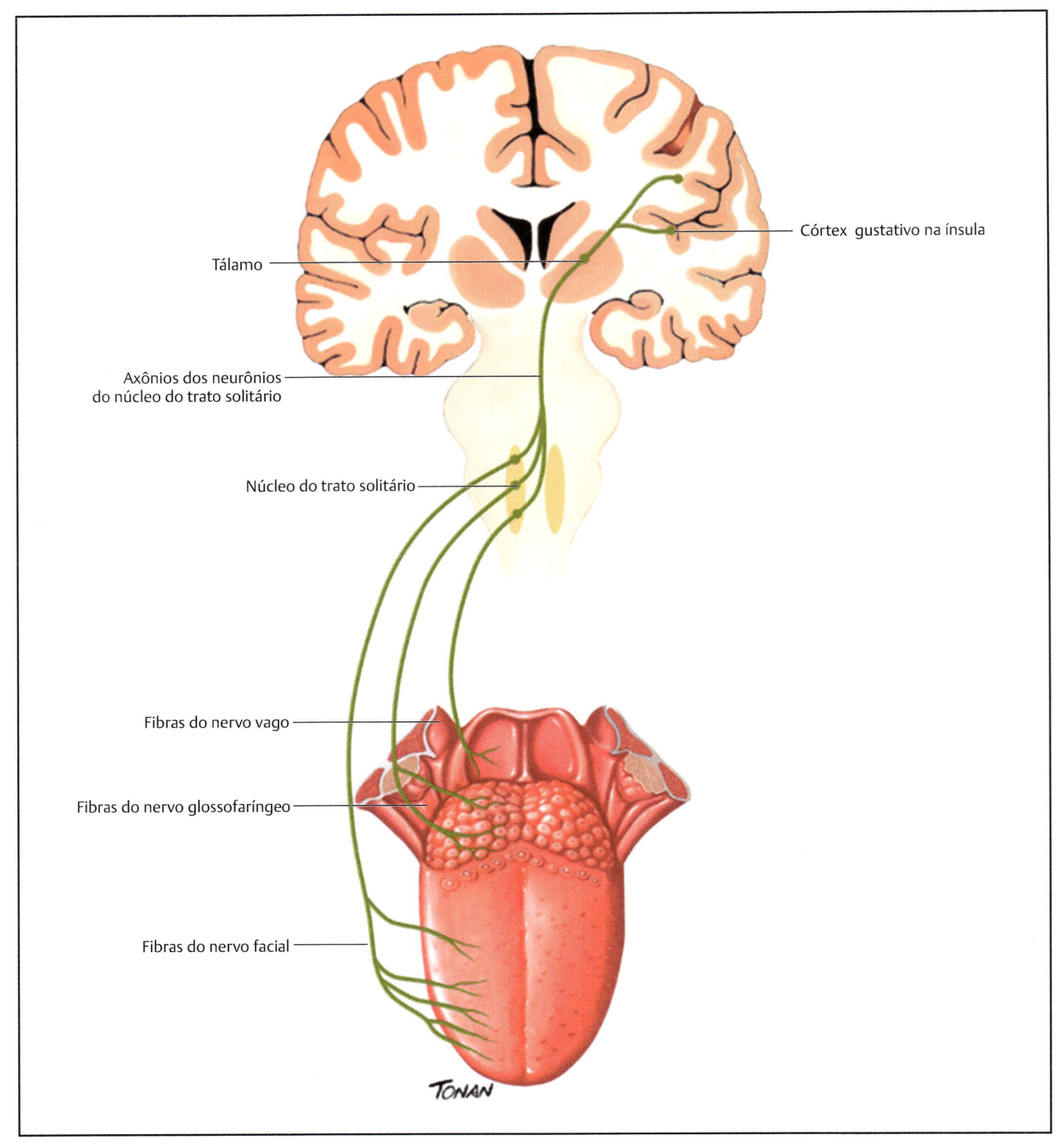

Córtex gustativo na ínsula

Tálamo

Axônios dos neurônios do núcleo do trato solitário

Núcleo do trato solitário

Fibras do nervo vago

Fibras do nervo glossofaríngeo

Fibras do nervo facial

Fig. 19-12. Desenho esquemático das vias centrais da gustação. (Fonte: Acervo de ilustrações médicas Tonan/Centro Avançado de Neurologia e Neurocirurgia – CEANNE.)

o aprendizado. Lesões na área parietal posterior causam sintomatologia diferente entre os hemisférios cerebrais, devido à assimetria funcional entre eles. Quando ocorre no hemisfério direito ou não dominante, ou seja, no lado mais relacionado com os processos visuoespaciais, em especial na sua parte parietal inferior, pode levar o paciente a se comportar como se a metade contralateral do seu corpo estivesse ausente ou não lhe pertencesse, um quadro conhecido como síndrome de negligência ou de inatenção. Já as lesões no hemisfério esquerdo resultam em problemas com a linguagem e na síndrome de Gerstmann, caracterizada pela dificuldade em discriminar os próprios dedos, discernir esquerda e direita e realizar cálculos.

Córtex Pré-Frontal

O córtex associativo pré-frontal, não motor, é uma extensa área localizada nos giros frontal superior e médio, e lobo frontal medial, anteriormente ao córtex motor primário e ao córtex pré-motor. Apresenta conexões com a maioria das áreas corticais, diversos núcleos talâmicos, amígdala, hipocampo, núcleos da base, cerebelo e tronco encefálico, ocupando aproximadamente um quarto da superfície cortical humana. Pode ser dividido em:

- *Área pré-frontal dorsolateral (área 9 de Brodmann)*: ocupa a porção superolateral do lobo frontal. Participa do circuito córtico-estriado-talâmico-cortical, conectando-se ao neoestriado (em especial, o núcleo putâmen). Esta área é essencial ao planejamento e adaptação das funções executivas às diferentes situações físicas e sociais do indivíduo, e em decorrência das modificações ambientais, bem como a avaliação e organização de estratégias para as consequências

dessas ações. Também é responsável pela atenção seletiva e a memória operacional, retendo as informações significativas para a conclusão de uma atividade em curso. Lesões dessa área podem afetar negativamente um planejamento normal em vários níveis.

- *Área pré-frontal orbitofrontal (áreas 11 e 12 de Brodmann)*: ocupa a superfície basal e parte da superfície medial do lobo frontal. Participa do circuito córtico-estriado-pálido-talâmico-cortical, conectando-se ao corpo estriado (em especial, o núcleo caudado). Esta área está envolvida no comportamento emocional em decorrência de estímulos externos e no processamento das informações sociais, guiando a supressão do comportamento social indesejado (autocontrole), e, portanto, associada a comportamentos éticos. Lesões dessa área normalmente provocam explosões emocionais, desinibição social, impulsividade e tomada de riscos.

- *Área pré-frontal ventromedial (área 10 de Brodmann)*: ocupa a parte mais rostral e superior do giro frontal médio. Apresenta conexões com a amígdala, lobo temporal, área tegmental ventral, sistema olfativo e tálamo. Está comprometida com o julgamento moral e a motivação para atividades orientadas para objetivos, além da capacidade de aprender com os erros. Lesões dessa região tornam o indivíduo manipulador, insensível, egocêntrico, com falta de empatia, bem como incapaz de planejar com antecedência.

Córtex Insular

O lobo da ínsula está localizado na profundidade do sulco lateral (fissura de Sylvius) e é recoberto pelos lobos frontal, temporal e parietal (Fig. 19-13). A ínsula é dividida em partes

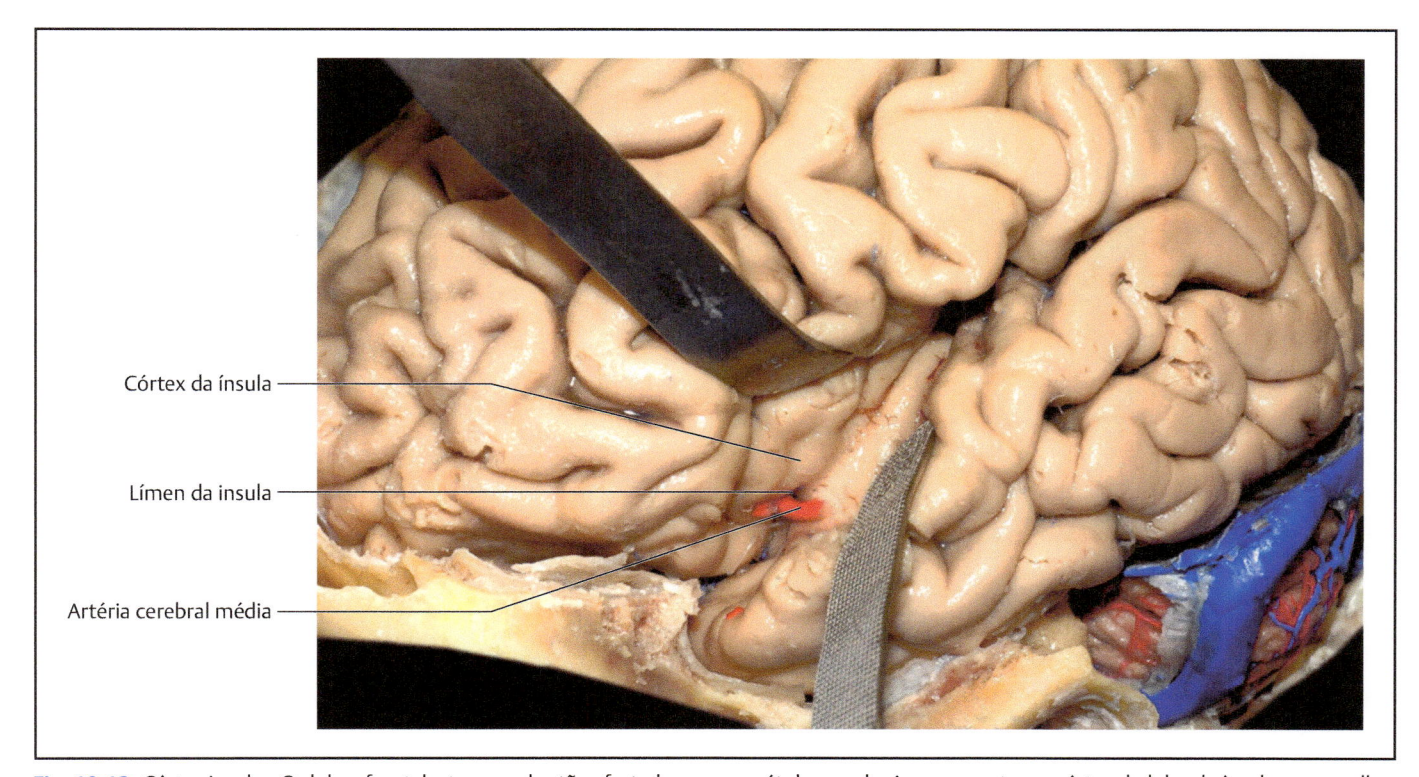

Córtex da ínsula

Límen da insula

Artéria cerebral média

Fig. 19-13. Córtex insular. Os lobos frontal e temporal estão afastados com espátulas cerebrais para mostrar o córtex do lobo da ínsula no assoalho da fissura silviana. (Fonte: Acervo pessoal do Prof. Dr. Gustavo Rassier Isolan.)

anterior e posterior pelo sulco central da ínsula. O córtex insular posterior – formado pelos giros longos da ínsula – é uma área de projeção primária e recebe principalmente informações viscerais e somatossensitivas. Nele situa-se a área vestibular primária, além de estar envolvido no processamento auditivo e olfatório.

O córtex insular anterior é formado pelos giros curtos da ínsula e constitui-se numa área de associação terciária, participando da integração de informações sensoriais e na elaboração de diversas estratégias comportamentais. A ínsula anterior também está relacionada com a sensação de nojo, empatia, percepção dos componentes subjetivos das emoções, aspectos emocionais da tomada de decisões, atenção para detecção de estímulos novos e reconhecimento da própria fisionomia.

O córtex insular possui vias aferentes e eferentes, estabelecendo conexões com os núcleos da base, córtex perirrinal, córtex olfatório, giro do cíngulo, hipocampo, amígdala e outras áreas do sistema límbico.

FORMAÇÃO DO INDIVÍDUO

O lobo frontal é a última região do cérebro a se desenvolver. Por esse motivo é comum se observar uma maior dificuldade em controle inibitório, bem como reflexão de causa-consequência em crianças e pré-adolescentes, se comparados aos adultos. O desenvolvimento desta região cerebral dá-se pelo crescente aprendizado de habilidades, interações sociais, promoção de reflexões sobre suas próprias ações, aumento do controle sobre os pensamentos, e habilidade de regular seu próprio comportamento, de planejar e resolver problemas.

Portanto, é fundamental para a criança em seu contexto de infância e juventude, um ambiente socioemocional concordante, marcado pela qualidade de relações e ambientes estimuladores que propicie um crescimento adequado. O desenvolvimento de forma eficaz das capacidades relacionadas às funções executivas, formará um adulto com potencial para organizar diferentes atividades no dia a dia, executar e concluir tarefas, controlar impulsos, focar na realização de atividades, corrigir erros, elaborar planos e realizar diferentes ações simultaneamente. Essas habilidades tornam-se fundamentais no ambiente escolar e laboral, bem como nos relacionamentos interpessoais.[1,10,11]

Do contrário, quando expomos a criança a situações de estresse, instabilidade emocional, condições inadequadas de sono, de exercício e de nutrição, ela não será capaz de desenvolver adequadamente seu funcionamento executivo, promovendo alterações comportamentais inadequadas. Pesquisas comprovam que, como resultado, teremos um potencial aumento de transtornos psiquiátricos, hábitos alimentares inadequados bem como propensão a exposição a substâncias nocivas e comportamentos de risco no geral (Fig. 13-14).[1,11,12]

Nos Estados Unidos, um estudo acompanhou por 32 anos 1.000 crianças nascidas no mesmo ano e na mesma cidade. As observações permitiram identificar que crianças com um melhor desenvolvimento do controle inibitório possuíam maior probabilidade de permanecer na escola, não fumar e usar drogas na adolescência, bem como, na fase adulta, tinham menor chance de ter sobrepeso, hipertensão, problemas associados a vícios e dificuldades laborais.[13]

Devemos considerar ainda o cenário de países subdesenvolvidos, que possuem piores condições econômicas e sociais; isso pode afetar diretamente no desenvolvimento das funções executivas das crianças. Este é um contexto antagônico a países e continentes com melhores cenários, como Canadá, EUA e Europa, onde o desenvolvimento das funções executivas se dá de forma aperfeiçoada devido a melhores indicadores de desenvolvimento humano e acesso a serviços básicos.[2]

Ainda existem evidências contundentes de que há um declínio nas funções executivas cerebrais com o avanço da idade, sendo este considerado um processo normal relacionado com o envelhecimento. Em idosos, há diminuição do controle inibitório, onde são menos capazes de inibir distrações visuais e distrações auditivas, bem como na habilidade de reter informações e promoverem processos adaptativos.[14]

ASPECTOS PATOLÓGICOS

Quando compreendemos a importância das funções executoras, começamos a compreender a origem dos processos mentais que nos permitem focalizar a atenção, confiar em comportamentos instintivos, resistir a tentações e adaptarmo-nos frente a adversidades. A sua ausência, ainda na infância, como descrito anteriormente, levam a diferentes comportamentos destrutivos na vida adulta (Quadro 19-1).[15]

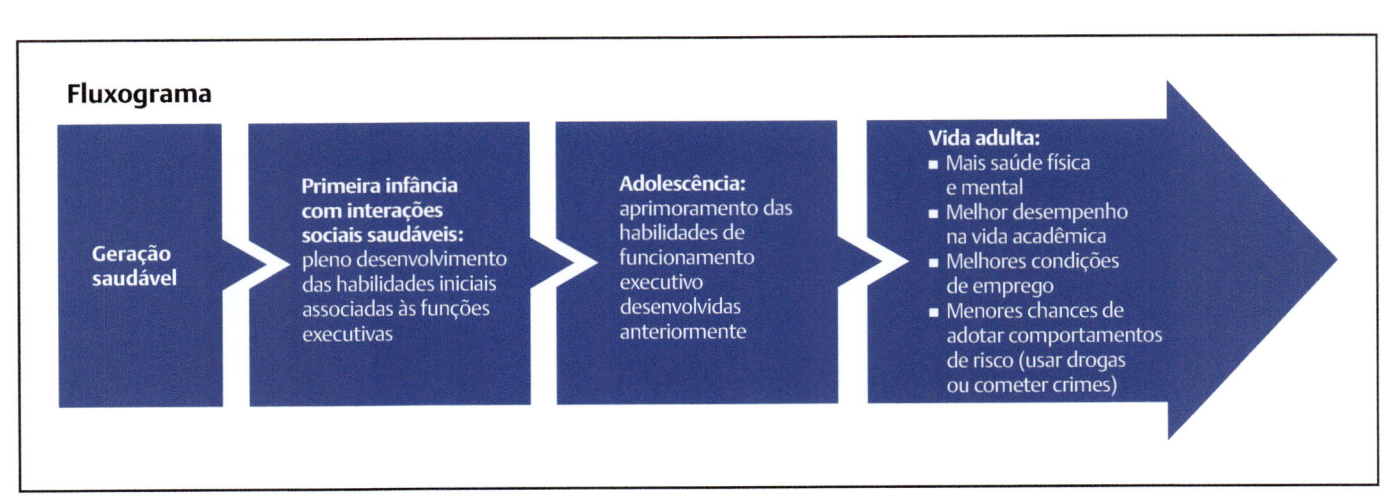

Fluxograma

Geração saudável → **Primeira infância com interações sociais saudáveis:** pleno desenvolvimento das habilidades iniciais associadas às funções executivas → **Adolescência:** aprimoramento das habilidades de funcionamento executivo desenvolvidas anteriormente → **Vida adulta:**
- Mais saúde física e mental
- Melhor desempenho na vida acadêmica
- Melhores condições de emprego
- Menores chances de adotar comportamentos de risco (usar drogas ou cometer crimes)

Fig. 19-14. Fases de desenvolvimento do indivíduo.

Quadro 19-1. Formas em que as funções executoras impactam os aspectos da vida

Aspectos da vida	Possíveis consequências ao indivíduo de funções executivas parcialmente desenvolvidas
Saúde mental	▪ Vícios ▪ Hiperatividade com déficit de atenção (TDAH) ▪ Transtorno de conduta ▪ Depressão ▪ Transtorno obsessivo compulsivo (TOC) ▪ Esquizofrenia
Saúde física	▪ Obesidade ▪ Excessos alimentares ▪ Abuso de substâncias ▪ Baixa adesão ao tratamento
Desempenho escolar	▪ Piora no nível de aprendizado ▪ Pouco desempenho em leitura e matemática

Crianças diagnosticadas com transtorno do déficit de atenção e hiperatividade ou transtornos do espectro autista apresentam prejuízos no desenvolvimento das funções executivas, e esses transtornos, assim como a maior parte dos transtornos psiquiátricos, estão associados a prejuízos nas funções executivas globais e dificuldades do controle consciente de ações, pensamentos e emoções.[1]

Em casos de pacientes com lesões pré-frontais bilaterais, também podemos observar dificuldades no desenvolvimento das funções executivas, visto que este é o local onde estas se manifestam. Ocorrem, portanto, dificuldades para realizar tarefas relacionadas com a memória de trabalho, as quais exigem manipulação de informação, e mesmo nas memórias de longo prazo, que não estão estocadas no córtex pré-frontal, mas em regiões posteriores, principalmente temporais e parietais, o córtex pré-frontal parece ser o responsável por resgatar estas informações e mantê-las ativas. Ainda, estas áreas são responsáveis pelo controle de impulsos, planejamento, intenção, efetivação das ações, flexibilidade cognitiva e comportamental e monitoramento das atitudes.[4]

REFERÊNCIAS BIBLIOGRÁFICAS

1. Costa JSM, Luozada F, Macedo L, Santos D. Funções executivas e desenvolvimento infantil: habilidades necessárias para a autonomia: estudo III / organização Comitê Científico do Núcleo Ciência pela Infância. 1. ed. São Paulo: Fundação Maria Cecilia Souto Vidigal – FMCSV; 2015.
2. Dias NM, Seabra AG. Is it possible to promote executive functions in preschoolers? A case study in Brazil. International Journal of Child Care and Education Policy 2015 Jun 3;9(1).
3. Morton J. Funções executivas. Editor do Tema. [s.l: s.n.]. Disponível em: <https://www.enciclopedia-crianca.com/pdf/complet/funcoes-executivas>. Acesso em: 20 set. 2022.
4. Dias NM, Menezes A, Seabra AG. Alterações das funções executivas em crianças e adolescentes. Estudos Interdisciplinares em Psicologia. 2009;1(1):70-85.
5. Aarts E, Roelofs A, Van Turennout M. Attentional control of task and response in lateral and medial frontal cortex: Brain activity and reaction time distributions. Neuropsychologia. 2008 Aug;46(9):2078-88.
6. Alvarez JA, Emory E. Executive function and the frontal lobes: A meta-analytic review. Neuropsychol Rev. 2006 Mar;16(1):17-42.
7. Gomes JS, Simonetti L, Maidel S. Funções executivas e regulação cognitivo-emocional: conexões anatômicas e funcionais. Rev Cien Humanas. 2018;52:1.
8. Fonseca V. Papel das funções cognitivas, conativas e executivas na aprendizagem: uma abordagem neuropsicopedagógica. Rev Psicopedag. São Paulo. 2014;31(96):236-53.
9. Vanacôr CN, Isolan GR, Yu YH, Telles JPM, Oberman DZ, Rabelo NN, et al. Microsurgical anatomy of language. Clin Anat. 2021 Jan;34(1):154-68.
10. Konkiewitz EC. Aprendizagem, comportamento e emoções na infância e adolescência: uma visão transdisciplinar / organização. Dourados-MS: Ed. UFGD; 2013. 312 p.
11. Ferguson HJ, Brunsdon VEA, Bradford EEF. The developmental trajectories of executive function from adolescence to old age. Sci Rep. 2021 Jan 14;11(1):1382.
12. Moffitt TE, Arseneault L, Belsky D, Dickson N, Hancox RJ, Harrington H, et al. A gradient of childhood self-control predicts health, wealth, and public safety. Proc Natl Acad Sci USA. 2011 Jan 24;108(7):2693-8.
13. Weinstock M. The long-term behavioural consequences of prenatal stress. Neurosci Biobehav Rev. 2008 Aug;32(6):1073-86.
14. Hasher L, Stoltzfus ER, Zacks RT, Rypma B. Age and inhibition. J Exp Psychol Learn Mem Cogn. 1991;17(1):163-9.
15. Diamond A. Executive functions. Annu Rev Psychol. 2013 Jan 3;64(1):135-68.

SISTEMA LÍMBICO

Marco Antônio Schlindwein Vaz ▪ Jander Moreira Monteiro ▪ Rafaela Fernandes Gonçalves
Guilherme Nobre Nogueira ▪ Marcos Henrique da Silva Mezzari ▪ Gustavo Rassier Isolan

INTRODUÇÃO

Dentre as diversas funções exercidas pelo sistema nervoso central, as emoções e os sentimentos sempre foram alvo de muito interesse. De filósofos socráticos a neurocientistas pós-modernos, estudiosos anseiam pelo descobrimento da origem e do funcionamento da emoção humana.

Uma das descobertas realizadas por meio destes estudos fundamenta-se na diferença entre a emoção e o sentimento. A primeira é conceituada como um conjunto de respostas fisiológicas, sejam elas encefálicas ou extraencefálicas, a um estímulo externo. Já o sentimento se refere a racionalização desta resposta.[1] Dessa forma, é possível compreender que a emoção é experimentada antes do sentimento.

O sistema límbico (SL) é conhecido por atuar tanto nas emoções quanto nos sentimentos. No entanto, o SL não se restringe apenas a estas funções, atuando, também, na memória, aprendizado, comportamento etc.[1] Neste capítulo, iremos descrever o papel do sistema límbico no ser humano, bem como sua anatomia.

HISTÓRICO

Em 1890, o psicólogo norte-americano William James fez uma série de questionamentos relativos ao medo, dentre eles a clássica pergunta: "uma pessoa corre de um urso porque tem medo ou tem medo porque corre?" (Fig. 20-1).[2] De acordo com ele, a racionalização do medo é uma consequência da emoção, ou seja, de um conjunto de reações fisiológicas que acontecem no corpo devido a um estímulo externo, no caso, o urso. Dessa forma, concluiu que o indivíduo tem medo porque corre. Esta se tornou a primeira tentativa relatada de se compreender as emoções.

No final do século XX, as ideias mais aceitas pela comunidade científica afirmavam que o córtex tinha áreas devotas ao movimento e às sensações. As informações acerca de áreas especificas responsáveis pelo medo eram escassas.[3] Assim, James criou a teoria da retroalimentação periférica. Esta dizia que todo sentimento resulta do padrão comportamental efetuado a partir de um estímulo externo, ou seja, um sentimento surge quando a resposta corporal ao estímulo é racionalizada.

Alguns anos mais tarde, em estudos com animais, descobriu-se que mesmo com a retirada dos hemisférios cerebrais,

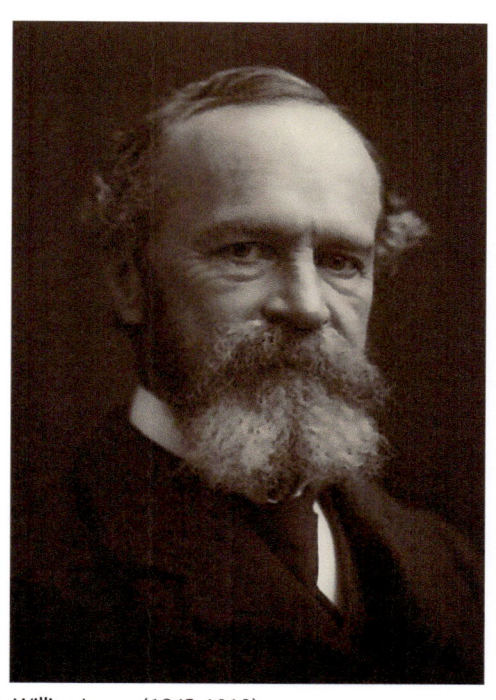

Fig. 20-1. Willian James (1842-1910).

os macacos analisados ainda eram capazes de sentir emoções. Então, imaginou-se que locais extracorticais deveriam fazer parte da formação das emoções.[3]

Em 1920, Cannon desenvolveu um experimento em que seccionou o encéfalo de macacos em diferentes alturas. A partir disso, concluiu que uma secção acima do hipotálamo permitia ao animal expressar emoções. No entanto, abaixo dessa estrutura, este mesmo espécime era incapaz da mesma tarefa. Dessa maneira, ele, junto de seu aluno Bard, propuseram uma teoria em que um estímulo externo vindo das áreas sensitivas é enviado ao tálamo e, a partir dele, redirecionado ao hipotálamo e ao córtex.[3] O córtex seria responsável pela interpretação deste estímulo, formando um sentimento, enquanto o hipotálamo seria encarregado de determinar as emoções e enviar os sinais ao córtex. Nessa teoria, o hipotálamo seria o centro julgador e formador das emoções no encéfalo.

Quase 20 anos após, James Papez reformulou a teoria de Cannon e Bard, adicionando outras estruturas no julgamento das emoções e sentimentos (Fig. 20-2). Ele manteve o postulado de que o estímulo sairia das estruturas sensitivas para o tálamo e a partir dele ao hipotálamo, de onde seria direcionado ao tronco encefálico, produzindo uma resposta corporal, e ao córtex, produzindo um sentimento. No entanto, este circuito, partindo do hipotálamo ao córtex, seria muito mais complexo.[3] Segundo Papez, os sinais no hipotálamo seguiriam em direção ao tálamo anterior e, então, para o giro cingulado. Nele há uma convergência de sinais do tálamo anterior e do córtex sensitivo que recebeu informações do tálamo. Esta convergência é a experiência do sentimento. O córtex sensorial, além de enviar estímulos para o giro do cíngulo, o faz também ao hipocampo, que por sua vez se comunica com os corpos mamilares do hipotálamo, completando, assim, o chamado "circuito de Papez". Esta teoria implicou uma complexidade muito maior no que antes era de responsabilidade única de uma estrutura.[4]

Em 1950, MacLean sugeriu que todas as estruturas do circuito de Papez, junto com áreas do lobo temporal, seriam na verdade o "encéfalo visceral". Este juntamente com os achados de Broca sobre o lobo límbico, que representaria a parte medial do lobo temporal, tornaram-se então o sistema límbico.[5]

Através dos milênios, o sistema nervoso foi evoluindo e adaptando-se junto dos outros sistemas para permitir a sobrevivência do espécime. Dependendo da característica e contexto deste, algumas funções vindas por meio do acaso se perpetuavam. Na espécie humana e nas que a precederam, algumas das funções mais relevantes foram as operadas pelo sistema límbico. Emoções como o medo e o afeto, bem como a "luta ou fuga" ou até mesmo a memória, são algumas das habilidades humanas que permitiram sermos hoje o maior predador do planeta.[3]

ANATOMIA

Mais de 70 anos após os estudos de MacLean, suas ideias acerca das estruturas que compõem o sistema límbico ainda são tidas como verdadeiras.[5] As estruturas que formam o SL são corticais e sucorticais, como apresentadas a seguir.

Estruturas Corticais

- *Giro do cíngulo*: é composto por mesocórtex (tipo cortical intermediário entre isocórtex e alocórtex). Ele contorna o corpo caloso e liga-se ao giro para-hipocampal através do istmo do giro do cíngulo. O fascículo do cíngulo é visto neste giro e percorre toda sua extensão.
- *Hipocampo*: é constituído por arquicórtex, um tipo de alocórtex. É uma estrutura curva e alongada que se situa no assoalho do corno temporal dos ventrículos laterais logo acima do giro para-hipocampal. Ele conecta-se através o fórnix (feixe compacto de fibras) com o corpo mamilar e a área septal.
- *Giro para-hipocampal*: é formado por paleocórtex, uma das variedades corticais mais antigas, que, de uma perspectiva citoarquitetônica, é um alocórtex. Ele situa-se na face inferior do lobo temporal.

Estruturas Subcorticais

- *Amígdala*: ela é constituída de muitos subnúcleos e possui diversas conexões, e a maioria de suas eferências agrupam-se em um feixe denominado estria terminal, que se conecta ao hipotálamo. Outra parte se agrupa na via amigdalofugal ventral, que se liga ao núcleo dorsomedial do tálamo e ao hipotálamo. Ela situa-se no lobo temporal próximo ao úncus.
- *Área septal*: a área septal abrange neurônios subcorticais, conhecidos como núcleos septais, que possuem conexões complexas, principalmente, com hipotálamo e formação reticular. Ela situa-se anteriormente à lâmina terminal e comissura anterior, abaixo do rostro do corpo caloso.
- *Núcleos mamilares*: têm conexões aferentes com hipocampo e eferentes com núcleos anteriores do tálamo e formação reticular. Situam-se nos corpos mamilares dentro do hipotálamo.
- *Núcleos anteriores do tálamo*: recebem fibras dos núcleos mamilares e fazem conexões eferentes com o giro do cíngulo. Estão situados no tubérculo anterior do tálamo.
- *Núcleos habenulares*: possuem fibras aferentes da estria medular e eferentes para o núcleo intrapeduncular do mesencéfalo. Situam-se na região do trígono das habênulas no epitálamo.

Estas estruturas compõem o sistema límbico e são responsáveis por diversas funções. No entanto, por se tratar de um sistema primordial e antigo, o número de conexões feitas por ele é extenso, já que compreendem ligações intrínsecas e extrínsecas (Figs. 20-3 a 20-5).

As conexões intrínsecas compreendem principalmente o circuito de Papez. Este é um circuito fechado que une as

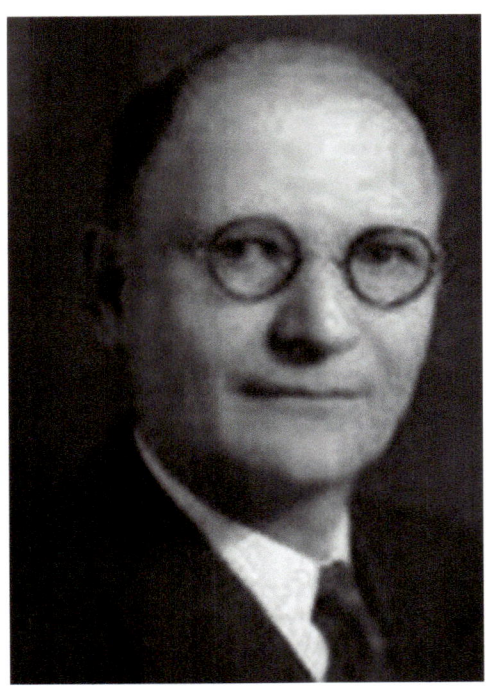

Fig. 20-2. James Papez (1883-1958).

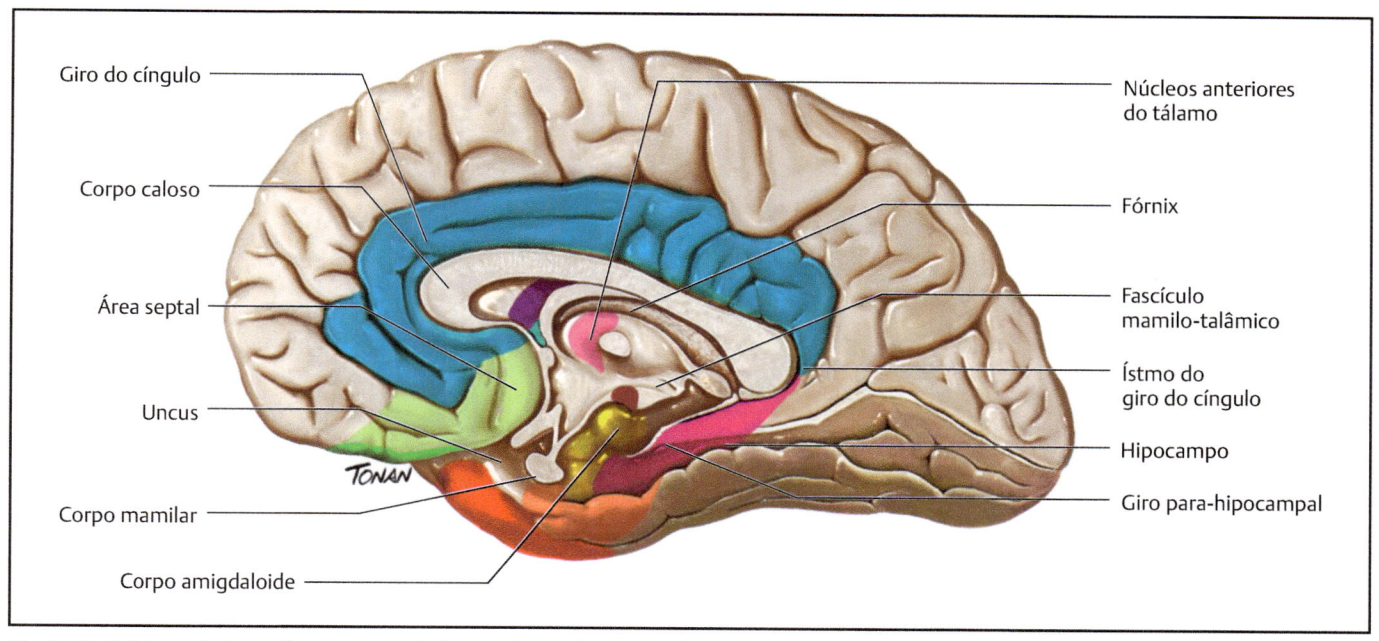

Fig. 20-3. O sistema límbico. (Fonte: Acervo de ilustrações médicas Tonan/Centro Avançado de Neurologia e Neurocirurgia – CEANNE.)

Labels (esquerda, de cima para baixo): Giro do cíngulo, Corpo caloso, Área septal, Uncus, Corpo mamilar, Corpo amigdaloide.
Labels (direita, de cima para baixo): Núcleos anteriores do tálamo, Fórnix, Fascículo mamilo-talâmico, Ístmo do giro do cíngulo, Hipocampo, Giro para-hipocampal.

estruturas límbicas, tornando as funções do sistema dependentes de diversos conjuntos neuronais. Em sequência, representando a ordem de transmissão do impulso nervoso, as estruturas que compõem o circuito de Papez são: hipocampo, fórnix, corpo mamilar, fascículo mamilotalâmico, núcleos anteriores do tálamo, giro para-hipocampal e, completando o ciclo, novamente, o hipotálamo.[1] Além da já descrita responsabilidade pelas emoções, existem indícios de que este sistema possui influência no mecanismo da memória. A amígdala e a área septal, apesar de fazerem parte do sistema límbico e possuírem conexões entre si e com outras estruturas do circuito, não participam do circuito de Papez.[4]

Em relação às conexões extrínsecas do sistema límbico, as duas principais divisões seriam as aferentes e as eferentes. Como já explicado, existem diversas conexões de estruturas extralímbicas com o sistema, principalmente devido a sua relevância nas emoções e memória.[1] É simples imaginar a relevância dessas conexões quando pensamos em nosso dia a dia. Imagine-se caminhando na rua e, de repente, você sente o cheiro de uma lasanha... instantaneamente, lembra-se que sua avó costumava fazer este prato nos almoços de domingo. Dessa forma, este simples aroma é capaz de evocar memórias sólidas dos momentos vividos com os entes queridos e despertar as emoções de afeto relativo a estas pessoas.

As conexões aferentes, em geral, passam pelo processo de conexão com o giro para-hipocampal e, em seguida, encaminham-se para o hipocampo, ganhando o circuito de Papez. Algumas exceções a essa regra são as vias olfatórias que se encaminham diretamente da área cortical para o giro para-hipocampal e amígdala. Além delas, a sensibilidade visceral não necessita do intermédio do giro para-hipocampal, ela tem conexões diretas com amígdala e hipotálamo.[1]

As conexões eferentes do sistema límbico têm uma função primordial, já que, por meio delas, é possível controlar tanto as emoções como as atividades do sistema autônomo. As principais conexões desse sistema estão ligadas à formação reticular do mesencéfalo e ao hipotálamo. Estas duas estruturas possuem diversas conexões com o sistema límbico, que são as seguintes:

1. Conexões com o hipotálamo:
   - Hipocampo: fazendo parte do circuito de Papez, existe uma ligação através do fórnix com os núcleos mamilares do hipotálamo.
   - Amígdala: através da estria terminal, fibras originadas da amígdala chegam ao hipotálamo.
   - Área septal: pelo feixe prosencefálico medial, a área septal liga-se com o hipotálamo.
2. Conexões com a formação reticular do mesencéfalo:
   - Feixe prosencefálico medial: é a principal via de ligação entre o sistema límbico e a formação reticular, situando-se entre a área septal e o tegmento do mesencéfalo.
   - Fascículo mamilo-tegmentar: este conjunto de fibras origina-se nos núcleos mamilares e projeta-se à formação reticular.
   - Estria medular: feixe de fibras que parte da área septal em direção aos núcleos habenulares do epitálamo. Estes núcleos ligam-se então com o mesencéfalo.

Uma das principais funções do sistema límbico se faz possível graças a essas vias. A capacidade de causar alterações corporais como resposta a emoções ocorre por conta das conexões diretas que o hipotálamo e a formação reticular têm com os neurônios pré-ganglionares do sistema autônomo.[3]

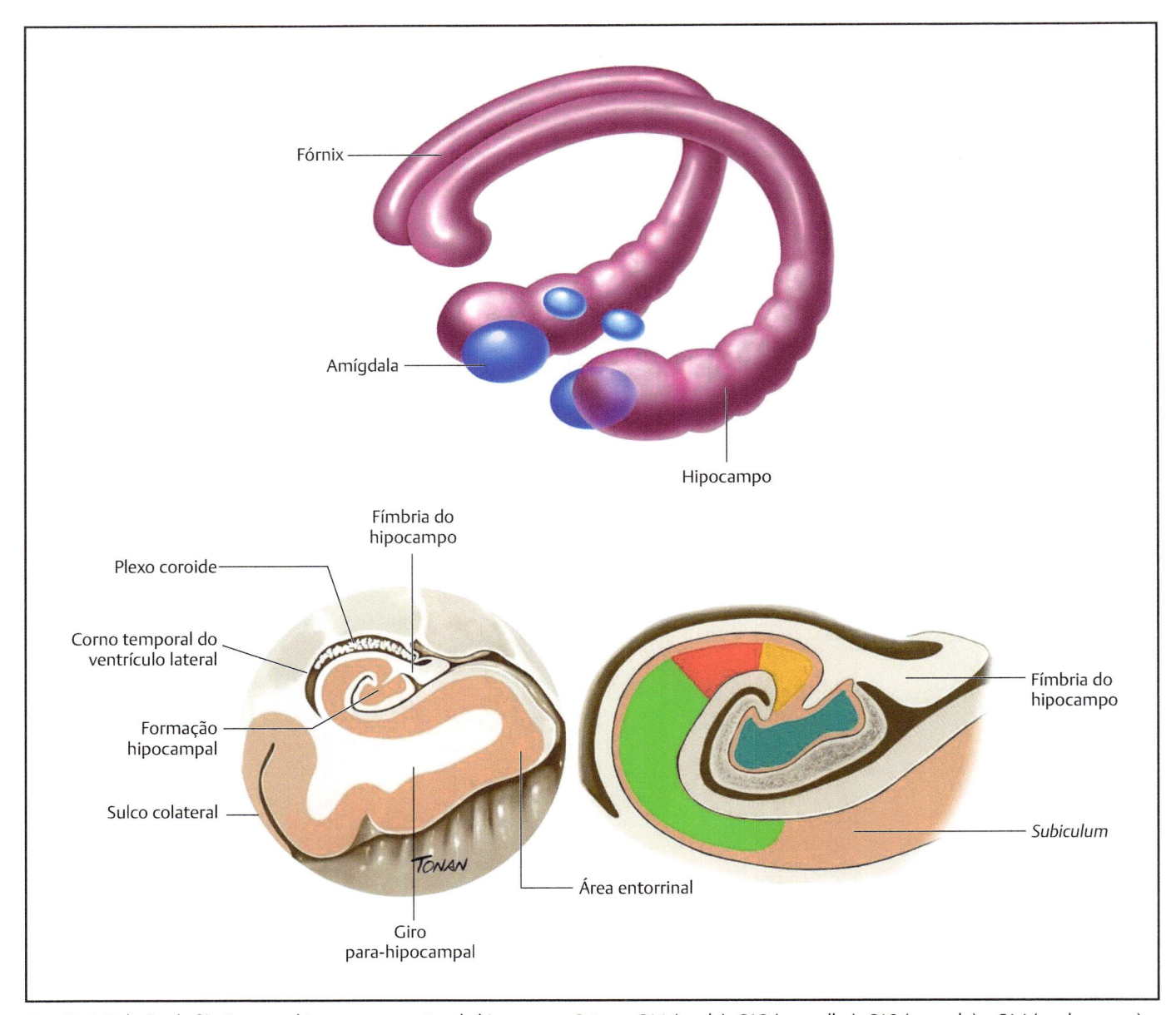

Fig. 20-4. Relação do fórnix com o hipocampo e partes do hipocampo. Setores CA1 (verde), CA2 (vermelho), CA3 (amarelo) e CA4 (verde escuro).

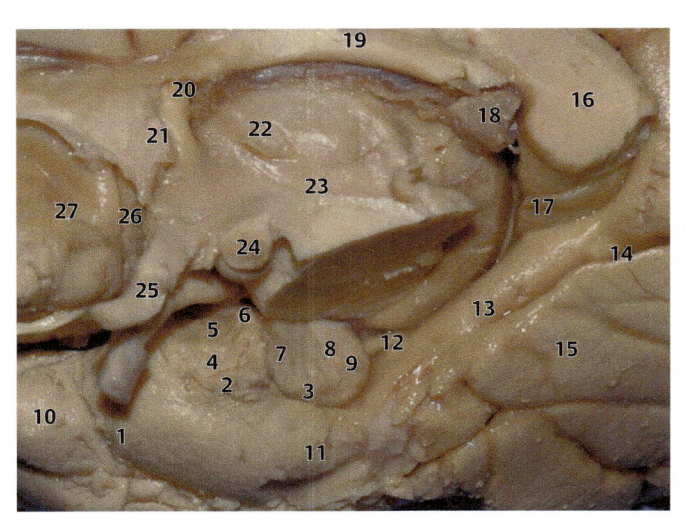

Fig. 20-5. Região temporal mesial. Aspecto medial do hemisfério cerebral direito: *1.* sulco rinal, *2.* incisura uncal, *3.* sulco uncal, *4.* giro *ambiens*, *5.* giro semilunar, *6.* sulco entorrinal, *7.* giro uncinado, *8.* banda de Giacomini, *9.* giro intralímbico, *10.* polo temporal, *11.* giro para-hipocampal, *12.* fímbria, *13.* istmo, *14.* sulco calcarino anterior, *15.* giro lingual, *16.* esplênio do corpo caloso, *17.* giro fasciolar, *18.* glândula pineal, *19.* corpo do fórnix, *20.* coluna anterior do fórnix, *21.* comissura anterior, *22.* aderência intertalâmica, *23.* sulco hipotalâmico, *24.* corpo mamilar, *25.* quiasma óptico, *26.* giro paraterminal, *27.* giro subcaloso. (Fonte: Acervo pessoal do Prof. Dr. Gustavo Rassier Isolan.)

FUNÇÕES

Além da função de regular as emoções, o SL atua o sobre sistema nervoso autônomo e nos processos de sobrevivência (fome, sede, medo e sexo). Além disso, é sugerido que a memória e a aprendizagem também façam parte do escopo de funções do SL.[3] A seguir, abordaremos separadamente cada uma destas funções.

Emoção

A emoção pode ser descrita como o conjunto de respostas fisiológicas que ocorrem de maneira inconsciente quando é detectada uma situação desafiadora. Essas respostas ocorrem tanto em circuito encefálico quanto no resto do corpo.[2]

Quase qualquer tipo de situação ambiental é capaz de gerar uma emoção, desde um animal feroz correndo em sua direção até a proximidade com um ente querido. Nestes casos, o principal sistema atuante é o somatossensorial, ou seja, os órgãos sensoriais captam os estímulos e, em seguida, o sistema límbico produz uma resposta.[3] Nesta via, as principais estruturas envolvidas são o tálamo e o circuito de Papez. Evidentemente que na primeira situação, a do animal feroz, a resposta de luta ou fuga final depende de uma resposta orgânica completa, passando pelo sistema autônomo, córtex e, secundariamente, musculatura esquelética. A diferença, no entanto, é que o processo de formulação da emoção se dá antes da resposta corporal ao estímulo. Dessa forma, é possível dizer que a emoção se divide entre interpretação encefálica e a posterior resposta corporal.

Em relação às emoções, existe ainda uma forma de processamento que envolve um mecanismo ainda mais complexo. A emoção vinculada a memórias é uma área de amplos estudos e interesse de muitos pesquisadores. A diferença básica para a forma já explicada de resposta emocional é que, em vez da emoção ser relativa a algo acontecendo neste momento, ela se refere a algo ocorrido no passado e consolidado na memória, e é sabido que o sistema límbico tem uma função na consolidação de memórias.[6]

Como já explicado, existe uma diferença entre a emoção e o sentimento. A primeira é relativa à resposta a um estímulo externo e o segundo, à racionalização deste estímulo. Quando falamos de recordação, automaticamente nos referimos à memória remota, aquela de longo prazo, que está fragmentada em diversos locais do encéfalo.[7] No entanto, para trazê-la à tona, o hipocampo é uma das principais estruturas atuantes. A íntima relação do hipocampo com o sistema límbico auxilia na explicação desta vertente das emoções. Quando uma memória é consolidada, o sistema límbico tem um papel importante de associar um sentimento (pois já foi racionalizado) ao fenômeno ocorrido. Dessa forma, ao buscar uma lembrança, é possível afirmar que, na maior parte dos casos, um sentimento estará relacionado com ela. Todavia, além do sentimento já estabelecido, uma emoção nova também é capaz de surgir devido, principalmente, à passagem dela pelo circuito de Papez. Assim, podemos entender que mesmo os eventos passados podem despertar novos sentimentos quando relembrados.

No que diz respeito às emoções, uma estrutura merece destaque, a amígdala. Alterações nesta área já demonstraram uma grande mudança no comportamento do indivíduo. Lesões que causam sua disfunção, como um trauma ou isquemia, resultam na domesticação, hipersexualidade e falta de resposta emotiva do indivíduo. Já a excitação, por epilepsia focal, por exemplo, amplia a responsividade ao mecanismo de luta ou fuga, deixando o indivíduo agressivo ou medroso. Dessa maneira, o papel da amígdala é descrito como vital na formação das emoções.[6]

Processos de Sobrevivência

Os processos de sobrevivência compreendem, principalmente, fome, sede, medo e sexo. Em 1937, Kluver e Bucy relataram, pela primeira vez, as mudanças brutais de comportamento ocorridas em macacos advindos da lobectomia temporal bilateral.[8] Nos anos seguintes, diversos outros experimentos foram realizados pela dupla no intuito de aprimorar o entendimento sobre as funções desta região. Atualmente, tem-se que a lesão bilateral de estruturas relativas ao sistema límbico causa a síndrome de Kluver e Bucy (SKB). Dentre as alterações advindas desta síndrome estão: perversão do apetite, em que os animais se alimentam de coisas que antes não comiam; agnosia visual, sendo a incapacidade de reconhecer objetos que lhes causavam medo; tendência oral, em que os animais colocam tudo que encontram na boca; tendência a hipersexualidade, que leva os animais a insistentemente tentarem o ato sexual, mesmo com indivíduos de outras espécies.[9]

Algumas áreas encefálicas também merecem destaque quando falamos de processos de sobrevivência. A amígdala, como já explicado, é de suma importância na regulação do medo e do sexo, já que as lesões que resultam em hipoatividade da estrutura geram a hipersexualidade do animal.[3] Por outro lado, a sua estimulação aguça os sentidos de luta ou fuga, que compreendem o medo. A área septal (AS) também possui papel relevante na luta ou fuga, já que lesões bilaterais desta área resultam na chamada "raiva septal", causando uma hiper-reatividade e agressividade aumentada. Além disso, lesões na AS resultam em um grande aumento de sede. Por fim, tem-se observado que a fome tem uma importante modulação no sistema límbico, em especial na amígdala, no giro para-hipocampal e no giro fusiforme anterior. Estas regiões estão ligadas, principalmente, à motivação para a alimentação quando se vê comida, ou seja, a liberação prévia de grelina, o hormônio relacionado com a fome.[10]

É importante destacar que, na maioria dos animais, o medo é inato, possibilitando a percepção de perigos mesmo sem experiência prévia. No entanto, o medo também pode ser adquirido por meio de condicionamento, como quando um som precede um choque elétrico. Após certo tempo, o animal pode associar o som ao perigo, temendo-o mesmo na ausência do choque. Nos seres humanos, o medo pode surgir sem vivenciar diretamente a situação perigosa, apenas pela informação de que algo representa uma ameaça.[11,12]

Ao observarmos a evolução, notamos que a estimulação da amígdala em répteis, como lagartos, produz comportamentos defensivos típicos desses animais quando ameaçados por um predador. Em mamíferos anestesiados, sabe-se que tal estimulação gera reações do sistema nervoso autônomo, enquanto, em mamíferos acordados, resulta em respostas de imobilização, fuga e ataque defensivo.[4]

Seguindo a linha evolutiva, percebe-se a estimulação da amígdala em seres humanos. Quando os estímulos são ministrados à amígdala em indivíduos acordados, é possível observar suas reações, como pedir-lhes para relatar suas experiências. O medo foi a experiência mais comum relatada. Além disso, o medo foi a experiência que teve grande frequência nos ataques epilépticos, os quais, essencialmente, resultam de descargas epileptiformes proveniente da amígdala das chamadas estruturas mesiais do lobo temporal.[12]

Memória e Aprendizagem

Existem dois tipos de memória, a remota e a recente. A primeira se refere a eventos passados, que, no cérebro, encontram-se armazenados em diferentes regiões. Já a recente é extremamente dependente do sistema límbico, tanto para sua formação quanto para seu armazenamento. A evidência desse mecanismo deu-se, principalmente, quando foi proposta a retirada bilateral dos lobos temporais (que inclui o sistema límbico) para o tratamento de epilepsias graves.[11,12] Os pacientes submetidos a esse procedimento ficaram incapazes de reter memória de curto prazo, bem como armazenar novos conhecimentos. No entanto, conseguiam, com alguma dificuldade, relembrar eventos que aconteceram anos atrás.

Quando falamos em memória, normalmente, a estrutura que lembramos é o hipocampo. De fato, ele é fundamental para esses processos. No entanto, estudos experimentais demonstraram que, quando seccionado o hipocampo e preservada a amígdala, a perda de memória é menos evidente do que quando seccionadas ambas as estruturas. Então, é possível compreender que a memória se faz possível por diversos mecanismos. Além dos já citados, o fórnix e o corpo mamilar também possuem interferência.[11,12]

A aprendizagem é um mecanismo extremamente complexo que envolve boa parte do encéfalo e, dependendo do tipo de aprendizagem, áreas diferentes são recrutadas. Por exemplo, a aprendizagem motora envolve áreas cerebelares e parietais, enquanto a linguagem requer esforço de áreas temporais. Entretanto, uma característica comum que ambas as formas possuem é sua interação com os sistemas límbicos. Por meio dos mecanismos de emoção e, principalmente, de memória, a aprendizagem faz-se capaz.[3]

Além disso, a amígdala também influencia emoções positivas e o aprendizado condicionado. Ela não apenas contribui para o aprendizado de situações aversivas, mas também para a associação de estímulos com recompensas que geram felicidade. A conexão entre a amígdala e o hipocampo demonstra como o aprendizado pode ser facilitado quando as experiências são carregadas de conteúdo emocional.[4]

REFERÊNCIAS BIBLIOGRÁFICAS

1. Kandel ER, Schwartz JH, Jessell TM, Siegelbaum SA, Hudspeth AJ. Princípios da neurociência. Emoções e sentimentos. 5. ed. Porto Alegre: AMGH; 2014. p. 938-50.
2. Barbalet JM. William James' theory of emotions: filling in the picture. J Theory Soc Behav. 1999;29:251-66.
3. Dalla Corte A, Pinzetta G, Ruwel AG, Maia TFA, Leal T, Frizon LA, et al. Anatomical organization of the amygdala: A brief visual review. Cogn Behav Neurol. 2024 Mar 1;37(1):13-22.
4. Machado ABM. Neuroanatomia funcional. Áreas encefálicas relacionadas as emoções. O sistema límbico. 4. ed. Rio de Janeiro: Atheneu; 2022. p. 249-55.
5. Papez JW. A proposed mechanism of emotion. Arch Neurol Psychiatry. 1937;38:725-43.Maclean PD. The limbic system ("visceral brain") and emotional behavior. AMA Arch Neurol Psychiatry. 1955;73(2):130-4.
6. Phelps EA. Human emotion and memory: interactions of the amygdala and hippocampal complex. Curr Opin Neurobiol. 2004;14(2):198-202.
7. Catani M, Dell'acqua F, Thiebaut de Schotten M. A revised limbic system model for memory, emotion and behaviour. Neurosci Biobehav Rev. 2013;37(8):1724-37.
8. Klüver H, Bucy PC. "Psychic blindness" and other symptoms following bilateral temporal lobectomy in rhesus monkeys. Am J Physiol. 1937;119:352-53.
9. Lanska DJ. The Klüver-Bucy Syndrome. Front Neurol Neurosci. 2018;41:77-89.
10. LaBar KS, Gitelman DR, Parrish TB, Kim YH, Nobre AC, Mesulam MM. Hunger selectively modulates corticolimbic activation to food stimuli in humans. Behav Neurosci. 2001;115(2):493-500.
11. LeDoux, Joseph. O cérebro emocional: Os mistérios da mente humana e das emoções. Rio de Janeiro: Objetiva; 1998. Capítulo 6: Alguns Graus de Distância. p.150-4.

BIBLIOGRAFIA

Narabayashi H, Nagao T, Saito Y, Yoshida M, Nagahata M. Stereotaxic amygdalotomy for behavior disorders. Arch Neurol. 1963;9:1-16.
Narabayashi H. Lessons from amygdaloid surgery in long-term observation. Acta Neurochir Suppl. 1976;18(23):241-45.

CAPÍTULO 21

NEUROPLASTICIDADE

Rafaela Fernandes Gonçalves ▪ Guilherme Nobre Nogueira ▪ Gustavo Rassier Isolan

INTRODUÇÃO

O cérebro está em constante transformação ao longo da vida. A neuroplasticidade ou plasticidade neural (PN) refere-se à competência do sistema nervoso em se modificar de forma funcional (modificação de comportamento) ou estrutural (configuração sináptica) com base em seus padrões experimentais. Esse processo se dá em decorrência da maturação do organismo, da aprendizagem ou de ajustes para compensar prejuízos no funcionamento cerebral, resultantes do envelhecimento ou de danos cerebrais.

Ao longo da existência, o cérebro modifica-se muito e permanecerá em constante mudança ao longo do tempo. As mudanças cerebrais podem ser estruturais para gerar uma reorganização funcional. Quando estruturalmente ele é modificado, poderá acarretar a formação de novas conexões neuronais, no fortalecimento de conexões já existentes ou até mesmo a formação de novas vias neuronais.

O princípio da neuroplasticidade corrobora para a teoria que, além da carga genética, as experiências vivenciadas pelo indivíduo também têm papel fundamental no remodelamento cerebral. A tendência conceitual anterior afirmava que a neuroplasticidade diminuía com o aumento da faixa etária, hoje já se infere que ocorre independentemente da idade.

CONEXÕES NEURAIS

Os astrócitos são células da glia factualmente reconhecidas por sua função de sustentar e nutrir os neurônios, bem como regular a concentração iônica e de neurotransmissores nas fendas sinápticas, local que ocorre a comunicação das células neurais, e, também, possuem a propriedade de liberar substâncias próprias, os gliotransmissores. Os astrócitos são subdivididos em protoplasmáticos e fibrosos. Os primeiros ligados à massa cinzenta e participantes em funções sanguíneas e processos sinápticos.

As junções especializadas, conhecidas como sinapses, realizam suas conexões neurais por meio de estímulo químico ou elétrico, e é grande valia o entendimento da correlação das sinapses no contexto da neuroplasticidade. A transmissão sináptica, ao longo de seu processo de elaboração e aperfeiçoamento, também intitulado, irá atuar tanto na formação plástica do organismo bem como corroborar para a construção de personalidade do indivíduo.

PLASTICIDADE CEREBRAL

O termo "plástico" origina-se da palavra latina *plasticus*, que, em última análise, vem do termo grego *plastikós* ou *plastos*, originalmente significando "moldado, formado". A neuroplasticidade ou plasticidade neural é definida como a capacidade do sistema nervoso modificar sua estrutura e função em decorrência dos padrões de experiência, isto é, a capacidade do sistema nervoso de mudar sua atividade em resposta a estímulos intrínsecos ou extrínsecos, reorganizando sua estrutura, funções ou conexões. Os mecanismos neuroplásticos envolvidos podem decorrer tanto de modificações estruturais (regeneração) quanto de mecanismos funcionais (reativação de aferentes, substituição funcional e substituição comportamental). O cérebro deixa de ser visto como um sistema estático e deve ser considerado como um sistema aberto e adaptativo.

A plasticidade cerebral é um processo contínuo e dinâmico, que tem o seu início antes mesmo do nascimento e permanece até meados da vida adulta, sofrendo influências consideradas positivas, como a influência ambiental ou do exercício, e pela atuação de neuromoduladores (como dopamina) e demais fármacos. Em contraponto pode ser estimulada de forma negativa em casos de estresse, por exemplo.

A plasticidade cerebral pode ser dividida em dois tipos:

1. *Funcional*: caracterizada pela capacidade de o cérebro transferir as funções de uma área danificada para outras que não estejam comprometidas.
2. *Estrutural*: quando o cérebro consegue remodelar sua estrutura física como consequência do seu aprendizado.

A análise de duas características torna-se fundamental para compreensão de que forma o cérebro pode modificar a sua organização cortical:

1. *Regeneração neuronal*: acredita-se que, quando o neurônio pré-sináptico estimula o neurônio pós-sináptico, o neurônio pós-sináptico responde adicionando mais receptores de neurotransmissores, o que diminui o limiar necessário para ser estimulado pelo neurônio pré-sináptico.
2. *Reorganização funcional*: em caso de lesão, outro neurônio seria capaz de sustentar a função perdida, devido à capacidade do cérebro ter o potencial de superar as funções perdidas por meio da reorganização de suas atividades.

NEUROPLASTICIDADE NA INFÂNCIA

Do ponto de vista neurobiológico, o conceito de aprendizagem surge atrelado ao conceito de plasticidade/neuroplasticidade. O cérebro, frente anovas experiências , pode reorganizar os seus circuitos neuronais para a aquisição de novas capacidades. A plasticidade cerebral é fundamental durante a infância, pois esta possibilita um processo dinâmico e multidisciplinar de construção, de aquisição e da interação de novas competências sensório-motoras, cognição, linguagem e socioemocionais.

NEUROPLASTICIDADE EM LESÕES

Nos últimos anos, nossa compreensão sobre aprendizagem motora, neuroplasticidade e recuperação funcional tem crescido significativamente e sua aplicação para tratamento de pacientes com lesões cerebrais tem-se tornado ampla. O cérebro tem revelado capacidades dinâmicas de reação, podendo levar a um grau extremo de recuperação espontânea, e o treinamento reabilitador pode modificar e impulsionar os processos de plasticidade neuronal.

No caso de dano cerebral, outras áreas podem assumir a mesma função da área afetada, de forma sutil e incremental sem que seja fundamentalmente necessário mudança estrutural. Essa reestruturação depende fundamentalmente da localização da lesão, da severidade do dano, idade do indivíduo, bem como do arsenal de recursos pessoais e interpessoais disponíveis, previamente e após a lesão.

Evidências sugerem que a aprendizagem motora e a estimulação cortical alteram os circuitos inibitórios intracorticais e podem facilitar a potenciação a longo prazo e a remodelação cortical (Fig. 21-1).

PLASTICIDADE NEURAL E ENVELHECIMENTO

Durante o processo de amadurecimento natural, o indivíduo passa por constantes mudanças cognitivas, associadas constantemente à declínio físico social e psicológico.

Além do processo de envelhecimento, as doenças neurodegenerativas, como a doença de Alzheimer, são apontadas como fatores que corroborariam para a diminuição da capacidade de plasticidade sináptica, por meio da diminuição dos neuromoduladores, bem como estão associadas com atrofia cerebral progressiva (Fig. 21-2).

Teorias foram sustentadas que, de forma limitada ou exponencial, a qualidade de vida dos idosos poderia ser beneficiada com treinamentos cognitivos que possibilitariam a formação de uma plasticidade "compensatória" das capacidades sensoriais, motoras e de memória. Isso poderia acarretar também na recuperação de informação, no auxílio durante tarefas de memória de trabalho verbal e espacial, que podem ser declinantes com o avanço da idade.

Por meio do entendimento do sistema nervoso como um órgão dinâmico, já se formulam novas ferramentas que facilitem um melhor desenvolvimento neuronal, bem como diminuam os declínios prováveis de função advindas do envelhecimento.

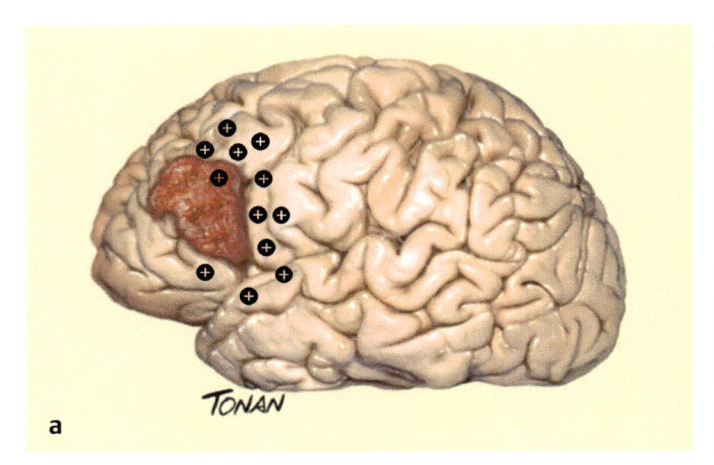

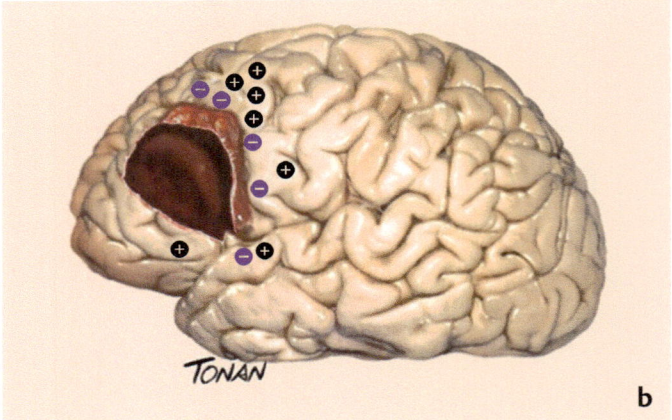

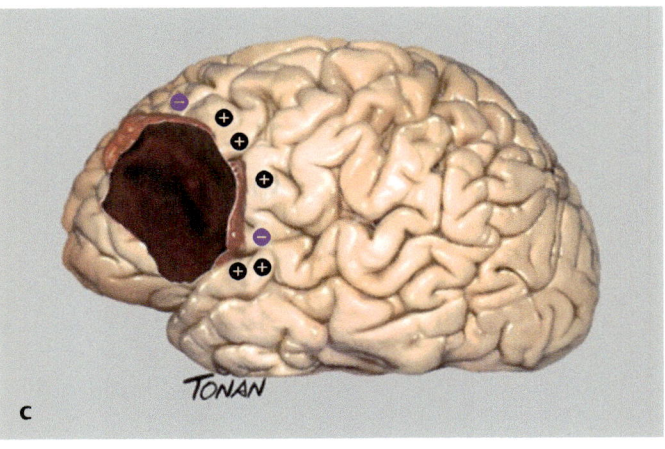

Fig. 21-1. Esquema de evidência na prática à neuroplasticidade. Paciente com tumor cerebral na área da linguagem. (**a**) Foi realizado mapeamento cerebral com estimulação cortical evidenciando várias áreas com resposta positiva para linguagem (+), ou seja, o paciente teve alterações nos testes de fala quando essas áreas eram estimuladas (primeira cirurgia). Alguns anos depois, foi realizada nova cirurgia (**b**) e algumas áreas da linguagem, que tinham sido detectadas na primeira cirurgia, nessa nova cirurgia eram "silenciosas" ao estímulo cortical, ou seja, o paciente continuava respondendo aos testes normalmente. Finalmente foi realizada a terceira cirurgia (**c**) após mais 2 anos e novas áreas que haviam sido positivas para linguagem não emitiram resposta ao estímulo cortical direto intraoperatório com o paciente acordado, permitindo ampliação da ressecção tumoral.

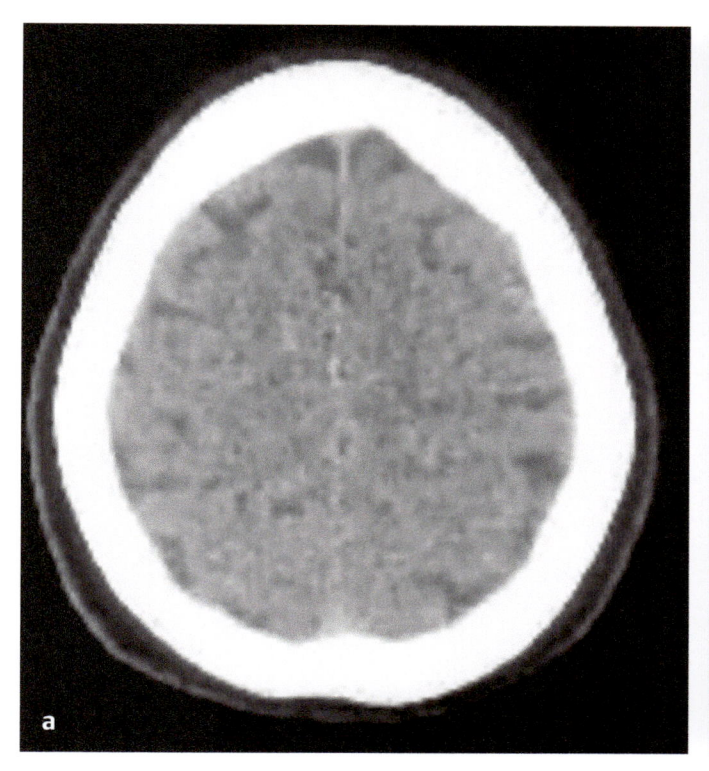 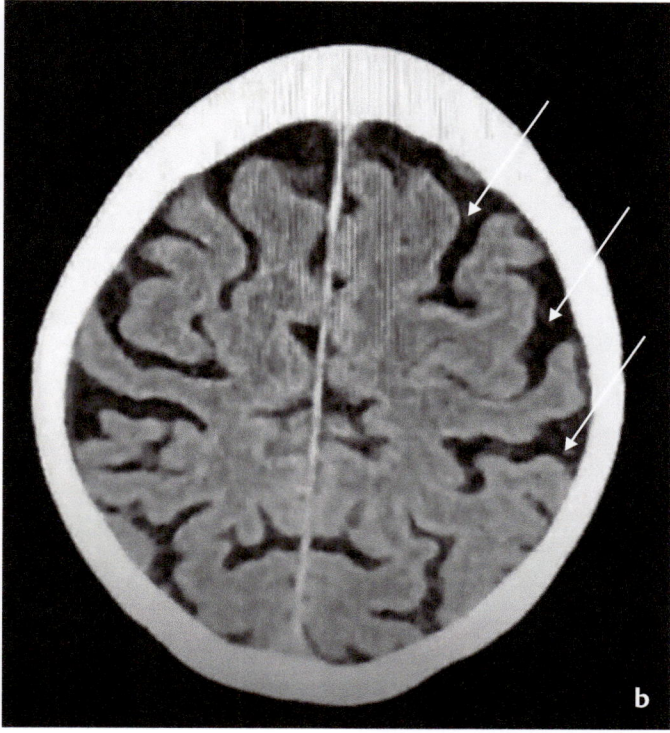

Fig. 21-2. Tomografia axial evidenciando cérebro normal (**a**) e cérebro com atrofia cerebral (**b**). Observe os sulcos cerebrais proeminentes (setas brancas).

Teorias que exploram as conexões cerebrais afirmam que o retorno da funcionalidade do sistema nervoso central por processos como a potencialização sináptica, supersensitividade de denervação ou até mesmo brotamento neuronal seria bastante promissor, e que por meio delas poderiam se desenvolver ferramentas direcionadas para recuperar sua funcionalidade de forma mais ágil e abrangente.

Mesmo que ainda não se tenha uma teoria unificadora com relação à neuroplasticidade, a neurociência e a medicina são conformes em citar a indispensabilidade de um conhecimento sólido dos mecanismos envolvidos na plasticidade neural e da necessidade de estabelecimento de protocolos eficazesde reabilitação.

BIBLIOGRAFIA

Bear MF, Connors BW, Paradiso MA. Neurociências - Desvendando o Sistema Nervoso. 4. ed. Artmed; 2017.

Dennis M. Developmental plasticity in children. J Commun Disord. 2000 Jul-Aug;33(4):321-31.

Ferrari EA, Toyoda MS, Faleiros L, Cerutti SM. Plasticidade neural: relações com o comportamento e abordagens experimentais. Psicologia: Teoria e Pesquisa. 2001;17:187-94.

Ferreira EV, Mello JM, Lima LL, Sant'ana DMG. Plasticidade neural em indivíduos da terceira idade. Arquivos do Museu Dinâmico Interdisciplinar. 2019 Dec 18;23(3):120-9.

Haase VG, Lacerda SS. Neuroplasticidade, variação interindividual e recuperação funcional em neuropsicologia. Temas em Psicologia. 2004 Jun 1;12(1):28-42.

Haase VG, Lacerda SS. Neuroplasticidade, variação interindividual e recuperação funcional em neuropsicologia. Temas em Psicologia. 2004 Jun 1;12(1):28-42.

Hara Y. Brain plasticity and rehabilitation in stroke patients. J Nippon Med Sch. 2015;82(1):4-13.

Kolb B, Gibb R. Brain plasticity and behaviour in the developing brain. J Can Acad Child Adolesc Psychiatry. 2011 Nov 1;20(4):265-76.

Lent R. Cem bilhões de neurônios? Conceitos fundamentais de neurociência. Ed Atheneu; 2010.

Mateos-Aparicio P, Rodríguez-Moreno A. The impact of studying brain plasticity. Front Cell Neurosci. 2019 Feb 27;13(66).

Moore KL. Embriologia humana. 9. ed. Rio de Janeiro: Elsevier;2013.

Ng S, Duffau H. Brain plasticity profiling as a key support to therapeutic decision-making in low-grade glioma oncological strategies. Cancers. 2023;15:3698. https://doi.org/10.3390/cancers15143698.

Palácios J. Mudança e desenvolvimento durante a idade adulta e a velhice. In: Palacios J, Marchesi A, organizadores. Desenvolvimento psicológico e educação: Psicologia evolutiva. Porto Alegre: Artmed; 2004. p. 308-12.

Puderbaugh M, Emmady PD. Neuroplasticity. [Updated 2022 May 8]. In: StatPearls [Internet]. Disponível em: <https://www.ncbi.nlm.nih.gov/books/NBK557811/>.

Reis A, Petersson KM, Faísca L. Neuroplasticidade: Os efeitos de aprendizagens específicas no cérebro humano. In: Nunes C, Jesus SN, editores. Temas actuais em psicologia. Faro: Universidade do Algarve. p. 11-26.

Sampaio V, et al. Neuroplasticidade humana. Revista Argumento. 2004;6(12):137-42.

Silveira FMDA, Samuel PB. Embriologia do Sistema Nervoso Central: Aspectos clínicos. CPAH Science Journal of Health. 2021;4(1).

Silveira F, Samuel B. Embriologia do Sistema Nervoso Central: Aspectos clínicos. Revista Científica Cognitionis. 2021.

Teixeira INDO. O envelhecimento cortical e a reorganização neural após o acidente vascular encefálico (AVE): implicações para a reabilitação. Ciência & Saúde Coletiva. 2008 Dez;13(suppl 2):2171-8.

CAPÍTULO 22

BASES DO DIAGNÓSTICO TOPOGRÁFICO E RACIOCÍNIO CLÍNICO EM NEUROLOGIA

Victor Matheus Olaves Marques ▪ Marco Antônio Schlindwein Vaz
Rafaela Fernandes Gonçalves ▪ Gustavo Rassier Isolan

INTRODUÇÃO

Olhar para um paciente com uma queixa neurológica e dizer, sem a ajuda de exame complementar algum, onde está a lesão que a causou não é incomum na rotina de um neurologista ou neurocirurgião. Essa situação corrobora a importância que o diagnóstico topográfico possui na área da Neurologia e da Neurocirurgia. Na avaliação de um paciente com hemiplegia total à esquerda, logo se pensa em lesão no "joelho" da cápsula interna ou em algum nível do trato corticoespinhal; ao avaliar um paciente com bradicinesia e rigidez muscular, hipotetiza-se a presença de uma síndrome com origem nos núcleos da base; ao investigar um caso de um paciente com fraqueza muscular distal assimétrica com hiporreflexia no seguimento acometido e atrofia muscular visível, suspeita-se de uma doença localizada no corno anterior da medula. O especialista dessa área sempre precisa, ao investigar a condição de um paciente, fazer associação da clínica com a neuroanatomia.

O raciocínio clínico em neurologia considera três tipos de diagnóstico: o sindrômico (p. ex., síndrome hemiplégica), o topográfico (p. ex., córtex motor, cápsula interna ou tronco cerebral) e o etiológico (AVC, tumor, infecção). Enquanto o primeiro e o segundo são fornecidos pela anamnese e pelo exame físico do paciente, o terceiro é fornecido pelos exames complementares (exames de imagem, punção lombar etc.).

ÁREAS DA LINGUAGEM

Um paciente com dificuldade na área da linguagem é um desafio para o médico, visto que este necessita fazer a distinção entre os tipos de disfunção. Vamos nos deter em dois tipos: as afasias de Broca e de Wernicke. Ao nos depararmos com um paciente sem capacidade de expressar sua linguagem, geralmente se restringindo a "grunhidos", devemos suspeitar de uma afasia motora e pensar que a lesão está no giro frontal inferior esquerdo (área de Broca). Por outro lado, caso tenhamos que investigar uma pessoa que não compreende o que falamos, a suspeita recai sobre uma afasia sensorial, cuja lesão se encontra na área do giro temporal superior posterior (área de Wernicke).

Essas duas regiões cerebrais estão interligadas, porquanto é necessário que entendamos (Wernicke) para nos expressarmos (Broca) (Fig. 22-1).

ÁREAS MOTORA E SENSITIVA PRIMÁRIAS

Imaginemos um paciente relatando paralisia e perda de sensibilidade súbitas do membro superior direito, sem outros déficits. A hipótese de diagnóstico topográfico mais cabível a esse caso seria uma lesão nos giros pré e pós-central do hemisfério esquerdo, mais especificamente na borda superolateral deles (Fig. 22-2).

O giro pré-central (área motora primária) tem como função controlar a motricidade do corpo; já o giro pós-central (área sensitiva primária) regula a sensibilidade dele. Devido ao fato das fibras provenientes dessas regiões cruzarem na decussação das pirâmides, a clínica ocorrerá no lado contralateral, como está ilustrado no caso citado anteriormente.

Mas por que apenas o membro superior direito foi afetado? Por que o funcionamento de outras partes do hemicorpo direito não foi prejudicado? O neurocirurgião canadense Wilder Penfield inventou o "homúnculo de Penfield", que nada mais é que partes de um corpo sobre os giros. Esse "desenho" auxilia a investigar onde a lesão se encontra. Por meio dele, sabemos que o estressor está próximo à borda superolateral dos giros, no hemisfério esquerdo. Desse modo, o homúnculo mostra onde haverá clínica dependendo da localização da lesão nos giros.

Além disso, nesse caso clínico, provavelmente a etiologia dessa condição seja um acidente vascular cerebral (AVC), pois o episódio foi súbito, o que é típico dessa vasculopatia.

Outra situação muito frequente é termos um déficit sensório-motor no hemicorpo direito associado a uma afasia motora: isso ocorre pois a área de broca, por estar próxima aos giros, pode ser afetada pela mesma lesão a qual iniciou nos giros, como ocorre num AVC progressivo.

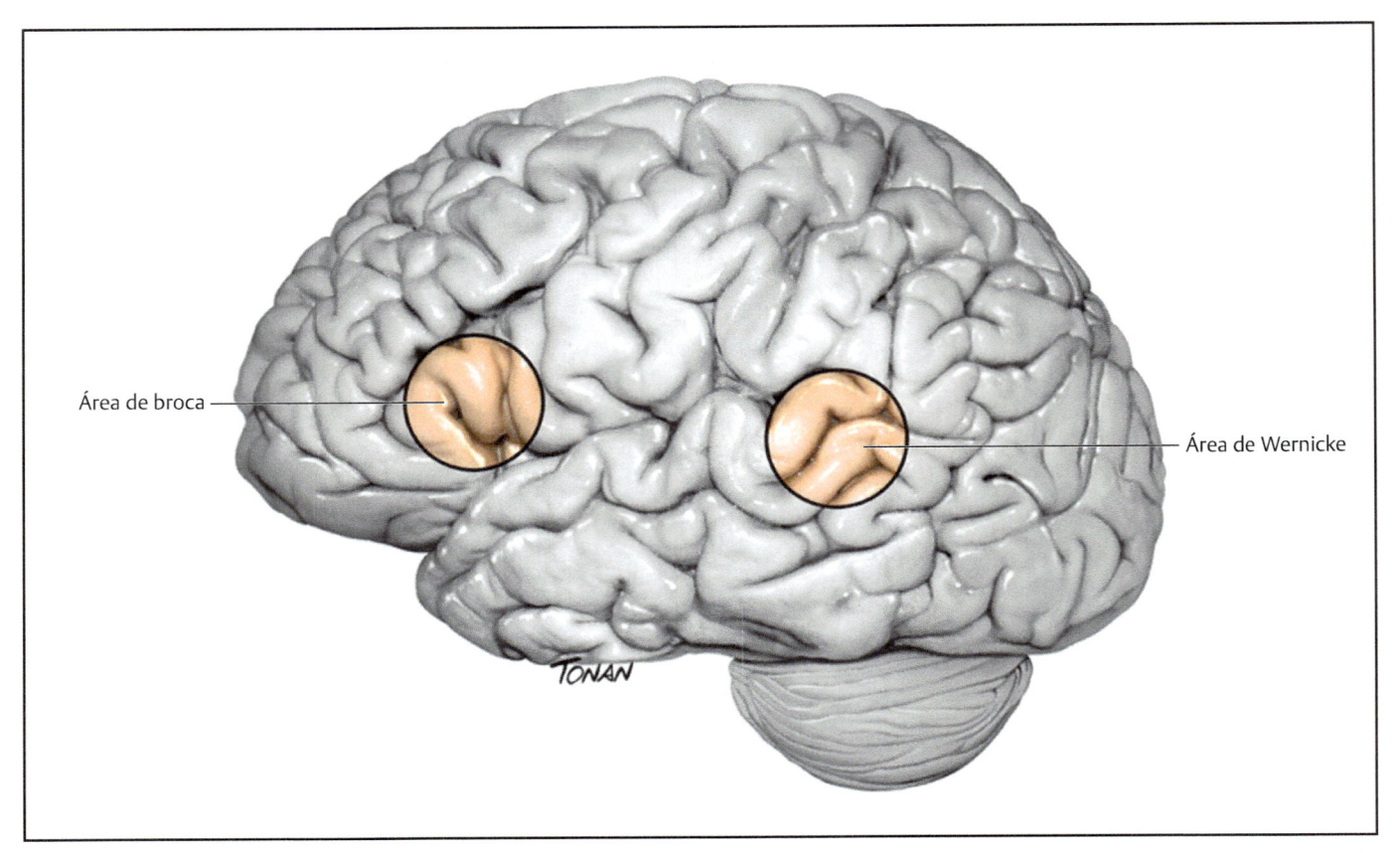

Área de broca

Área de Wernicke

Fig. 22-1. Áreas clássicas da linguagem. (Fonte: Acervo de ilustrações médicas Tonan/Centro Avançado de Neurologia e Neurocirurgia – CEANNE.)

NÚCLEOS DA BASE

Os núcleos da base são formados por estruturas de substância cinzenta localizadas profundamente na substância branca do telencéfalo, como claustro, amígdala, núcleo caudado, putâmen e globo pálido. Além desses, há a substância negra, que se encontra no mesencéfalo, e o núcleo subtalâmico, que está localizado no diencéfalo.

Devemos suspeitar de uma lesão nessas estruturas quando o paciente apresenta sinais e sintomas de parkinsonismo, coreia ou distonia.

O parkinsonismo caracteriza-se por bradicinesia e rigidez/tremor. Uma das condições mais famosas dessas síndromes é a doença de Parkinson, a qual se caracteriza pela perda de neurônios dopaminérgicos na substância negra.

A coreia é o contrário do parkinsonismo: ela é caracterizada por movimento hipercinético com contrações irregulares, aleatórias e involuntárias. A doença de Huntington é a mais prevalente dentre as condições genéticas que causam essa síndrome. Em relação à sua fisiopatologia, há uma perda neuronal nos núcleos do caudado e do putâmen.

A distonia caracteriza-se por contrações musculares intermitentes e sustentadas que resultam em movimentos e posturas anormais e repetitivos. Os núcleos da base também são afetados nessa síndrome, e ela pode ter causas genéticas ou adquiridas.

CEREBELO

Existe uma miríade de sinais e sintomas que nos fazem suspeitar de uma lesão no cerebelo (Fig. 22-3). Para isso, vamos separá-los entre síndrome de disfunção cerebelar de linha média e síndrome de disfunção cerebelar hemisférica.

Um paciente com a síndrome de disfunção cerebelar de linha média apresenta vários sintomas: dificuldade na marcha, ataxia truncal, dismetria de membros inferiores, intrusões sacádicas, nistagmo, vertigem, entre outros.

Já uma pessoa com síndrome de disfunção cerebelar hemisférica apresenta outros sintomas: disdiadococinesia, dismetria, ataxia de membros, tremor de intenção, disartria atáxica e nistagmo evocado por olhar.

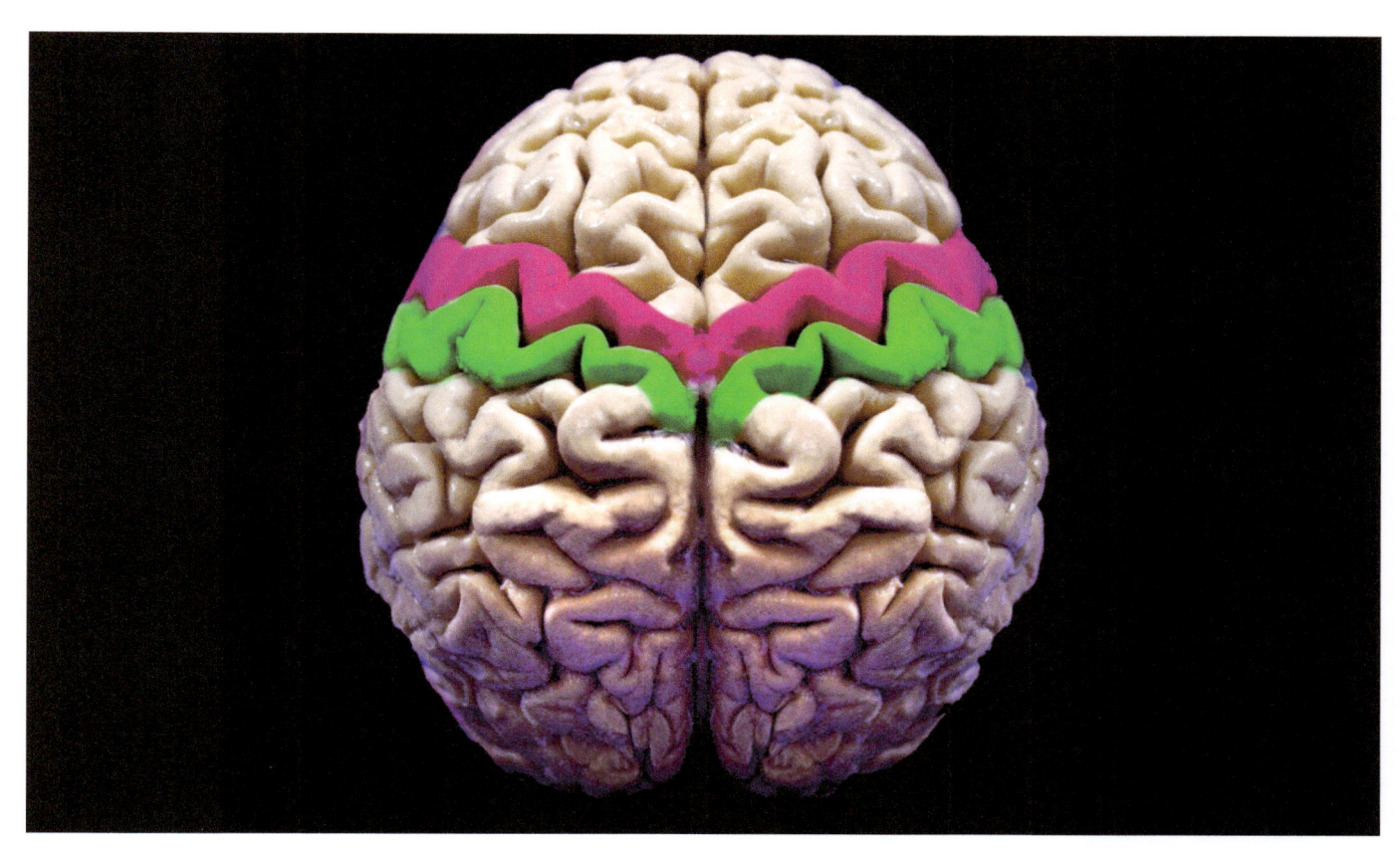

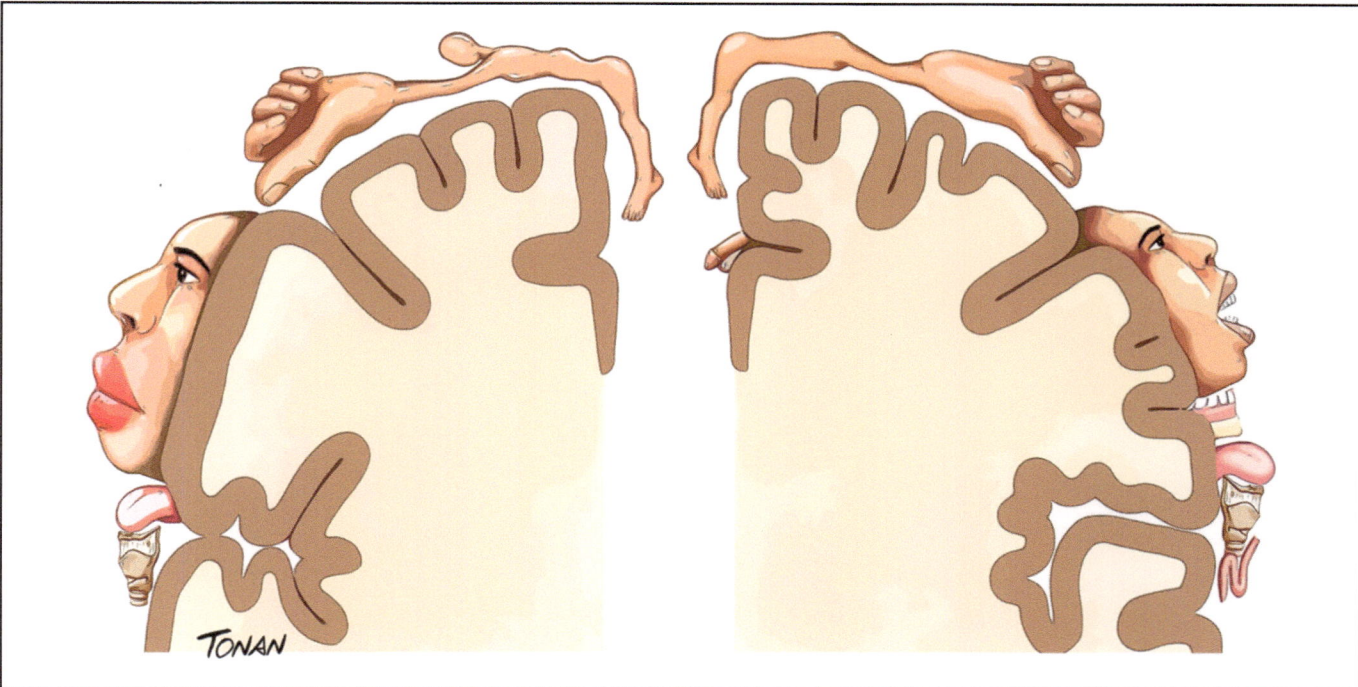

Fig. 22-2. O homúnculo de Penfield é uma ferramenta que auxilia a descobrir onde provavelmente está a lesão. Note que o membro superior do homúnculo está localizado na borda superolateral do hemisfério cerebral e o membro inferior na face medial do hemisfério. O homúnculo motor (em rosa) e no esquema inferior esquerdo representa a área motora primária, e o homúnculo sensitivo (em verde) e no esquema inferior direito representa a área sensitiva primária. (Fonte: Acervo de ilustrações médicas Tonan/Centro Avançado de Neurologia e Neurocirurgia – CEANNE.)

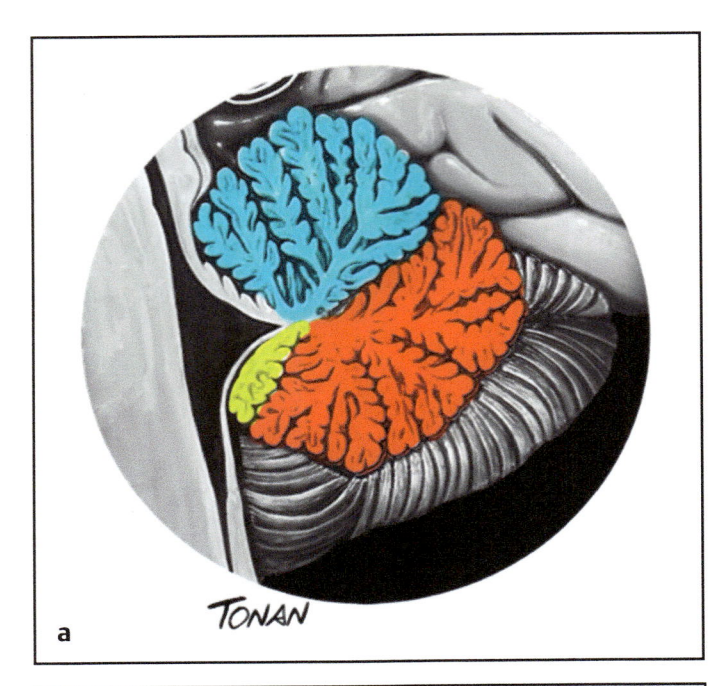

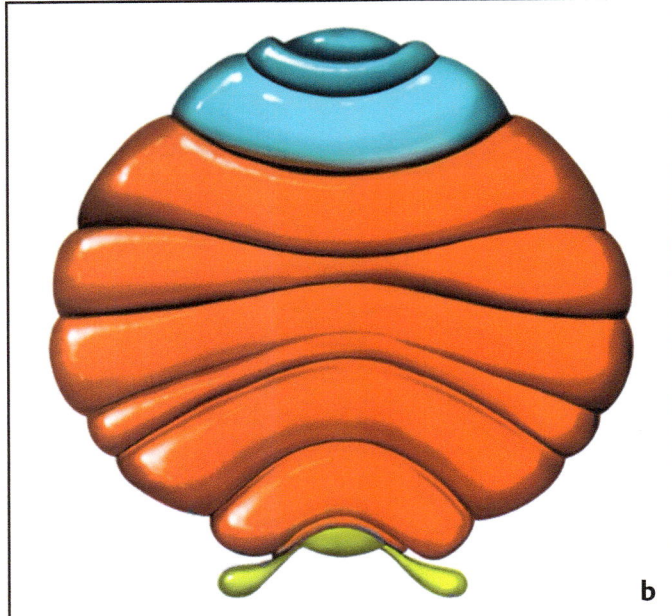

Fig. 22-3. Cerebelo em corte sagital (**a**) e visão posterior (**b**) evidenciando o neocerebelo (em vermelho), arquicerebelo (em amarelo) e paleocerebelo (em azul). (Fonte: Acervo de ilustrações médicas Tonan/Centro Avançado de Neurologia e Neurocirurgia – CEANNE.)

MIELOPATIAS

Ao falarmos de distúrbios que afetam o sistema nervoso ao nível de medula espinhal, é válido recordar que eles podem acontecer em diversos níveis, bem como ter diversas formas de comprometimento e apresentação a depender das raízes envolvidas ou de seus envoltórios. De forma geral, estabelece-se um quadro álgico associado a perda de sensibilidade e dificuldade de mobilização de região acometida.

Para facilitar a dinâmica de aprendizado utilizaremos, nesta sessão, a classificação das lesões por local de acometimento, e, para isso, é valido recordar as divisões da medula espinhal e sua correlação com os níveis da coluna (Fig. 22-4):

- Mielopatia cervical.
- Mielopatia torácica.
- Mielopatia lombar.

As causas de compressão e suas particularidades são diversas, mas frequentemente se observa compressão da medula óssea, em nível cervical, por material de disco estruído ou osteófito, sendo o mesmo também responsável por patologia de coluna torácica e, por vezes, associada a esporão osteofítico (Fig. 22-5).

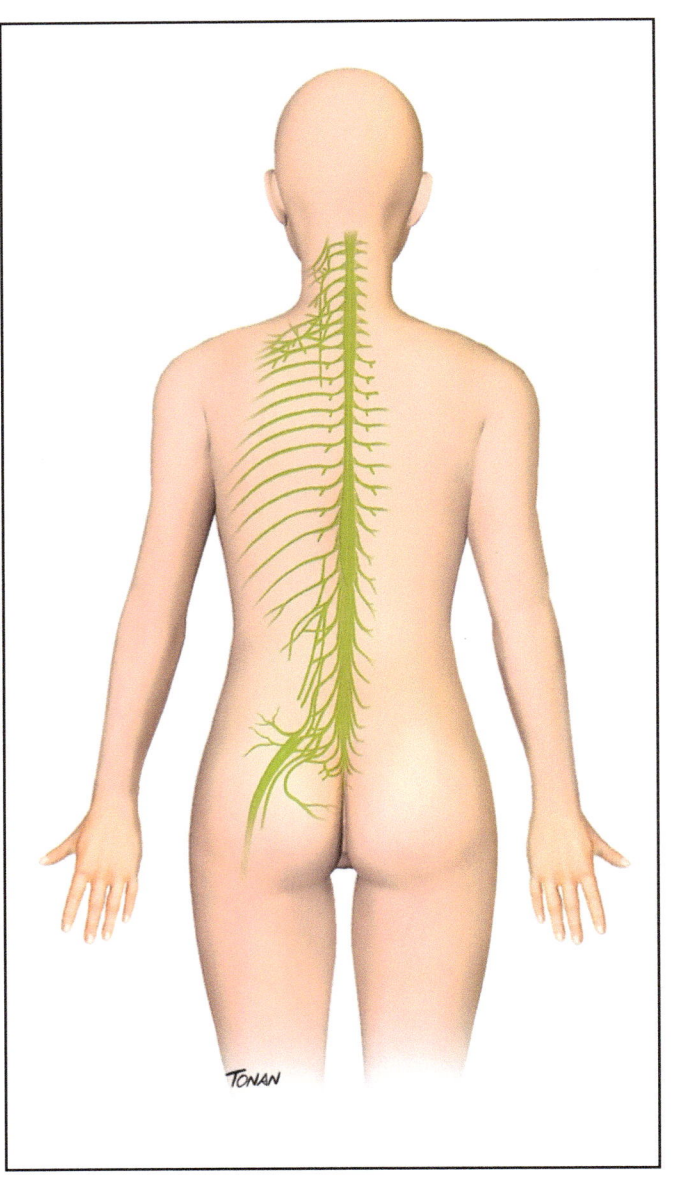

Fig. 22-4. Vista posterior da medula espinhal e nervos espinhais. (Fonte: Acervo de ilustrações médicas Tonan/Centro Avançado de Neurologia e Neurocirurgia – CEANNE.)

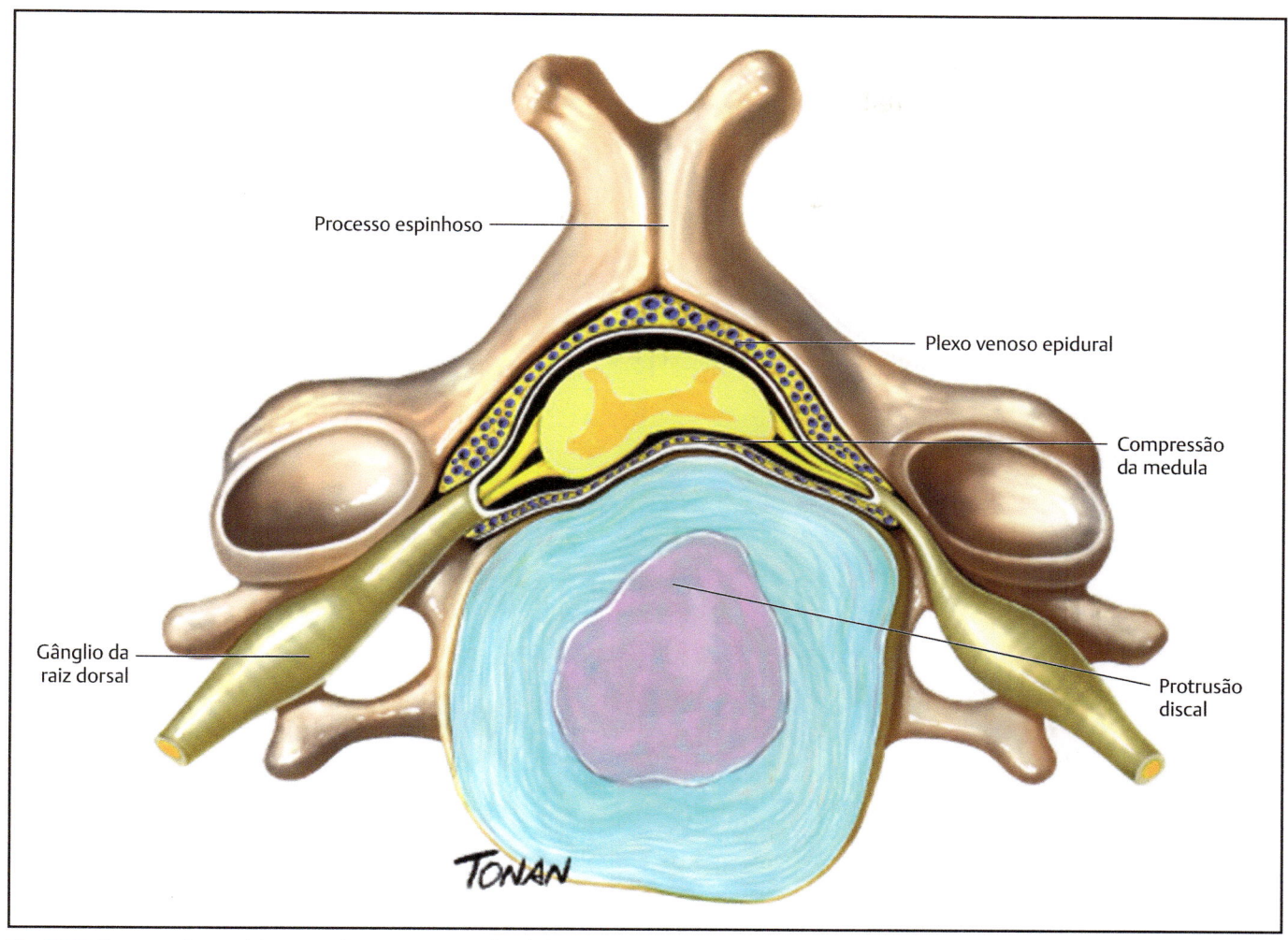

Fig. 22-5. Compressão medular causada por protrusão discal. (Fonte: Acervo de ilustrações médicas Tonan/Centro Avançado de Neurologia e Neurocirurgia – CEANNE.)

Por outra ótica, observam-se neoplasias como causa de compressão, sendo por massas extradurais ou até mesmo processo infeccioso/inflamatório atribuído à patologia de base. Neoplasias benignas comuns que podem gerar tal condição seriam os meningiomas, cistos aracnoides e epidermoides.

Muitas enfermidades, como traumas fechados, penetrantes, doenças neurodegenerativas vasculares, nutricionais e até mesmo idiopáticas, são vistas como causas patológicas.

Ao considerarmos a região lombar, apesar de percentualmente mais rara, segue a mesma lógica de acometimento e sintomatologia.

É válido frisar que, frente a um paciente com fraqueza, dificuldade de coordenação motora, de deambulação, paresias/parestesias, quadro álgicos súbitos ou gradativos, a mielopatia deve ser incluída em provável diagnóstico etiológico do quadro.

DOENÇAS DO CORNO ANTERIOR

Ao discorrer sobre doenças que afetam o corno anterior, é válido um recordatório topográfico deste marco anatômico tão importante da substância cinzenta cerebral (Fig. 22-6).

O corno ventral, também chamado de anterior, e ocupado pelos neurônios motores e pelas células da glia, é uma estrutura fundamental para a transmissão de informações para a região encefálica ou para as regiões musculares.

Na impossibilidade de via adequada de transmissão, quadros patológicos estabelecem-se por meio de apoptose neural, associados a dano funcional celular, seja ao nível de DNA ou *stress* funcional. Síndromes clínicas com características diversas, como a esclerose lateral amiotrófica (ELA), atrofia muscular progressiva (AMP), esclerose lateral primária (ELP) e paralisia bulbar progressiva (PBP), são consideradas doenças do neurônio motor.

Cada patologia terá uma gama de etiológicas e sintomas diversos, como, por exemplo, a ELA, caracterizada por uma doença de cunho degenerativo e rapidamente progressiva, que afeta o corno anterior da medula, tronco cerebral e células de Betz do córtex motor, gerando a morte no corpo celular do neurônio motor.

É de crucial importância o correto e breve diagnóstico das doenças de corno anterior, não apenas pela sua sintomatologia abundante, mas principalmente pelo seu elevado índice de morbimortalidade associado.

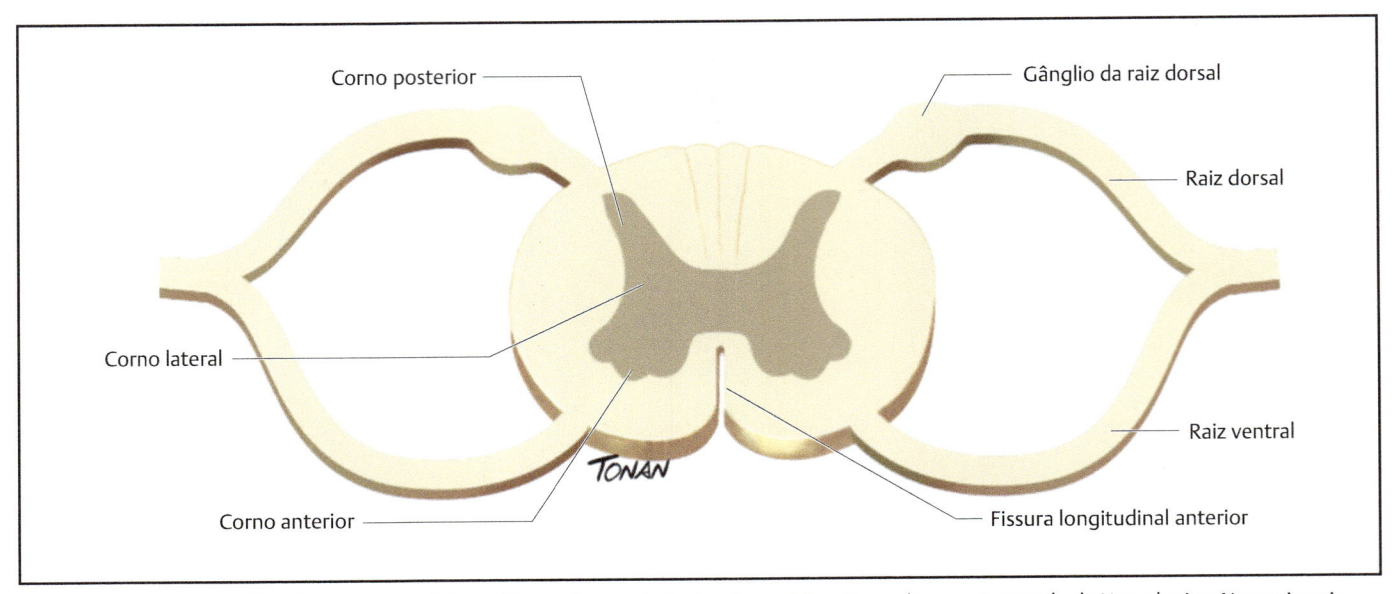

Fig. 22-6. Divisão topográfica dos cornos medulares. (Fonte: Acervo de ilustrações médicas Tonan/Centro Avançado de Neurologia e Neurocirurgia – CEANNE.)

UNIDADE MOTORA

A unidade motora tem como integrantes corno anterior da medula (Fig. 22-7), nervo periférico, junção neuromuscular e músculo. Este complexo é responsável por executar informações aferentes do SNC relativas à mobilidade e movimentação. Entretanto, mesmo se tratando de um sistema em cooperação, o acometimento específico de cada uma das partes revela uma sintomatologia diferente.

No âmbito geral, devemos suspeitar de distúrbios da unidade motora quando o paciente se apresenta com fraqueza, hipotonia, disfunção dos reflexos tendinosos e atrofias. Sendo um acometimento, na grande parte das vezes, generalizado, as porções do sistema muscular com a maior quantidade de unidades motoras terão um acometimento mais marcado, sendo esses a musculatura proximal. Em destaque, temos as cinturas escapular e pélvica.

Pensando em cada uma das estruturas formadoras da placa motora, vemos *nuances* de sintomatologia. A seguir, vamos tratá-las individualmente.

- *Corno anterior da medula*: notamos uma fraqueza persistente com marcada atrofia progressiva, reflexos abolidos ou aumentados (a depender da etiologia), além de fasciculações.

- *Nervo periférico*: o acometimento desta estrutura costuma ocasionar alteração sensitiva associada às motoras, relacionadas com a hiporreflexia.

- *Junção neuromuscular*: normalmente fraqueza variável, a depender da fadiga muscular, com sensibilidade e reflexos preservados.

- *Músculo*: fraqueza acentuada, podendo ser variável ou não, a depender da etiologia. Com a progressão, atrofia e hiporreflexia podem estar presentes. A última, secundária a incapacidade contrátil e não ao arco reflexo.

NERVOS PERIFÉRICOS

As neuropatias periféricas representam um conjunto de doenças que acometem um ou mais nervos periféricos. A análise topográfica destas patologias se reflete na compreensão e diferenciação entre mononeuropatia, mononeuropatia múltipla, radiculopatia e polineuropatia (Fig. 22-8).

- *Mononeuropatia*: indica um distúrbio de apenas um nervo. Acorre, normalmente, por causas traumáticas ou compressivas.

- *Mononeuropatia múltipla*: é o acometimento focal de dois ou mais nervos. Em geral tem sua etiologia em doenças sistêmicas, como diabetes ou vasculites.

- *Radiculopatia*: ocorre no comprometimento de uma raiz nervosa, assim os sintomas têm extensão demarcada às áreas inervadas por tal segmento medular. Costuma ocorrer por compressões medulares, hérnias ou traumas.

- *Polineuropatia*: gera um acometimento difuso dos nervos periféricos, normalmente, simétrico. Tem a característica de lesar nervos cranianos em alguns casos, e tem início em inervações distais. Costuma ocorrer por causas sistêmicas, intoxicações ou autoimunes.

A sintomatologia desse grupo de patologias é similar, porém varia de amplitude frente à classificação descrita. Além disso, dependendo da etiologia, intensidade, velocidade, funções e incapacidades, esses sintomas podem ser variáveis. No geral, vemos um acometimento de vias sensitivas, e, com a progressão da doença, funções motoras e autonômicas podem ser prejudicadas. Assim, temos parestesia, dor, disestesia, dormência, formigamento, prurido etc. Na maior parte das vezes, o acometimento das neuropatias é distal, visto que as fibras nestas regiões possuem calibre menor, facilitando sua perda.

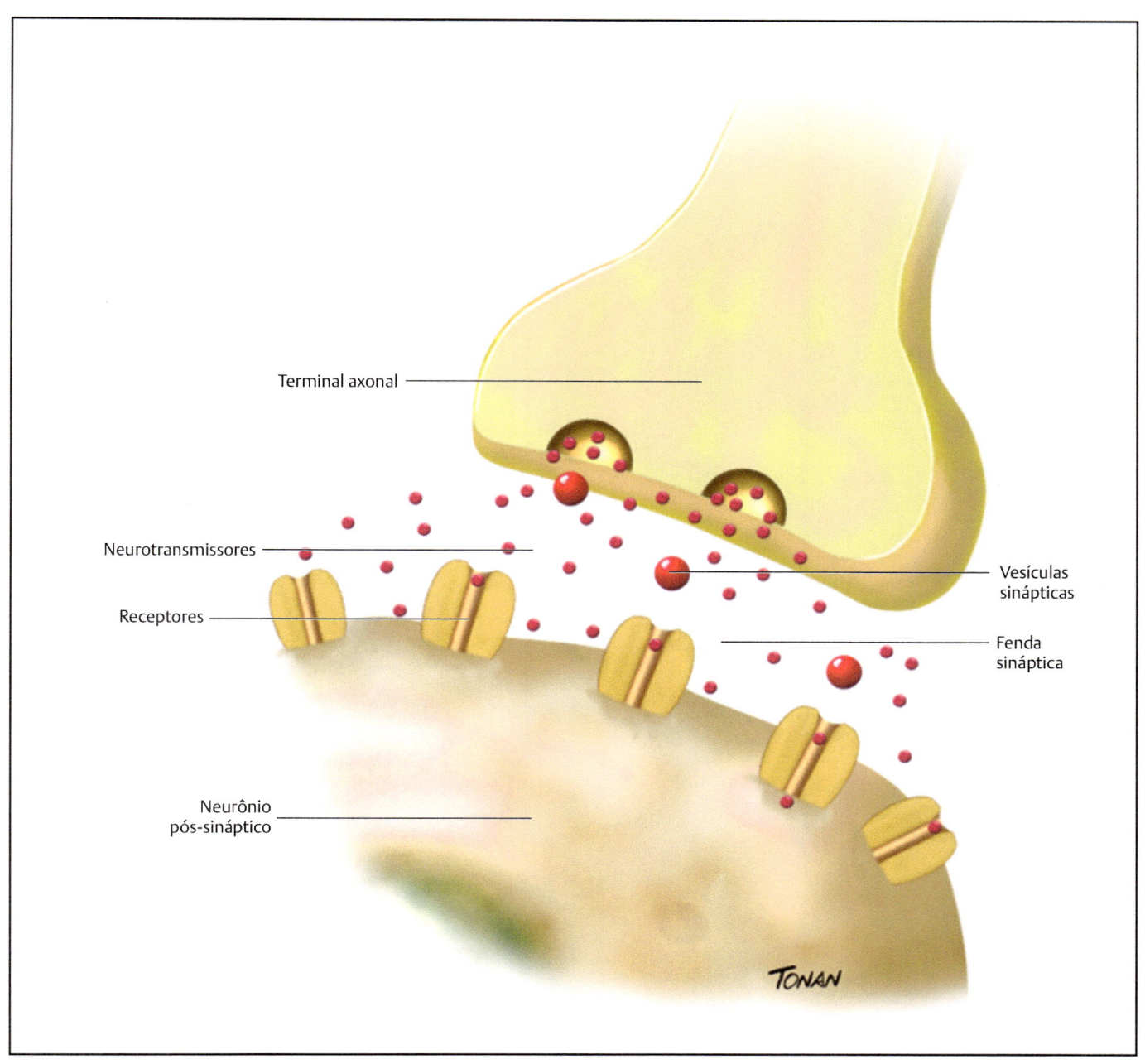

Fig. 22-7. Junção neuromuscular. (Fonte: Acervo de ilustrações médicas Tonan/Centro Avançado de Neurologia e Neurocirurgia – CEANNE.)

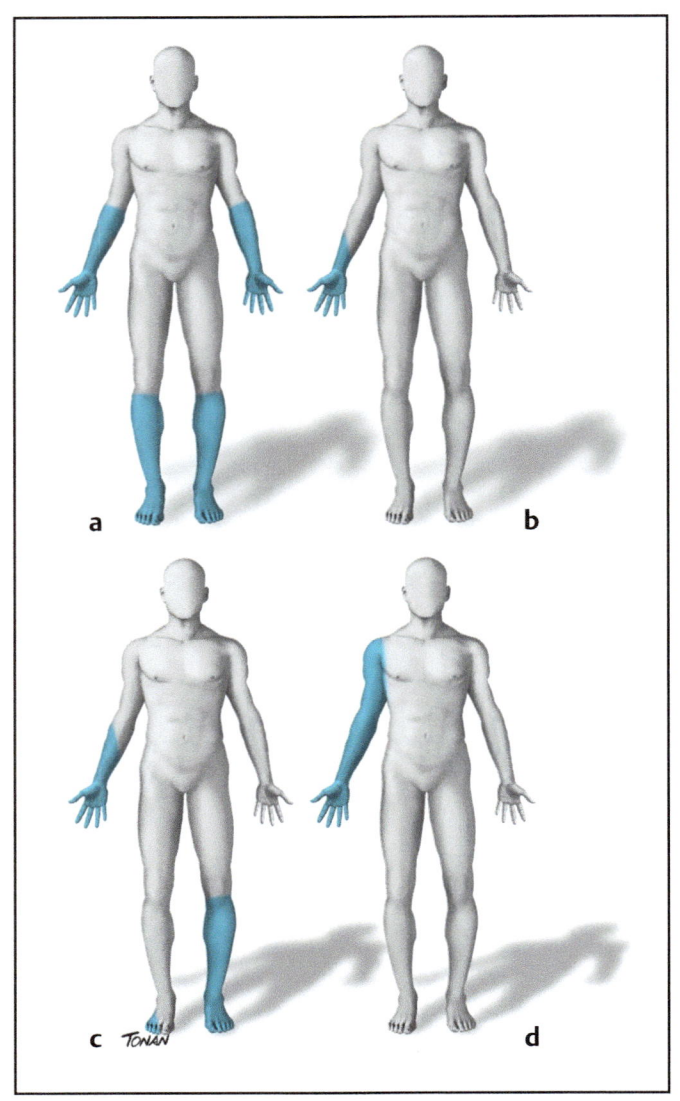

a

b

c TONAN

d

Fig. 22-8. Imagem demonstrando a forma de acometimento dos diferentes tipos de neuropatia. São elas: polineuropatia (**a**), mononeuropatia (**b**), mononeuropatia múltipla (**c**) e radiculopatia (**d**). (Fonte: Acervo de ilustrações médicas Tonan/Centro Avançado de Neurologia e Neurocirurgia – CEANNE.)

DISTROFIAS MUSCULARES

As distrofias musculares são um grupo de doenças que possuem cinco características essências. São elas:

- Conforme critérios histológicos e eletroneuromiográficos, são miopatias, não possuindo, assim, acometimento sensitivo.
- Todos os sintomas têm origem na fraqueza muscular, seja de membros ou nervos cranianos.

- Sintomas progressivos.
- Em análise histológica, não se analisa armazenamento metabólico anormal, apenas degeneração e regeneração.
- Deve ser de transmissão hereditária, mesmo que na família não haja outros casos.

Assim, conforme as características, devemos considerar uma distrofia muscular quando um paciente apresenta uma perda motora generalizada, sem acometimento sensitivo, progressivo, que pode se iniciar em fases jovens. Existem muitos tipos de distrofias musculares, e cada uma possui suas particularidades etiológicas e sintomatológicas; assim, sua diferenciação pode ser fundamental na conduta terapêutica. Entretanto, topograficamente os sintomas que devem levar a uma possibilidade diagnóstica são os citados anteriormente.

BIBLIOGRAFIA

Aybek S, Perez DL. Diagnosis and management of functional neurological disorder. BMJ. 2022 Jan 24;376.

Butterfield RJ. Congenital muscular dystrophy and congenital myopathy. Continuum (Minneap Minn). 2019 Dec;25(6):1640-61.

Figueiredo EG, Rabelo NN, Welling LC, Melo PMC. Condutas em neurocirurgia. 1. ed. Rio de Janeiro: Thieme Medical Publishers; 2022.

Greenberg MS. Manual de neurocirurgia. Nova York: Thieme Medical Publishers; 2018.

Heckman CJ, Enoka RM. Motor unit. Compr Physiol. 2012 Oct;2(4):2629-82.

Lee SK, Wolfe SW. Peripheral nerve injury and repair. J Am Acad Orthop Surg. 2000 Jul-Aug;8(4):243-52.

Machado ABM, Haertel LM. Neuroanatomia funcional. 3. ed. São Paulo: Atheneu; 2014.

Penning L, Wilmink JT, van Woerden HH, Knol E. CT myelographic findings in degenerative disorders of the cervical spine: clinical significance. AJNR. 1986;146(4):793-801.

Pringle CE, Hudson AJ, Munoz DG, Kiernan JA, Brown WF, Ebers GC. Primary lateral sclerosis. Clinical features, neuropathology and diagnostic criteria. Brain. 1992;115:495-520.

Rothman MI, Zoarski GH, Akhtar N. Extradural causes of myelopathy. Semin Ultrasound CT MR. 1994;15(3):226-49.

Rowland LP. Merrit tratado de neurologia. 10. ed. Rio de Janeiro: Guanabara Koogan; 2022.

Sadasivan KK, Reddy RP, Albright JA. The natural history of cervical spondylotic myelopathy. Yale J Biol Med. 1993;66(3):235-42.

Tartaglino LM, Flanders AE, Rapoport RJ. Intramedullary causes of myelopathy. Semin Ultrasound CT MR. 1994;15(3):158-88.

CAPÍTULO 23

PONTOS CRANIOMÉTRICOS E NEUROANATOMIA MICROCIRÚRGICA: ETAPA ESSENCIAL PARA NEUROCIRURGIÕES

Felipe Salvagni Pereira ▪ Gustavo Rassier Isolan

INTRODUÇÃO

Imagine a seguinte situação: você acabou de matricular-se na graduação de medicina e recebe a grade curricular em seu e-mail. Rapidamente você percebe que as aulas de anatomia e neuroanatomia são em um endereço desconhecido, pois o laboratório fica em outro prédio.

Ansioso com seu primeiro dia de laboratório, prontamente você busca em um aplicativo contendo GPS (*Global Positioning System*) e com facilidade consegue calcular a distância, o tempo de percurso e diversos pontos de referência nas proximidades do seu destino final.

Agora, escale essa realidade a nível global, as grandes empresas de aviação, por exemplo, utilizam o mesmo sistema integrado de localização utilizado por nós para planejar e executar rotas complexas de voos internacionais. Como esse sistema funciona? Através de linhas de referência denominadas paralelas e meridianos.

Na anatomia cranioencefálica alguns acidentes ósseos fazem o papel dessas linhas e nos habilitam a viajarmos sobre o crânio e criarmos rotas seguras (craniotomias) para acessar doenças cerebrais.

Quanto maior nosso conhecimento anatômico maior acurácia para alcançar lesões intracranianas superficiais ou profundas e menor a possibilidade de lesar áreas eloquentes do sistema nervoso central no percurso.

Para o planejamento de uma neurocirurgia, o conhecimento anatômico é essencial, sendo o pré-requisito básico. Contudo, há uma taxa considerável de variações anatômicas, sejam ósseas, vasculares ou cerebrais que devem ser levadas em consideração.

Pelo fato de nosso cérebro pensar em duas dimensões quando analisamos um exame de tomografia ou ressonância magnética de crânio, um raciocínio simplesmente intuitivo poderia gerar um erro na localização exata de uma lesão cerebral ao se fazer uma craniotomia. Embora existam aparelhos modernos que dêem com precisão em tempo real a localização de uma lesão (neuronavegador e ultrassom intraoperatório) e, por extensão, o local do crânio que deve ser abordado cirurgicamente, não são todos os centros que dispõem desses equipamentos e na maioria das vezes o conhecimento dos pontos craniométricos pode por si só ser usado individualmente para a localizar o local exato da craniotomia e é o suficiente para este fim.

O neuronavegador é o GPS do neurocirurgião, que projeta me tempo real sobre a imagem do exame a localização exata das estruturas normais e patológicas do paciente durante o procedimento cirúrgico e sua relação com o instrumento que o neurocirurgião está utilizando naquele momento.

A ultrassonografia intraoperatória (Fig. 23-1), ao contrário do neuronavegador, somente pode ser usado depois que o osso do crânio foi retirado e, embora possa menor grau de definição em relação ao neuronavegador, tem o seu valor por ser dinâmica, ou seja, a imagem é coletada em tempo real.

Retornando ao nosso escopo inicial, Pontos Craniométricos são pontos referenciais sobre a superfície óssea do crânio. Foram definidos por Broca no século XIX. Como previamente discutido, a anatomia encefálica exige "visão de raios X" sobre a superfície craniana.

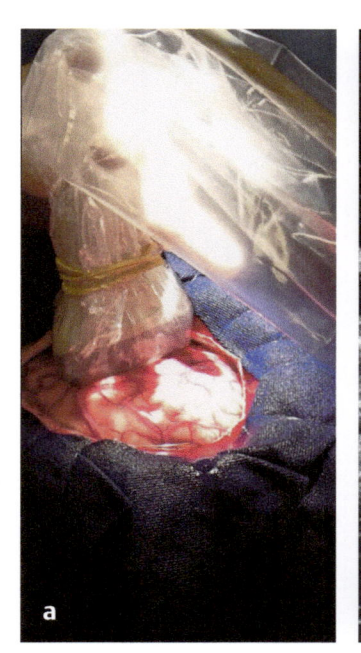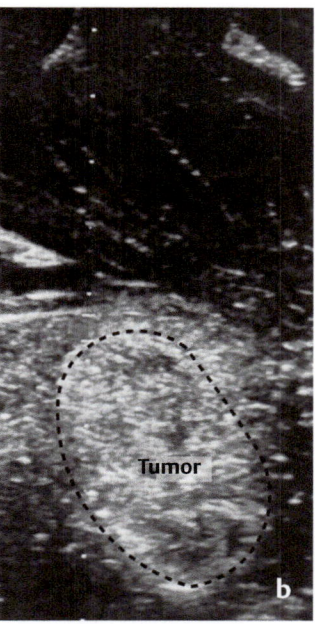

Fig. 23-1. USG intraoperatório. (**a**) Probe de Ultrassom realizando escaneamento do córtex cerebral temporal direito. (**b**) Imagem de ultrassonografia com a delimitação da lesão tumoral subcortical (Tumor), cercada de tecido cerebral saudável. (Fonte: Imagem do Dr. Felipe Salvagni Pereira.)

PONTOS CRANIOMÉTRICOS

Paul Broca (1824 – 1880), médico e anatomista francês, ganhou prestígio no século XIX por delimitar a área da linguagem falada no encéfalo.

Realizando necropsia de pacientes afásicos, que não possuíam patologias do aparelho fonético e com a capacidade de compreensão preservada, notou lesão comum a todos no giro frontal inferior do lobo frontal esquerdo, depois conhecida como "Área de Broca" ou da linguagem falada. Esse foi o primeiro momento da história da neurologia onde ocorreu a relação de lesão em determinadas áreas cerebral com seu correspondente achado clínico.

Posteriormente, correlacionou alguns acidentes da superfície óssea do crânio com estruturas intracranianas, a esses acidentes denominamos pontos craniométricos, listados de forma resumida no Quadro 23-1.

Pontos Craniométricos da Linha Média

- *Gnátio:* Ponto localizado no plano sagital mediano do osso mandibular, sendo determinado pela bissetriz do ângulo formando pela linha NP (linha facial) e pela linha da borda inferior do corpo da mandíbula.
- *Infradental:* Ponto localizado mais anterior na linha média do rebordo alveolar entre os incisivos centrais inferior.
- *Próstio:* ponto mais anterior situado entre os incisivos centrais (superiores), na extremidade do septo inter-alveolar (Fig. 23-2).
- *Násioespinhal:* ponto localizado na extremidade anterior e inferior da espinha nasal anterior (Fig. 23-2).
- *Násio:* ponto entre os ossos nasais e o frontal, no ângulo frontobasal.
Corresponde internamente à crista etmoidal (ou crista galli), na linha média da fossa anterior ou frontal. (Fig. 23-2).

Quadro 23-1. Identificação dos Pontos Craniométricos

Ponto	Referência
Linha média	
Gnátio	Anterior e inferior da mandíbula
Infradental	Entre os dentes incisivos centrais inferiores
Próstio	Entre os dentes incisivos centrais superiores
Násioespinhal	Extremidade anterior e inferior da espinha nasal
Násio	Ângulo frontonasal anterior
Glabela	Supraorbital mediano
Vértice	Extremidade superior do crânio
Sutura sagital	Linha média conectando sutura coronal ao lambda
Bregma	Suturas coronal e sagital
Lambda	Suturas lambdoide e sagital
Ínio	Protuberância occipital externa
Opístio	Borda posterior do forame magno
Básio	Borda anterior do forame magno
Face lateral	
Ptério	H entre ossos frontal, parietal, temporal e esfenoide
Stefânio	Sutura coronal x Linha temporal superior
Eurio	Maior diâmetro transverso da cabeça
Astério	"JTS" ou junção dos seios transverso e sigmoide
Fronto-orbital	Frontozigomática, frontoesfenoidal e esfenozigomatica
Esfenoidal	Depressão do osso esfenoide
Escamoso superior	Mais alto da sutura escamosa
Temporobasal anterior	Sutura esfenotemporal
Temporobasal médio	Raiz posterior do zigoma
Temporobasal posterior	Suturas parietomastoide e escamosa
Digástrico	Sulco do músculo digástrico
Gônio	Ângulo da mandíbula

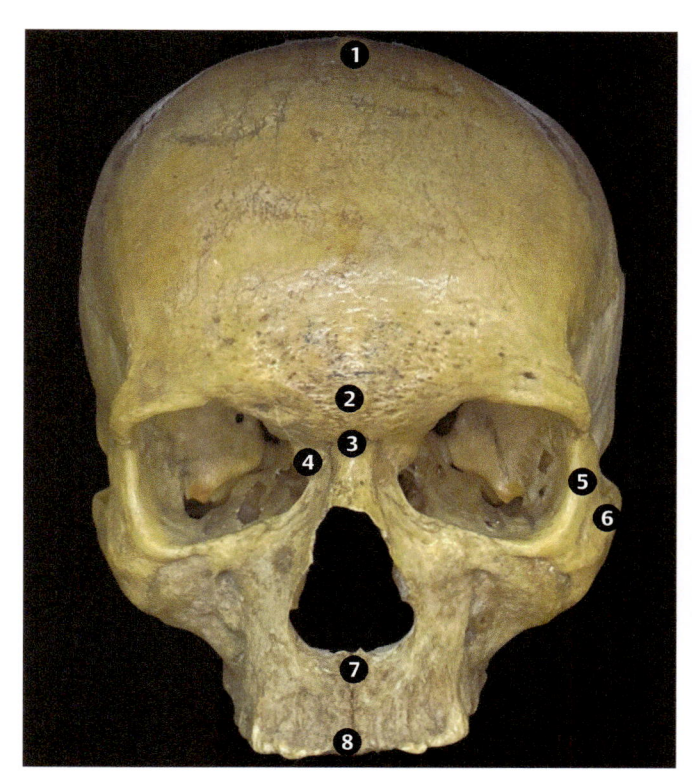

Fig. 23-2. Pontos craniométricos da superfície anterior do crânio. Superfície anterior do crânio: *(1)* vértice, *(2)* glabela, *(3)* násio, *(4)* maxila-frontal, *(5)* ectocantio, *(6)* zígio, *(7)* nasoespinhal, *(8)* próstio. (Fonte: Imagem do Dr. Felipe Salvagni Pereira.)

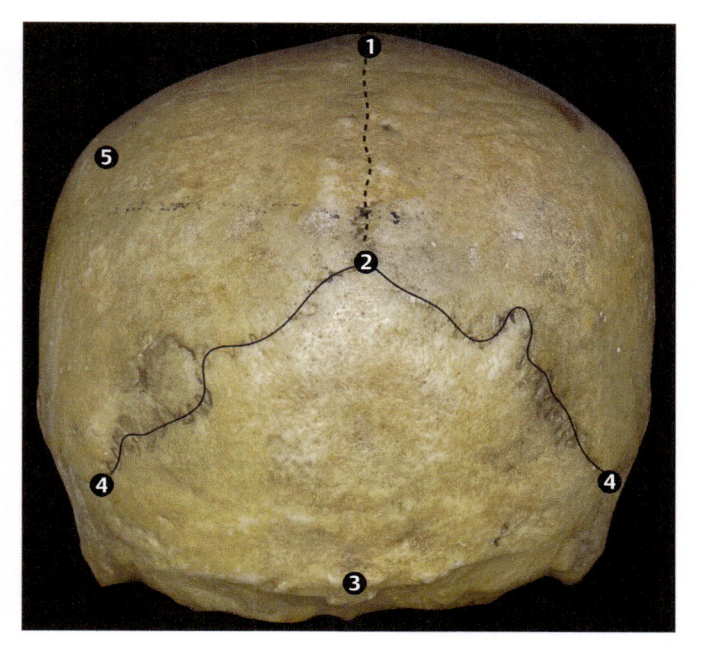

Fig. 23-3. Pontos craniométricos e suturas da superfície posterior do crânio. Vista posterior: *(1)* vértice, *(2)* lambda, *(3)* ínio ou protuberância occipital externa, *(4)* asterio (bilateral), *(5)* eurio. Linha pontilhada: Sutura Sagital, Linhas contínuas: Suturas Lambdoides. (Fonte: Imagem do Dr. Felipe Salvagni Pereira.)

- *Glabela:* ponto de maior protuberância acima da raiz do nariz, a nível das cristas supraorbitais, na linha média (Fig. 23-2). Corresponde internamento ao seio frontal (seio paranasal), Seio Sagital Superior (seio dural venoso) e a fissura inter--hemisférica.
- *Vértice:* ponto na extremidade superior do crânio (Fig. 23-2).
- *Sutura sagital:* sutura na linha média de início na sutura coronal e fim na sutura lambdoide.
  Presume-se que corresponda internamente ao seio sagital superior (seio venoso dural), porém este está localizado à direita da sutura, a uma distância de no máximo 11 mm (Fig. 23-3).
- *Bregma:* ponto na junção das suturas sagital e coronária, em geral 13 cm posterior ao Násio. Corresponde profundamente na superfície cerebral ao seio sagital superior (discretamente à direita) e profundamente ao forame interventricular ou de Monro, estrutura que comunica os ventrículos laterais ao terceiro ventrículo (Fig. 23-4).
- *Lambda:* ponto de junção das suturas sagital e lambdoide, 12 cm posterior ao Bregma e 7 cm superior ao ínio. Utilizado para localização do sulco parieto-occipital, que encontra-se aproximadamente 5 mm à frente de lambda (Fig. 23-3).

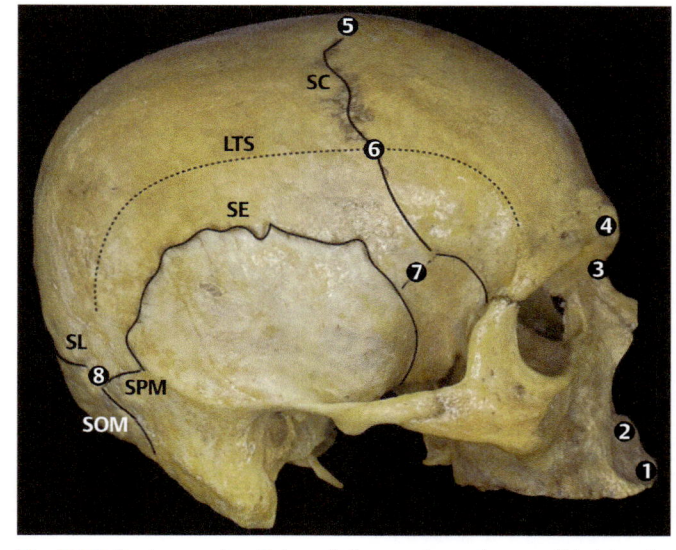

Fig. 23-4. Pontos craniométricos, linhas e suturas da superfície lateral do crânio. Os pontos craniométricos são evidenciados em *(1)* próstio, *(2)* násioespinhal, *(3)* násio, *(4)* glabela, *(5)* bregma, *(6)*, estefânio, *(7)* pterion, *(8)* asterion. As suturas e linhas são evidenciadas em (SC) sutura coronal, (LTS) linha temporal superior, (SE) sutura escamosa, (SPM) sutura parieto-mastoidea, (SOM) sutura occipito-mastoidea, (SL) sutura lambdoide. O ponto mais alto da sutura escamosa (SE) representa o ponto escamoso superior. (Fonte: Imagem do Dr. Felipe Salvagni Pereira.)

- *Ínio:* protuberância occipital externa.
  Corresponde internamente com a confluência dos seios venosos durai (Tórculo de Herófilo) (Fig. 23-3).
- *Opístio:* no ponto médio da borda posterior do forame. Junção crânio cervical, borda mais inferior e posterior do osso occipital (Fig. 23-5).
- *Básio:* ponto na extremidade anterior do forame magno (Fig. 23-5).

Pontos Craniométricos Laterais

- *Ptério:* não é um ponto craniométrico, mas sim uma região em forma de H delimitada pelos ossos frontal, parietal, temporal e esfenoidal.
  Região de acesso a fissura lateral (Silviana) do cérebro (Fig. 23-6).
- *Stefânio:* ponto na junção da sutura coronária com a linha temporal superior.
  Corresponde internamente, à intersecção dos sulcos pré--central e frontal inferior (Fig. 23-4).
- *Eurio:* ponto mais lateral do crânio, ou seja, localizado na extremidade do maior diâmetro transverso da cabeça, no ponto mais proeminente da tuberosidade parietal. Corresponde, na superfície cortical, ao giro supramarginal (Fig. 23-4).
- *Astério:* ponto de conexão das suturas lambdoide, parietomastóidea e occipitomastóidea.
  Corresponde internamente a junção dos seios transverso e sigmóideo. Acima do Astério, na superfície inferolateral do cérebro, existe a incisura pré-occipital, marcando, portanto, o limite entre os lobos temporal e occipital (Fig. 23-7).
- *Ponto fronto-orbital:* A junção das suturas frontozigomática, frontoesfenoidal e esfenozigomática.
  Corresponde à intersecção entre a base anterior do crânio e órbita (Fig. 23-8).
- *Ponto esfenoidal:* ponto na depressão do osso esfenoide, no nível da sutura frontozigomática.
  Corresponde à asa menor do esfenoide e junção entre as fossas anterior e média; na superfície cerebral (Fig. 23-8).
- *Ponto escamoso superior:* ponto mais alto da sutura escamosa.
  Corresponde a interseção (aproximadamente) do sulco lateral com o sulco central (Fig. 23-4).

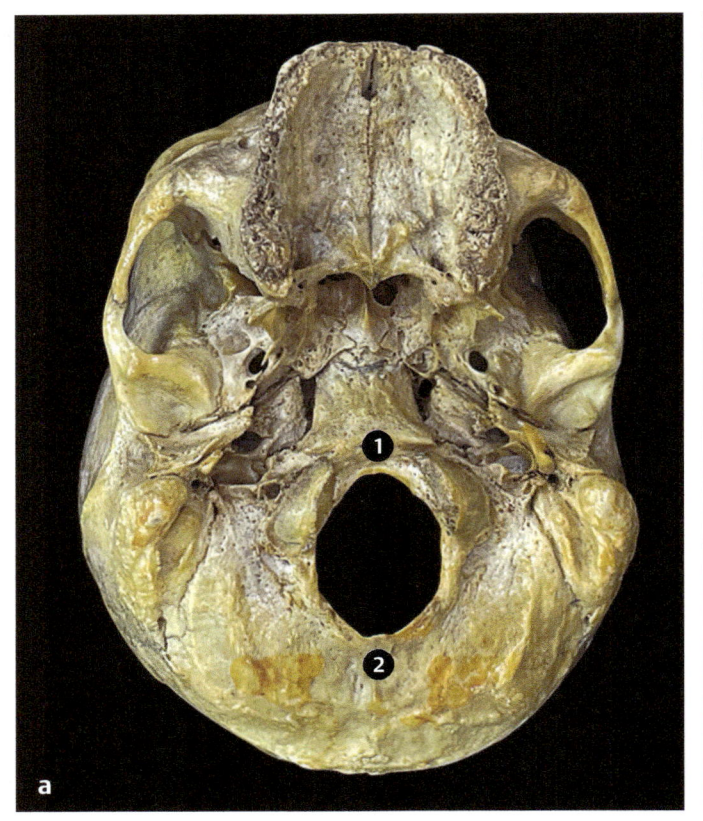 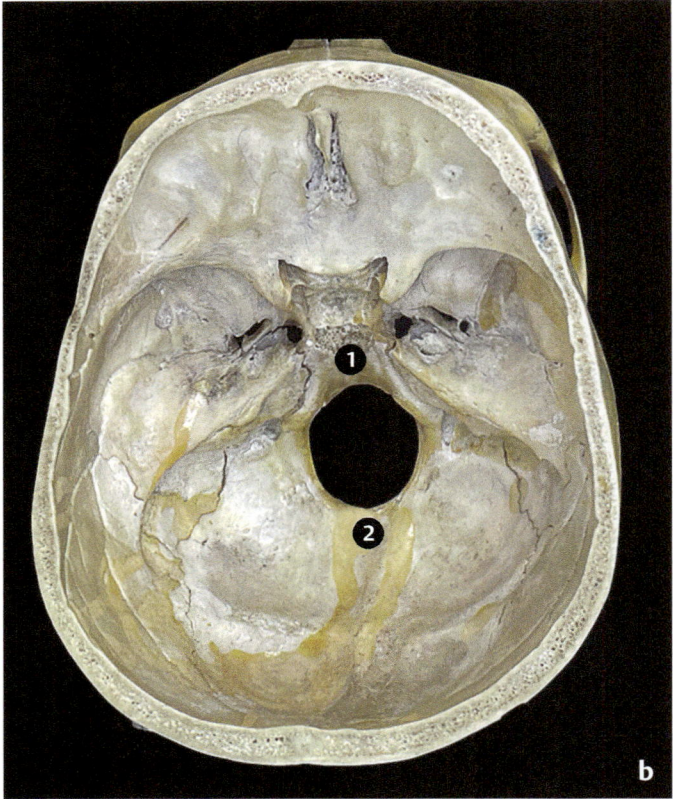

Fig. 23-5. Pontos craniométricos da superfície basal do crânio. Visão inferior e superior base do crânio: vista inferior (**a**) e vista superior (**b**). Ambos contendo os pontos craniométricos *(1)* basio e *(2)* opístio. (Fonte: Imagem do Dr. Felipe Salvagni Pereira.)

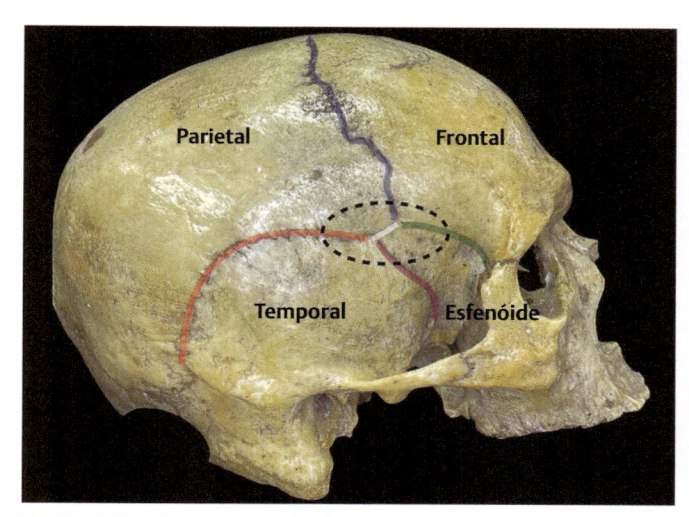

Fig. 23-6. Região do ptério (círculo pontilhado). O ptério é a região de encontro de quatro suturas: fronto-esfenoidal (verde), coronal (azul), escamosa (vermelha), esfeno-parietal (branco). Nesta região está a artéria meninges media, e a lesão pode levar a hematomas extradurais. (Fonte: Imagem do Dr. Felipe Salvagni Pereira.)

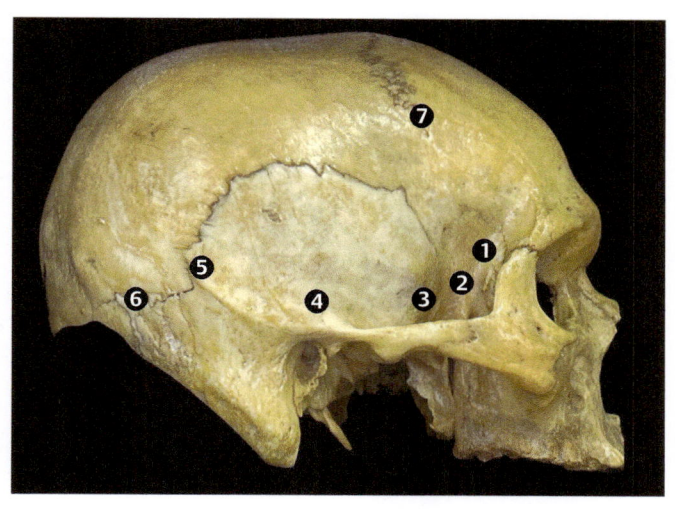

Fig. 23-8. Pontos craniométricos da superfície lateral e inferior do crânio. Vista lateral: *(1)* fronto-orbital, *(2)* esfenoidal, *(3)* temporo-basal anterior, *(4)* temporo-basal médio, *(5)* temporo-basal posterior, *(6)* asterio, *(7)*, estefânio. (Fonte: Imagem do Dr. Felipe Salvagni Pereira.)

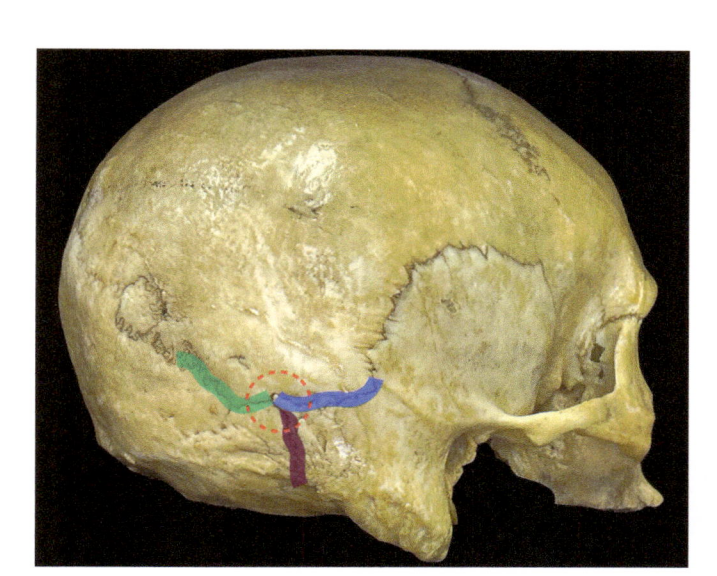

Fig. 23-7. O astérion (círculo vermelho) é formado pela união de três suturas: lambdoide (verde), parieto-mastoidea (azul), occipito-mastoidea (roxo). Este ponto representa a junção do seio transverso-simgoide (JTS) no compartimento intracraniano. (Fonte: Imagem do Dr. Felipe Salvagni Pereira.)

- *Ponto temporobasal anterior:* ponto na porção inferior da sutura temporo-esfenoidal.
  Corresponde a trepanação para expor a fossa média (Fig. 23-8).
- *Ponto temporobasal médio:* ponto acima da raiz posterior do arco zigomático, acima do meato acústico externo.
  Corresponde internamente à emergência da artéria meníngea média no osso temporal (Fig. 23-8).

- *Ponto temporo-basal posterior:* a junção das suturas parie-tomastóidea e escamosa.
  Corresponde ao ponto mais posterior da fossa média (Fig. 23-8).
- *Ponto digástrico:* ponto localizado imediatamente acima da ranhura do músculo digástrico (ponto digástrico).
  Corresponde à porção inferior da borda posterior do seio sigmóideo (Fig. 23-9).
- *Gônio:* ponto no vértice do ângulo da mandíbula.

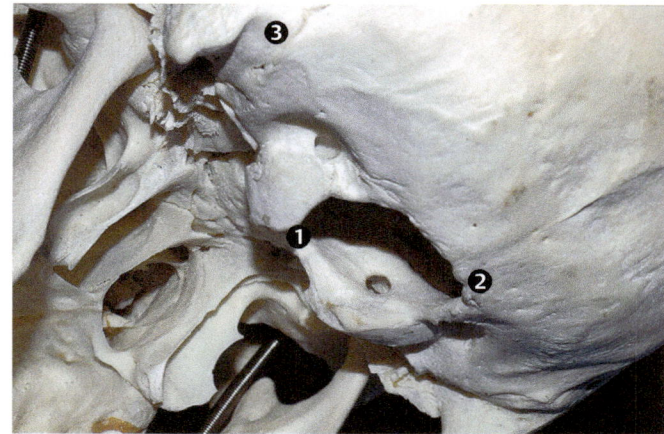

Fig. 23-9. Pontos craniométricos da superfície posteroinferior do crânio pontos craniométricos da superficial mais inferior e posterior do crânio, vista oblíqua: *(1)* basio, *(2)* opístio, *(3)* digástrico. (Fonte: Acervo de dissecções Prof. Dr. Gustavo Rassier Isolan.)

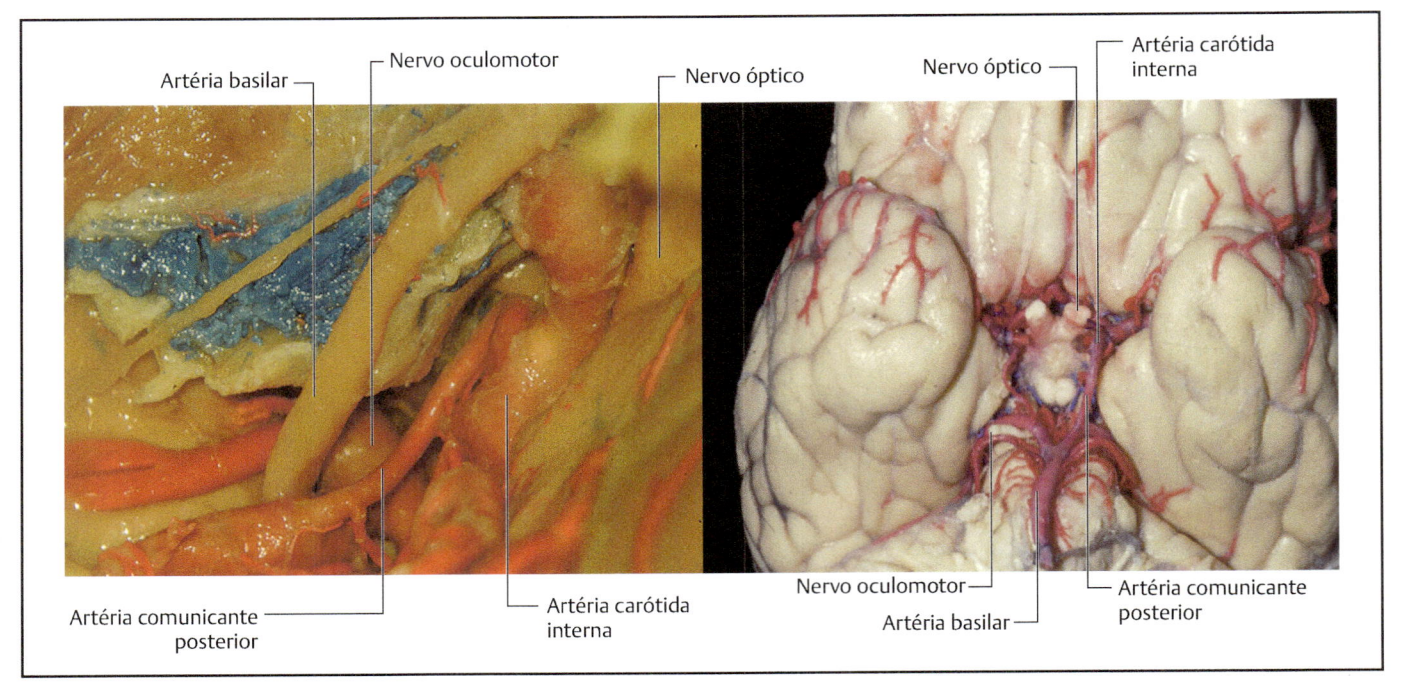

Fig. 23-10. Correlação entre anatomia microcirúrgica (**a**) e anatomia convencional (**b**). Observam-se estruturas anatômicas sob diferentes ângulos de visão. (Fonte: Acervo de dissecções Prof. Dr. Gustavo Rassier Isolan.)

NEUROANATOMIA MICROCIRURGICA

A neuroanatomia que o neurocirurgião utiliza em uma cirurgia é a mesma estudada pelos estudantes da graduação, com uma única diferença: o cérebro não pode ser retirado da caixa craniana, operado e colocado de volta no corpo, como fazemos no laboratório de anatomia.

Para tratar uma doença que acomete determinada área do cérebro ou da coluna vertebral, o tecido nervoso deve ser manipulada o mínimo possível para evitar edema ou lesão cerebral e pequenos corredores cirúrgicos (acessos cirúrgicos) devem ser usados. O conhecimento anatômico ideal que o neurocirurgião deve ter é o chamado "visão de Raios X" tridimensional, onde se sabe a exata localização de estruturas cerebrais escondidas ou não visualizadas durante um procedimento (Fig. 23-10).

Para isso, somente o treinamento em laboratório de microcirurgia em cadáveres dissecando as diferentes abordagens neurocirúrgicas para determinada área do cérebro, base do crânio ou coluna, é o alicerce crucial na formação neurocirúrgica.

BIBLIOGRAFIA

Broca P. Sur la topographie cranio-cérébrale ou sur les rapportes anatomiques du crane et du cerveau. Rev d'Anthrop 1876; 5: 193-248.

Broca P. Sur les rapports anatomiques des divers points de la surface du crâne et des diverses parties des hémispheres cérébraux. Bull Soe d'Anth 1861; 2: 340-8

Gusmão S, Silveira RL, Cabral G, Arantes A. Topografia cranioencefálica: Aplicações neurocirúrgicas. Arq Bras Neurocir 1998; 17: 59-71.

Gusmão S, Silveira RL, Cabral G, Arantes A. Topografia cranioencefálica: Aplicações neurocirúrgicas. Arq Bras Neurocir 1998; 17: 59-71.

Isolan G, Rowe R, Al-Mefty O. Microanatomy and Surgical Approaches to the Infratemporal Fossa: An Anaglyphic Three-Dimensional Stereoscopic Printing Study. Skull Base. 2007 Sep;17(5):285–302.

Isolan GR, Evins AI, Lopes R, Bernardo A. Editorial: Microsurgical Anatomy of the Central Nervous System and Skull Base. Frontiers in surgery. 2021 Nov 18;8.

Isolan GR, Monteiro J, Vaz MAS, Lavinsky J, Araujo RL, Figueiredo EG, et al. The Learning Curve in Skullbase Surgery Part 2-From the Microsurgical Lab Training to the Operative Room. Brazilian Neurosurgery-Arquivos Brasileiros De Neurocirurgia, v.41, n.4, p.E348-E361, 2022.

Isolan GR, Monteiro J, Vaz MAS, Lavinsky J, Araujo RL, Santis G, et al. The Learning Curve in Skull Base Surgery Part 1-From Historical-Philosophical Concepts to Microsurgical Lab Training. Brazilian Neurosurgery-Arquivos Brasileiros De NeurocirurgIA, v.41, n.4, p.E340-E347, 2022.

Niklaus Krayenbühl, Gustavo Rassier Isolan, Hafez A, M. Gazi Yaşargil. The relationship of the fronto-temporal branches of the facial nerve to the fascias of the temporal region: a literature review applied to practical anatomical dissection. Neurosurgical Review. 2006 Nov 10;30(1):8–15.

Pereira FS, Dvilevicius AE, Araújo RML de, Lavinsky J, Polansky J, Bark SA, et al. Acessos Transtemporais: do laboratório de microcirurgia ao centro cirúrgico. JBNC - Jornal Brasileiro de Neurocirurgia [Internet]. 2023 [cited 2023 Sep 2];34(1):43–55. Available from: https://az-admin.com.br/jbnc/artigos/2023_v34_n01_acessos-transtemporais-do-laboratorio-de-microcirurgia-ao-centro-cirurgico.pdf.

Ribas GC, Yasuda A, Ribas EC, Nishikuni K, Rodrigues AJ Jr. Surgical anatomy of microneurosurgical sulcal key points. Neurosurgery. 2006 Oct;59(4 Suppl 2):ONS177-210; discussion ONS210-1. doi: 10.1227/01.NEU.0000240682.28616.b2. PMID: 17041489.

Siqueira, Mario G, Tratado de neurocirurgia - 1. ed. – Barueri, SP: Manole, 2016, volume 1, ISBN 978-85-204-4779-6

CAPÍTULO 24

NEUROIMAGEM

Letícia Reis Cavilha ▪ Gustavo Rassier Isolan

INTRODUÇÃO

Para o estudo da neurologia, os exames de imagens são fundamentais, pois permitem o estudo de todo sistema nervoso central: crânio, encéfalo e medulaespinhal. Como vimos até agora nesse livro, o diagnóstico sindrômico pode ser fornecido pela anamnese do paciente e exame físico, o diagnóstico topográfico pode ser fornecido pelo conhecimento de anatomia e sua correlação com o exame físico do paciente. O diagnóstico, etiológico, no entanto, geralmente necessita de algum exame complementar, principalmente um exame de imagem.

Com a criação de técnicas, como a tomografia computadorizada e a ressonância magnética, foi possível, pela primeira vez, estudar a anatomia do encéfalo e do conjunto coluna e medula, bem como patologias, e até as variações anatômicas normais no individuo vivo. Após 1972, devido ao desenvolvimento da tomografiacomputadorizada tornou-se possível uma visualização não invasiva da estrutura macroscópica do encéfalo. Já a radiografia simples na neurologia é menos utilizada, pois essencialmente auxilia no mapeamento do crânio e de fraturas, sendo ineficaz para distinguir as estruturas do encéfalo.

Atualmente, com o avanço tecnológico, as técnicas evoluíram muito, permitindo o estudo do cérebro em funcionamento e não só de sua anatomia. Exemplos disso são os exames realizados por ressonância magnética funcional e tomografia por emissão de pósitrons (PET). Além disso, a neuroimagem também passou a ser utilizada para auxiliar as técnicas intraoperatórias de forma instantânea, tornando as cirurgias menos arriscadas e mais precisas.

Contudo, mesmo com a evolução tecnológica, é essencial que o médico domine a neuroanatomia para realizar a interpretação correta dos exames.

TOMOGRAFIA COMPUTADORIZADA

A tomografia computadorizada (TC) é um procedimento rápido e não invasivo de diagnóstico por imagem que combina os feixes de raios X com diversas angulações com computadores altamente especializados e adaptados. Dessa forma, é possível a criação de imagens detalhadas do crânio, do encéfalo e da medula espinhal. Essa opção é indicada para visualização de sangue, liquor e tecido nervoso. Além disso, ainda é o melhor exame para visualizar detalhes ósseos.

É possível realizar esse exame de imagem com ou sem a aplicação de contraste radiopaco. O contraste tem a função de destacar os tecidos de menor intensidade na imagem, assim melhorando tanto a qualidade da imagem em certos casos como a acurácia diagnóstica de várias condições clínicas. Tem indicação principalmente na detecção abscessos e de tumores cerebrais.

Na grande maioria dos casos, entretanto, a TC é realizada sem contraste, sendo um exame rápido para a identificação de hemorragia aguda, fraturas e isquemias cerebrais, entre outras alterações diagnosticadas na emergência (Fig. 24-1). Existe também, a angiografia por TC (angiotomografia) que requer o uso de contraste para a visualização específica dos vasos sanguíneos cerebrais, sendo usada principalmente na detecção de aneurismas cerebrais (Fig. 24-2).

Os efeitos colaterais possíveis pelo uso de contrastes geralmente incluem nefropatia e reações alérgicas. A nefropatia induzida por contraste resulta em um dano renal irreversível e permanente, mas é rara, mesmo em pacientes com insuficiência renal moderada. As contraindicações para a realização do exame são alergia ao contraste, pacientes com hipertireoidismo, disfunção renal e mulheres gestantes ou com suspeita de gravidez.

RESSONÂNCIA MAGNÉTICA

A ressonância magnética (RM) consiste em uma técnica também não invasiva de diagnóstico por imagem. A imagem, diferentemente da radiografia (RX) e daTC, não utiliza radiação ionizante, sendo criada pela interação do forte campo magnético produzido pelo equipamento com os prótons de hidrogênio do cérebro com base no seu teor de água presente no tecido estudado.

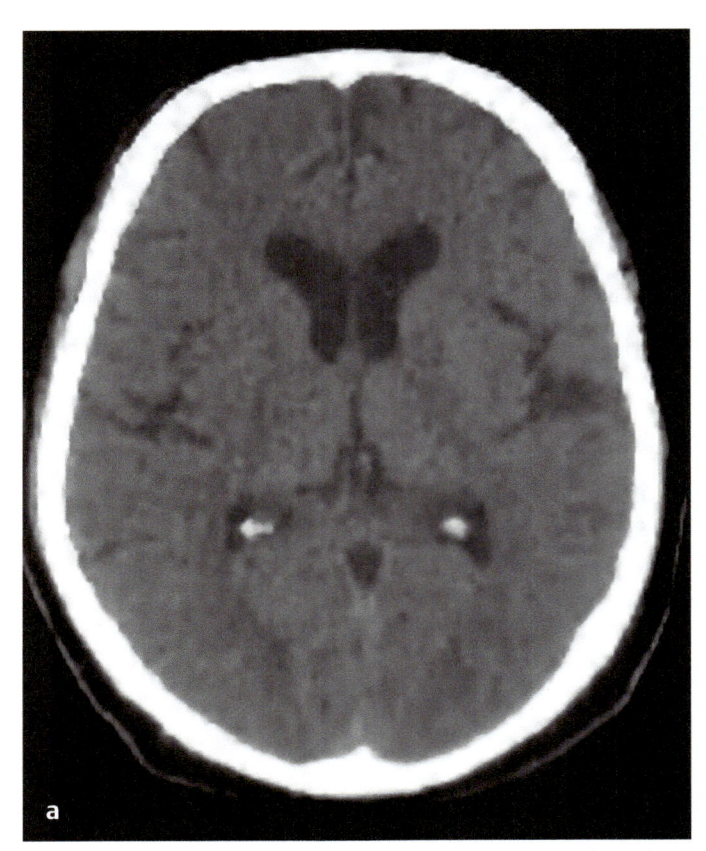 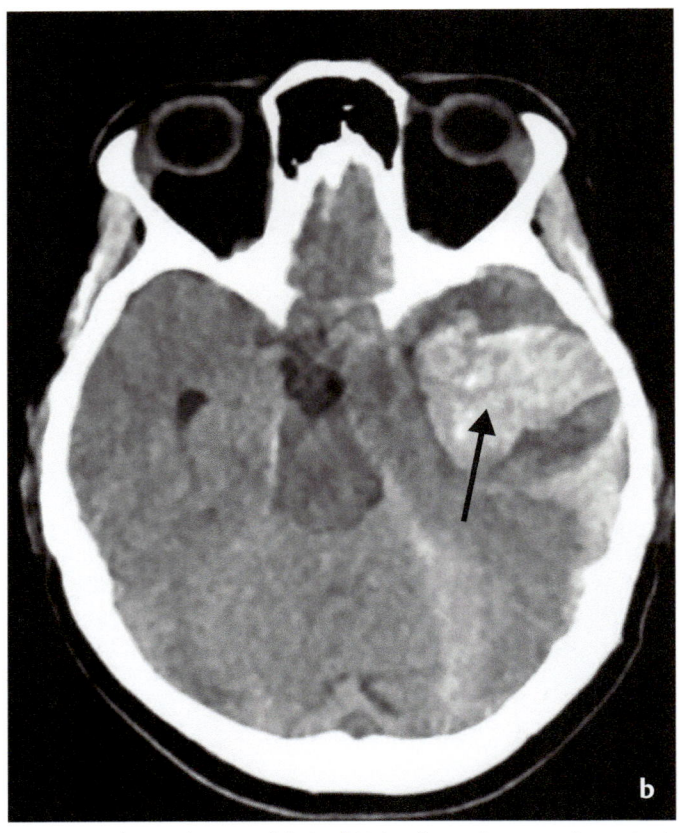

Fig. 24-1. (**a**) Visualiza-se corte axial de tomografia computadorizada sem contraste e dentro da normalidade. (**b**) Visualiza-se hemorragia cerebral em lobo temporal do lado esquerdo (seta). A hemorragia cerebral é caracterizada por ser uma lesão hiperdensa na TC. A isquemia cerebral (não mostrada aqui), ao contrário, é uma lesão hipodensa (mais escura em relação ao parênquima cerebral). Em exames de tomografia e ressonância magnética nos cortes axiais, o lado direito do cérebro estará sempre do lado esquerdo do observador. Na angiotomografia (Fig.24-2), por outro lado, o lado do exame corresponde ao lado do observador. (Fonte: Acervo de pacientes Prof. Dr. Gustavo Rassier Isolan.)

Possui melhor acurácia para tecidos moles, como ligamentos e discos intervertebrais, bem como para o tecido cerebral, sendo o exame de escolha para um estudo eletivo mais detalhado do sistema nervoso. É o exame de escolha para lesões de fossa posterior, como as de tronco cerebral e do cerebelo.

A RM é indicada também para detectar isquemia cerebral precoce (o AVC isquêmico pode demorar de 6 a 12 horas para aparecer na tomografia após o início dos sintomas do paciente) e placas desmielinizantes em esclerose múltipla, contusões cerebrais, edema cerebral, anormalidades ligamentares da coluna e da junção craniocervical, hérnias discais, entre outros. É altamente eficaz na revelação de abscessos ou tumores espinhais que podem comprimir a medula espinhal e propiciar a necessidade de intervenções de emergência. Também é o exame de escolha para o planejamento cirúrgico detalhado da relação anatômica cerebral com lesões cerebrais, como tumores e malformações arteriovenosas cerebrais (Fig. 24-3).

As contraindicações da RM incluem pacientes com *stents* cardíacos, carotídeos ou marca-passos que não são compatíveis com RM, DIU (dispositivo intrauterino), clipes vasculares que não sejam de titânio, próteses ortopédicas ou quaisquer outros objetos metálicos no corpo. Esses metais podem se mover no campo magnético da máquina de ressonância magnética e, com isso, superaquecer ou até ser deslocados dentro do corpo pela intensa magnetização utilizada no procedimento.

A RM é um exame versátil e pode ser utilizada também para estudar os tratos e fascículos cerebrais (Tratografia) (Fig. 24-4), o metabolismo dos tumores cerebrais (RM por perfusão) (Fig. 24-5), e as substâncias que compõem uma lesão cerebral (RM por espectroscopia) (Fig. 24-6).

ANGIOGRAFIA

A angiografia cerebral (arteriografia), embora seja um dos exames mais antigos de neuroimagem, ainda é o exame mais preciso para estudo de determinadas doenças arteriais e venosas, não somente para diagnóstico, mas principalmente para estratégia de tratamento. É um exame invasivo no qual se cateteriza a artéria femoral e sobe-se com o cateter até os vasos do cérebro para a injeção de contraste no interior dos mesmos (Fig. 24-7).

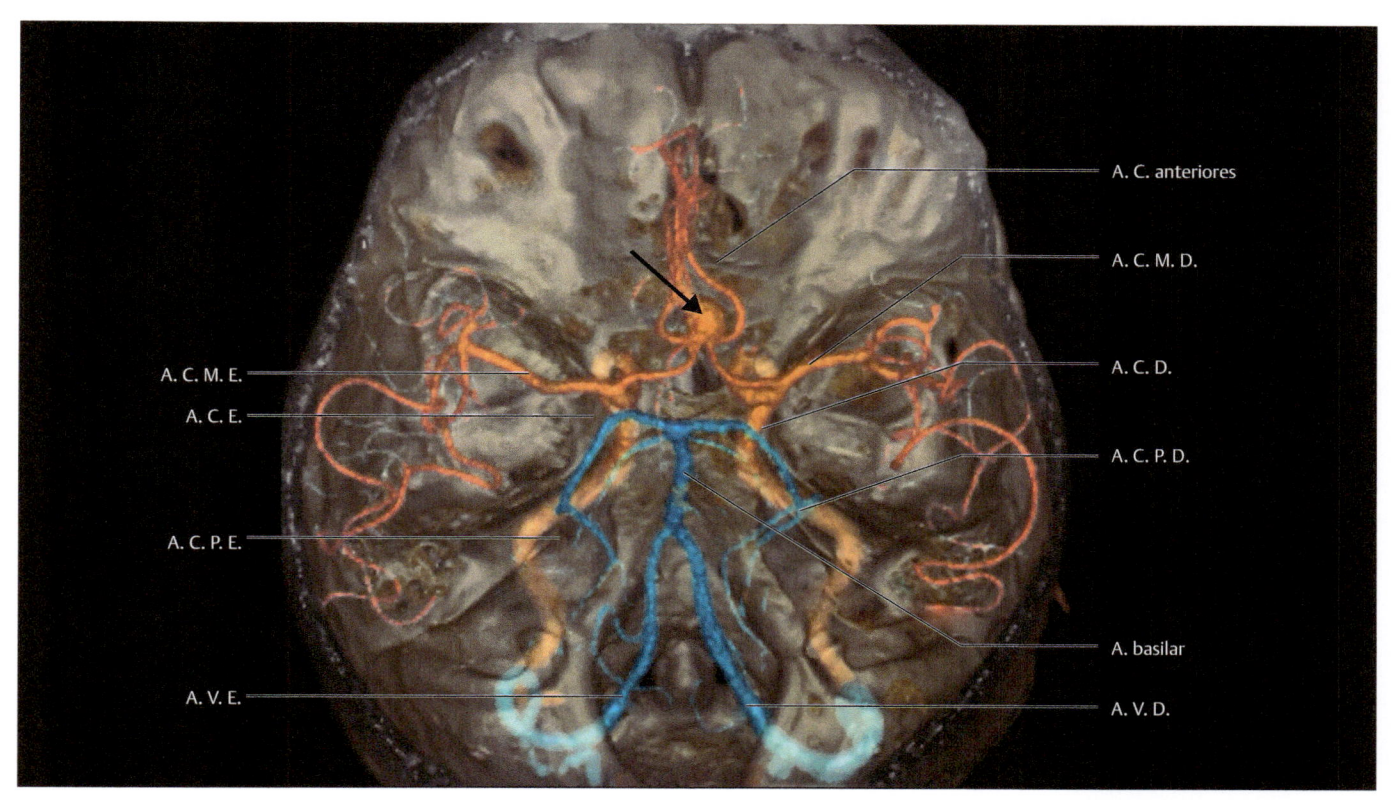

A. C. anteriores

A. C. M. D.

A. C. M. E.

A. C. E.

A. C. D.

A. C. P. D.

A. C. P. E.

A. basilar

A. V. E.

A. V. D.

Fig. 24-2. Angiotomografia cerebral para identificação de aneurisma da artéria comunicante anterior. A.C. Anteriores: Artérias comunicantes anteriores, A.C.M.D: artéria cerebral média à direita, A.C.M.E.: artéria cerebral média à esquerda, A.C.E.: artéria carótida esquerda, A.C.D.: artéria carótida direita, A.C.P.E.: artéria cerebral posterior esquerda, A.C.P.D.: artéria cerebral posterior direita. A.V.E.: artéria vertebral esquerda, A.V.D.: artéria vertebral direita. (Fonte: Acervo de pacientes Prof. Dr. Gustavo Rassier Isolan.)

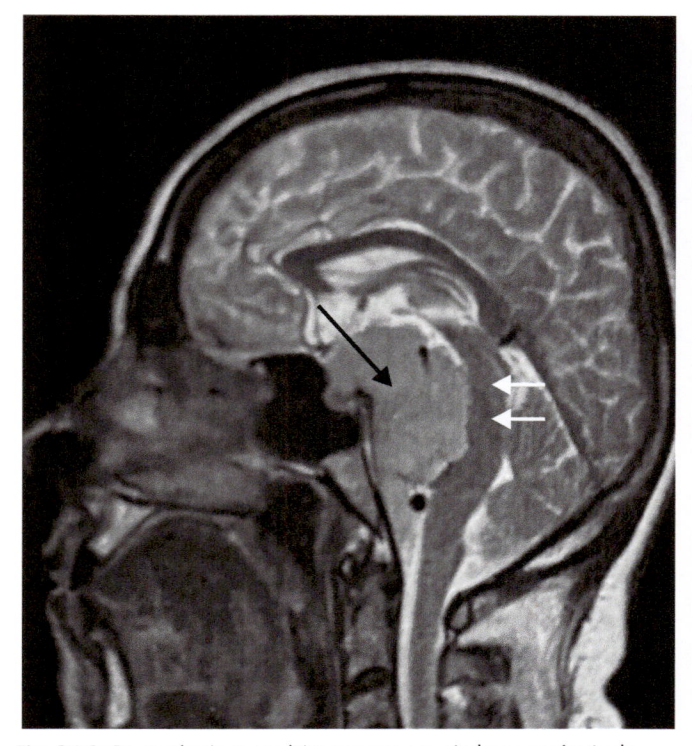

Fig. 24-3. Ressonância magnética em corte sagital na sequência de T2 (o liquor aparece branco, mas, em T1, o liquor aparece escuro) evidenciando volumoso tumor cerebral (seta preta) comprimindo o tronco cerebral (setas brancas). (Fonte: Acervo de pacientes Prof. Dr. Gustavo Rassier Isolan.)

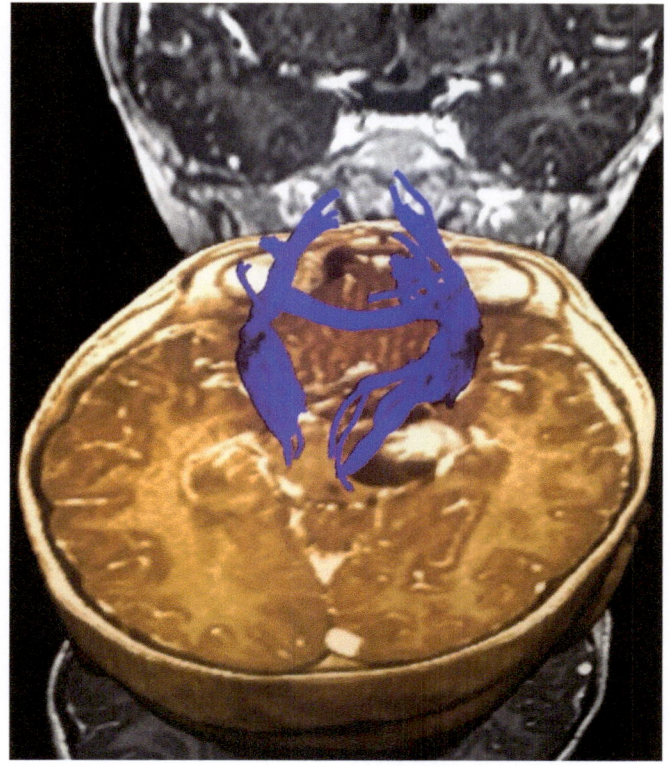

Fig. 24-4. RM por Tratografia evidenciando a relação do trato corticoespinhal (azul) com tumor de tronco cerebral. Os estudos destas relações auxiliam na decisão da melhor abordagem cirúrgica. (Fonte: Acervo de pacientes Prof. Dr. Gustavo Rassier Isolan.)

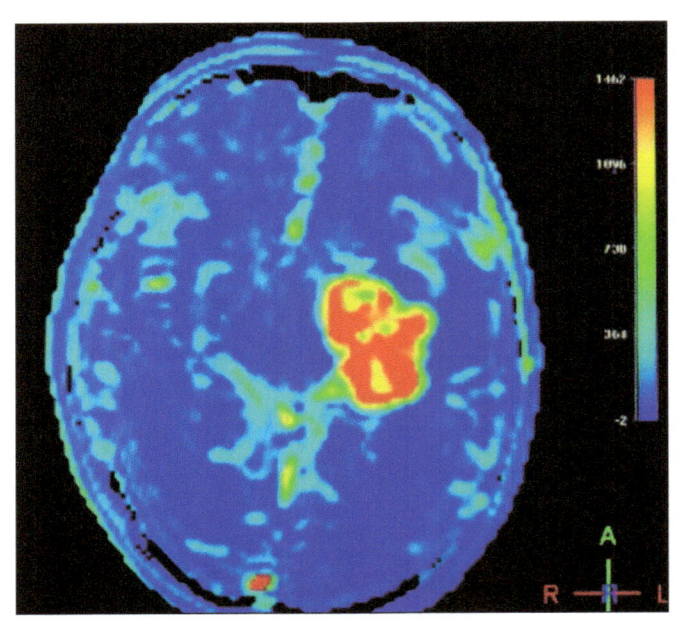

Fig. 24-5. A ressonância magnética por perfusão reflete o grau de metabolismo cerebral de um tumor cerebral. Na imagem, observa-se um tumor cerebral com alto grau de perfusão ("lesão quente") sugerindo tratar-se de lesão com alto grau de agressividade. No exame anatomopatológico após a remoção microcirúrgica, o tumor revelou-se uma metástase de carcinoma de tireoide. (Fonte: Acervo de pacientes Prof. Dr. Gustavo Rassier Isolan.)

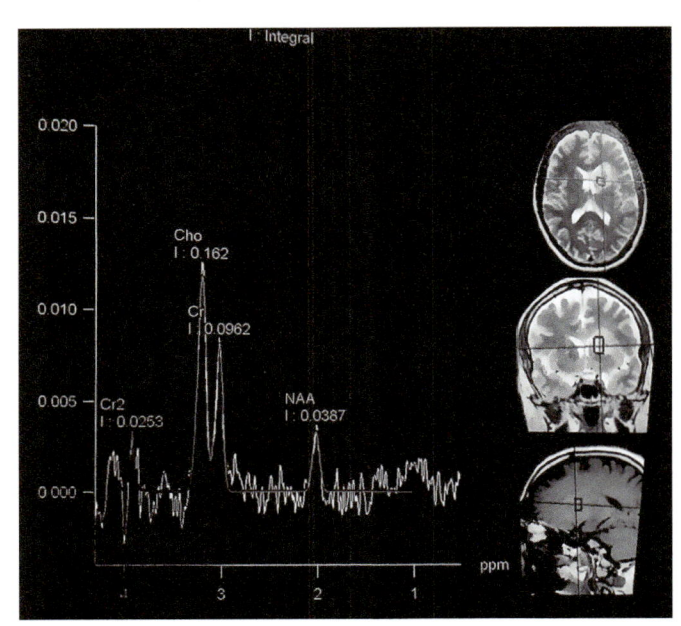

Fig. 24-6. A espectroscopia com pico de colina (Cho) é típica de tumores de origem glial. (Fonte: Acervo de pacientes Prof. Dr. Gustavo Rassier Isolan.)

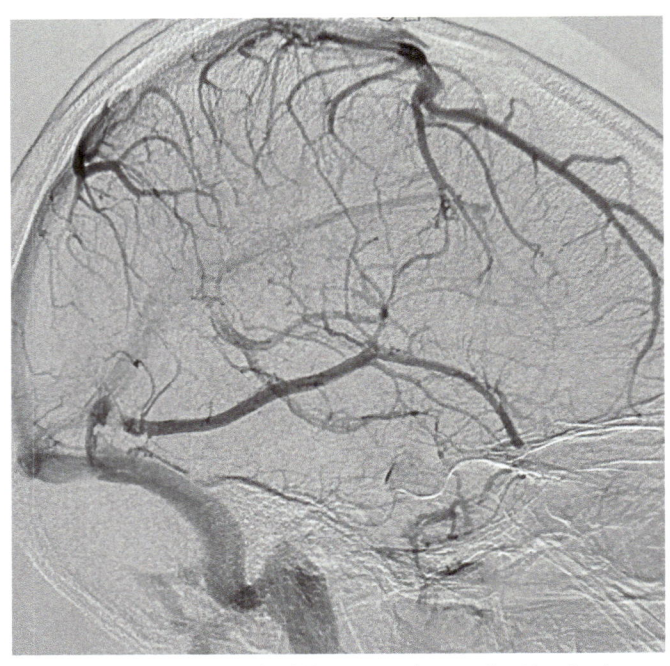

Fig. 24-7. Angiografia cerebral (fase venosa) normal evidenciando os ricos detalhes anatômicos da drenagem do encéfalo. (Fonte: Acervo de pacientes Prof. Dr. Gustavo Rassier Isolan.)

NEUROIMAGEM FUNCIONAL

A tomografia por emissão de prótons, assim como a ressonância magnética funcional, é um tipo de neuroimagem funcional, o que nada mais é que uma análise dinâmica da atividade cerebral por meio de modificações do fluxo sanguíneo e do metabolismo cerebral durante o desempenho de alguma função. A tecnologia inovadora de neuroimagem funcional permitiu o mapeamento do comportamento de forma detalhada por meio da ativação cerebral durante a realização de atividades, complexas ou simples, que variam da resolução de um problema de difícil resposta, até simplesmente pensar em algo.

As duas técnicas de neuroimagem funcional mais empregadas são a tomografia por emissão de prótons, PET, e ressonância magnética funcional, RMf. Empregando técnicas diferentes, ambos os métodos detectam modificações do fluxo sanguíneo e do metabolismo cerebral, comparando o repouso com alguns estímulos empregados, desde pensamentos, funções do dia a dia, até atividades complexas. O princípio básico é que as áreas cerebrais mais ativas consomem mais oxigênio e glicose e que, para isto, ocorre redirecionamento do fluxo sanguíneo para elas. Assim estas técnicas podem detectar alterações do fluxo sanguíneo cerebral até mesmo em áreas muito pequenas. As técnicas de neuroimagem funcional contribuíram não apenas para o diagnóstico clínico neurológico, mas possibilitaram um enorme avanço da neurociência de uma forma geral. Avaliar o cérebro em funcionamento durante tarefas, permitiu a localização mais precisa de diversas funções cerebrais no indivíduo normal, o que antes só era possível por meio do estudo de pacientes com testes. A neuroimagem funcional permite a identificação das áreas ativadas durante o pensamento, a imaginação ou o planejamento de ações, tornando possível a avaliação do funcionamento do cérebro.

Até o final do século XX, os métodos de neuroimagem funcional mais comumente utilizados eram as técnicas de tomografia por emissão de pósitrons (*positron emission tomography*; PET) e a tomografia por emissão de fóton único (*single photon computed tomography*; SPECT). Ambas as técnicas, pertencentes ao campo da Medicina Nuclear, permitem a construção de mapas tridimensionais da atividade cerebral a partir da detecção de raios gama emitidos por traçadores marcados com isótopos radioativos, que são rapidamente captados pelo cérebro após administração venosa ou inalação. Dependendo do tipo de traçador marcado, pode-se obter imagens tomográficas do fluxo sanguíneo cerebral regional (FSCr), do metabolismo de glicose e da distribuição de receptores ou de terminais sinápticos cerebrais específicos.

Com o decorrer do tempo, as técnicas de PET e SPECT passaram a ser utilizadas também para obter imagens durante a execução de paradigmas de ativação com estimulação sensorial, motora ou cognitiva, tipicamente contrastadas com imagens obtidas durante uma tarefa de base na mesma sessão experimental. Esta abordagem abriu um campo mais amplo para a investigação dos circuitos cerebrais implicados na execução de inúmeros processos mentais em seres humanos saudáveis. Além disso, estes estudos passaram a fornecer dados sobre os padrões de funcionamento cerebral associados a tarefas relevantes para a fisiopatologia de transtornos mentais específicos.

Os trabalhos pioneiros nesta área que utilizaram a técnica de FSCr após inalação de xenônio radioativo (precursora de PET e SPECT) identificaram atividade deficitária do córtex pré-frontal em pacientes portadores de esquizofrenia comparados com voluntários neurotípicos durante a execução do *Wisconsin Card Sorting Test*, tarefa neuropsicológica que demanda flexibilidade mental, engajando para isto regiões anteriores do córtex cerebral. Desde então, foram realizados inúmeros estudos de PET ou SPECT durante a execução de tarefas neuropsicológicas clássicas adaptadas para o contexto dos exames de neuroimagem, abrangendo memória, atenção, linguagem e outras operações mentais.

Chamada popularmente como PET, essa técnica permite estudar, ao mesmo tempo, aspectos morfológicos e funcionais de áreas cerebrais. Para isso, os indivíduos recebem injeção de isótopos capazes de emitir pósitrons, como, por exemplo, o flúor. A formação da imagem vai depender da distribuição e da concentração desses isótopos nos tecidos. Acoplando-se esses isótopos às moléculas de compostos biológicos relevantes, como a glicose e neurotransmissores, pode-se mapear sua distribuição no cérebro de indivíduos durante a realização de diferentes atividades. Como a captação de glicose pelos neurônios é proporcional à sua atividade, a técnica permite estudar a atividade de pequenas áreas do cérebro de um indivíduo em diferentes condições normais e patológicas. Assim, por exemplo, pode-se localizar, com precisão, as áreas corticais que são ativadas se o indivíduo é submetido a diversos estímulos sensoriais, quando executa um ato motor ou até mesmo na fase de planejamento desse ato. Essa técnica contribuiu enormemente para o avanço da anatomia funcional e da fisiopatologia do sistema nervoso, prestando-se também ao uso em clínica neurológica. Seu emprego, entretanto, é limitado pelo alto custo dos procedimentos técnicos envolvidos, longo tempo para realização, menor resolução espacial em comparação com a RMf e o uso de material radioativo.

Já com o desenvolvimento da ressonância magnética funcional, em 1990, o campo dos estudos de neuroimagem funcional quebrou paradigmas de estimulação e foi revolucionado com o desenvolvimento de técnicas que permitem a avaliação da atividade funcional do cérebro utilizando os princípios básicos de aquisição de imagens de ressonância magnética. O primeiro desenvolvimento nesta área veio com o uso de injeções em bolo de contrastes paramagnéticos, como gadolínio, para o mapeamento da vasculatura cerebral. Mais recentemente, vêm sendo usadas técnicas muito mais sofisticadas e completamente não invasivas, utilizando imagens de contraste dependente dos níveis de oxigenação do sangue. São utilizadas bobinas "ecoplanares", que produzem centenas de imagens sequenciais do cérebro inteiro em segundos, possibilitando a detecção de mudanças transitórias de atividade funcional em múltiplas áreas cerebrais durante a execução de tarefas mentais.

As vantagens da Ressonância Magnética Funcional (RMf) sobre os métodos convencionais de PET e SPECT são várias, a começar por se tratar de uma técnica totalmente não invasiva, que permite um número amplo de experimentos por sujeito, dentro da mesma sessão ou em períodos diferentes ao logo de horas, dias ou meses. Além disso, a resolução temporal da técnica de RMf é muito superior às técnicas de Medicina Nuclear e suas imagens podem também ter considerável resolução espacial, trazendo ainda a possibilidade de corregistro de RM estrutural de altíssima resolução, sem mudar o posicionamento do sujeito.

A RMf é considerada mais barata, de melhor resolução e de mais rápida realização do que a PET, sendo, portanto, muito mais utilizada. É baseada no fato de que a oxi-hemoglobina apresenta uma ressonância magnética diferente da desoxi-hemoglobina. A RMf localiza a região de atividade neural aumentada por meio da medida da razão entre a oxi e a desoxi-hemoglobina. É possível inclusive visualizar a atividade cerebral durante tarefas mentais, como planejar a execução de alguma atividade. A RMf permitiu a melhor compreensão da base orgânica dos transtornos neuropsiquiátricos como esquizofrenia, depressão e transtorno obsessivo compulsivo. É particularmente empregada para localização de áreas importantes ou para identificar o hemisfério dominante para linguagem, aumentando assim a segurança de procedimentos cirúrgicos para retirada de tumores ou para tratamento de epilepsias refratárias.

As técnicas funcionais, por fornecerem imagens dinâmicas do metabolismo cerebral regional, são as mais utilizadas para estabelecer relações entre a intensidade de sintomas mentais e as alterações do funcionamento cerebral.

NEUROIMAGEM INTRAOPERATÓRIA

O planejamento pré-cirúrgico é indispensável para um bom resultado operatório em neurocirurgia. Por isso, um dos fundamentos do ato operatório consiste em determinar previamente o local em que deverá ser realizada a craniotomia, de tal forma que o acesso ao conteúdo intracraniano seja o mais preciso, permitindo uma exploração mais segura através de fissuras, sulcos e giros, minimizando o comprometimento dos tecidos sadios.

O neurocirurgião necessita visualizar estas estruturas para poder fazer um planejamento cirúrgico confiável para remoção da lesão, mas poupando as regiões que estão preservadas.

Quando se trata de neurocirurgia, quanto mais precisão, melhor o prognóstico do paciente. A neuroimagem intraoperatória consiste em orientar o neurocirurgião.

A precisão da orientação e localização da ferramenta cirúrgica, dentro do cérebro, é essencial para o sucesso de vários procedimentos neurocirúrgicos, como biópsias e ressecção de tumores. Além disso, quanto menor for a interferência dentro do tecido cerebral saudável, menor será o risco de complicações pós-operatórias para o paciente.

A neuronavegação ajuda a reduzir a capacidade de invasão, melhora a qualidade da cirurgia e reduz o tempo de operação. Se possível ser guiada pelo ultrassom, a cirurgia ainda se torna mais eficiente e segura devido ao baixo custo e à relativa simplicidade e tolerabilidade do método (Fig. 24-8).

A ultrassonografia fornece imagens em tempo real sem uma carga de radiação para o paciente e não exige quaisquer requisitosespeciais no arsenal neurocirúrgico ou para o ambiente da sala de operações.

Neurocirurgia guiada por imagempermite ao neurocirurgião navegar dentro do cérebro do paciente, usando as imagens pré-operatórias (TC ou RM) como orientação, por meio desse sistema 3D que rastreia as áreas afetadas, durante o procedimento cirúrgico. Seguindo um procedimento de calibração, a posição tridimensional e a orientação dos instrumentos cirúrgicos podem ser transmitidas a um computador específico. Estas informações espaciais são usadas para acessar a região de interesse nas imagens pré-operatórias com a finalidade de apresentá-las ao cirurgião durante o procedimento cirúrgico. Contudo, quando se faz a craniotomia para a remoção da lesão, o movimento do tecido cerebral após a drenagem do liquor (*brain shift*) pode modificar a posição do cérebro em relação à aquisição da imagem que se está vendo. A ultrassonografia intraoperatória soluciona esse problema uma vez que a imagem é adquirida em tempo real durante a cirurgia (Fig. 24-8).

A neuronavegação, embora seja um bom método de localização intraoperatória, não é imprescindível para a maioria dos procedimentos neurocirúrgicos, uma vez que o conhecimento profundo de anatomia microcirúrgica pelo neurocirurgião e o uso dos pontos craniométricos são fatores decisivos para o sucesso de um procedimento neurocirúrgico.

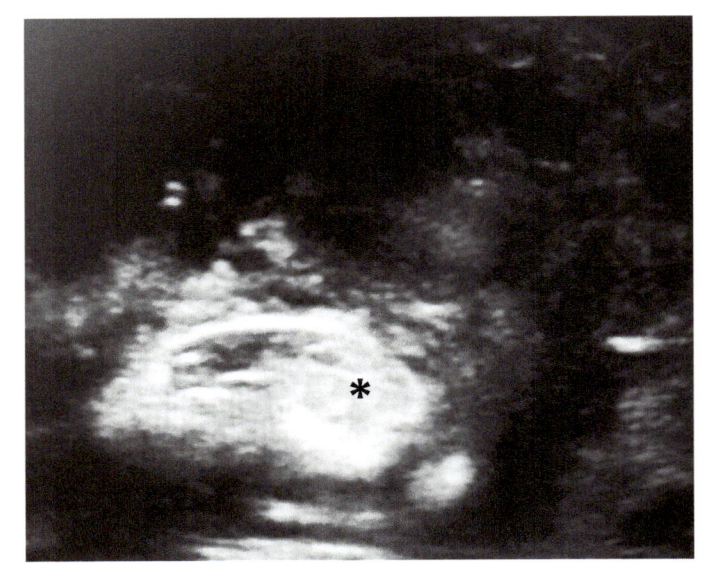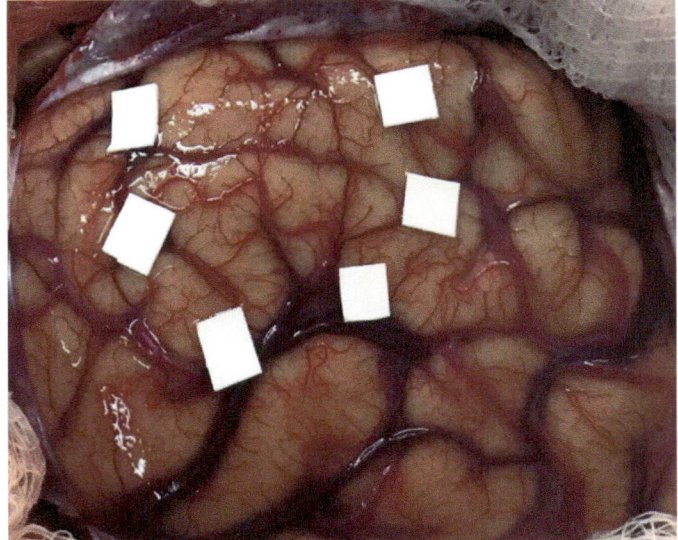

Fig. 24-8. Ultrassonografia intraoperatória revelando a posição exata de um tumor cerebral subcortical (*) e sua relação com os sulcos e giros cerebrais. Pequenos pedaços de papel esterilizados são colocados para definir a exata posição intraoperatória do tumor localizado abaixo do córtex cerebral (subcortical). (Fonte: Acervo de pacientes Prof. Dr. Gustavo Rassier Isolan.)

BIBLIOGRAFIA

Moini J, Piran P. Functional and clinical neuroanatomy: A guide for health care professionals. 1 ed. Elsevier; 2019.

Figueiredo EG, Rabelo NN, Welling LC, Melo PMC. Condutas em neurocirurgia. 1 ed. Rio de Janeiro: Thieme Medical Publishers; 2022.

Pereira ELRodrigues, et al. Neuronavegação em neurocirurgia. Arquivos Brasileiros de Neurocirurgia: Brazilian Neurosurgery. 2014;33(04):340-6.

Runge VM. Neuroradiology: The Essentials with MR and CT. Thieme; 2021.

ÍNDICE REMISSIVO

Entradas acompanhadas por um *f* ou *q* itálico indicam figuras e quadros, respectivamente.